国家中药材及饮片质量控制重点实验室
甘肃省中药品质与安全评价工程技术研究中心
甘肃省中藏药检验检测技术工程实验室
国家重点研发计划"中药材净切制关键技术与智能化设备研究及应用（2019YEC1711505）"
全国第四次中药资源普查-甘肃省试点工作临洮县中药资源调查（201207002-02-013）
甘肃省地方习用药材质量标准提升及产业化应用（17ZD2FA009）

甘肃中药材商品志

GANSU ZHONGYAOCAI SHANGPIN ZHI

宋平顺　杨平荣　魏锋　主编

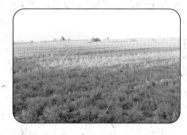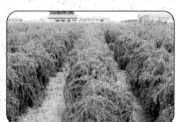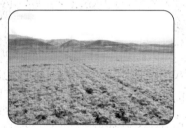

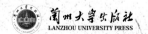
兰州大学出版社
LANZHOU UNIVERSITY PRESS

图书在版编目（ＣＩＰ）数据

甘肃中药材商品志 / 宋平顺，杨平荣，魏锋主编
. -- 兰州 ：兰州大学出版社，2021.5
ISBN 978-7-311-05963-7

Ⅰ．①甘… Ⅱ．①宋… ②杨… ③魏… Ⅲ．①中药材
—甘肃 Ⅳ．①R282

中国版本图书馆CIP数据核字(2021)第009522号

内容简介

《甘肃中药材商品志》分为总论和各论两部分。总论部分对我国历代本草、典籍和甘肃地方志中收载的甘肃中药材进行系统考证和总结，记录了甘肃不同时期中药资源开发状况；重点对现时甘肃中药材产业进行深入调查，总结现状和存在的问题，评价中药资源的开发和经营，提出产业发展策略。各论部分收录现时甘肃各地仍然开发利用的252种药材，对每种药材围绕开发利用、来源、生产加工、产地分布等16个类别进行描述和记载，配有生态和药材图片。

本书系统论述了甘肃中药材的生产潜力和发展前景，以及在甘肃经济建设中所处的地位，是一部中药材经营部门的实用工具书。本书的出版有助于社会各界全面、系统地了解甘肃中药材开发历史和生产现状，同时为政府职能部门、企业、科研院所、医疗等单位提供参考。

责任编辑　陈红升
封面设计　汪如祥

书　　名　甘肃中药材商品志
作　　者　宋平顺　杨平荣　魏　锋　主编
出版发行　兰州大学出版社　（地址:兰州市天水南路222号　730000）
电　　话　0931-8912613(总编办公室)　0931-8617156(营销中心)
　　　　　0931-8914298(读者服务部)
网　　址　http://press.lzu.edu.cn
电子信箱　press@lzu.edu.cn
印　　刷　成都市金雅迪彩色印刷有限公司
开　　本　889 mm×1194 mm　1/16
印　　张　27.25
字　　数　700千
版　　次　2021年5月第1版
印　　次　2021年5月第1次印刷
书　　号　ISBN 978-7-311-05963-7
定　　价　320.00元

(图书若有破损、缺页、掉页可随时与本社联系)

编 委 会

作者简介

宋平顺 主任药师（三级教授），甘肃农业大学、甘肃中医药大学硕导。原甘肃省卫生厅学科带头人、省"555"科技创新人才、省领军人才第二层次。第十一届国家药典委员。甘肃省药品检验研究院总检验师、省药检院渭源路分院院长，甘肃省中藏药检验检测技术重点工程实验室主任。

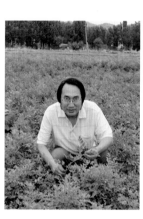

长期从事中药资源与开发利用、中药材生产与加工、中药材鉴定与评价、中药炮制工艺研究和中药产业链质量标准起草等工作。

主持和参与了国家以及省、厅、局科研项目36项；获各类奖21项，其中省科技进步二等奖4项、第一主持人2项。组织《甘肃省中药材标准》（2009年版、2020年版）、《甘肃省中药炮制规范（2009年版）》研究和起草工作。主持完成国家标准、团体标准、地方标准和补充检验方法390余种。主持完成甘肃中药材产地加工技术规范、鲜制加工技术及产地饮片工艺与标准20余项。发表学术论文160余篇。获授权专利5项。

主编《甘肃道地药材志》《甘肃中药材商品志》《中药趣味文化》，担任《中药真伪质量快速影像鉴定》（上、下册）、《本草纲目补正》副主编，另外参编中药材论著5部。

原国家食药局首届GAP认证员、中华中医药学会中药炮制委员会副主任委员、中国药学会药史委员会委员、中检院民族药专家委员会副主任委员、甘肃省地理标志产品保护标准化技术委员会主任委员、甘肃科技成果项目鉴定委员、甘肃农发办项目评审组专家、甘肃省农村干部人才能力提升项目培训专家、甘肃省中药鉴定师培训专家、岷县人民政府特聘岷县中药材产业发展专家、甘肃中医药学会中药鉴定委员会副会长等社会兼职；《西部中医药》杂志编委。

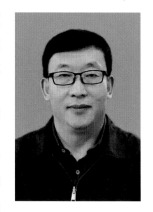

杨平荣 1994年毕业于兰州大学药学系，2002年取得法律学研究生学历。正高级工程师，享受政府特殊津贴。兰州大学、甘肃中医药大学硕导。原甘肃省药品检验研究院院长，现任甘肃省药品监督管理局党组成员、副局长。

主要从事中药全产业链技术规范和质量标准研究、药品检验技术和药事管理等工作。

主持或参与完成国家、省、市厅级科研项目20余项；主持完成了国家食品药品监督管理总局课题"食品药品检验机构管理和立法前期研究"、研究并起草了《食品药品检验机构管理办法（初稿）》。主持完成"甘肃省地方习用药材质量标准的提高及产业化应用""甘肃省医疗机构制剂品种现行标准状况分析和标准提高"等重大课题研究。主持完成和编写《甘肃省中药材标准》《甘肃省中药炮制规范（2020年版）》等地方标准。组织完成甘肃中药材产地加工技术规范、鲜制加工技术及产地片工艺与标准20余项。

主编《甘肃道地药材志》《甘肃中药材商品志》，参编《中国食品药品检定研究院科学检验精神丛书》《甘肃省医疗制剂规范汇编》等5部专著。创办甘肃《药检通讯》刊物。获得省市科技进步奖4项、甘肃药学发展奖一等奖6项；发表学术论文20余篇，SCI论文5篇。2015年荣获"中国药学会优秀药师"荣誉称号。

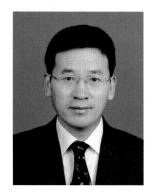

魏　锋 北京中医药大学中药学博士，美国国家天然产物研究中心博士后。现为中国食品药品检定研究院中药民族药检定所中药材室主任，研究员。

主要从事中药检验、中药质量控制和评价、中药质量标准研究等工作。先后负责并参与了国家科技部、国家自然科学基金委等科研课题多项。承担了100多项国家药品标准制修订及技术复核工作。在国内外发表学术论文260余篇，主编《中药成方制剂显微鉴别图典》《名贵中草药快速识别图本》《实用中药材传统鉴别手册》《甘肃中药材商品志》等25部专著。《中国药典》2005、2010和2015版英文版编委。《药物分析杂志》《中药材》等杂志编委等职。

研究方向与重点领域：中药鉴定新技术和新方法、中药化学成分分析、中药质量控制和评价、中药质量标准研究。

为第十一届国家药典委员，国家药品监督管理局药品审评中心中药质量分析及中药材专家咨询委员会委员，国家保健食品、化妆品审评专家，国家药品GMP高级检查员，国家农业农村部中药材GAP专家指导组成员，科技部"中药质量与安全标准研究"创新团队核心成员，欧盟EDQM传统药物国际专家委员会委员。中国中药协会中药质量与安全专业委员会副主任委员兼秘书长。

序

　　甘肃是中药材种植大省，也是中药材资源大省。甘肃省的中药材在我国中医药事业发展和保障国民身体健康方面发挥着举足轻重的作用，学界公认，国人共仰。甘肃省的中药材事业发展历史悠久、成就卓著，认真梳理、科学总结对积极挖掘中医药资源"富矿"意义重大、影响深远。在举国上下高度重视中医药事业向现代医学发展、药疗模式向治未病发展及药学思维向中西医结合发展的大背景下，由宋平顺主任药师领衔编著的《甘肃中药材商品志》一书应时而生、付梓面世，实为中医药，特别是中药材产业发展中的一大盛事、喜事，学界同仁应予以呼之、鼓之！

　　《甘肃中药材商品志》是集甘肃省药品检验研究院、甘肃中医药大学及甘肃农业大学等单位的20多位专家教授多年的研究成果和智慧结晶，也是融众多学者长期不懈努力、潜心研究所付出的汗水与心血编撰成的涵盖252种具有商品性能的中药材著作；可谓谋篇宏大，设计精巧。究其涉猎内容简而概之，一是通过对我国本草、医书、方志、方书和传记等典籍的系统考证，精心整理了甘肃历史上各个朝代有关中药资源开发利用，以及自有文献记载以来，直至现今各个时期开发利用的中药材商品资源，对研究中药材开发和利用的历史渊源提供了重要依据；二是对甘肃省14个市、州中药材种植品种和规模进行深入调研，记述了当下各地人工种植和养殖的中药商品资源和生产规模，对制定中药材产业发展远景规划提供了科学依据；三是对甘肃省已形成商品的野生中药资源情况进行了系统研究，填补了过去没有人关注或很少被了解的野生中药资源的空白，这些宝贵资源是许多中药制剂原料和临床常用的特色品种，且长期处于自产自销并形成商品流通，在增加药农经济收入、满足临床需求中发挥着积极作用，对建立甘肃省中药材商品数据库奠定了基础。

　　《甘肃中药材商品志》应用纵横捭阖的思维研究了甘肃省已形成或具有商品性能的中药材资源，有别于过去已问世的其他中药材学术专著或教课书籍。纵向上以发展历史年代为主线，尽力挖掘历史文化宝库，阐述历史上甘肃对中医药发展的贡献，道地药材的形成背景、医用效果和应用范畴，抓住了甘肃省中药材商品化的"魂"；横向上以中药材单品种为主线，从中药材的地方名称、商品名称、开发利用、植物来源、生境分布、采收加工、产地产量、药材性状、商品规格、品质要求、功能主治和贮藏营销等方面进行了详尽论述，突出中药材的特色，抓住了甘肃中药材特质化的"本"。通过纵分横析、深研细究的论述，既展现了甘肃省中药材品种浩瀚如海、商品驰名中外的基本现实，更显示了甘肃省中药材产地环境复杂独特、品质优良上乘的基本特色。

《甘肃中药材商品志》涉及面宽、资料丰富，构思新颖、文图并茂，引典有据、出处确凿，应用现代成果严谨科学，绝大多数出自作者历数十年研究、调查和测试的一手资料，翔实可考。毋庸置疑，该专著的出版付梓，不仅对研究甘肃省的中药材品种、产业及形成商品的历史演替提供科学借鉴，而且对推动现行中药产业健康发展发挥积极作用，是一部集资料性、学术性和实用性于一书的力作，愿在学界产生应有的反响。

甘肃农业大学　研究员　博导

2020年秋月于兰州

自 序

　　甘肃省地形复杂、气候条件多种多样，蕴藏丰富的中草药资源。自东汉《吴普本草》首次记载甘肃出产中药材以来，历朝历代的本草、典籍、方志或传记中都记录着甘肃的中药材，伴随着中华民族的悠久历史，甘肃开发了一大批道地大宗和特色药材，现已发展成为我国的中药材生产大省。

　　党和政府高度重视中医药事业，中国人民的伟大领袖毛主席指出："中国医药学是一个伟大的宝库，应当努力发掘，加以提高。"为我国中医药工作指明了前进方向，彰显出毛主席对中国医药学的科学认识和论断，具有扭转乾坤的划时代意义。1954年党中央"关于改进中医问题的报告"中明确提出："加强对中药产销的管理，成立中国药材公司，加强中药的收购和供应工作。"1955年中国药材公司正式成立，各地也相继成立了省、地（市）县的药材公司，对中药材实行统一计划、统一经营和统一管理，从此结束了私营中药商贩垄断市场和混乱无序的局面。

　　中药材生产经营具有明显的政策性、地域性和时代性。1959年甘肃省卫生厅组织编写《甘肃中药材手册》及续编(收录204种)，成为甘肃省第一部反映中药材商品的专著。1970年—1974年又组织编写《甘肃中草药手册》(1-4册)，重点记录了中药资源和临床用药等情况。

　　近十年来，我国中药材生产经营发生了很大的变化，表现为：一是过去省市县三级生产经营模式已不复存在，随之而来的国有、集体和个体多种模式，生产经营品种多元化；二是省内不少市州把中药材产业列入支柱产业、特色产业和精准扶贫产业而大力扶持发展，各地中药材的种植(养殖)迎来了全新的发展，野生驯化和引进试种遍及全省，实际情况不甚了解；三是对省内野生中药资源发掘利用没有专业调查研究和数据，开发利用的现状不清楚；四是中药材产业的新情况、新问题不时出现，没有及时总结和缺乏对中药产业的指导；五是一些文献资料、新闻报道或各部门各说其事，缺乏专业的研究等等。鉴于此，在甘肃省药品监督管理局领导的关心下，在几届甘肃省药品检验研究院领导的大力支持下，由笔者组织相关人员开展了专题调研，在深入全省广泛调查、收集实物标本、搜集文献资料等的基础上，编写了《甘肃中药材商品志》一书。

本书重点阐述以下内容：

1. 深入产地，广泛调查。中国人民的伟大领袖毛主席早就指出"没有调查就没有发言权。"通过调查我们获得了编写商品志的第一手材料，以陇南等10个产区为重点，进行三次中药材商品的生产经营、两次人工种植(养殖)药材的专项调查。整理出甘肃现有人工种植(养殖)资源210种、形成的野生和人工种植养殖的商品药材252种。

2. 通过对本草、典籍、方志和地方志等80余部历史文献的考察，整理了甘肃自汉代到建国初期中药资源发掘过程、形成的道地大宗药材、土贡品；对60余种地域特色品种进行名实考证，总结了临床药用价值。

3. 调查和翔实记录了各市州的人工种植(养殖)药材资源、野生药材的生产经营状况；分析了中药材生产经营存在的各类问题，纠正了混淆混用现象。

4. 本书重点记载了252种已形成商品的野生和种植（养殖）药材的开发历史、产地、产量、商品规格等16项内容，收录700余幅生态和实物照片。

5. 本书注重实用技术的推广应用，围绕科技进步，收录了新技术、新方法和新产品，以促进甘肃中药产业高质量发展，提高社会经济效益。

中药材属于甘肃的传统产业，是甘肃省情的重要组成部分，社会各界投入大量的财力、人力和物力来扶持和发展。我们遵循实事求是的科学态度，客观、准确、及时地记录了新时期的中药材产业现状，让世界了解甘肃中医药发展以及所创造的辉煌历史，为启迪和加快甘肃的中医药经济的发展提供参考。

《甘肃中药材商品志》是笔者长期中药资源调查、中药材检验和科研工作的总结，也是全省中药资源普查的一项综合成果。以文为主，辅以大量的实物图片、资源数据，着墨于时代信息，是近40年来甘肃第一次中药材商品"家底勘察"，是一部实用性、技术性很强的工具书。

本书编写过程中，各地药监部门、药检中心、中药饮片企业、部分农业主管部门、农业技术部门、农村合作社和药农给予了大力支持和帮助；同时甘肃省第四次全国中药资源普查领导小组也给予了各方面的支持和协助。值此公开出版之际，谨向他们表示衷心的感谢。

由于作者水平有限，调查研究工作还不够细致深入，本书疏漏之处在所难免，敬请读者批评指正，以便今后再版时修正。

2020年秋季

编写说明

本书分为总论和各论两部分。总论介绍了甘肃中药材商品的形成与发展，中药材商品生产现状和各市州人工种植(养殖)药材状况；各论介绍了目前地产收购，仍有商品流通的252种野生和种植（养殖）药材。

一、编写体例：每种中药材按品名、地方名称、商品名称、开发利用、来源、原植(动)物、生境与分布、采收加工、产地、产量、药材性状、商品规格、品质要求、功能与主治、贮藏和附注等16项叙述。

二、各项编写原则：

1.品名：系采用国家标准或甘肃地区习用的商品药材名称。

2.地方名称：收录甘肃文献名、地域习用名、民族民间用名等。

3.商品名称：收录国内通用的商品名、甘肃地方商品名。

4.开发利用：考证该品种在明、清代以及民国时期甘肃地方志收载情况，有的发掘很晚，选择现代甘肃中药商品专著加以介绍。

5.来源：叙述所载中药材原植（动）物的科名、植（动）物名、学名、药用部位等。

6.原植（动）物：描述形态特征，多来源的以一种为主，其他简述主要特征。每种附植物、动物生态图1~3幅。

7.生境与分布：叙述生长的海拔、环境条件等；省内野生分布，人工种植(养殖)地区或规模。

8.采收加工：主要叙述采收的季节，一部分比较特殊的以月份表示；介绍传统加工方法，重点突出采收与初加工的新方法、新技术等实用性内容。

9.产地：介绍现在的主产地或产区，以本次调查为准，个别品种的产地由于未实际调查可能遗漏，产地较广时采用该市州名称。

10.产量：是本次调查中各地的生产、经营企业或收购站提供的估计数量。有的县区调查1

家，县区多的达到5家，像康县等地连续三年三次调查，受行情或气候等影响，每次收购量估计不一样。

11.药材性状：按中药材的形状、大小、色泽、质地、断面以及气味特征依次叙述，并指明突出鉴别的要点，与现有标准尽可能保持一致。每种附药材图1～5幅。

12.商品规格：叙述每种药材的传统规格等级，有些品种介绍本省现代的商品规格与等级要求，并介绍一些新产品。

13.品质要求：介绍每种药材的优质商品特征或道地特征。

14.功能与主治：简述主要功能及主要适应证、配伍禁忌等。

15.贮藏：叙述储藏条件、保管养护基本方法。

16.附注：简述笔者从事中药材检验、下乡调查中发现本省产地误采、误收和误用品，以及生产应用中的混淆品或伪品等，大多数是首次公开的资料；有的介绍同源异位的药用情况；有的介绍中药资源保护问题，还有药食同源的综合利用及相关产品，内容丰富。

目 录

总 论

各 论

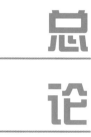

总
论

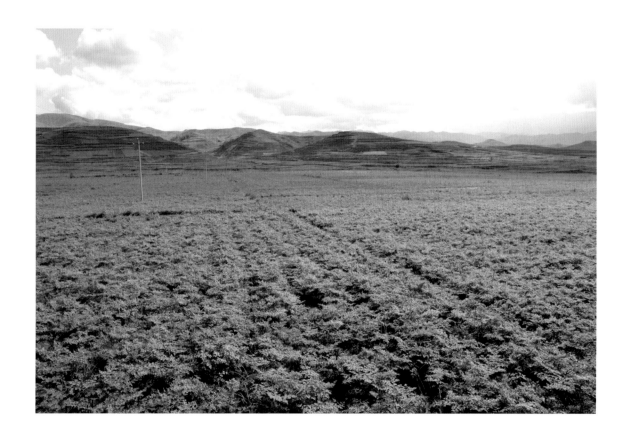

　　甘肃历来是我国中药材的重要产区之一，通过对我国本草、医书、方志、方书、传记和地理等典籍的系统考证，追溯在各个历史时期甘肃中草药的形成与发展；对明、清代以及民国时期甘肃地方志的考察，系统整理甘肃中药材、民族药、民间药的开发利用情况；完成现代甘肃中药材商品生产现状的调查；介绍各地发展中药材产业，开展人工种植（养殖）药材品种的历史和状况。

第一节　甘肃中药材商品的历史沿革

　　商品交易远在我国夏、商、西周时期便已孕育和萌芽，它是社会发展的自然历史过程。中药材交易在我国古代商品交易总量中占据较大的比例。中药材交易从古至今延绵不绝，贯穿于我国经济发展的历史之中，演变至今仍然充满活力。

　　本节概述甘肃中药材商品的产生、产地形成及产地变迁，回顾早期的先贤在陇原大地开发利用中药的智慧和绵延千年的历程。

一、本草中记载的品种

　　《山海经》是我国先秦时代一部内容丰富、涉及面极广的综合性典籍。《山海经》最早记载了中药产地。书中在西山经十余处记录了甘肃分布的动物、植物及矿物约20余种，动物有犀、熊、鹜；植物有桃；矿物有玉石、金、雄黄、青硫黄等（图1-1-1）。

　　《吴普本草》成书于三国北魏时期，是我国首次记载中药产地（区）的本草。记录甘肃出产的有大黄、当归、肉苁蓉、紫参、徐长卿、石胆、矾石、石硫黄等品种。此后，南北朝《本草经集注》和《名医别录》大篇幅记录了甘肃出产的中药材，分别收录20种和38种。其中属首次收录的35种，植物药有甘草、黄芪、独活、

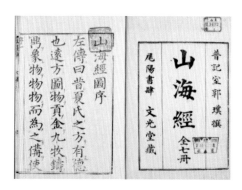

图1-1-1　山海经

狼毒、麦冬、白芍、升麻、葛根、百脉根、葡萄、秦椒、鹤虱、款冬花、芜荑等；动物药有牛黄、麝香、羊、土蜂子、白蜡等；矿物药有雄黄、雌黄（图1-1-2）、丹砂、消石、扁青、空青、石硫青、戎盐、食盐、石脾、琥珀等10余种之多，这可能与魏晋时期的士大夫梦想长生不老，"服石"风气盛行有关。

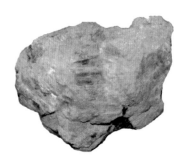

图1-1-2　雌黄药材

自本草记载中药材商品产地以来，甘肃出产的当归、大黄、甘草、黄芪、肉苁蓉、款冬花、麝香、牛黄等品种延续1700余年，成为甘肃的道地药材，品质优良，经久未衰。

唐《新修本草》（图1-1-3）、《本草拾遗》及《千金翼方》（图1-1-4）分别收录了甘肃出产的中药材25种、8种和34种。其中，属唐代首次收录的约31种，即川芎、白附子、泽泻、莱菔子、秦艽、黄芩、藁本、防风、甘松香、防葵、荆子、椒根、奄榈子、枫柳皮、扁蓄；鹿角、鹿角胶、鹿茸、秦龟、蛇虫、芜青、兽狼牙；石膏、方解石、甘土、土阳孽、芒硝等。川芎虽然是四川的道地药材，唐《新修本草》记录甘肃天水引种的川芎质量优于山野所生，川芎在甘肃最早实现了人工栽培。

唐《千金翼方》中专列"药出州土"章节，医圣孙思邈在书中收录了全国133州出产519种药材，体现了作者对药材商品产地的重视，反映了当时的医药学者认识到不同产地的药材质量优劣与治疗疾病的关系。书中记录甘肃天水（秦州）、成县（成州）、文县（扶州）、宕县（宕州）、武都（武州）、临洮（兰州）、宁县（宁州）、镇原（原州）、泾川（泾州）、武威（凉州）、张掖（甘州）、酒泉（肃州）、安西（瓜州）和敦煌（沙州）等14个州府所产大约34种药材，有肉苁蓉、狼毒、防葵、川芎、当归、独活、大黄、甘草、秦艽、黄芩、黄芪、防风、鹿角、雄黄等品种。

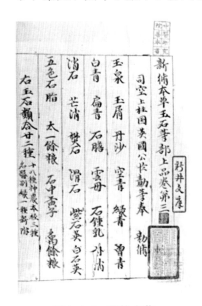

图1-1-3　新修本草

五代《蜀本草》收录出产于甘肃的11种药材，其中牛扁、黄连、草苁蓉（列当）、底野迦和沙糖为甘肃的首次收录。

北宋政府在全国开展中药资源普查，各地选送中药材标本，并将中药的产地、形态、别名及功效主治报送到朝廷，最后由苏颂等人编纂成《图经本草》，原书内容保存于《政和本草》（图1-1-5），该书如实反映了当时我国各地中药的开发应用状况。书中明确记载甘肃出产的中药材达65种之多，成为收录甘肃地产药材最多的本草；该书的图是写实图，形象逼真，在34种药材的附图中附有37张图来自甘肃（个别药材附两个产地）。此外，本书未注明确切产地的较多，仅以"处处有之，或北地或陕西州即有之"描述，从地理区域看也包括甘肃在内。

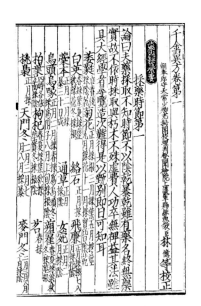

图1-1-4　千金翼方

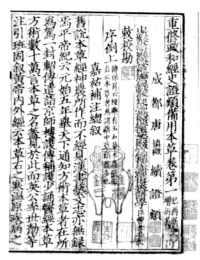

图 1-1-5　政和本草

宋《本草衍义》《开宝本草》《绍兴本草》及《宝庆本草折衷》分别收录甘肃出产中药材11种、6种、7种和35种。其中新增收录的有约48种，即枸杞、地骨皮、乌头、草乌、骨碎补、苦参、桔梗、蚤休、黄药根、仙茅、漏芦、百合、紫菀、木香、胡黄连、前胡、瞿麦、百乳草、谷精草、木贼、五味子、酸枣仁、莨菪子、枳实、郁李仁、蒺藜子、秦皮、石南、蔓荆实、赤柽木、苦芥子、红花、蒲黄、香蒲、假苏（荆芥）、黄芦草、马肠根、羚羊角、石龙子、牦牛黄、野驼脂、钟乳石、水银、凝水石、硇砂、蓬砂等。可以认为，在宋代甘肃中药资源已有较好的开发利用，约110种形成了商品而流通于各地。

明代几部主要本草都记载了甘肃出产的中药材。明《本草纲目》收录36种（图1-1-6），《本草蒙筌》收录23种，《本草品汇精要》收录30种；新增甘肃产地中药材品种更不多见，仅有锁阳、荏（白苏）、水芪（黄芪类）等数种。

清代问世的本草较多，对于产地记载程度明显少于唐、宋代。《本草崇原》《本草述钩元》《本经缝原》《本草纲目拾遗》等分别收录甘肃产药材15种、11种、6种和5种。这一时期本草中有关甘肃新增添的品种很少，仅有延寿

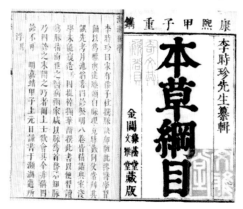

图 1-1-6　本草纲目

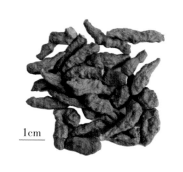

图 1-1-7　蕨麻药材(甘南)

果（蕨麻，图1-1-7）、四味果等数种，绝大多数为前人开发应用形成商品的中药材。

需要说明，我国中药资源的开发利用源远流长，早已根植于人民治病和保健的医疗活动中，而文字记载常较晚，甚至跨越了朝代，如锁阳早在元代已发掘药用，迟至明《本草纲目》才有出肃州（酒泉）的记载。

二、方书方志中记载的品种

据文献，甘肃地方志的纂修源远流长，从魏晋时期至民国年间，甘肃纂修方志见于各类文献记载保存至今的约有208种。

方书方志内容包罗万象，主要记载各地的土产、土贡和特产，有关中药材的内容也见于此，是研究古代药材资源应用方面难得的珍贵资料，本草未收录的中药材可从地方志中获得补充和了解。

唐《元和郡县图志》是现存最完整的全国性总志，由于编修者是根据当地物产汇总整理，记载药物的真实性比较可靠，且多为土、特产和向朝廷进献的药物。该志收录甘肃土贡中药材

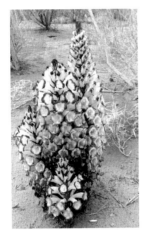

图1-1-8　肉苁蓉（民勤种植）

近20种，有肉苁蓉（肃州，图1-1-8）、枸杞（甘州）、狼毒（成州）、椒花（阶州）、秦艽（渭州）等。对麝香的土贡产地记载了河州、庆州、宕州及渭州等四处，表明历史上甘肃麝资源分布广泛质量优良是我国的道地产区之一。

《唐书地理志》收载甘肃土贡品约34种，有秦艽、川芎、枸杞、甘草、当归、荆芥、防葵、鹿茸（图1-1-9）、麝香、羚羊角、硇砂、黄矾等24种中药材。值得一提的是，本草中最早记录枸杞的产地和道地产区来自甘肃，并在唐、宋代就享有盛誉，赞不绝口，至明及清代初期的甘肃仍是主产区（图1-1-10）。在本草史上，由于甘肃生产枸杞子品种良莠不齐及加工技术粗劣，清中叶以后被宁夏的人工栽培枸杞取而代之，甘肃枸杞子自唐代享有盛誉以来，绵延700余年，清代退出道地产区的行列，道地药材之演变值得深思。

宋《太平环宇记》共收录甘肃14州土产，其有肉苁蓉、

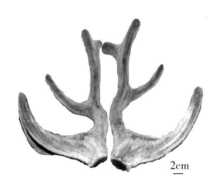

图1-1-9　马鹿茸（肃南养殖）

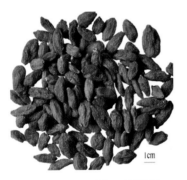

图1-1-10　枸杞子（靖远）

巴戟天、石斛、百脉根、羚羊角、黄矾等10余种中药材。羚羊角、巴戟天为现代甘肃所不产，对其品种有进一步考证之必要。

三、清代地方志中记载的品种

我们对明代嘉靖，清代康熙、乾隆、顺治、光绪年间编纂的甘肃50余部州（县）志所载中药材进行统计（图1-1-11、12），优先律将其首次记载的年代和药材名称列述如下（以后有记录的不再列出），从中了解不同时期甘肃地产药材开发应用状况，仅列出药名，个别进行了名实考订，加以注释，一些品种的真实性有待考证。

（一）首载于康熙、乾隆年间的地产药材

1.植物类（1）根及根茎类：山药、大戟、天冬、天麻、天花粉、天南星、土芎、土黄芪、土茜、川牛膝、土茯苓、乌药、王瓜、白及、白芷、白龙须、白头翁、白薇、沙参、泡参、龙胆草、贝母、巴戟天、芦根、百部、苍术、芍药、两头尖、附子、何首乌、地榆、地黄、远志、麻黄、尾参、知母、草参、商陆、茜草、皮香附（香附）、管仲（贯众）、胡索（元胡）、胡莲、续断、菖蒲、黄精、射干、柴胡、紫草、三棱（荆

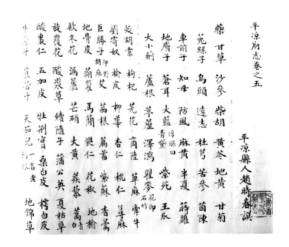

图1-1-11　明·嘉靖《平凉府志》（部分）

三棱）、草芽（断肠草）、藜芦。（2）种子果实类：木瓜、大风子、小茴香、火麻仁、天券子、王不留行、川楝子、瓜蒌仁、马兜铃、凤眼草、红娘子、米壳（罂粟壳）、牛蒡子、车前子、杏仁、桃仁、白扁豆、地肤子、连翘、红枣（大枣）、草麻子、蛇床子、青葙子、柏子仁、金樱子、破故纸（补骨脂）、苍耳、二丑（牵牛子）、萆麻（蓖麻）、莳萝、菟丝子、哈蜜麻、芦拔（皂荚）、楮实子、急性子、榆荚、刺蒺藜、紫苏子、蕤仁、葶苈子、覆盆子、续随子、巨胜、郁李仁、葵子（天葵子）、黑黄豆、橘红、橘核。（3）全草类：大蓟、小蓟、艾叶、刘寄奴、地椒、地锦草、石斛、红蓼、马兰（马蔺）、香薷、细辛、地牡丹、青蒿、茵陈、夏枯草、透骨草、狼巴草、淡竹叶、枇杷叶、卷柏、益母草、淫羊藿、

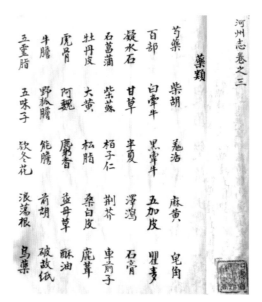

图1-1-12　清·康熙《河州志》（部分）

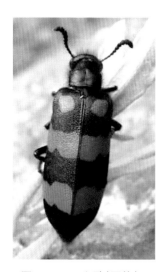

图1-1-13　斑蝥（网络）

紫苏、鹿跑草（蕨麻）、蒲公英、薄荷、蒴翟、紫花地丁、景天、藿香、翻白草。（4）花类：甘菊、黄菊花、芫花、辛夷、金银花、石花、菊花、旋覆花、葛花、槐花。（5）藤木类：木通、血藤、勾藤（钩藤）、桑寄生。（6）皮类：五加皮、忍冬藤、丹皮（牡丹皮）、青风藤、桑白皮、黄柏、厚朴。（7）菌藻类：五倍子、伏苓、伏神，海金沙、猪苓。（8）其他类：竹叶沥、青黛。

2.动物类：五灵脂、牛胆、地龙、青羊胆、夜明砂、刺猬、蝎子、穿山甲、蝉（蝉蜕）、蜈蚣、蝉房、野狐胆、虎骨、熊胆、酥油、班猫（斑蝥，图1-1-13）、僵蚕、蟾蜍。

3.矿物类：石灰、石燕、云母石、自然铜、青盐、火赭石、紫石英、密陀僧、龙骨、寒水石。

（二）首载于顺治年间的地产药材

植物类：酒杯藤、迷迭、阿魏、阿芙蓉、彼子、榧实。

（三）首载于道光年间的地产药材

植物类：水蓼、地芦子、蜀葵。

（四）首载于光绪年间的地产药材

1.植物类：月季花、玫瑰花（图1-1-14）、青木香、玉竹、马鞭草、金佛草、侧柏叶、鹦哥抱蛋。

2.动物类：土鳖子、水蛭、望月砂、蛇蜕、雪蛆、蛤蚧。

3.矿物类：无名异、石燕子。

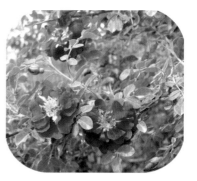

图1-1-14　玫瑰花（永登苦水）

四、民国地方志中记载的品种

首载于民国年间州（县）志的地产药材共计48种，包括植物类、动物类。

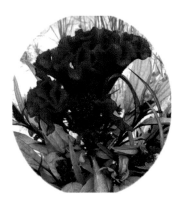

图1-1-15　鸡冠花（兰州）

1.植物类：山楂、山茱萸、吴茱萸、丁香实、无花果、女贞子、木角豆、使君子、石榴皮、胡秃子、荚迷、银杏仁、麦芽、茺蔚子、枳壳、槐实、薏米、营实、悬钩子、橡斗子、橘皮、紫云英、官桂、冬青皮、木槿皮、合欢皮、川楝皮、楸皮、槲树皮、椿皮、紫荆皮、樗白皮、楤白皮、山豆根、天木蓼、郁金香、白檀香、苏方木、石泽兰、萆薢、接骨木、牡荆叶、败酱、椴花、鸡冠花（图1-1-15）、野菊花。

2.动物药：娃娃鱼、草底板（草鞋虫）。

五、中华人民共和国成立以来记载的品种

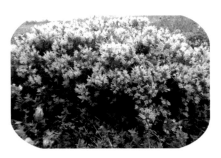

图1-1-16　百里香（镇原）

《甘肃中药手册》和《甘肃中药手册续集》（1959年），为甘肃省第一部记录中药材生产、经营品种和商品规格的专著。共收录204种商品药材，其中的石斛、白附子、三棱、熊胆和鳖甲等30余种药材目前没有商品。

《甘肃中草药手册》从1970—1974年先后出版四册，基于"我省地区辽阔，中草药资源丰富，种类繁多，故选其常用者分册编写"的原则，共收录936味中草药，1066个分类群（基原），其中约70种属以前没有记载的常用药材。

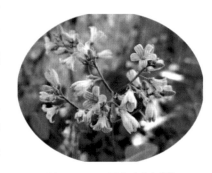

图1-1-17　罗布麻（肃州）

1.植物类：土贝母、木木香、云木香、马尾连、山慈姑、千年健、白术、白芪（黄芪之类）、九节菖蒲、玄参、西洋参、甘遂、伊贝母、麦冬、桃儿七、银柴胡、肉独活、红景天、板蓝根、常山、草河车、生姜、扭子七、萱草、虎杖、藕节、薤白、一枝蒿、泽兰、浮萍、伸筋草、墓回头、贯叶连翘、金钱草、百里香（图1-1-16）、鹿衔草、绞骨蓝、仙鹤草、石斛、罗布麻（图1-1-17）、杜仲叶、银杏叶、枸骨叶、小叶枇杷（烈香杜鹃类）（图1-1-18）、参叶、乌梅、冬瓜子、苘麻子、路路通、梧桐子、婆罗子、柿蒂、荏子（白苏）、补骨脂、栀子。

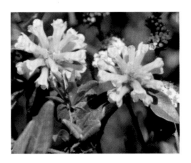

图1-1-18　烈香杜鹃（榆中）

2.动物类：水獭肝、蚕砂、乌梢蛇、马宝、桑螵蛸、海螵蛸、陇马陆、全蝎、鳖甲。

3.矿物类：玄精石（图1-1-19）、玄明粉、钟乳石、滑石。

4.其它类：冬虫夏草、雷丸。

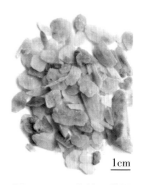

图1-1-19　玄精石药材

六、甘肃中药材开发利用小结

（一）至清代发掘的资源及种类

通过对清代地方志的系统整理，认为至清末，甘肃记载的植物、动物和矿物资源在800种（品名，下同）左右，其中涉及的基原有植物类215种、动物类175种和矿物类45种。

植物类包括：蔬菜资源95种，花卉观赏资源160种，果树资源54种，淀粉资源37种，油料资源6种，纤维资源6种，林业及木材资源68种，化工资源8种。动物资源175种。按来源分类：鸟类63种，哺乳类57种，昆虫类18种，鱼类14种，其它类23种；按用途分类：药用32种，肉食类48种，皮毛和羽毛类16种，珍矿物贵类30种，食虫类35种，其它类14种。矿物类资源45种，包括23种药用及工业等其他矿物。

其中，中药资源约280种（植物药215种、动物药32种、矿物药23种）。

（二）清代地方志收录的中药材

清代顺治、康熙、乾隆、道光、同治、嘉庆、光绪及宣统年间，甘肃各地州（县）兴修编纂地方志，以康熙、乾隆年间最多。在考察的50余部州（县）志中，收录中药材达220种。如康熙《岷州志》收录106种（图1-1-20），《河州志》收录58种；乾隆《陇西志》收录50种（图1-1-21），《武威县志》收录43种；光绪《肃州新志》收录35种等。1909年出版的《甘肃省通志》共收录药类115种。

图1-1-20　清·康熙《岷州志》

清代是甘肃中药资源开发最多的时期，先后发现了一批新品种，极大地补充了中药材商品来源。例如，清代记录的党参药材，在民国年间得到充分的发掘，成为各地广泛收载的道地药材。20世纪60年代，甘肃从山西引种的"潞党"加速推动了党参人工种植的商品化生产，其野生资源在甘肃各地广泛分布发掘利用。

（三）至清代开发利用的中药材

至清末，甘肃开发利用的中药材已达约280种，其中植物药215种、动物药32种、矿物药23种。当归、大黄、甘草、黄芪、肉苁蓉、麻黄、石膏等一直贯穿历代本草，是我国道地大宗药材。牛黄、麝香更是名贵药材。此外，茯苓、地肤子、艾叶、蒲公英、知母、川楝子、山药、菟丝子、麦冬、天南星等一大批常用中药材，在古本草中未见有甘肃出产的记载，而见于清代地方志。这些品种的开发丰富了甘肃的药用资源，保证了临床需要。

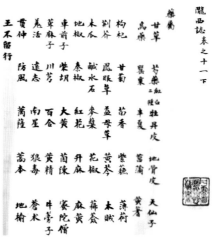

图1-1-21　清·乾隆《陇西志》

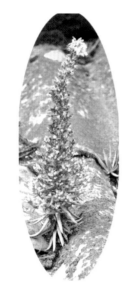

图1-1-22 瓦松（成县）

清代的甘肃地方志还收录了不少特色中药，如祖师麻、人参果、红药子、黄药子、五灵脂、刺猬、哈密麻、两头尖（铁棒锤）、莳萝、狼巴草、巴旦杏、胡桐泪、瓦松（图1-1-22）、葡萄、景天、青羊胆、石龙子（图1-1-23）、野狐胆等众多重要的民间民族药。

由于甘肃地域环境与文化语言的差异，早期一些药材名称存在同音、近音的读音，记载的名称用字方面与本草有所不同，个别甚至出现错别字，在后来的记载中逐渐得到规范。

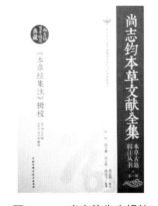

图1-1-23 石龙子（宠物市场）

第二节 甘肃道地药材与土贡药材

甘肃历史上的道地药材和土贡药材散见于本草医书、方书及典籍，经统计，约82种（品名，下同）。笔者在《甘肃道地药材志》中有详细的论述，不再赘述。现就文献中有关甘肃的道地药材及土贡品收载情况做一归纳和分析。

一、本草中收载的道地药材

《本草经集注》（图1-2-1）首载甘肃道地药材6种，有雌黄（以武都为胜）、黄芪（今第一出陇西、次用黑水宕昌）、甘草（赤皮断理，看之坚实，名抱罕草最佳）、升麻（旧出宁州第一，此处宁州指甘肃宁县附近）、肉苁蓉（今第一出陇西）、当归（今陇西、叩阳、黑水名马尾当归难得）、麝香（诸羌夷得者多真好）、大黄（西川阴干者胜）。

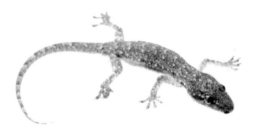

图1-2-1 尚志钧先生辑校

《新修本草》收录甘肃道地药材11种，有空青（今出蔚州、兰州最好）、雄黄（宕昌、武都者为胜）、方解石（沙州大鸟山出者佳）、当归（今出当州，岩州当归最胜）、泽泻（惟以泾州、华州者为善）、黄芪（今出原州及华州者最良）、秦艽（今出泾州者良）、黄芩（今出泾州者佳）、藁本（今出宕州者佳也）、百脉根（肃州岁贡之）。

唐《千金翼方》（图1-2-2）列为甘肃道地药材有34种。其中矿物有青盐（盐州）、石胆（武州）、雄黄（武州）、雌黄（武州）、石膏（沙州），植物有当归（宕州）、甘草（瓜州）、川芎（扶州、秦州）、藁本（岩州）、肉苁蓉（兰州、肃州、原州）、大黄（凉州）、秦艽（泾州）、黄芩（泾州）、防风（泾州）、白附子（凉州）、黄芪（原州）、独活（岩州）、椒根（甘州）、蘼芜（秦州）、白药（原州）、泽泻（泾州）、百脉根（肃州）、狼毒（秦州）、防葵（秦州、成州）、萹蓄（宁州）、荆子（宁州）、枫柳皮（原州），动物有鹿茸（秦州）、鹿角（秦州）、鹿角胶（兰州）、芫青（宁州）、虻虫（宁州）、兽狼牙（秦州）。

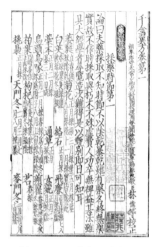

图1-2-2　千金翼方体例

宋《图经本草》共收载道地药材38种，其中文字描述有硝石（生武都、陇西、西羌为佳）、雌黄（出阶州色如金，又似云母甲错可析者为佳）、硇砂（西戎入药最良）、肉苁蓉（西羌者肉厚力紧）、蒲黄（秦州者为良）。另有34种药材以附图产自甘肃各地，在药名前题以产地亦示道地，这是目前本草学考证之共识，具体为：文州独活、文州羌活、秦州秦艽（为秦艽 *Gentiana macrophylla* Pall.，图1-2-3）、成州百合（为野百合 *Lilium brownii* F. E. Brown ex Miellez，图1-2-4）、秦州升麻、秦州蒺藜子、秦州香蒲、秦州漏芦、成州葛根、秦州苦参、文州当归、成州紫菀、成州前胡、秦州款冬花、文州甘松、成州乌头、成州桔梗、秦州莨菪、秦州骨碎补、成州鹤虱、秦州木贼、秦州谷精草、秦州榆皮、成州杜仲、成州秦皮、成州枳实、成州蓬蘽、成州假苏、秦州无心草、秦州百乳草、秦州苦芥、秦州马肠根、秦州红药及文州麝香等。

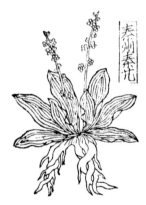

图1-2-3　秦艽（图经本草）

宋《绍兴本草》仅收文州麝香。五代《蜀本草》收录黄连（秦地者佳）、川芎（今出秦州者为善）、黄芪（今原州者为好）道地药材。

明《本草品汇精要》（图1-2-5）在编排上有所创新，首列"道地"章节，但内容无所发挥，仅列入前人所推荐的药名。列入甘肃"道地"的分别是当归、大黄、黄连、黄芪、秦艽、肉苁蓉、苦参、泽泻、百合、乌头、甘松香、桔梗、黄药根、骨碎补、谷精草、木贼、豨莶草、鹤虱、枸杞、地骨皮、秦椒、秦皮、蓬

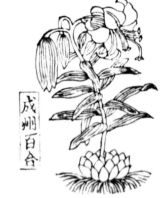

图1-2-4　百合（图经本草）

蘽、枳实、香蒲、蒲黄、莨菪子和款冬花共约30种。

明《本草蒙筌》收录硇砂（出西戎者尤奇）、枸杞子、（甘、肃州独胜）。明《本草纲目》（图1-2-6）收录道地药材6种，玛瑙（瓜、沙羌地砂碛中得者奇）、铁（西蕃出宾铁尤佳）、当归（以秦州头圆尾多色紫香，肥润者马尾归，最胜他处）、大黄（以庄浪出者为最）、枸杞子（甘州者为绝品）、甜瓜（甘肃甜瓜皮瓤皆胜糖蜜）。

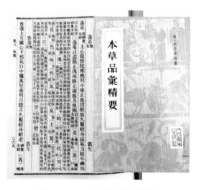

图1-2-5　本草品汇精要

清代编辑的本草较多，收载的道地药材很少，所载多沿用前人观点，绝大多数得到后人的认可。《本草崇原》收当

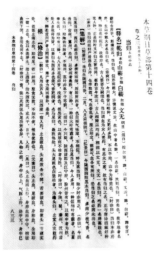

图1-2-6 本草纲目

归、肉苁蓉、蒲黄、羌活（今以蜀汉、西羌者为胜）、枸杞、麝香、雄黄等7种。《本经缝原》收录枸杞子、雌黄。《本草求真》收录甘松、当归和枸杞。《本草述钩元》收录黄芪、大黄、肉苁蓉、枸杞和甘遂（西凉者上）。

二、方志中收载的土贡药材

远在《汉书地理志》就赞美敦煌出美瓜。

唐代李吉甫撰《元和郡县图志》（图1-2-7）收录甘肃土贡物品30余种，其中记录的土贡药材近20种，分别是肉苁蓉（肃州贡）、枸杞（甘州贡）、狼毒（成州贡）、防葵（成州贡）、椒花（阶州贡）、椒（武州贡）、柏脉根（肃州贡）、甘松香（渭州贡即渭源会川）、川芎（秦州贡）、秦艽（渭州贡）、麝香（河州、庆州、宕州、渭州贡）、野马皮（兰州、肃州、甘州、沙州贡）、牛酥（庆州、洮州、岷州贡）、勃羊角（河州贡）、石膏（沙州贡）、砒石（肃州贡）、麸金（河州贡）。

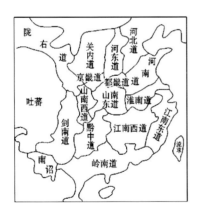

图1-2-8 唐书·地理志（部分地图）

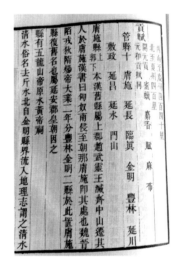

图1-2-7 元和郡县志

《唐书·地理志》（图1-2-8）是古代记录甘肃土贡品最多的文献，共收土贡物品34种，其中药材约24种，分别是硇砂（兰州土贡）、黄矾（沙州及瓜州贡）、绛矾（瓜州贡）、麸金（肃州贡）、秦艽（渭州土贡）、川芎（凉州、秦州及扶州贡）、枸杞（甘州土贡）、甘草（洮州土贡）、胡桐泪（瓜州贡）、当归（扶州贡）、亭苈（宁州贡）、奄闾子（宁州贡）、荆芥（宁州贡）、防葵（成州贡）、狼毒（成州贡）、柑（文州贡）、麝香（河州、兰州、甘州、成州、阶州贡）、鹿茸（成州土贡）、羚羊角（阶州贡）、野马皮（瓜州贡）、蜂蜜（阶州贡、文州贡）。

《宋书·地理志》收载土贡药材不多，仅有甘草（兰州贡）和麝香（河州贡）。

宋《太平环宇记》（图1-2-9）共收甘肃14个州的土产，属于中药材有麝香（秦州、成州、渭州、岷州、河州、洮州、宕州及沙州）、肉苁蓉（肃州）、散麝香（宕州）、木百根（今百脉根，肃州）、石斛（秦州）、芎䓖（今川芎，秦州、凉州）、黄矾（沙州）、羚羊角（成州）及花

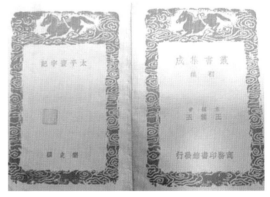

图1-2-9 太平环宇记

椒、巴戟、石盐、碌矾、大黄（均为阶州）。

《九域志》收录甘肃土贡中药材有荆芥（宁州贡）、甘草（兰州、环州贡）、肉苁蓉（渭州贡、德顺军贡）。

《金史·地理志》收录甘肃的土贡药材有甘草、大黄等。

三、道地药材总结与分析

综上所述，甘肃历史上形成的道地及土贡药材82种，从不同时期的本草文献的记载分析，具如下特性。

（一）道地药材的属性

1.道地产区的广泛性：道地药材来自全省各地，有陇南（成州、宕州、阶州、武州、扶州、文州、羌夷）、天水（秦州）、陇东（泾州、宁州、原州）、中南部（陇西、河州、西羌、兰州）、河西（甘州、肃州、凉州、西凉、西羌、沙州）。甘肃现有14个市州，上述产地涵盖除甘南、白银和嘉峪关以外的11个市州。

2.道地药材的多样性：在82种道地药材中，矿物药12种、植物药61种、动物药9种，以植物药居多，其中多数是草本植物，少数是木本植物。

3.道地药材的延续性：为历代本草推崇，沿有至今的有当归、甘草、秦艽、大黄（图1-2-10）、黄芪、狼毒、肉苁蓉、羌活、苦参、藁本、款冬花、花椒、地骨皮、升麻、黄芩、麝香、鹿茸、石膏、方解石等仍为甘肃道地大宗药材，量大质优，在国内同类产品中享有盛誉。

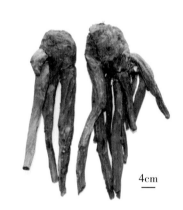

图1-2-10　唐古特大黄（合作）

4.道地品种的变迁性：在某个时期为主产区及优质品，后由于各种原因沦为非主产区，道地产区转移到其它省区，有百合、川芎、黄药根、乌头、木贼、甘遂、甘松香、桔梗、骨碎补、雄黄、雌黄、硇砂等，多数本省仍生产收购，但产量较少。少数品种如防葵、兽狼牙等已佚传，名存实亡。最令人回味的当是枸杞子道地产区的变迁，由于甘肃的枸杞子来自野生，品种混杂，质量良莠不齐，不为清本草所记载，现已发展宁夏枸杞人工资源，形成了优良品质。

5.道地及大宗药材的发展：甘肃对中药资源的开发利用工作从未间断，不少在本草方书中未收录的道地品种，散见于本省地方志，在清代初期又发掘形成一批道地大宗药材，最有影响的如党参（图1-2-11）、麻黄、半夏、红芪、远志、杜仲、柴胡、贝母、茵陈、益母草等。在中华人民共和国成立以来，由于中药材引种栽培工作的加快，我省又发展一批地产品种，如地黄、川芎、云木香、板蓝根、牛蒡子、黄芩、银杏、山茱萸等已成为目前甘肃产量较大，产区较广的新型大宗商品来源。

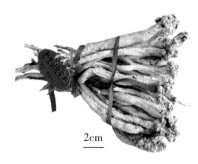

图1-2-11　党参（临潭）

（二）道地药材的应用

1.标准收载情况：历史上形成的82种道地、土贡药材中，《中国药典（2020年版）》收载50种。《甘肃省中药材标准

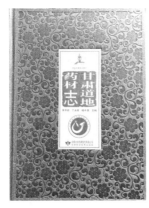

图1-2-12　甘肃道地药材志

（2020年版）》收录10余种，如狼毒、盐生肉苁蓉、黄药根等演变为地区习用药材，这是由甘肃特有资源及传统用药习惯所决定。

2.道地药材现状：《甘肃道地药材志》（2016年，图1-2-12）对甘肃历史上形成和近代演变发展的道地大宗药材进行分析，整理出甘肃道地药材31种之多。对于甘肃道地药材，医药行业中常以"甘肃五个宝，归芪黄参草"或有"甘肃五大宗独一红"来概况，即当归、黄芪、大黄、党参、甘草和红芪。属历史延续的道地药材有：秦艽、羌活、半夏、天麻、岷贝（川贝母）、远志、甘松、升麻、柴胡、苦参、地骨皮、杜仲、花椒、苦杏仁、桃仁、款冬花、肉苁蓉、锁阳、麻黄等植物药；以及麝香、鹿茸、牛黄、冬虫夏草、石膏、南寒水石等。属现代发展的道地大宗药材有：黄芩、板蓝根、牛蒡子等。这些品种均收载于国家标准。

第三节　甘肃地域暨特色中药材的名实考证

甘肃中药资源丰富，开发历史源远流长，产于甘肃的当归、甘草、大黄、党参、红芪、黄芪等地道药材30余种，在国内外享有盛誉。同时，由于甘肃地域环境特殊，多民族文化的交汇和融合，特别是汉唐时代贯穿甘肃全境的丝绸之路，使甘肃成为中外交流的重要商贸通道，形成了一大批具有区域特征的民族、民间药用品种。

本节对散见于古代本草、方志、方药及地方志中关于甘肃境内特产民族、民间药用以及地方性习用药材的记载，进行初步名实和沿革考证。

一、植物性中药材

1.狼毒　《名医别录》（以下作《别录》）称"出秦亭山谷"。《本草经集注》（以下作《集注》）称"出陇西宕昌"。《唐本草》谓"出秦州、成州"；《唐书·地理志》（下作《唐志》）云"成州贡"。上述地名在今甘肃天水、陇南两地区境内，可知甘肃古代所产狼毒为正品，并作贡品。经考证此狼毒即瑞香科瑞香狼毒 Stellera chamaejasme Linn.，在清代甘肃地方志亦载。今主产于甘肃定西、天水、陇南等地，民间亦作造纸原料（图1-3-1）。

2.紫参　《吴普本草》（以下作《吴普》）称"出河西，圆聚生，根黄赤有文，皮黄中紫，五月花紫赤，实黑大如豆"。《唐本草》称"似羊蹄，紫花有穗，皮紫黑、肉红白，肉浅皮深"。此即今蓼科蓼属植物。乾隆年间《狄道州志》（狄道州即今临洮）亦载。上述紫参原植物拟为珠芽蓼 polygonum viviparum L.，现代作"拳参或草河车"购销使用。

3.肉苁蓉　《吴普》称"生河西山阴地"。《集注》称"今第一出陇西"。唐《千金翼方》（下作《翼方》）称"产原州、兰

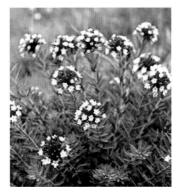

图1-3-1　瑞香狼毒（临洮）

州、肃州"。唐《元和郡县图志》称肃州贡。古河西相
当今甘肃河西走廊与湟水流域；陇西秦置在甘肃临洮
南，此为古代贸易集散地；原州即今镇原县境；兰州即
今皋兰县境；甘肃河西为古代肉苁蓉的最早产区，来源
于列当科肉苁蓉 *Cistanche deserticola* Ma 及盐生肉苁蓉
Cistanche salsa（C. A. Mey.）G. Beck。据文献，日本皇
宫正仓院保存至今的唐代肉苁蓉即盐生肉苁蓉，此种甘
肃酒泉野生较为丰富。而兰州、原州恐别有所指（图1-
3-2）。

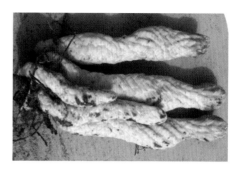

图1-3-2　鲜盐生肉苁蓉(玉门)

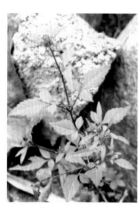

图1-3-3　狼把草(徽县)

4.狼把草　唐《本草拾遗》（下作《拾遗》）收载，现代认为是菊
科狼把草 *Bidens tripartita* L.。清乾隆年间《重修肃州新志》载"狼把
草生田野间，用以染青，近年人用以浸酒，有乌须发、壮筋骨、明耳
目之功"，现民间入药，资源丰富具进一步开发价值（图1-3-3）。

5.百脉根　《别录》及《翼方》称"出肃州（今酒泉市境）"。
《唐本草》称"肃州岁贡之"。此为豆科百脉根 *Lotus corniculatus* Linn，
今河西走廊民间仍用之。

6.白药子　《唐本草》称"白药，出原州"。《拾遗》载会州白药。
《礼县新志》亦收录。上述均无形态描述，
历史记载亦不连续，难以做出准确考证。现
甘肃东南部地产白药子，为百合科湖北黄精 *Polygonatum zanlanscia-*
nense Pamp.，习称老虎姜，根茎润肺养阴，健脾益气，祛痰止血，消
肿解毒，与历史会州白药"主金疮生肤止血"相近。

7.枫柳皮　《唐本草》称出原州，所述为胡桃科植物枫扬 *Ptero-*
carya stenoptera C. DC. 的茎皮。民间用于消肿、止痛、止痒。

8.菴闾子（花）《唐志》称宁州贡。《翼方》出宁州（今庆阳县、
宁县一带）。宋《图经本草》（下作《图经》）描述较翔实，并附有秦
州菴闾子、宁州菴闾子药图，据图文应为菊科蒿属（Artemisia）植物，
对此虽有不同考证观点，我们认为秦州菴闾子与白苞蒿 *A.lactflora*
Wall. ex DC.，宁州菴闾子与五月艾 *A. indices*
Willd. 相似，民间药用，亦有作艾叶代用品者（图1-3-4）。

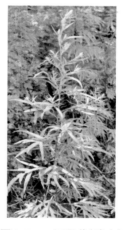

图1-3-4　五月艾(清水)

9.牛扁　《蜀本草》载"牛扁叶似石龙芮、附子等，出会州（今
会宁县南）"。《图经》称"宁州亦有，叶似三菫、石龙芮等，根如秦
艽"。所述特征应为毛茛科乌头属（Aconitum）植物，从本省资源分布
确认为高乌头 *A. sinomontanum* Nakai。本品根粗壮圆锥形，表面网状
交织，颇似秦艽（图1-3-5）。

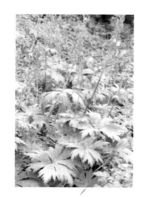

图1-3-5　高乌头(榆中)

10. 防葵　《翼方》出秦州、成州。《唐志》称成州贡（今成县）。
《图经》附图特征明确，结合文字描述，应与伞形科短毛独活 *Heracle-*

um moellendorffii Hance 相仿。此品种甘肃现习称牛尾独活，作独活入药。

11. 胡桐泪　《唐志》"瓜州（今安西县）贡胡桐律（泪）"。《蜀本草》称"凉州（今武威市）以西有之"。宋《宝庆本草折衷》（下作《宝庆》）出"凉州西戎"。明《本草蒙筌》（以下作《蒙筌》）称"甘、肃州以西"，即今张掖、酒泉以西，为沙生植物杨柳科胡杨 *Populus euphratica* Oliv.的树脂，河西民间用于清热解毒。

12. 漏芦　《图经》绘有秦州漏芦图，特征为三出复叶，聚伞花序，下有三苞叶，萼片5，雄蕊多数，应为毛茛科植物。从甘肃地产药材分析，与打火草 *Anemone tomentosa*（Maxim.）Pei 相当，现代民间有作漏芦者，亦作白头翁（图1-3-6）。

13. 骨碎补　宋《图经》绘有秦州骨碎补。宋《宝庆》称"生秦州"。清《狄道州志》《静宁州志》药类收猴姜，两者为同一物，应与水龙骨科中华槲蕨 *Drynaria baronii* Diels 相近。至今省内东南部以毛姜、猴姜购销。

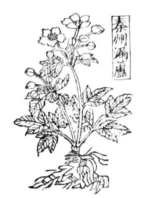

图1-3-6　漏芦（图经本草）

14. 草苁蓉　《集注》及《唐本草》所述实指采期较晚花较多的肉苁蓉，而《蜀本草》称草苁蓉"原州、秦州、灵州（今宁夏境）有之"，宋《宝庆》以列当收载，所述实为列当科紫花列当 *Orobanche coerulescens* Steph.，茎具补肾、强筋功效，民间药用或代用肉苁蓉。

15. 前胡　古代前胡品种复杂，《图经》所绘成州前胡特征明显，叶为三出复叶，根圆锥状，结合我省药用前胡资源分布，与伞形科华北前胡 *Peucedanum harry-smithii* Fedde ex Wolff 及变种少毛北前胡 var. *subglabrum*（Shan et Sheh）Shan et Sheh 甚为相符（图1-3-7），该品我省东南部广布，以前胡收购使用。清代河西地区亦出产前胡，待考。

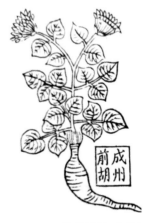

图1-3-7　前胡（图经本草）

16. 独活　《别录》称"生陇西南安"。宋《图经》所绘文州（今陇南文县）独活，接近伞形科独活属（Heracleum L.）植物（也近似当归属植物）。清康熙年间《岷州志》《文县志》《狄道州志》及光绪年间《礼县新志》药类均收地产独活，现代独活属（Heracleum L.）多种植物在本省作为独活药用，应是历史的延续。

17. 苦芥子　《图经》绘秦州苦芥，据所述形态及功效与十字花科菥蓂 *Thlaspi arvense* L. 相吻合，我省民间尚有"苦楷"之称谓，读音与苦芥相近（图1-3-8）。

18. 赤柽木　《图经》称"生河西沙地，皮赤叶细，即今所谓柽柳者"，此即柽柳科多枝柽柳 *Tamarix ramosissima* Ledeb.等近缘植物。河西民间入药，具解毒祛风，透疹功效，为现代西河柳品种之一。唐《两阳杂俎》称为"凉州有赤白柽"，所述白柽与细穗柽柳 *T.leptostachya* Bunge 相近。

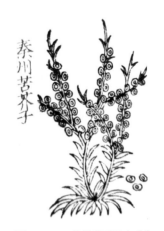

图1-3-8　苦芥（图经本草）

19. 葡萄　《别录》称"生陇西、敦煌"。汉代张骞出使西域带回葡萄种，栽种于甘肃河西等地。宋《宝庆》亦"产敦煌"。原植物为葡萄科葡萄 *Vitis vinifera* L.，甘肃民间保留药用习惯，且对紫葡萄与白葡萄区别应用，值得研究和发掘。

20. 无心草　《图经》绘有秦州无心草，据附图特征及功效，与蔷薇科鹅绒委陵菜 *potentilla anserian* L. 温暖低平地区的生活型相符，该类型根纤维性，不能食用，但富含鞣质，可提取栲胶，并供药用。

21. 百乳草　《图经》绘有秦州百乳草，据附图及描述为今檀香科百蕊草 *Thesium chinense* Turcz. 无疑，属民间草药，全草清热解毒、补肾益精。近年天水、陇南、庆阳等地收购。

22. 蓬蘽　古代蓬蘽与覆盆子文字混杂难辨，《图经》绘有成州蓬蘽，据特征应为蔷薇科黄果悬钩子 *Rubus xanthocarpus* Bureau et Franch. 现民间以"梅子刺"药用。

23. 枳实　《图经》绘有成州枳实，其特征明确，叶为三出复叶，枝多弯曲，刺大，果单一或对生，应为芸香科枸橘 *Poncirus trifoliata*（L.）Raf. 而无疑，成县、徽县、康县是该植物自然分布的最西边。有关文献考证为柑橘类实属误订（图1-3-9）。

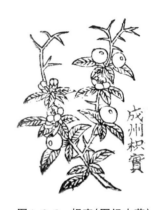

图1-3-9　枳实（图经本草）

24. 覆盆子　宋《本草衍义》（以下作《衍义》）称"覆盆子，四、五月红熟，秦州甚多"。清《花镜》亦称"西国草，一名覆盆子，秦地尤多，四五月开白花，六月果熟，状如荔枝，大如樱桃"。《狄道州志》《岷州志》《伏羌县志》（伏羌即今甘谷县）《文县新志》均收录，说明古代甘肃应用较普遍，与蔷薇科黄果悬钩子 *Rubus xanthocarpus* Bureau et Franch. 相近，可能包括插田泡 *Rubus coreanus* Miq. 省内民间入药，后者通常称覆盆子。

25. 金丝草　最早见于《明一统志》称庆阳府出，《本草纲目》亦称"出庆阳山谷"。铁丝蕨科掌叶铁丝蕨 *Adiantum pedatum* L. 的全草省内习称为铁丝草、铜丝草，所述与此吻合。民间用于利水通淋，清热解毒（图1-3-10）。

26. 鹿药　宋《开宝》称"生姑臧（今武威以西），苗根并似黄精"，为百合科鹿药 *Smilacina japonica* A. Gray。根茎祛风湿、活血、调经、益肾。民间有混称玉竹或黄精者。

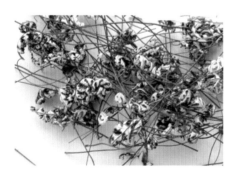

图1-3-10　金丝草药材（临洮）

27. 郁李仁　宋《宝庆》称"生天水、陇西"。《农政全书》郁李项有"北方有御黄杏，形大肉厚甘香"。陆机在郁李仁条提到甘肃"又有赤棣树，叶如刺榆，而微圆，子正赤，如郁李而小，五月始熟，羌西、天水、陇西多有之"，前者系蔷薇科李 *Prunus salicina* Lindl.；后者似与桃属（*Amygdalus*）植物相关。

28. 红药子（黄药子）　宋《图经》"黄药……秦陇州山中有之，秦州出者谓之红药子，叶似荞麦，枝梗赤色，七月开白花，其根初采，湿时红赤色，暴干即黄"，所述与蓼科毛脉蓼 *Fallopia multiflora*（Thunb.）Harald. var. *ciliinerve*（Nakai）A. 相符，对根部鲜品及干燥后的描述与毛

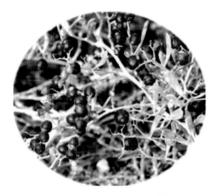

图1-3-11　白刺(武威)

脉蓼亦非常吻合。

29.哈密麻　乾隆年间《镇番县志》（今民勤县）药类载"本草无，形似枸杞而小，色黑有核，味甘咸，可和麦作炒面"，所述为蒺藜科唐古特白刺 *Nitraria tangutorum* Bobr. 及西伯利亚白刺 *Nitraria sibirica* Pall.，河西习称酸胖，该品果实入药并可食，核可榨油，民间以其磨粉和面食用。武威用本品和其他野生植物的果实研制开发出饮料，深受消费者欢迎（图1-3-11）。

30.木香　《隋书》有炀帝西巡，武威太守樊子盖献青木香以避瘴气的记载。宋《本草衍义》在木香条称"又一种，尝自岷州出塞"，结合本草形态描述，拟指菊科土木香 *Inula helenium* L.植物，为古代引种品种。

31.巴担杏　元《饮膳正要》始收录。《本草纲目》称"生回旧地，今关西诸土亦有"。乾隆年间《重修肃州新志》有"把旦杏，形大而扁，其核仁甘美，元人用为贡"，所述为蔷薇科扁桃 *Amygdalus communis* L.的种仁。

32.柰　《本草纲目》称"西土最多，凉州有冬李，冬熟"。《唐志》列为甘州贡品，结合地方志，应为蔷薇科楸子 *Malus prunifolia*（Willd.）Borkh.。

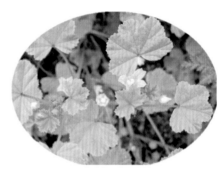

图1-3-12　圆叶锦葵(陇西)

33.土黄芪　《伏羌县志》药类收土黄芪，惜无形态、功效记载。对五十年代本省各地标本鉴定，天水、陇南地区确产土黄芪，原植物为锦葵科圆叶锦葵 *Malva rotundifolia* Linn.根具补中益气、固表托疮之功。20世纪60年代省内有商品（图1-3-12）。

34.透骨草　古代"透骨草"品种较多。明《本草原始》所述及附图为大戟科地构叶 *Speranskia tuberculata*（Bunge）Baill.。《狄道州志》《重修定西县志》及《清水县志》药类所收透骨草，即为此种。《重修肃州新志》称"透骨草，种田园中，俗名指甲草，本草凤仙花相同"，为凤仙花科凤仙花 *Impatiens balsamina* L.。前者称"珍珠透骨草"，后者称"凤仙透骨草"，二者甘肃省民间广用之，亦有购销。

35.莳萝　本草常列入小茴香项下。康熙年间《巩昌府志》（今陇西县）、《岷州志》药类收之；康熙年间《靖远县志》蔬菜类收；民国《重修敦煌志》药类称俗名小茴复。可见该品自古为药食两用植物，为伞形科莳萝 *Anethum graveolens* L. 的果实。温脾肾、开胃、散寒行气。目前，主河西（民勤）等地栽培，主要提取香料，民间亦药用。

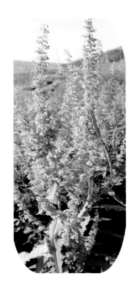

图1-3-13　巴天酸模(徽县)

36.土大黄　《静宁州志》药类收土大黄，据我省民间药用情况，为蓼科巴天酸模 *Rumex patientia* L.或同属植物的根，具清热解毒、活血止痛、杀虫、通便功效（图1-3-13）。

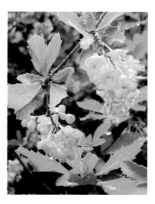

37. 鹿跑草（延寿果） 最早见于地方志，乾隆年间《平番县志》（今永登县）药类有"鹿跑草俗名蕨麻"。明万历年间《庄浪汇记》药类有延寿果（鹿跑草）；乾隆年间《永昌县志》蔬类有"延寿果，俗名蕨麻"。可见鹿跑草、延寿果与蕨麻三者异名同物，药食兼用，应为蔷薇科鹅绒委陵菜（蕨麻）*Potentiila anserina* L. 的块根。清《本草纲目拾遗》载入本草。

38. 黄柏 乾隆《陇西县志》药类收录。《重修金县志》称"黄柏，俗名黄酸刺"。另外，民国年间清水、康县等亦收之，所述应为小檗科小檗属（Berberis）多种植物，20世纪60—70年代省内组织收购，作为黄柏的代用品（图1-3-14）。

图1-3-14　甘肃小檗（榆中）

39. 防风 清代陇南、天水、定西县志中多有收录，原植物不止一种。民国《景泰县志》蔬菜类称"野胡萝卜，其种与红黄萝卜相似，药铺如缺防风，往往用以替代之"，所述当指伞形科野胡萝卜*Daucus carota* L. 另《古浪县志》中称"防风俗名马缨子"，从名称分析拟与伞形科葛缕子*Carum carvi* L. 相符，至今省内各地仍称马缨子，为甘肃地方习用药材。

40. 菖蒲 《甘州府志》《肃州新志》药类均收菖蒲，称"生水泽中"。民国临泽、高台县志亦有记载，甘肃河西地区仅分布天南星科菖蒲*Acorus calamus* L. 商品称水菖蒲。

41. 金樱子 本草所载金樱子经考证为蔷薇科金樱子*Rosa laevigata* Michx.，近年省内仅在岷县、宕昌发现分布。而本省通渭、皋兰、古浪等县志所收金樱子，实指蔷薇属（Rosa）其它多种植物。2015年作者在临洮县中药资源普查时，发现当地群众将峨眉蔷薇*Rosa omeiensis* Rolfe习称"金铃子、油瓶瓶"，果实具有补肝滋阴作用；将红花蔷薇*Rosa moyesii* Hemsl. et Wils. 俗名"英痾子"，果实具治疗肝炎，实际均为金樱子之谐音名称（图1-3-15）。

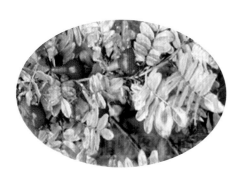

图1-3-15　峨眉蔷薇（临洮）

42. 甘肃丹参 古本草所载丹参包括丹参*Salvia miltiorhiza* Bunge为主要来源的多种近缘品种。《狄道州志》《岷州志》，以及光绪年间《通渭县志》均收载，原植物不清，迟至20世纪50年代采得标本，才确定甘肃东南部普遍收购丹参为甘西鼠尾草*Salvia przewalskii* Maxim. 及变种褐毛甘西鼠尾草var. *mandarinorum*（Diels）Stib. 本省分布广，早年产量大，为甘肃的主要地方习用药材，是丹参类药材中优质品种。

43. 倒吊果 清《本草纲目拾遗》称"产秦地"，结合地方志，应指蔷薇科木梨*Pyrus xerophila* Yü，甘肃民间习称酸梨。

44. 四味果 清《本草纲目拾遗》称"产祁连山"，结合清代地方志，所述似与沙枣*Elaeagnus angustifolia* Linn相关。河西民间生食或熟食果实，亦可酿酒、醋等食品。

45. 丹皮 康熙《河州志》药类收牡丹皮，河州即今甘肃省临夏市，该处盛产牡丹，原植物为毛茛科紫斑牡丹*Paeonia suffruticosa* Andr. var. *papaveracea*（Andr.）Kerner。《文县新志》花卉类称"文县山中有各色野牡丹"，应包括紫斑牡丹品种。20世纪60年代文县、宕昌曾收购外销

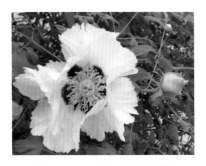

图1-3-16　紫斑牡丹(兰州)

（图1-3-16）。

46.细辛　乾隆《西和县志》《伏羌县志》《岷州志》，道光年间《两当县志》《文州志》等均收载细辛，从本省品种资源分析，所述应为马兜铃科植物单叶细辛 *Asarum himalaicum* Hook. f. et Thoms. ex Klotzsch. 上述地县至今大量出产，为甘肃的主要地方习用药材。

47.祖师麻　民国《重修定西县志》药类收之称"祖师麻，种子色红与樱桃相似，含毒汁，误食则中毒"，所述应为瑞香科黄瑞香 *Daphne giraldii* Nitsche，根皮、茎皮主治风湿、关节炎。为甘肃的主要地方习用药材，本品及同属植物省内已开发成新药。

48.续断　乾隆《狄道州志》、光绪《金县新志稿》药类收录，疑似唇形科植物糙苏 *Phlomis umbrosa* Turcz.。民国《重修定西县志》药类谓"状与麻黄同，节茎抽出，即鞘亦后活"，与木贼科问荆 *Equisetum arvense* L.相符（图1-3-17）。

49.鹦哥抱蛋　清《重修皋兰县志》谓"药类苗初生、独茎，叶如百合，作十字形"，经考证实为大戟科续随子 *Euphorbia lathyris* L.即千金子，系同物异名。民国《创修临泽县志》《东乐县志》药类亦收录。

50.兰州百合　据宣统元年《甘肃新通志》载"皋兰向不产此（百合），今种者甚多"，所述即盛产于兰州西果园一带的兰州百合 *Lilium davidii* Duchartre var.uniclor Cotton.，经长期栽培，已发展为著名的药食两用百合，并建立了生产基地，现主要作为食用品，远销海外。

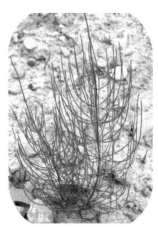

图1-3-17　问荆(灵台)

51.人参　古代的人参来源不止一种。民国《重修临泽县志》谓"人参，我县所产者，唯野党参一味，可顶关东人参"。光绪《重修皋兰县志》、民国《天水县志》等地方志都有收录人参。20世纪60—70年代，省内发现误以为"人参"的有桔梗科共6科10余种植物，其中包括党参、沙参、商陆等，这与历史上有关"人参"称谓的情况相似。甘肃出产人参的记载比较特殊，党参在民间可能被称为"人参"（图1-3-18），或为误用品。

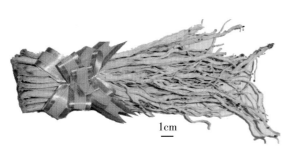

1cm

图1-3-18　白条党参(陇西)

二、动物性中药材

1.芫青　《唐本草》《翼方》称均产宁州，为芫青科绿芫青 *Lytta caragana* Pallas 的成虫。甘肃陇东民间药用，俗称青娘子，主治瘰病，狂犬咬伤、疝气等。

2.蛤蚧　甘肃地方志收载，与本草载为同名异物。乾隆《重修肃州新志》药类收录，称"蛤蚧出镇夷沙野中，入药最佳"。《新纂高台县志》动物类亦收。光绪《肃州新志》称"蛤蚧出肃州，口外毛目亦多，较南产者形小，仅长三寸许"。所述主要指壁虎科西域沙虎 *Teratoscincus przewalskii* Strauch，省内分布于敦煌、玉门、安西等地。民国《重修敦煌县志》中药类石龙亦指本品，当地群众将其阴干或烤干研来冲服。滋补强壮，对痨症有较好的效果（图1-3-19）。

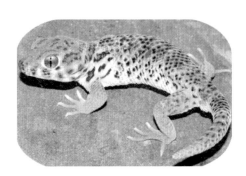

图1-3-19 沙虎（网络）

3.野驼脂 宋《开宝》称"生河西"，应指驼科动物双峰驼 *Camelus bactrianus* 肉峰内脂肪，栖生于西北荒漠中的灌丛草地，过去仅见民间药用。

4.石龙子 宋《宝庆》称"出秦"，《纲目》引杨雄方言云"秦、西夏谓之守宫"，李时珍将两者视为一物。据我省动物资源及应用情况，石龙子为石龙子科黄纹石龙子 *Eumeces capito*；守宫为壁虎科无蹼壁虎 *Gekko swinhonis* Guenther 及多疣壁虎 *Gekko japonicus* Dumeril et. Bibron，为两种不同来源的中药，功效有一定差别。

5.四脚蛇 光绪《肃州新志》药类有"四脚蛇，即蜥蜴，俗呼蛇郎中"。民国《重修敦煌县志》称"蜥、蜴，戈壁中，俗名马蛇鼠"所述应指蜥蜴科麻蜥属（*Eremias*）多种动物。另外，民国年间《新纂康县志》药类收四脚蛇。《徽县新志》药类收蜥蜴，所述应指丽斑麻蜥 *Eremias argus* Peters（图1-3-20）。

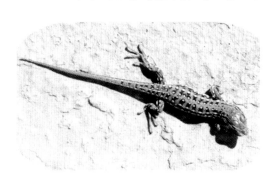

图1-3-20 麻蜥（靖远）

6.牦牛黄 宋《衍义》称"盖牦牛黄，坚而不香"，明《本草纲目》载"牦牛出甘肃临洮，牦牛黄主惊痫、癫狂，功用亦相近也"。所述即牛科牦牛 *Bos grunniens* Linnaeus.胆、胆管结石，习作牛黄购销由来已久。此黄色泽纯正，层纹清晰。经分析所含胆红素、胆酸较黄牛黄相近或略高，质量与《中国药典》牛黄无异。

7.五灵脂 康熙《河州志》、乾隆《狄道州志》及《重修肃州新志》等药类均收五灵脂。据20世纪70年代调查，甘肃现代各地将鼯鼠科7种动物类粪便称五灵脂药用，主要有复齿鼯鼠 *Trogopterus xanthipes*，尚有棕鼯鼠 *Petaurista petaurista* Pallas、红白鼯鼠 *P.alborufas*、沟牙鼯鼠 *Aeretes melanopterus*、小飞鼠 *Pteromys volans* 等多个来源。

8.野狐胆 康熙《河州志》等药类收录，为沙狐 *Vulpes corsac* 和赤狐 *Vulpes vulpes* Linnaeus 的胆（图1-3-21）。

9.羚羊角 中药羚羊角为赛加羚羊 *Saiga tatarica* L，现仅分布于新疆等地的沙漠地区。古时羚羊角已有伪品，《唐本草》中提到"山驴角"作羚羊角。宋《图经》中产地更为明确，"今秦、陇、龙、蜀、金、商州山中有之"，从产地来分析，远起出赛加羚羊栖息范围，实为其他近缘动

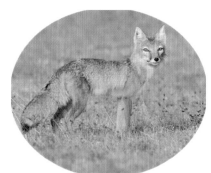

图1-3-21 沙狐（网络）

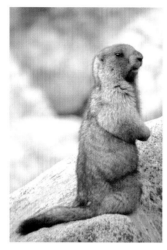

图1-3-22　旱獭(网络)

物。乾隆《永昌县志》《甘州府志》，光绪《阶州直隶州续志》及民国《临泽县采访录》《重修敦煌县志》均见收录，其品种与现代羚羊角是否相同待考。

10.雪蛆　光绪《肃州新志》野生药用类称"引闻山樵言：南山积雪，有数千百年者，中有雪蛆，大小不一，小者重三、四斤，色白如面，极肥嫩，性热，取其油，能治冻疮，亦名雪鼠，有四脚。"所述与松鼠科喜马拉雅旱獭*Marmota himalayana* Hodgson 相符，肉可食，脂肪入药，与文献记载相同（图1-3-22）。

清代、民国年间的地方志还收录不少的中药中存在同物异名或同名异物情况，有兴趣的同行可以深入研究和解读。

三、开发利用与品种分析

长期以来，在中药材的生产经营中存在着品种混杂、误种错收等现象，甚至以假充真、以次充好的不法行为也屡有发生。一方面是由于中药历史上误种谬传，历代未加考证，承袭沿用；另一方面，客观上中药品种比较复杂，形态相似的品种不易区别，同名异物也造成一定程度的混淆；再一方面是人为因素，即有意伪造做假或肆意替代，借机生财，这在某种药材紧俏、脱销或货源不足时往往容易发生。

（一）品种分类

对上述约61种中药资源进行考证，有21种列入地方标准，可提供商品，其它在民间入药。甘肃丹参、前胡、细辛等14种是甘肃自然资源环境中的替代产品，与《中国药典》所收正品有相近的亲缘关系；防葵、蓬藁等已变迁；祖师麻、甘肃丹参、高乌头、牦牛黄、狼毒等是甘肃自然资源中有较好疗效的特色品种，前3种已研制开发成新药，提高了资源利用度。其它地区用药中仍蕴藏较大的开发潜力。

（二）品种混淆

甘肃历史上开发利用的少数中药的来源与本草记载存在明显出入，古今均视为混伪品，并与地区习用品种有所区别。如谷精草，本草所载为谷精草科谷精草*Eriocaulon buergerianum* 的花序，而宋《图经本草》所述"秦州谷精草"与此显然不同，而与石竹科蚤缀*Arenaria serpyllifolia* 相仿（图1-3-23）。再如《图经本草》所绘"成州桔梗"，形态特征亦与传统桔梗科桔梗*Platycodon grandiflorus*（Jacq.）A. DC. 不符。中药品种的混淆混乱自古依然。很有趣味的是，成县一直是本省的桔梗药材主产区，而在宋代本草中附图为非正品的桔梗图片，其中的原因不得而知。

清代康熙《河州志》收录"草龙胆"，康熙《岷州志》、光绪《重修皋兰县志》、民国《新纂康县县志》收录龙胆草，在民国《重修定西县志》"龙胆草，叶如龙葵，味苦如胆"。甘肃未见中药龙胆品种分布，省内有记载曾经收购"龙胆"，恐另有所指。另外20世纪60—70年代陇南、甘南、定西等一些地方误将"桃儿七"称为"龙胆草、土

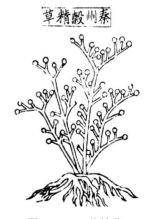

图1-3-23　谷精草
（图经本草）

龙胆草"，服后发生严重中毒现象（致癌），20世纪60年代省药检部门发函纠正，是否还有其他品种，存留考证。

乌药为樟科植物乌药 *Lindera aggregata*（Sims）Kosterm．的干燥块根，分布于华南地区。甘肃地方志中收载的乌药比较混乱，结合现代商品、民间的称谓，至少包括三种来源。康熙《岷州志》、道光《两当县新志》、光绪《礼县志》同时收录羌活、乌药；清代乾隆《平番县志》（今永登县）称"乌药，有毒"，以上所述为毛莨科乌头 *Aconitum carmichaeli* Debx．（省内也称为黑乌药、大乌药），20世纪60年代甘肃东南部曾一度称为"乌药"销售，药检部门发现立即纠正。乾隆《伏羌县志》《西和新县志》收录乌头，所述为中药宽叶羌活 *Notopterygium forbesii* Boiss．（省内也称为黑药），康熙《静宁州志》《岷州志》，乾隆《陇西县志》《镇番县志》，道光《会宁县志》等收录乌药，恐与此有关。民国《新纂康县县志》收录天台乌，20世纪60年代文县、武都亦有收购，有关文献记载为樟科乌药 *Lindera strychnifolia* F.Vill．，本品甘肃未见分布，原植物有待产地进一步调查。

（三）品种尚待考证或失传

本草、地方志中尚有不少地产药材，仅有其名，无从考订，如土茜、土麻黄、土官桂、千层楼、小连翘、水耆、马肠根、石麻黄、石泽兰、石南、石下长卿、竹叶、竹七、两头尖（疑今铁棒锤）、抚芎、红娘子（植物药）、地牡丹、胡黄连、椒根、真宁豆、桃奴（疑今瘪桃干）、草参、尾参（疑今玉竹）、黄护草、黄白药、青川椒、草豆蔻（清《甘肃通志》转引《太平记》出宁州；按古代的'宁州'有多处，其中就有云南，疑此'宁州'非甘肃）、婆参、断肠草、乳香、阿魏等留做进一步的考证研究。

（四）其他问题

地方志收录的巴戟天、金樱子、覆盆子、乌药、香薷、藿香、细辛、牛膝、五加皮、五味子、山豆根、枳壳、草乌、黄连（五代《蜀本草》称秦地者佳，本省无野生资源分布）等与国家标准收载的属"同名异物"，从本草记载来看，这些品种产于省外，早期本土医药人士试图从本省资源中发掘替代品种，才出现甘肃出产的记载。至于"同物异名"更为普遍。

长期以来，在我省中药材生产、经营和临床处方中，中药材品名的使用比较复杂，客观上加剧了中药品种混乱，也给群众用药带来许多不便，无益于中药事业的发展和对外交流。有关方面应该按现行标准或权威资料使用规范化名称。

第四节　甘肃中药资源与中药材商品生产

历史上，中药材生产是甘肃的传统产业之一。中华人民共和国成立后，中药材产业受到党和政府的高度重视。近二十以来，在甘肃中药材产业政策的扶持与社会各界广泛参与推动下，全省中药材产业持续快速发展，甘肃已成为我国中药材生产大省和道地大宗药材的优势产区，在全国的优势地位更加凸显。甘肃正在实现从中药材资源大省向中药材产业强省迈进。

2018年省政府出台《甘肃省培育壮大特色农业产业助推脱贫攻坚实施意见》，以牛、羊、菜、果、薯、药等六大特色农业产业为重点，实现精准扶贫，提高脱贫攻坚质量，中药材产业在脱贫攻坚中发挥了十分重要的作用。

一、甘肃中药资源开发利用概况

甘肃省位于黄土、青藏和蒙新三大高原的交汇地带，地形复杂、山峦起伏、沟壑纵横。由于深居内陆，全省气候资源多种多样，是东部季风区域、华北黄土高原温带区、西南亚热带区、西北干旱区和青藏高寒区域的交汇地区。复杂的自然条件为各类生物资源的生长繁衍提供相应条件，孕育了丰富多样的中药资源（图1-4-1）。

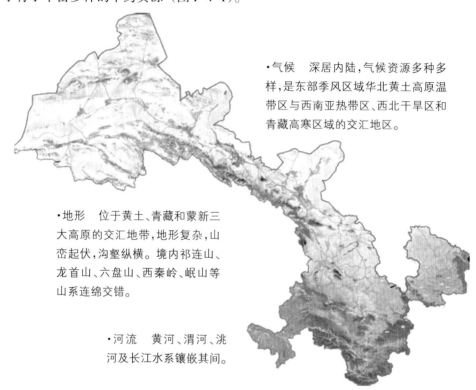

·气候　深居内陆,气候资源多种多样,是东部季风区域华北黄土高原温带区与西南亚热带区、西北干旱区和青藏高寒区域的交汇地区。

·地形　位于黄土、青藏和蒙新三大高原的交汇地带,地形复杂,山峦起伏,沟壑纵横。境内祁连山、龙首山、六盘山、西秦岭、岷山等山系连绵交错。

·河流　黄河、渭河、洮河及长江水系镶嵌其间。

图1-4-1　甘肃地形地貌简图

（一）中药资源开发利用

中药资源根据药用历史、药用价值、使用范围、经济价值以及来源不同，一般分为以下类别：道地药材，大宗药材、常用药材、少常用药材、冷背药材，野生药材、引种栽培（饲养）药材，中国药典收载药材、省地方标准收载的药材，珍、稀、危药材。全省中药资源门类齐全、种类繁多。

1.中药资源基本情况

经过几代人的不懈努力，现已摸清了全省中药资源种类和分布。20世纪60年代进行中药资源普查，《甘肃中草药手册》（1970—1974）共收录1066分类群（即基原，包括植物药951种、变种、亚种；动物药81种；矿物药34种）936味药（品名）。20世纪80年代进行了第三次全国性的中药资源普查，《甘肃省中药资源普查名录》（1988年编写）收录1527分类群（植物药1270种、变种、亚种；动物药214种；矿物药43种）1601味药。甘肃省著名中草药资源及分类专家赵汝能教授主编《甘肃中草药资源志》（上册2004年、下册2007年）收录1950分类群（植物药1713种、变种、亚种；动物药185种；矿物药52种）2050味药。

　　笔者在前人调查的基础上，根据长期的野外调查，结合对甘肃省药检院、原甘肃省药材总公司等有关单位存留标本的鉴定，2009年整理编写《甘肃省中草药名录》（内部资料）共收录中草药2348分类群（植物药222科814属2090种，含种下等级；动物药114科204属246种；矿物药53种）记2860味药。

　　甘肃中药资源以药用植物种数最多，占全部种数的88.1%左右，药用动物约10.3%，药用矿物仅占2%左右。与全国中药资源相比，矿物药最多，占全国中药资源的一半，其次是动物药，植物药的品种占比较低。与1988年全国普查数据比较，甘肃省中药资源种类在全国排名第11位，高于全国2177种中药资源的平均数。

　　在《中国药典（2020年版）》收载的593种药材里，其中366种在甘肃有资源分布（含少部分引种试种成功药材），占国家标准收载品种的61.7%。

2.民族药

　　甘肃省是个多民族的省份，广大人民群众，特别是居住在陇南山区、甘南、肃南、天祝等地的汉、藏、蒙等民族，在长期与疾病做斗争的实践中，自采自用野生草药，防治疾病，积累了丰富的经验，形成并创造了自己的民族医药及其临床用药经验（图1-4-2）。甘肃省民族药主要在藏族、蒙古族等少数民族中使用，据甘肃省药检院调查整

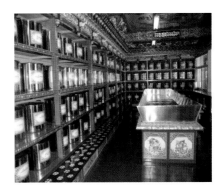

图1-4-2　藏药标本(卡加曼寺院)

理《甘肃藏药名录》（1979年），共收载植物59科411种，主要集中在甘南州、天祝、肃南使用。甘肃省蒙药普查队调查整理《甘肃蒙药名录》（1980年）共收录蒙药46科146种，主要在肃南、肃北、夏河和临夏使用。

　　甘肃的藏药主要来源于菊科、豆科、龙胆科、蔷薇科、景天科、毛茛科、罂粟科、玄参科、兰科等科属植物。著名的藏药有湿生扁蕾、椭圆叶花锚、匙叶龙胆、独一味、全缘叶绿绒蒿（图1-4-3）蕨麻、翼首草、手掌参、红景天、水母雪莲（图1-4-4）等。

　　常用特色品种有露蕊乌头、甘青乌头、伏毛铁棒锤、披针叶黄芪、薰倒牛、红花岩黄芪、镰形棘豆、千叶独

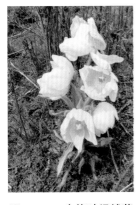

图1-4-3　全缘叶绿绒蒿
（合作）

活、烈香杜鹃、羽叶点地梅、甘青青兰、马先蒿、冷蒿、大籽蒿等。

　　甘肃蒙药的主要特色药材有祁连山柏、粗齿荨麻、细叶白头翁、祁连山乌头、甘青乌头、甘青青兰、甘肃铁线莲、细脉小檗、细果角茴香、垂果南芥、全缘绿绒蒿、裸茎金腰子、镰形棘豆、多裂骆驼蓬、瑞香狼毒、二色补血草、沙旋覆花、湿生扁蕾（图1-4-5）管花龙胆、獐牙菜、全缘角蒿、苦豆子、凹舌兰、红耳鼠兔和光明盐等品种。

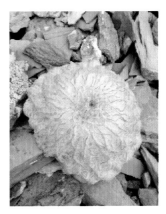

图1-4-4　水母雪莲
（王元龙）

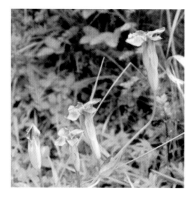

图 1-4-5　湿生扁蕾
（冯虎元）

3.民间药

民间药往往具广泛的群众基础，一些功效显著，资源独特的被编成顺口溜、民谣、谚语以及美丽动听的传说，在群众中流传。如"打得满地爬，离不开祖师麻"，这是指瑞香科黄瑞香 *Daphne giraldii* Nitsche 的根皮，茎皮治跌打损伤、风湿等病作用显著，为甘肃特产民间草药，现已开发出新药"祖师麻膏药""祖师麻注射液"等产品。"家有鸡冠草，不怕血山倒"是指二裂委陵菜 *Potentilla bifurca* L.的变态茎叶呈紫花色，形如鸡冠状，民间称鸡冠草，全草止血凉血。

"家有寄马桩，不怕生毒疮"是指百合科攀援天门冬 *Asparagus brachyphllus* Turcz.的块根可清热解毒、排脓生肌，陇东又称"解马桩"。"家有鸡毛狗，不怕刀割手"是指蒙古苓菊 *Jurinea mongolica* Maxim.，茎基部有发达的白色财状绵毛、外敷可止血，全草消肿。"千疮万疮，离不开千里光"是指菊科羽叶千里光 *Senecio argunensis* Turcz. 的全草治疗蛇毒咬伤，皮肤瘙痒、疥癣等疾症（图1-4-6）。

甘肃省的民间特色药非常之多，形成许多具有特色命名的药物，带有浓厚的乡土气息，比较普遍的有"七"药、"风"药、"土"药、"血"药和"参"药等。经调查，甘肃有"七"药78种、"血"药36种、"参"药35种。

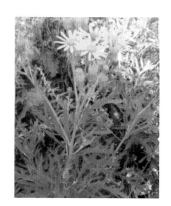

图 1-4-6　羽叶千里光

4.地方习用药材标准

地区习惯用药是中医药的主要组成部分。据有关统计，全国约有200余种中药材存在地区性用药差异。

我省地产药材中，存在多来源品种，20世纪50年代，甘肃省医药部门对地产防风、泡沙参、威灵仙等少数药材采取习惯用品经营使用，以后又有不少地方品种陆续收购，并逐步形成商品在省内或产地流通，部分尚有外销。1985年甘肃省药检所整理出习用药材26种，随后兰州药材站也整理了40余种习用品种名单。

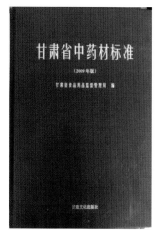

图 1-4-7　甘肃地方标准

为加强对地方习用药材的生产管理与使用，甘肃省卫生厅下文责成甘肃省药检所等单位进行地区习用药材标准的起草工作，对符合"具备丰富资源、疗效可靠和商品流通"条件的予以收载，由甘肃省药检所主持完成三批《甘肃省中药材质量标准（试行）》，原省卫生厅分别于1991年（15批）、1992年（22批）和1995年（40批）发布；笔者在1995—1997年进行商品调查后又完成了第四批，原省卫生厅于1996年（24批）颁布。至此，共发布四批101种地方习用药材。

2005年地方性习用药材的研究获得省科技厅重大专项支持，在进一步调查和补充完善的基础上，起草《甘肃省中药材标准（2009年版）》，收载136种地方性习用药材（图1-4-7）。

由于历史上以临床实践为准，多来源品种往往存在基础，曾经误用混用有过惨痛的教训，现代则以药品标准为依据，具有法律约束性。1987年原卫生部制定了《地区性民间习用药材管理办法（试行）》，2015年原国家食品药品监管总局出台"关于加强地方药材标准管理有关事宜的通知（食药监办药化管〔2015〕9号）"，明确禁止7种情形收载入地方药材标准，保障地方习用药材的用药安全。

（二）中药资源状况与占比分析

1.在全国资源中的占比

20世纪80年代进行第三次全国中药资源普查，据《中国中药资源（1995年）》的记载，对甘肃中药资源情况进行分析：

1987年全国重点普查的362种药材，甘肃就有238种，占65.7%。

1981—1985年间全国年平均种植面积2223000亩，甘肃259000亩，占全国11.6%，居第二位（四川13.7%）。全国家种产量为339191吨，甘肃21844吨，占全国6.4%，居第五位（前四位分别是四川11.8%、广东9.9%、河南7.8%和广西6.9%）。

全国年平均产量150400吨，甘肃32282吨，占全国21.4%，居第一位。全国年收购量为429740吨，甘肃27921吨，占全国6.5%，居第四位（前三位依次为四川11.8%、内蒙古10.8%和河南6.6%）。

全国重点普查的326种植物药材，全国蕴藏量8515278吨，甘肃273481吨，占全国3.2%，居全国第七位（前六位分别是新疆23.0%、黑龙江17.83%、内蒙古12.2%、吉林10.1%、河南3.4%和云南3.3%）。

全国年需要量341934吨，甘肃7940吨，占全国2.3%，居第十六位。

在全国出口量排名中，甘肃产当归约占70%，党参约占47%，红（黄）芪约占40%，甘草约占7%。

2.在全国人工种植（养殖）资源中的占比

1978—2012年部分年间，甘肃道地药材播种面积与全国比较，见表1-4-1。

表1-4-1 全国和甘肃道地药材播种面积　　　　　　　　　　　　单位：万亩、%

年份	1978	1980	1985	1993	1995	1999	2000	2001	2003	2005	2009	2011	2012
全国面积	324.15	201.15	389.1	546	418.13	723.6	1013.37	1241.07	1872.3	1819.95	1771.37	2077.84	2340.68
甘肃面积	22.0	24.45	34.72	53.45	42.46	70.49	119.44	156.79	209.35	214.25	247.78	278.20	284.39
甘肃在全国的占比	6.8	12.1	8.9	9.8	10.2	9.7	11.8	12.6	11.2	11.8	14.0	13.4	12.1
甘肃在全国的排名	3	2	2	2	2	1	1	1	2	2	1	1	1

注：全国播种面积数据来自农业部种植业管理司统计数据。甘肃播种面积数据来自《甘肃农村经济年鉴》《甘肃农村年鉴》统计数据。

从表中数据看出，甘肃中药材种植的规模和全国一样呈逐年攀升趋势，近十年来甘肃占全国的比重维持在11%~14%之间。从地区排名看，20世纪90年代中前期，四川省基本占据全国第一，甘肃省位居第二，位居第三的主要为河南省。90年代中后期甘肃省占据全国第一，河南省位居第二。进入21世纪，河南省保持几年全国第一，2006年甘肃省成为全国第一，2016年以后保持全国前列的水平。

有报道，2016年我国中药材种植面积约4768万亩，其中，云南（665万亩）、湖南（450万亩）、甘肃（405万亩）、湖北（400万亩）、辽宁（300万亩）、河南（300万亩）等为六大省市；2019年甘肃（460万亩），位列云南、贵州、湖南之后。

二、甘肃中药材商品生产

我省中药材的开发历史悠久，中药资源利用能力和水平不断提高。自三国北魏《吴普本草》记载中药材产地（区）以来，在历朝历代的本草、医书、方志等文献资料中都不同程度记录甘肃出产的中药材，明、清地方志专列"物产"条目，进行包括中药材在内的自然资源介绍。

根据可掌握的资料，就清代以来的不同时期中药材商品进行概括。

（一）清朝时期的商品生产

清乾隆《甘肃通志》中甘肃所领八府三州，收录中药资源约151种。分兰州府（图1-4-8）、巩昌府、平凉府、庆阳府、甘州府、凉州府、宁夏府、西宁府、秦州、阶州和肃州11个部分。例如兰州府共收录34种物产，其中中药资源18种，中药材约10种，甘松等6种转载前人的地方志，仅贯众、蓬（硼）砂、知母、玫瑰花4种为新增品种。

清宣统《甘肃新通志》（1909年，图1-4-9）收录的中药资源达到198种，可见甘肃中药资源在清代开发已达相当规模。

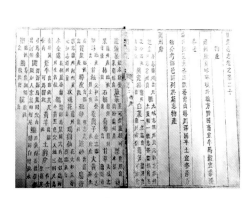

图1-4-8 《甘肃通志》（兰州府）

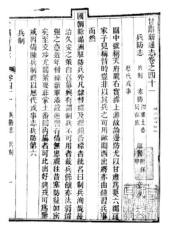

图1-4-9 《甘肃新通志》体例

（二）民国时期的商品生产

民国《甘肃经济丛书》（1943年）收载地产药材154种，药材种植面积2万亩，产量大者主要是当归、大黄、党参、甘草、黄芪、秦艽、羌活、知母、麻黄、柴胡、猪苓、黄芩、升麻、苍术、款冬花、川芎、苦杏仁、防风、川贝母、枸杞、麝香、鹿茸等20余种大宗特产药材，当年药材总产量为1153万kg，产量以当归、大黄、甘草、党参、羌活、麻黄和秦艽依次占据前七位。药材输出总产值达5943万余元（伪币），占全省出省货值的29%。由于受当时社会制度、医药、交通运输条件等限制，大量野生药材、家种药材产销不稳，而"药材丰收，药农破产，药苗沤肥，药籽煨炕"等情况时有发生，药材生产处于低水平的自然状态（图1-4-10）。

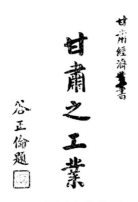

图1-4-10 《甘肃经济丛书》封面

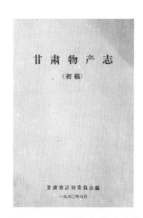

图1-4-11 《甘肃物产志》

（三）中华人民共和国成立后中药材商品生产

中华人民共和国成立初期，中药材主要由私人个体药商收购经营，1953年逐步由供销社代为收购，1954—1956年，甘肃省（地、市、州、县）医药公司（药材公司）陆续建立，中药材生产、种植及收购规模逐步扩大，不仅为社会提供了大量的药源，同时也取得了很大的经济效益。

1.经营的品种

据资料，1957年全省收购的地产药材品种达204种，各地（市、州）收购中药材品种数：陇南145种，天水120余种，定西72种，兰州50种，平凉67种，庆阳48种，临夏41种，甘南35种，白银25种，金昌20种，酒泉25种，张掖30种，武威30余种。可以看出，南部地区由于自然气候较好，植被覆盖度大，野生中药资源比较丰富，成为全省野生药材的主要生产基地。《甘肃物产志》（1960年）收载312种（图1-4-11）。

1982年全省中药材收购总量294857787 kg，各类药材收购量及所占比例，见表1-4-2。

表1-4-2 1982年甘肃全省地产药材收购量　　　　单位:种、吨、%

年份	根及根茎	全草	种子果实	皮类	叶类	花类	藤木类	菌类	动物类	矿物
品种	70	23	32	8	6	7	3	2	8	3
总收购量	2404.1	3950.9	558.6	242.6	115.9	106.8	64.6	120.0	86.5	198.4
占比	81.5	13.4	1.9	0.8	0.4	0.4	0.2	0.4	0.3	0.7

注：未列入上表中尚有，牛黄、麝香、熊胆共9487.6克，娃娃鱼529万条，数字保留一位小数。

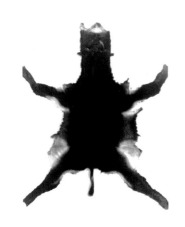

图1-4-12 驴皮(柴国林)

对生产经营的品种统计，当年甘肃的地产药材262种，以根及根茎类药材品种最多，产（蕴藏量）最大，仅五大宗（当归、黄芪、党参、大黄、甘草）就占总量67.8%，占根及根茎类药材83.2%。其次是全草类，再次是种子果实类。以上构成了甘肃地产药材品种与产（藏）量之主体。而花类、皮类、叶类、藤木类、菌类所占比例很少。动物药材为鹿茸、僵蚕、蛇蜕、全蝎、驴皮（图1-4-12）、豹骨、五灵脂、鸡内金。矿物药仅有石膏、龙骨、龙齿等少数品种（图1-4-13）。

1985年全省收购药材320余种，年收购量达1800万kg，占全省农副产品收购总值的16%，其中当归、党参、大黄、红芪、黄芪的种植面积占全省家种药材面积的95%以上，五个品种收购量占当年全省收购总量的56.1%。

1955年至1958年共出口60余种，总量2.83万kg，总价值2019.5万元，全省中药材出口大幅增加。主要有当归、党参、大黄、红芪、黄芪、甘草、羌活、款冬花、锁阳、秦艽、鹿茸、麝香等。当归是我国大宗出口药材，中国香港、日本和东南亚诸国是传统出口市场。1984年"岷归"获对外经济贸易部"出口商品荣誉证书"，年出口20万kg左右。1957年礼县生产的"铨水大黄"经上海土畜产进出口公司分装后出口，并称为"中国铨黄"，年出口量5万kg。1971年注册为"双鹿牌"大黄外销，到1982年外贸出口由甘肃省土畜产品进出口公司经营，年出口量约20万kg。当归、大黄等成为我省有非常影响力的外销品种。

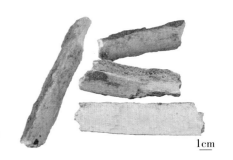

图1-4-13 龙骨(庆阳)

原甘肃省医药总公司是全省的一级医药经营部门，指导全省的中药材生产、经营和调配任务，其经营的品种最多。1979年经营510余种（包括地产品种、购进品种），1986年总公司、各地分公司及二级经营站的经营品种达到620种，各地县公司（三级经营）的品种为460种（表1-4-3）。

表1-4-3　1986年原甘肃省医药总公司经营品种　　　　　　　　　　　　　单位：种

根及根茎	全草	种子果实	皮类	叶类	花类	藤木类	菌藻类	动物类	矿物	其他
138	62	147	23	18	32	24	12	83	38	43

可以看出，当年甘肃的地产收购药材约412种，占全省经营品种的66.4%。

2.中药资源进一步发掘利用

1959年中国药材公司加强对野生药材的收购布署，甘肃各地广泛开展野生药材的采集收购。自此便大量采挖野生药材，曾一度提出"走遍村，串遍乡，所有药材都收光"的偏激工作方法。

在发展传统药材生产的基础上，我省部分地区注重了新品种的开发，不同时期新发现的收购药材大致如下：

20世纪60年代全省开展采集、种植、制造和运用中草药的群众运动，新品种新资源不断被发掘，如合欢花、鹿衔草、墓头回、北豆根、五味子、马尾黄连（以贝加尔唐松草 *Thalictrum baicalense* Turcz. 为主，图1-4-14）、冬葵子（苘麻子 *Abutilon theophrasti* Medicus）、白药子、红药子、仙鹤草、黄药子、白芷、牛膝、甘遂、白薇、麦冬、乌药、白蔹、草麝香（地椒 *Thymus quinquecostatus* Celak.）、凤仙透骨草（指甲花茎叶）、沙棘、椿根皮、草藓、虎杖、缬草（缬草 *Valeriana officinalis* Linn.）、马勃（图1-4-15）等相继收购。

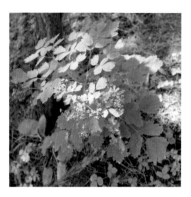

图1-4-14　贝加尔唐松草（榆中）

一些临床应用少、销量少的品种如狼毒（瑞香狼毒 *Stellera chamaejasme* Linn.）、波叶大黄（今河套大黄）、香薷（香薷 *Elsholtzia ciliata*（Thunb.）Hyland.）、曲尖麻黄（膜果麻黄 *Ephedra przewalskii* Stapf）、姜朴（武当玉兰 *Magnolia sprengeri* Pampan.，又称为辛夷皮）等造成积压。1960年收购品种达到350种，年收购量达2750万kg，产值约3500万元。

20世纪70年代全省收购有：二郎箭、三颗针（甘肃小檗 *Berberis kansuensis* Schneid. 等数十种同属植物）、木瓜（文冠果 *Xanthoceras sorbifolia* Bunge，图1-4-16）、水蓼、大叶三七、

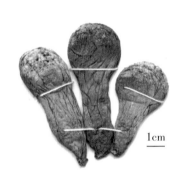

图1-4-15　马勃（舟曲）

六月寒、山紫菀、山银柴胡、艾叶（小叶艾）、凤尾草、瓦松、北败酱草、申姜（骨碎补）、防风（长春七、马樱子）、草决明、丝瓜子、西瓜子、冬瓜子、西瓜皮、甜杏仁、稻芽、麦芽、青皮、竹叶椒、苦丁香（甜瓜蒂）、蔓荆子、薏苡仁、橘红、橘络、橘实、参叶（扭子七）、功劳叶（小檗科阔叶十大功劳 *Mahonia bealei*（Fort.）Carr. 图1-4-17，有记载为冬青科枸骨 *Ilex cornuta* Lindl. et Paxt.）、松节木、鸡血藤、钩藤、兔儿伞、铁线蕨、问荆、青牛胆、景天（刀剑草）、窃衣、苦木树、报春花、点地梅、珍珠透骨草、盘龙参（绶草 *Spiranthes sinensis*（Pers.）Ames）、鸡冠草、金丝桃、粟粒黑粉菌、玉门黑粉菌、树舌、木蒂

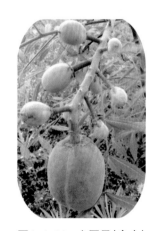

图1-4-16　文冠果（合水）

等植物药。牛羊草结、五灵脂、乌骨鸡、牛肾、驴肾、豹骨、猴骨、蛇蜕、蜈蚣、蜘蛛、蟋蟀、蝈蝈、鼠肾、鳖甲、陇马陆、羌活鱼（娃娃鱼）、蟑螂等动物药；伏龙肝（灶心土）、自然铜、雄黄、雌黄、姜石、燕窝泥等矿物药；人中黄、人中白、柿霜、百草霜等其他类。多数民间民族药，保留下来的主要是树舌、陇马陆、竹叶椒（以后两种为原料，相继开发成为新药）。

20世纪80年代收购一枝蒿、干姜、九眼独活、铁棒锤、

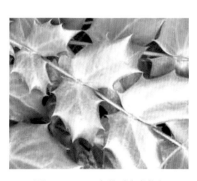

图1-4-17　功劳叶（武都）

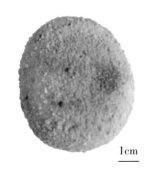

图1-4-18　狗宝(金昌)

竹漆、无花果、竹芭、扁豆花、葛花、芍药花、牡丹花、蚕豆花、丁皮、竹茹、白木耳、黑木耳等植物药；山羊血、马宝、狗宝（图1-4-18）、雄蚕蛾等动物药。

这些中药资源种类的相继发现，不仅填补了我省中药材的品种，扩大了药用资源，发掘了利用价值，而且具有重要的学术意义。

二、甘肃中药材商品普查

我们于1995—1997年和2017—2019年在全省范围进行了两次比较系统的专项调查，深入陇南、陇东、天水、定西、甘南、临夏、白银、金昌、武威、张掖、酒泉等市州的62个县（区）进行中药资源及生产经营状况调研，主产县（区）调查达到5-7次，对一些偏远、一般产地的采用书信来往、电话咨询和赠送样品等方式了解当地药材生产现状。

（一）第一次商品调查（1995—1997年）

1.调查内容与结果

20世纪90年代，当时省内各级医药公司都还存在，以笔者承担省科技厅《甘肃省中药材复杂品种的调查和质量研究》项目为契机，从1995—1997年期间对本省的地（市、州、县）医药公司（药材公司）经营中药材情况进行调查，这是甘肃检验部门第一次开展全省范围内的中药材商品调查，是对各地医药公司（药材公司）包括中药材生产、收购量、市场销售、新资源发掘、民间特殊用药、误收误用等的全方位调查，收集了相关的药材样品和采集标本（图1-4-19、20）。

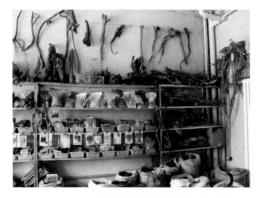

图1-4-19　地产药材收购店(渭源会川)

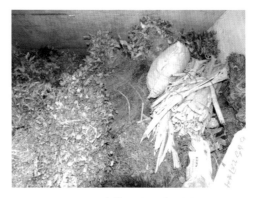

图1-4-20　地产药材收购店(武都五马)

调查结果见表1-4-4、5，有关数字由相应医药（药材）公司提供。

表1-4-4　地(市、州)医药公司中药材经营情况　　　　　　　　　　单位:种

品种分类	陇南	天水	平凉	庆阳	定西	甘南	临夏	兰州	酒泉	金昌
经营总品种	562	649	480	420	461	552	560	390	533	463
地产品种	100	70	40	55	32	58	39	30	35	8
历史最高地产品种	350	182	130	79	86	93	90	41	52	21
中草药品种	2470	1046	420	465	323	781	585	442	255	245

表1-4-5　县医药公司中药材经营情况　　　　　　　　　　　　　　单位:种

	文县	康县	礼县	西和	舟曲	岷县	临夏	康乐	永登	榆中
经营品种	355	380	460	610	500	400	450	472	450	500
地产品种	90	51	65	70	60	35	30	54	50	23
历史上最多地产品种	260	214	130	94	110	93	65	72	70	80
中草药品种	1200	1300	630	545	600	310	585	280	130	430

表1-4-5　县医药公司中药材经营情况(续表)　　　　　　　　　　　单位:种

	天祝	华亭	正宁	宁县	华池	灵台	民乐	张家川	永昌	靖远
经营品种	486	420	460	345	360	420	415	350	365	443
地产品种	13	70	71	45	20	43	20	21	18	14
历史上最多地产品种	84	110	106	67	60	121	70	52	31	26
中草药品种	260	365	281	212	235	240	210	154	216	150

2.调查结果与分析

(1)商品药材

本次调查地产收购的商品药材约330个品名,占《甘肃省中草药名录》所收2860味中草药资源的11.5%,绝大多数仍然在民间应用。药材来源以植物药最多,动物药较少,矿物药更少。

从表中看出,不仅各市(县)的收购差别很大,而且同一个市(县)前后差别也很大,历史上最多的地产品种主要在70年代后期到80年代初期。以康县为例,90年代医药公司收购约50余种,历史上最多达到214种,2018年调查康县4家个体收购站,包括野生和栽培品有80余种。陇南市正常年份收购150余种,最多时达350种。庆阳市正常年份收购50余种,最多时达79种。目前正宁县的收购品种30余种,岷县有20余种,与历史上相比大幅度减少。

总体来看,东南部特别是陇南市气候湿润,土壤肥沃,森林茂密,中药资源丰富,除生产道地药材、大宗商品外,野生药材、特产药材较多,所谓"小三类"品种则多出自陇南;同时,也是珍稀名贵动物药的主要分布区之一。天水、平凉、庆阳、定西、临夏、兰州和白银基本属于黄土高原,自然条件较差,水土流失严重,加上长期耕作,自然植被大多数遭破坏,中药资源较贫乏,种类较少。河西走廊气候干燥,雨量少,自然条件很差,中药资源稀少,收购的野生药材很少。

(2)地方习用药材

本次深入调查8个市(州)的32个县,采集标本750余号,收集地产样品500多份,经分类鉴定,确认本省地区习用85个品名,108个品种来源。

通过进一步分析可知,①防风、白头翁、赤芍等20种在省内既产正品(国家标准收载品种),也产习用品。②防己、狼毒、白药子等22种,仅产习用品,不产相应正品。③桃儿七、铁棒锤、接骨丹等16种纯属地区习用品。

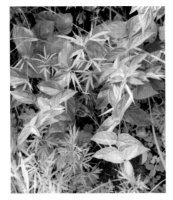

图1-4-21 竹灵消（临洮）

地方习用药材大多数与国家收载品种是亲缘关系相近的同科属植（动）物，个别亲缘关系疏远，反映了本省的地方用药特色。

本省开发的乌药（文县、武都）、白薇（实为竹灵消 *Gynanchum inamoenum*，图1-4-21）、香薷、百里香（图1-4-22）、毛茛、问荆、松萝、博落回、酢浆草、惚木、藜芦、曼陀罗等20余种地区性的野生资源由于各种原因没有列入地方习用药材目录，乌药、白薇、香薷等与国家标准收载的属"同名异物"。

3.商品药材消长比较

20世纪60年代以来，三棱、马兜铃、白附子、合欢花（图1-4-23）、灯芯草、天仙子、百合、麦冬、甘遂、苦木、卷柏、浮萍、常山、紫草等野生资源得到开发利用，而目前没有收购。人工种植的木槿花、桃花（桃叶）、苘麻、乌梅、牛膝、延胡索、藕节、僵蚕等亦形成少量的商品，近年基本没有生产。

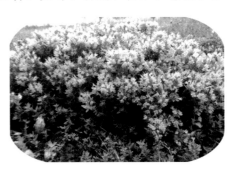

图1-4-22 百里香（镇原）

20世纪60年代武都、文县甚至还能够收购到石斛（细叶石斛 *Dendrobium hancockii* Rolfe、细茎石斛 *Dendrobium moniliforme*（L.）SW.），由于人为破坏很严重，此次普查多次到产地调查没有发现野生植株。

20世纪60—70年代，省内可以形成商品的动物药材有20余种，地龙、水蛭、蛇蜕、鳖甲（图1-4-24）、蟾酥等都有少量的生产，由于桑蚕业发展，僵蚕也能够生产。目前，省内除麝香、鹿茸等少数品种外，动物性药材已没有地域特色品种。

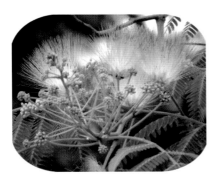

图1-4-23 合欢花（天水）

以贯众为例，在20世纪50年代甘肃地产的贯众主要为鳞毛蕨科贯众属（Cyrtomium Presl）多种植物，该属植物也是本草记载的贯众之一。60—70年代地产贯众为鳞毛蕨属（Dryopteris Adanson）、狗脊属（Woodwardia Smith）和紫萁属（Osmunda Linn.）植物，到20世纪80年代中药资源普查，又发现蹄盖蕨属（Athyrium Roth）、荚果蕨属（Matteuccia Todaro）植物；我们调查中又发现蛾眉蕨属（Lunathyrium Koidz.）植物，再加上购进省外的贯众，甘肃发现有6科12种不同的植物被称为"贯众"，究其原因，主要是蕨类植物外观十分相似，容易混淆而误采导致。

4.中药材混淆混用与澄清

我国中药品种繁多，同名异物、同物异名、名实不符、张冠李戴等名实混乱现象比较普遍。本次调查发现存在名称混淆现象如下：

（1）同名异物

中药材来源复杂，主要品种及表现形式有：①来源于同

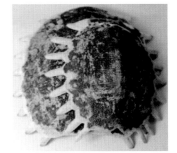

图1-4-24 鳖甲（市售）

科同属：经调查全省共有14种植物在各地作"艾叶"，7种出现商品流通，7种民间入药，商品中以艾蒿 *Artemisia argyi* Levl. et Van.（图1-4-25）及野艾蒿 *Artemisia lavandulaefoli* DC.（图1-4-26）为主流。发现有7种"茵陈"，主流为滨蒿 *Artemisia scoparia* Waldst. et Kit.，其余5种属民间药或误用。其它如三颗针、细辛、茜草、泡参、赤芍、马尾莲、地骨皮、黄精、紫花地丁、山紫菀、铁丝威灵仙、木瓜、五加皮、柴胡、天南星等品种来源均较复杂。②源于同科不同属：经调查地产"前胡"共发现来源于伞形科3属7种不同

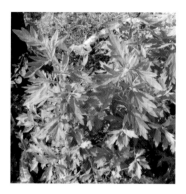

图1-4-25　艾叶（两当）

植物，主流商品的原植物主为华北前胡 *Peucedanum harry-smithii* Fedde ex Wolff，平凉、庆阳、

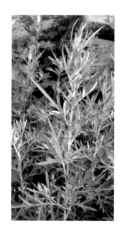

图1-4-26　野艾叶（漳县）

天水、陇南等地长期以"前胡"购销。其它如石韦、白头翁、山银紫胡等亦属此类情况。③来源于不同科属，商品"独活"有五加科九眼独活（甘肃土当归 *Aralia kansuensis* Hoo 为主），也有伞形科牛尾独活（短毛独活 *Heracleum moellendorffii* Hance 为主）等。商品"木通"有马兜铃科关木通（图1-4-27，国家已废止标准），亦有毛茛科川木通（三叶木通 *Akebia trifoliata* (Thunb.) Koidz.）等等。早期，地方志收载的"五加皮"为五加科五加属（Acanthoganax Miq.）植物，而现代徽县、西和、天水、甘谷等的商品"五加皮"经鉴定，结果是杠柳 *Periploca sepium* Bunge（图1-4-28），该品在本省50年代就混作"五加皮"，沿用至今，现国家标准以"香加皮"收载，杠柳之根皮有金桂柳毒苷，与传统的"五加皮"功效不同，在使用不当的情况下会引起中毒。收购

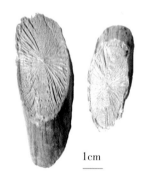

1cm

图1-4-27　关木通（两当）

的"草河车"大部分地方是蓼科珠芽蓼 *Polygonum viviparum* L. 等同属植物，舟曲等个别地方则为百合科重楼属（Paris）植物。

地区习惯用药的名称与《中国药典》所收中药名称相混比较多见，尚有山紫菀与紫菀、山银柴胡与银柴胡、硬前胡与前胡、小防风与防风、甘肃黄芩与黄芩等，今后应做到名实相符，区别应用。

（2）同物异名

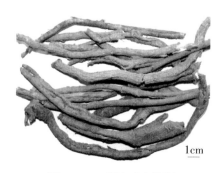

1cm

图1-4-28　香加皮（成县）

对康县、成县、康乐、西和等产地收购的"杂寄生"鉴定，结果是槲寄生 *Viscum coloratum*（Kom.）Nakai，在一些经营和使用部门又称"桑寄生"。

收购的"石菖蒲"是毛茛科阿尔泰银莲花 *Anemone altaica* Fisch. ex C. A. Mey.，也有称"九节菖蒲"，也有水菖蒲 *Acorus calamus* L.，而传统石菖蒲 *Acorus tatarinowii* Schott 仅个别地方收购。收购的"山豆根"是防己科蝙蝠葛 *Menispermum dauricum* DC.，本省许多医药经营部门至今以"山豆

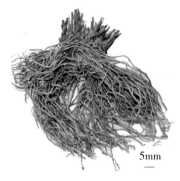

图1-4-29　老瓜头(临洮采集)

根"销售，现国家标准以"北豆根"收载。

（3）混淆误用

中药白前、白薇在本省未见分布，1982年康乐等地误将萝藦科老瓜头 *Cynanchum komarovii* Al.（图1-4-29）以"白前"收购，商品销往省内部分地区。白薇本省也不产，历史上以竹灵消 *Cynanchum inamoenum*（Maxim.）Loes. 代用习惯，未见收购。百合科菝葜属（Smilax L.）多种植物的根茎充当"土茯苓"至今还有。草乌为毛茛科植物北乌头 *Aconitum kusnezoffii* Reichb. 分布于东北、华北，本省未见分布，早在20世纪60年代本省就收购"草乌"，来源于乌头属（Aconitum L.）多种植物（图1-4-30），至今在陇南还有"草乌"收购。20世纪50—60年代省内一直将蔷薇科委陵菜 *Potentilla chinensis* Ser.等近缘植物作为"白头翁"收购。

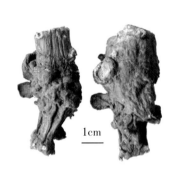

图1-4-30　草乌(成县)

5.研究成果

本次调查取得了重要学术成果，主持完成省卫生厅项目"甘肃产艾叶的品种调查和质量研究"（1995年）"甘肃省引种川芎（西芎）的质量研究"（1997年），主持完成的《甘肃省中药材复杂品种的调查和质量研究》获1999年省科技进步二等奖（排名第一）。主笔发表"甘肃习用药材名实及历史沿革初考""甘肃药用植物补遗（Ⅰ、Ⅱ）"等11篇相关论文。

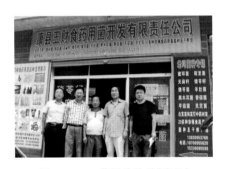

图1-4-31　药材收购站(康县)

（二）第二次商品调查（2017—2019年）

通过以往的调查和积累，编写《甘肃中药材商品志》的条件已经成熟。为掌握新时期全省人工种植（养殖）药材及商品药材现状，笔者带队对平凉、庆阳、天水、定西、陇南、临夏、甘南等主产区进行多次调查。

1.调查经过

2017年先后调查平凉（华亭、崇信、灵台和崆峒区）、庆阳（镇原、正宁、宁县）、天水（清水、秦州区、甘谷）、陇南（宕昌、武都区、康县、礼县）、定西（陇西、渭源）和兰州（榆中）。2018年对定西（渭源、岷县、陇西）、甘南（合作、碌曲、临潭、卓尼）、临夏（和政、康乐）、陇南（武都区、康县、成县、徽县、西和）进行调查。2019年对陇南（康县、成县、徽县、两当），对定西（陇西、渭源、岷县）、武威（民勤、古浪）等进行调查，共计8个市29个县（区）；其他地方与当地中药饮片公司或农户联系，调查了11家中药饮片生产企业、10家中药材集贸市场、48家中药材收购站（点）（图1-4-31、32、33）。

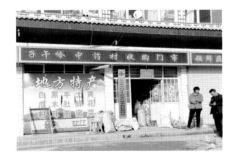

图1-4-32　药材收购站(合水)

2.经营品种

2017-2019年重点对东南部县（区）野生地产药材调查，掌握收购品种。各地收购情况见表1-4-6。

表1-4-6　有关县(区)地产中药材经营情况　　　　　　　　单位:种、个

品种分类	武都	康县	两当	成县	徽县	华亭	甘谷	宁县	正宁	合水	镇原	渭源
收购品种	38	45	81	53	43	26	48	22	33	40	67	20
中药饮片公司	1		1		1	1			1	1	1	
收购站、点	2	5	1	4	1			1		2	2	1

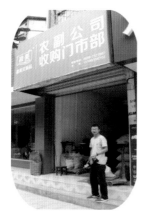

图1-4-33　药材收购站（徽县）

结合省内其他产地的收购情况，目前全省共计252种收购品种，与上次相比明显减少（具体品种见各论）。野生药材的收购主要集中在陇南市，各县（区）都有收购站（点），多着达到4-5家，收购品种也很多；而在人工种植药材主产区（岷县、渭源、陇西等）除地榆、赤芍等少数品种外，很少有收购野生药材。此外，发现有黄姜、桑黄、麦黄草、扭子七、菊花、木通、红三七、藿香、灰毛根、大叶淫羊藿、刺五加、粗茎秦艽等新收购品种。

3.具体收购品种

包括人工种植（养殖）药材（附后），现介绍各地野生药材。

（1）陇南：党参、红芪、黄芪、天麻、山药、半夏、苦参、柴胡、射干、赤芍、秦艽、羌活、天花粉、黄精、黄姜子、前胡、泡参、骨碎补（毛姜）、升麻、藁本、扭子七、撮合散、灯台七（重楼）、何首乌、穿地龙（穿山龙）、老虎姜、苍术、水菖蒲、地榆、天门冬、土贝母、小防风、九节菖蒲、石菖蒲、红药子、天南星、川贝母、川射干（扇把子）、铁丝威灵仙、玉竹、草乌、川乌、铁棒锤、白及、桃儿七、葛根、贯众、香附、虎杖、百合、太子参、牛毛七；八月炸（图1-4-34）、山桃仁、苦杏仁、女贞子、牛蒡子、山楂、花椒、菟丝子（两种）、川楝子、梭罗果、吴茱萸、白芥子、瓜蒌、车前子、南五味子（图1-4-35）、地肤子、猪牙皂、桑椹、花椒；大蓟、小蓟、夏枯草、车前草、鱼腥草、贯叶连翘、毛细辛、紫花地丁、茵陈、麦黄草、珍珠透骨草、萹蓄、益母草、泽兰、荆芥、香薷、大叶金钱草、马鞭草、青蒿、藿香；款冬花、黄菊花、旋覆花、蒲公英、金银花、辛夷、夏枯球、蒲黄；艾叶、淫羊藿（大、小叶两种）、侧柏叶、枇杷叶；皂角刺、木通、小通草、刺五加；红毛五加皮、祖师麻、五加皮、黄柏、牡丹皮、地骨皮、香加皮、桑白皮、杜仲、厚朴、姜朴；灵芝、

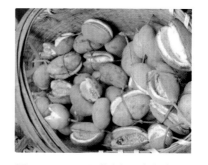

图1-4-34　八月炸(康县农贸市场)

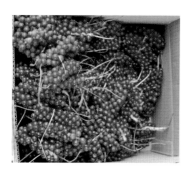

图1-4-35　五味子(康县农贸市场)

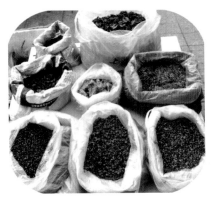

图1-4-36　出售6种药材
（徽县农贸市场）

桑黄、猪苓、茯苓、五倍子、冬虫夏草；蜂房、蝉蜕；黄蜡等约122种。

（2）天水：柴胡、苦参、赤芍、半夏、党参、山紫菀、升麻、远志、升麻、黄精、秦艽、羌活、地榆、甘草、苍术、毛姜、芦根、天南星、何首乌、穿地龙、硬前胡、铁丝威灵仙；郁李仁、山桃仁、苦杏仁、瓜蒌、地肤子、蒺藜、苍耳子、皂角、连翘；麦黄草（百蕊草 *Thesium chinense* Turcaz.为民间药）、珍珠透骨草、薄荷、蒲公英、茵陈、北败酱草；旋复花、野菊花；侧柏叶；香加皮、白鲜皮、地骨皮；麻黄；蝉蜕（图1-4-36）等45种。

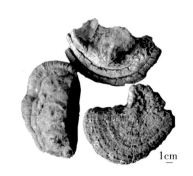

图1-4-37　黑桦榕（合水-张宏伟）

（3）庆阳：柴胡、秦艽、紫丹参、甘草、麻黄、苦参、茜草、穿地龙、苍术、泡沙参、山紫菀、远志、升麻、芦根，白茅根；山桃仁、苦杏仁、酸枣仁、地肤子、车前子、苍耳子；北败酱草、益母草、麦黄草（百蕊草）、蒲公英、车前草、麻黄、茵陈；艾叶；地骨皮；黑桦榕（图1-4-37）、白桦榕；全蝎；龙骨等30余种。

（4）定西：党参、黄芪、甘草、小黄芩、柴胡、羌活、地榆、前胡、草河车、泡沙参、秦艽、赤芍、紫丹参、茜草、小防风；小蓟、益母草、蒲公英、北败酱草、茵陈；苦杏仁；款冬花；淫羊藿；地骨皮等约24种。

（5）平凉：硬前胡、红药子、秦艽、升麻、九节菖蒲、党参、半夏、柴胡；郁李仁、苦杏仁、山桃仁；荆芥、茵陈、蒲公英；地骨皮；槲寄生；木灵芝；蜂房等约18种。

（6）临夏：黑柴胡、羌活、紫丹参、赤芍、秦艽、苦参、升麻、藁本、拳参（草河车）、小防风、小黄芩、甘松、甘草；苦杏仁、蒲公英、败酱草、益母草、车前草；淫羊藿；白鲜皮、地骨皮、龙骨等约22种。

（7）兰州：柴胡、甘草、硬前

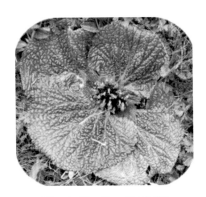

图1-4-38　独一味（合作）

胡、艾叶等4种。

（8）甘南：秦艽、羌活、党参、甘松、独一味（图1-4-38）、大黄、川贝母、柴胡、手掌参、猪苓、九节菖蒲、冬虫夏草、水母雪莲等。

（9）武威：甘草、锁阳、肉苁蓉、黑果枸杞等。

（10）张掖：甘草、锁阳、苦豆子（图1-4-39）、肉苁蓉等。

（11）酒泉：甘草、锁阳、肉苁蓉、羌活、罗布麻（图1-4-40）、黑果枸杞等。

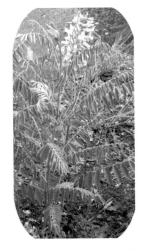

图1-4-39　苦豆子（民乐）

（12）金昌：甘草、锁阳等。

（11）白银：地骨皮、柴胡、茵陈等。

4.商品药材消长比较

如前所述，20世纪60—70年代发掘的一批地产药材早已淹没在历史长河中。近十余年来，各地收购的野生药材也随着市场需求存在一定的变化，一些品种原有的产地不断减少，甚至无人问津。甘肃地产的五灵脂为鼠兔科动物红耳鼠兔 *Ochotona erythrotis*，在2010年之前临夏不少地方还有收购，近年调查很少收购（图1-4-41）。甘肃地方习用药材贯众来源比较复杂，包括球子蕨科、蹄盖蕨科等多种植物，过去陇南、甘南、平凉等地普遍收载的药材，这次调查难见踪迹。

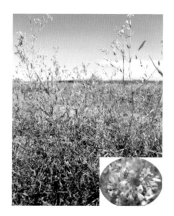

图1-4-40　罗布麻(肃州)

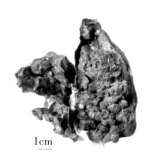

1cm

图1-4-41　血灵脂(临夏)

上次调查发现收购的地产品种，玄参 *Scrophularia ningpoensis*（成县、西和栽培）、百合（山丹 *Lilium pumilum*，甘南）、合欢花 *Albizia julbrissin*（天水、庆阳）、锦灯笼（酸浆 *Physalis alkekengi* var *franchetii*，成县、西和）、马勃（长根静灰球 *Bovistella radicata*，大马勃 *Calvatia gigantea*，陇南、定西、武威等）（图1-4-42）等，本次未见收购。

上次调查未发现收购的地产品种，金银花、菊花、金丝皇菊（图1-4-43）、黑果枸杞等品种，由于不少地方引种而形成商品。百蕊草 *Thesium chinense* Turcaz.为民间药，具有清热解毒，补肾涩精功效，这次在庆阳、平凉、天水和陇南普遍发现收购。

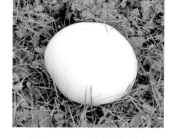

图1-4-42　马勃(临洮)

国内权威文献记载甘肃分布的前胡（白花前胡 *Peucedanum praeruptorum* Dunn），是该品种的最西分布区域，长期以来省内一直以为收购的前胡为该品种。编者在1994年对陇南、天水、平凉和庆阳进行原植物和商品调查，确认本省地产前胡的商品绝大多数为华北前胡 *Peucedanum harry-smithii* Fedde ex Wolff 及少毛北前胡（变种）var. *subglabrum*（Shan et Sheh）Shan et Sheh。

三、混用误用品种澄清

中药的真伪与质量优劣，直接关系到用药安全、有效及中药传承。中药材品种混乱问题由来已久，从历史的发展不难看出，旧的问题解决了，还可能出现新的问题。

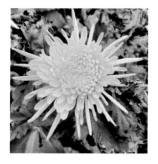

图1-4-43　金丝皇菊(清水)

我省调查发现市场的种子、种苗来源比较混乱，种植户可以随意从省内外调进种子，而且多数随行就市，市场上面紧缺什么就种植什么。特别是个体农户或有关方面喜欢标新立异，盲目发展新品种，这是中药材种植质量问题多见的重要原因。

（一）调查的基本情况

2002年漳县、2010年榆中等地农户误将商陆 *Phytolacca acinosa* Roxb.当作"人参"种植（图1-4-44）。2002年兰州永登某乡镇误将毛叶地瓜儿苗 *Lycopus lucidus* Turcz. *var*. *hirtus* Regel 当作"天麻"，种植达40余亩。防风在省内出现多个误种的品种，张掖、金昌等误种为伞形科迷果芹 *Sphallerocarpua gracilis*（Bess.）K. -Pol.，2006年平凉个别地方误种为岩风 *Libanotis buchtormensis*（Fisch.）DC，平凉、天水个别地方误种为田葛缕子 *Carum buriaticum* Turcz.等。2008年前后庆阳、平凉、陇南等地个别种植的"大黄"，经鉴定为河套大黄 *Rheum hotaoense* C. Y. Cheng et Kao，后者仍然在庆阳等地种植。

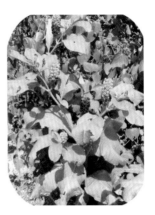

图1-4-44　商陆（榆中）

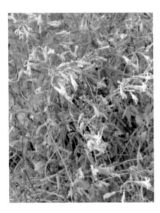

图1-4-45　石生蝇子草（镇原）

2009年在永登发现收购的"肉苁蓉"，原植物为兰州肉苁蓉 *Cistanche lanzhouensis* Z. Y. Zhang，本草及地方志确有兰州附近出产苁蓉的记载，尚难知是否即本品种，近年有个体户以"肉苁蓉"收购出售现象，鉴于本品无药用记载，资源稀少，应予保护，严禁随意开发。2015年在临洮、酒泉等地发现有人收购。

2013年在永登发现种植十余亩的华北大黄 *Rheum franzenbachii* L.。

2015年对临洮县进行中药资源普查，发现将菊科植物美丽风毛菊 *Saussurea pulchella*（Tisch.）误称为"丹参"，将蔷薇科匍匐荀子误称为"五味子"，将百合科湖北黄精 *Polygonatum zanlansciananensp* Pamp. 误称为"黄精"，将萝藦科老瓜头 *Cynanchum komarovii* All 误称为"白前"，均未见商品。

2018年调研，又发现了新的误种药材，在镇原部分地方误将石竹植物石生蝇子草 *Silene tatarinowii* Regel 当作太子参种植，属药农自发种植，未形成商品（图1-4-45）。正宁部分地方误将豆科植物野皂荚 *Gleditsia heterophylla* Bunget 当作皂角刺绿化种植（图1-4-46）。2019年本书即将付梓出版时，收到酒泉玉门等地群众试种的

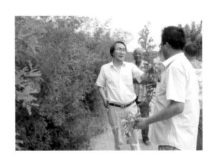

图1-4-46　野皂角（正宁）

"独活"药材，经鉴定为欧当归 *Levisticum officinale* Koch.（图1-4-47）。

甘肃发现误种的药材中，尤以"欧当归"（误以为独活种植）、"藏柴胡"（误以为柴胡种植）和"土大黄"（误以为大黄种植）为突出，涉及种植范围广、时间较长，至今仍然不少地方种植，虽经过多年的纠正，收效甚微。其余品种误种情况基本得到纠正。

中药材产业是一项涉及多部门、多环节、多渠道的

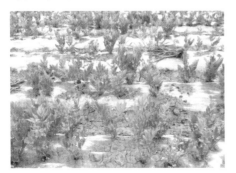

图1-4-47　欧当归（玉门种植）

工作，要解决中药品种混乱，各部门各司其职，各负其责，互相配合，才能少出或不出问题。

（二）"欧当归"专项调查

2007年以来，甘肃省药检所和定西、临夏市药检所多次发现省内市售的独活质量可疑，随后，甘肃省药检所、定西市药检所赴陇西、岷县实际调查，并采到当地种植的"独活"植物标本鉴定，各地种植的"独活"原植物为伞形科植物欧当归 *Levisticum officinale* Koch.。

欧当归原产欧洲，是20世纪50年代由北京某科研单位作为当归新药用资源引进，不属于我国传统的当归药材，引种不久由中国药材总公司发文纠正。据资料，欧当归在河北、山西、北京等省市已种植，甘肃当地不是以"当归"种植，而作为"独活"种植，由于产量大、效益较高，市场容易销售，导致范围不断扩大。引种的欧当归在市场张冠李戴，冒充独活药材销售，或在当归、独活商品中掺假，严重冲击当归、独活药材的生产，损害药农的切身利益，在国内外造成负面影响。2009年省药检所向甘肃省药品监督管理局提交专项督查报告，在省内产区进行督查和正面宣传，起到一定的效果。

（三）"藏柴胡"专项调查

经调查，2007年临洮县窑店镇有人从西藏带入"藏柴胡"种子，2008年在临洮、渭源、康乐等地乡镇试种，由于产量较大，随后周边县区、乡镇仿效种植。2010年我们采集到原植物标本，经兰州大学分类学专家鉴定为伞形科植物阿尔泰柴胡 *Bupleurum krylovanum* Schischk. ex Kryl.（图1-4-48），本品国内有关文献未见药用记载。

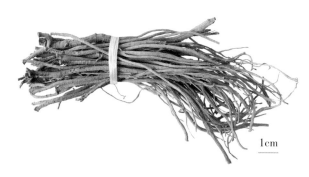

图1-4-48　藏柴胡

2012—2019年笔者多次下乡进行实际调查，"藏柴胡"的种植已经扩大到定西（临洮、渭源、漳县）、临夏（康乐、和政）、陇南（宕昌）、天水（清水）、甘南（卓尼）和庆阳（正宁、镇原）等地。由于"藏柴胡"亩产量高达700 kg，而正品柴胡亩产量240 kg，在经济利益的驱动下，不少产区的药农只种植"藏柴胡"，而不种植正品柴胡。庆阳是甘肃最早开展人工种植北柴胡的产区，现也有选择种植"藏柴胡"，省内"藏柴胡"形势依然严峻。

五、甘肃人工种植（养殖）药材资源

近二十年来，随着甘肃省（市、县）各级政府产业政策出台，各地根据自然环境，因地制宜，顺应市场，调整农业产业结构促进农村经济的发展。

据甘肃省农牧厅报道，2018年中药材产业已覆盖全省10个市州51个贫困县区、508个贫困乡镇，通过中药材种植和劳务脱贫的涉及全省5.8万户、23.9万人。全省75个贫困县中有43个县将中药材种植作为脱贫增收项目或主导产业，覆盖1300多个贫困村。甘肃产区的群众形成了种植药材的传统，农民种植药材收益占家庭经营收入比重：宕昌县为58%，岷县为57.8%，漳县为53%，渭源县为46%，武都区为34%，陇西县为30%。

2019年全省中药材种植面积达460多万亩，其中标准化种植面积今年已达到了180万亩。

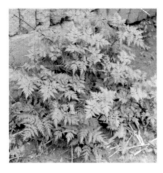

图1-4-49 种植川芎(临洮)

（一）历史上记录情况

1.清代之前 甘肃远在唐代就有家种药材记录，《唐本草》在芎䓖条"今出秦州（今天水一带），其人间种者，形块大，重实多脂润"，人工栽培的川芎在当时已供药用，质量优；现时东南部仍然种植，根茎作为川芎药用，嫩叶食用（图1-4-49）。

明《本草纲目》称当归"今陕、蜀、秦州、汶州诸处，大多栽莳为货"，表明甘、川、陕等地已普遍家种，已成为商品。

2.清代情况 甘肃家种药材更多的记载于地方志中，清代甘肃各州（县）地方志记载了物产之概况，其中也记录了当时家种的药材。如康熙《岷州卫志》有"园生山药"。乾隆《重修肃州新志》记载"小茴香园圃多种之，入药佳"；"透骨草种田园中俗名指甲草"（图1-4-50）；"苏叶园圃多种之，入药最良"；并有

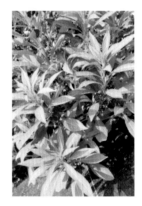

图1-4-50 透骨草(兰州)

"薄荷、蓖麻、蓝（靛青）园圃多种之"。乾隆《镇番县志》有"园圃移植枸杞"。光绪《肃州新志》称"山药栽田中亦可蔬"；并载"种园紫苏、栽田山药、家薄荷、园中天仙子、园中乌头"；提出异地引种出现变异"乌头人家园中亦栽，虽年久不能成附子，以土性寒故也"；"小茴香种出宁夏，但种一年后，再种则形小而味变"。光绪《通渭县志》有"家园生地"等。

有关与农业、经济作物、观赏植物相交差的中药品种，在清代地方志中亦有比较详细记录，历史更久，品种更多，不再赘述。

3.民国情况 《甘肃经济丛书》（1943年）中记录家种（栽培）的药材有当归、大黄、党参、黄芪、百合、花椒、地黄、连翘、红芪、紫苏、紫荆皮、合欢皮、石榴皮（图1-4-51）、椿皮、木槿皮等，其中当归、大黄、党参、花椒、红花和石榴皮已有商品或为商品的主要来源。另从其它地方志查知，民国年间家种的中药材还有牛蒡子、小茴香、薄荷、天仙子、蓝（靛青）、透骨草（凤仙透骨草）等品种。

（二）中华人民共和国成立后计划经济时期的调查

本节除作者的调查以外，尚引用各地医药公司提供的材料。

1.植物性药材 中华人民共和国成立后，中药材引种（试种）得到各级政府及医药部门的重视。《甘肃中药材手册》（1959年）共收录204种地产药材，其中栽培并可提供商品的达40种，主要有当归、党参、红芪、白芷、生地、山药、大黄、紫苏、红花等。《甘肃中草药手册》

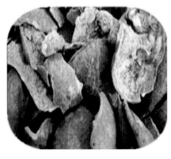

图1-4-51 石榴皮(兰州)

（1970—1974年）收录各类家种栽培（养殖）中草药达160种，其中包括来源于农作物、经济作物、果树、观赏和绿化植物，但大多数尚不具备提供商品的规模或能力。

在20世纪60—70年代，我国出现引种（试种）药材的高潮，省内各地医药部门对中药材生产及时调整，扶持和稳定原有的当归、党参、黄芪、大黄等大宗药材外，积极开展有长远发展前途和市场前景的中小品种，加快野生变家种研究步伐。

据不完全统计，省内引种（试种）的品种达到200种。有甘

草、地黄、板蓝根、云木香、半夏、红花、黄连、牛蒡子、伊贝母、积壳、杜仲、银杏、山茱萸、川芎、荆芥、姜、吴茱萸、乌梅、牛膝、附子、乌头、元胡、知母、白芷（图1-4-52）、丹参、防风、白术、射干、连翘、玄参、栀子、人参、西洋参、西红花等品种。

这些品种经历了优胜劣汰的洗礼，在市场竞争中得以保存下来，延续至今的有甘草、牛蒡子、地黄、木香、丹参、连翘等70余种，而甘草、牛蒡子、板蓝根等形成了生产优势，成为我国的主产区。

一些品种过去曾达到一定生产规模，可提供商品，但由于质量、价格、生产技术等方面又难同主产区竞争，如附子、乌头、元胡（图1-4-53）等品种逐渐被淘汰；多数品种不适应当地的环境，或药材出现明显的变异而放弃引种（试种）。

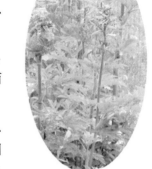

图1-4-52 白芷（陇西）

枸杞子的生产一波三折，1968年兰州、张掖、平凉等地引种宁夏枸杞，面积达950亩；1985年栽培面积萎缩成500亩，年产2.5吨，已销售国内市场，生产方面出现停滞不前，直到本世纪再次恢复规模化生产，走在全国的前列。1957年曾在兰州、平凉大面积栽培山药，年收购量达15吨，现在平凉崆峒区等仍然种植，主要作为蔬菜使用。

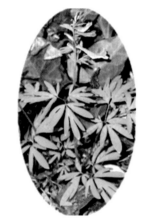

图1-4-53 元胡（成县）

20世纪50年代以来，各地医药部门建立了药材栽培基地或药场，开展引种、试种工作。成立于1965年的岷县农业局当归试验指导站，1977年更名岷县当归研究所，1986年根据中药材栽培形式发展，再次改名为岷县中药材生产技术指导站，到1985年引种试种药材达30余种。

建立于1966年原武都地区医药公司五马药场，成为当时我省重要的野生药材家种驯化研究和南药北种试验示范基地，开展野生驯化就地栽培的羌活、天麻、秦艽、猪苓、贝母、细辛等品种140个；引进省外、国外的示范成功品种三七、西洋参、人参、西红花等达50余种。到1985年先后引种试种品种近200种，笔者曾于2012年前往五马药场考察（图1-4-54）。建立于1990年庆阳地区医药公司中药材试种场（西锋），1995年试种引种品种达70余种。

此外，渭源、和政、康乐、正宁、临夏等县医药公司建立了不同规范的药材种植场。

在当地乃至全省中药材引种生产中发挥了积极的作用。

20世纪80年代实行家庭联产承包制，由于各种原因，大多数药场不景气，各地种植品种有不同程度减少，有些地方改种粮食、蔬菜作物，药材基地名存实亡，更有甚者，将原来栽培几年、几十年的杜仲、山茱萸等木本植物砍掉，中药种植陷入低潮和回落时期。

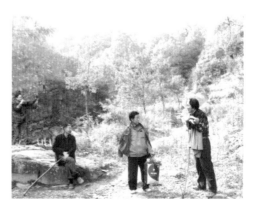

图1-4-54 考察五马药场（武都）

20世纪90年代后期开始，各级政府及时调整农业产业结构，将中药材发展纳入支柱产业，特别是各地的农牧业管理部门、农业技术学校等加大栽培技术的推广和培训；不少地方建立栽培（养殖）基地或示范区，通过传递信息，供应苗木，提供收购加工等配套服务，开展种植技术方法研究。由于全社会的广泛参与，全省中药材种植规范和基地建设迎来了健康稳定和快速的发展势头。

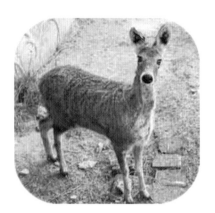

图1-4-55　马麝（榆中）

2. 动物性药材　中华人民共和国成立以后陆续开展动物药的养殖。1959年武都、岷县等地试养家麝，在国内较早采用活麝取香的方法，而榆中马麝养殖场依靠技术和管理优势在市场竞争中存活下来（图1-4-55）。

几乎在同一时期，肃南、玛曲等先后办起鹿场，开始饲养马鹿、白唇鹿和梅花鹿；70年代合水、宁县、和政、康乐、广河等也购进梅花鹿或驯养马鹿，1985年全省共养鹿近800头。早期的鹿场使用的饲料和管理不当，鹿茸的加工技术不过关，产品质量低，多数先后停办。肃南鹿场在曲折与困难条件下发展至今，饲养的马鹿、白唇鹿在1963年就有639头，1983年为367头，1986年剩200头。近年随着饲养技术的提高，鹿场存栏数量回升，1999年达800头，成为本省鹿茸的主要产地。90年代以来两当、渭源、岷县、迭部、积石山、玛曲、金昌等地引进梅花鹿，省内现有十余家梅花鹿养殖场，开发了一系列的鹿产品供应市场。

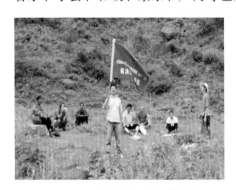

图1-4-56　中药资源普查（临洮）

20世纪80年代正宁等地开始养蝎，前几年白银、武威等地方的群众也尝试养蝎，成活率很低而无法继续。80年代甘南等地推广牛体培育牛黄，曾经牛体人工培殖牛黄300余头。90年代末，康县、渭源、永登等饲养娃娃鱼、大鲵儿，文县饲养鳖（甲鱼）等名贵动物药，不仅使野生种群受到保护，也为开发其经济价值提供了资源。近几年，古浪等地饲养土鳖虫取得成功，为甘肃再添动物药新资源。

（三）中华人民共和国成立后市场经济时期的调查

1. 2010—2011年调查

（1）调查经过　以甘肃省药品监督管理局实施《甘肃省种植（养殖）中药材资源调查》为契机，由笔者主持承担，在各辖区药检部门的协助和参与下，历时两年实地调查访问了全省74个县（区）210余个乡镇的360多个村、20个种植（养殖）基地、3个种植园区，共采集植物标本861份，收集商品药材461份（图1-4-56、57、58、59）。

（2）调查结果　通过鉴定标本和商品药材，认为省内

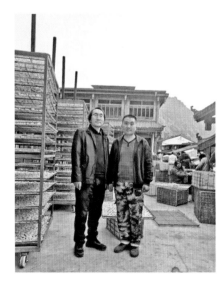

图1-4-57　天麻加工基地（康县）

的植物药材191种（为品名，下同），涉及215个植物基原，其中以药材专业种植的品种有102种（约70种形成商品），其它交叉品种89种，包括粮食作物10种、经济作物4种、原料植物6种、果树植物22种、油料作物12种、观赏和绿化植物35种；动物药材21种，涉及14个动物基原，其中以药材专业养殖的品种有4个。

本次调查认为甘肃的人工种植（养殖）药材资源212种（为品名），涉及219个动、植物基原，有商品流通的种植（养殖）药材约105种（品名）。

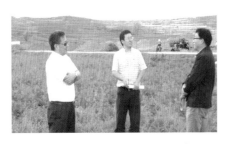

图1-4-58　杨平荣副局长陪同中检院马双成所长、魏锋主任考察渭源黄芪基地

2. 2017—2020年调查

（1）调查经过　2017—2020年的商品调查同步进行。先后调查了54家种植（养殖）合作社、种植大户、专业户或试点部门，以及23家中药生产企业种植基地、3家中药材种植园区。

（2）调查内容　了解各地的人工药材的种植品种、规模等情况，对近年出现的新情况进行重点调查。采集标本、收集样品和进行生态图片拍照。

（3）调查结果　大多数是传统或上次调查的品种。以药材为目的的种植（养殖）情况：①平凉有大黄、独活、川芎、紫苏子、山药、山楂、秦艽、党参、紫丹参、半夏、山茱萸、板蓝根、黄芩、柴胡、甘草、荆芥、重楼、粉葛、槐米、黄芪、紫菀、猪苓、油牡丹等23种。②庆阳有丹参、地黄、黄芩、柴胡、黄芪、独活、紫苏子、秦艽、紫丹参、杜仲、知母、牛蒡子、银柴胡、党参、山茱萸、板蓝根、甘草、桔梗、苦参、红花、藿香、苍术、白芷、木香、紫菀、小防风、蒲公英、金银花、菊花、白芍、玫瑰花、油牡丹、土大黄等约35种。③天水有半夏、党参、黄芪、柴

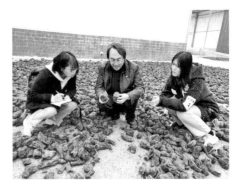

图1-4-59　考察大黄产地加工（礼县）

胡、黄芩、当归、连翘、甘草、白及、紫菀、红花、苦参、赤芍、皂角刺、板蓝根、金银花、油牡丹等16种。④陇南有党参、红芪、当归、天麻、大黄、半夏、银杏、山茱萸、白芷、杜仲、板蓝根、薄荷、川芎、厚朴、桔梗、茯苓、丹参、独活、粉葛根、苦参、款冬花、牛蒡子、荆芥、黄芪、黄芩、黄连、黄柏、柴胡、木香、花椒、金银花、灵芝、地黄、射干、芍药、山楂、秦艽、羌活、木香、木瓜、牡丹皮、辛夷、小茴香、土贝母、瓜蒌、天花粉、铁棒锤、重楼、猪苓、射干、贯叶连翘、淫羊藿、天门冬、麦冬、苍术、黄精、前胡、穿山龙等60余种。⑤兰州有党参、大黄、板蓝根、黄芩、柴胡、甘草、兰州百合、枸杞子、沙棘（图1-4-60）、伊贝母等10余种。⑥定西有党参、当归、黄芪、黄芩、柴胡、甘草、板蓝根、大青叶、款冬花、羌活、秦艽、丹参、紫丹参、银柴胡、防风、水防风、小防风、益母草、凤仙花、小茴香、金银花、红芪、赤芍、川乌、淫羊藿等

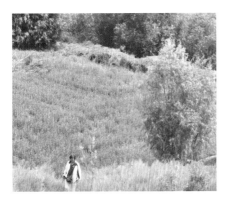

图1-4-60　沙棘繁育基地（永登）

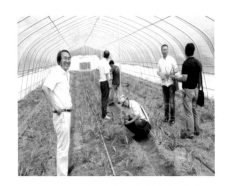

图1-4-61　白及人工大棚种植(秦州)

30余种。⑦张掖有当归、党参、黄芪、甘草、枸杞子、肉苁蓉主流品种，据报道，近年发展许多新品种，白芷、白芍（赤芍）、知母、白术、紫苏、白鲜皮、荆芥、款冬花等是当地没有野生资源分布的品种，有的试种几亩后就采挖销往市场，应慎重对待异地引种的可行性。⑧甘南有当归、大黄、党参、黄芪、甘草、独一味、天麻、猪苓、藏木香、甘松等主流品种。⑨酒泉有枸杞子、甘草、肉苁蓉、黄芪、黑果枸杞、小茴香、孜然等主流品种。

（4）发展和培育新资源　近年，有关企业、部门和农户开展了重楼、白及、淫羊藿、天门冬、麦冬、苍术、白鲜皮、蒲公英、菊花、铁棒锤、前胡、黄精、贯叶连翘、苍术、皂角刺、穿山龙、薄荷、西洋参、白芷、铁皮石斛、金丝皇菊等品种野生驯化、引进试种工作。①2017年华亭县马峡镇培育2亩8万珠的本地重楼品种，在总结种植技术后推广生产。在马峡镇种植葛根300余亩，通过订单为深圳企业提供原料。②2017年天水秦州区秦岭镇、清水县分别种植1.2万亩、1.1万亩连翘，已形成商品生产基地，取得"秦翘"的商标。秦州区秦岭镇从山东引进金银花试种500亩，长势良好。③2017年秦州区推广大棚种植中药材或原料，其中搭建385个白及棚，计350亩（图1-4-61）；从云南引进重楼，共建125个大棚；从河北引进香菊试种。人工种植皂角、金银花和赤芍共计15000余亩。④2017年康县案门口镇种植贯叶连翘100余亩，射干50余亩，为四川的制药企业提供原料。⑤2015年崇信县从广东、安徽引进铁皮石斛，建立2300平方米自动化温棚用于铁皮石斛育苗、商品生产，2017年产量1000 kg，形成相关产品推向市场（图1-4-62）。⑥淫羊藿是甘肃的道地大宗药材，长期依

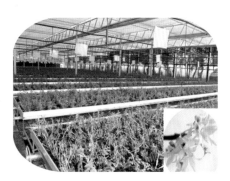

图1-4-62　铁皮石斛温室种植(崇信)

靠野生资源，近年武都、渭源、文县等试种成功，有待商品化生产。⑦兰州安宁引种伊贝母，2018年种植500余亩的产品全部外销。⑧康县试种50余亩的吴茱萸，两年的小树已挂果。

受产业政策、市场需求、生产方式和技术等影响，本省人工种植（养殖）资源处于延续和变化交替发展中，道地大宗品种总体稳定，形成常用品种适时跟进的生产格局。

（四）各地人工种植（养殖）药材资源

从各市（州、县）农业部门获悉，各地以农业供给侧结构性改革为主线，以农业增效农民增收为核心，制定了包含中药材的产业鲜明、布局合理、特色突出的现代农业产业体系。

2016年全省各市州中药材种植面积、产量现转载如下（表1-4-7、图1-4-63、64、65、66）。

表1-4-7　2016年全省各市州中药材种植面积、产量　　　　　　　　　　　单位：万亩、吨

地区	中药材面积	中药材产量	当归面积	当归产量	党参面积	党参产量	其他面积	其他产量
兰州	21.21	36048.84	0.11	435.50	0.93	1409.07	20.18	34204.27
金昌	1.85	15136.00					1.85	15136.00
白银	18.00	38108.16	0.06	98.00	0.89	1311.68	17.05	36698.48

地区	中药材面积	中药材产量	当归面积	当归产量	党参面积	党参产量	其他面积	其他产量
天水	20.52	45680.93	1.07	3875.10	6.28	11661.20	13.17	30144.63
武威	21.99	70052.26	0.76	2641.95	0.67	2446.35	20.55	64963.96
张掖	23.55	76735.00	0.29	520.50			23.26	76214.50
平凉	14.88	55639.68	0.05	130.00	0.71	2720.30	14.12	52789.38
酒泉	38.13	138670.92					38.13	138670.92
庆阳	19.22	107367.59	0.51	1926.10	1.29	2943.30	17.42	102498.19
定西	139.96	322564.48	35.39	74781.62	49.04	96732.90	55.53	151049.96
陇南	73.76	153631.98	7.96	18915.67	13.55	21141.25	52.25	113575.06
临夏	7.57	34260.26	4.16	19363.65	0.50	2109.30	2.91	12787.31
甘南	28.44	51683.14	7.76	16125.99	2.75	4509.03	17.93	31048.12

注：此表数据转载《甘肃省经济统计年鉴（2017年）》，下同

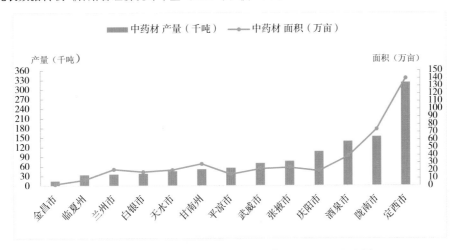

图1-4-63　2016年甘肃省各市州中药材种植面积和产量

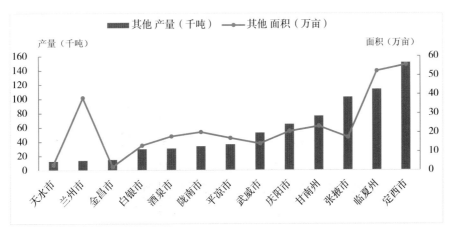

图1-4-64　2016年甘肃省各市州当归药材种植面积和产量

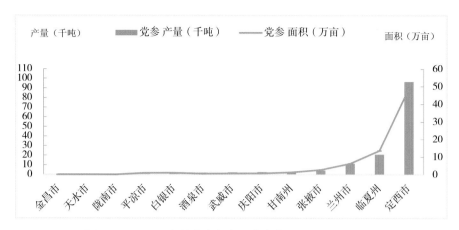

图1-4-65　2016年甘肃省各市州党参药材种植面积和产量

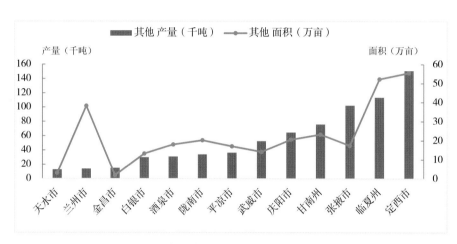

图1-4-66　2016年甘肃省各市州其他药材种植面积和产量

（其他药材：黄芪、甘草、大黄、柴胡、黄芩、半夏、款冬花等品种）

　　本节除笔者近年的调查外，还结合了各地中药饮片生产企业（医药公司）、药品监管部门或农牧业部门提供的材料，近年的种植规模效益转载或引用有关新闻报道。

　　1.陇南市

　　陇南素有"千年药乡""陇上药仓"之美称。通过优化产业结构，形成经济林果、畜牧业、中药材、蔬菜和食用菌等五大支柱产业。据悉，2018年全市各类中药材种植面积稳定在107万亩，中药材采挖65.4万亩，产值达21.03亿元，药农人均纯收入1663.4元。

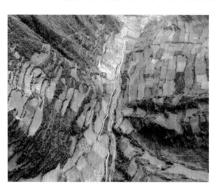

图1-4-67　中寨镇纹党基地(王生元)

　　（1）文县　家种党参已有600余年历史，全县有15个乡镇80余个行政村种植纹党（图1-4-67、68），占甘肃、四川两省纹党种植面积约70%。历史上，文县引种试种黄连、山茱萸、云木香、杜仲、辛夷、川贝母、当归等40余种常用药材。近年，试种白及、白花前胡、重楼、猪苓、淫羊藿、连翘、苍术、黄精、天门冬等药材，基本可形成商品生产。文县制定了"东南茶叶、西北纹党、全域杂药、半山林果、川坝蔬菜、两江橄榄、宜区油粮、多区花椒、扩大养殖"的产业发展布局，大力发展中药材产业。全县20个乡镇均种植中药材，2019年种植面积达12.71万亩，仅纹党种植面积10.9万亩，形成以纹党为主，天麻、猪苓、木香、板蓝根、黄芪、当归、款冬花等为辅的产业格局。充分发挥山涧溪水资源优势，积极推进大鲵人工驯养繁殖。

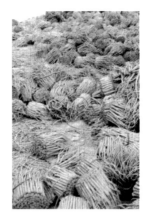

图1-4-68　纹党（文县）

（2）武都区　1959年试种杜仲、天麻、山茱萸等，并从东北引进人参。1962年从云南引进木香试种，由于产量高、质量较好，得到较快推广，1973年种植面积达1850亩，后由于产品滞销，种植有所回落。1964年从四川引种黄连试验，1977年提供商品，在全县12个乡镇的适宜区推广发展。1966年武都从河南引种山茱萸，初试产量较低，后改进技术，获得较高产量逐步推广，1985年全县种植到1150亩，年产量达2吨，1988年全县种栽188475株，山茱萸初具提供商品规模。1968年五马药场家种猪苓，探索出河砂箱栽，辅料增产和四年收获经验，每立方米砂箱产鲜猪苓66公斤。

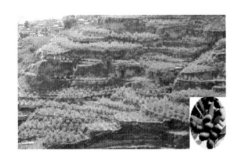

图1-4-69　油橄榄基地（武都）

1972年试种天麻，1988年种植面积1200亩。1975年引种油橄榄，现发展为特色产业（图1-4-69）。

1977年为节约栽培黄连搭棚而耗费木材，五马药场在杜仲林下试栽成功，推广套种栽培技术，取得了效果，1985年武都县种植黄连面积达到全国第三位水平，黄连生产技术研究获得了1992年度国家星火二等奖。1983年五马药场从吉林引入人参种植，经观察，生长四年可达到药用标准。1984年五马药场开始羌活的家种驯化。1989年又开展了辛夷的育苗试验，获得成功后，种植150余亩。五马药场先后从省外引进西洋

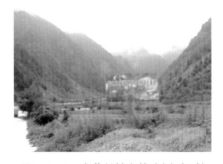

图1-4-70　中药材繁育基地（张贵财）

参、砂仁、巴豆、三七、黄柏、厚朴、元胡等50余种，部分能正常生长；先后野生驯化红芪、木瓜、大黄、柴胡、珠子参（参叶）、猪苓等140余种药材（图1-4-70）。

近年武都区把中药材产业定位为四大区域优势产业之一，规划了中药材产业布局，以马营、池坝、坪垭、鱼龙等高寒阴湿地为当归、党参、大黄、黄芪药材生产区；以米仓山系为主的红芪（图1-4-71）、黄芪药材生产区；以洛塘、三仓为主的天麻、猪苓、杜仲、山茱萸、厚朴等药材生产区；此外，近年新

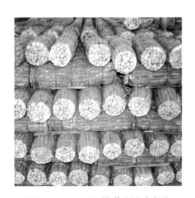

图1-4-71　红芪药材（武都）

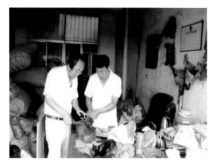

图1-4-72　药材收购站(武都)

发展的白及、麦冬、贯叶连翘、穿山龙、木香、重楼等引种试种取得成功，基本提供商品能力（图1-4-72）。

2018年全区中药材种植面积达到20.3万亩，中药材采挖面积12.45万亩、总产量2980万公斤、总产值3.2亿元，药农药材人均纯收入1050元。

（3）康县　1971年引种白术、玄参、牛膝、金银花等品种。1974年从河南引入山茱萸，从浙江引进元胡。1977年从四川、湖北引进黄连。1978年从吉林引进人参，均能正常生长，后因撤销药场而停种。1978年康县家种天麻获得成功，逐步推广，1984年达4.75万kg。1984年又引种红芪、茯苓、猪苓等品种，长势良好。1994年全县种植杜仲达6万亩面积，黄柏0.18万亩。其他引进栽培有当归、党参、柴胡、辛夷、川芎等30种。先后被国家命名为"中国黑木耳之乡（图1-4-73）""中国核桃之乡""全国经济林建设先进县"等称号。目前，康县发展区域优势品种，形成以天麻、猪苓、杜仲为

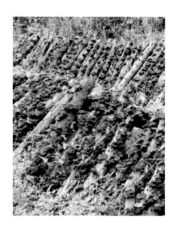

图1-4-73　木耳培育(康县)

主，2014年天麻总产量247万kg，猪苓19万kg。2018年天麻培育1.46万亩，产量3.74万吨，产值1.65亿元（图1-4-74）。在原有试种植山楂、山茱萸、党参、苦参、黄芪、金银花、柴胡、大黄等的基础上，2014年在贯叶连翘、白及、梭罗果、茯苓、重楼等方面加大资源培育力度。2014年种植6.81万亩，2018年全县中药材种植9万多亩。

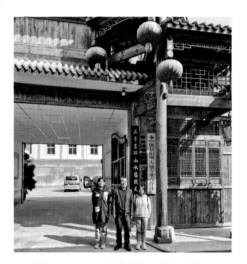

图1-4-74　天麻产地加工调研(康县)

（4）徽县　1987年引入西洋参，经测定皂苷含量及皂苷组成与国家认可西洋参家种基地的陕西留坝相似。90年代以来，徽县种植银杏、杜仲有了较快发展，1994年全县银杏种植面积仅240亩，杜仲2541亩，2001年全县银杏发展到13.76万亩，600万株，千亩以上规模

的银杏丰产示范点达22个，5千亩以上的有3个，现已培育出优质苗，种植3-5年即可挂果，比实生苗挂果提前10年。近年，大力发展木瓜、杜仲、桔梗、苦参、银杏叶等优势品种，推广黄芩、柴胡、天麻、猪苓、金银花、板蓝根等药材的商品生产，引种试种黄精、木香、穿地龙、半夏、知母、葛根、玫瑰、薄荷、藿香、荆芥、山茱萸、北五味子、元胡、绞股蓝等品种。2016年全县种植面积达4.63万

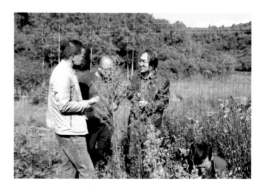

图1-4-75　调查种植桔梗(徽县)

亩，其中当年采挖和采收面积1.75万亩，产量达到539万公斤，产值达到6716万元（图1-4-75）。

（5）宕昌县　野生变家种的药材有红芪、黄芪、党参、贝母、大黄、荆芥、独活、细辛、菖蒲、秦艽、丹参、猪苓、金银花、藿香、柴胡、半夏、百合、菟丝子、手掌参、贯叶连翘、泡参等品种。引进的有木香、厚朴、黄柏、黄连、天麻、川芎、连翘、西洋参、番红花、浙贝母、杭白菊、白术、白芷、银杏、杜仲、牛膝、元胡、前胡、黄柏、杜仲等品种。

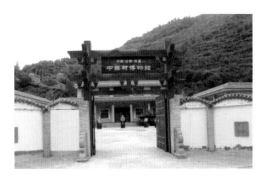

图1-4-76　中药材博物馆（宕昌）

1988年进行人工培殖牛黄，每头产牛黄5g。宕昌主要商品有党参、大黄、红芪、当归、黄芪、柴胡等品种（图1-4-76、77）。

2018年全县中药材种植总面积稳定保持在40万亩左右。当年采挖27万亩以上，总产量达8.2万吨以上，总产值突破5.6亿元。

（6）两当县　早期以杜仲、花椒、核桃、板栗为主要发展目标。1994年全县栽种杜仲400万株，县委、县政府将这一年定为"杜仲年"，鼓励进一步发展杜仲林业。近年引种猪苓、天麻、柴胡、桔梗、板蓝根、牡丹皮、木香、瓜蒌、黄芩、党参、射干、丹参、菊花、金银花、灵芝等品种，形成以杜仲、猪苓、天麻、柴胡、

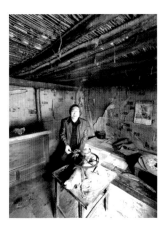

图1-4-77　熏制大黄（礼县）

桔梗、瓜蒌（图1-4-78）等为主，其他具备不同规模的商品生产。2012年引进富硒菊花、金丝皇菊，现已发展100余亩；引进千叶玫瑰和大马士革玫瑰，现种植面积3300亩，年采收玫瑰花600吨。2014年试种西洋参成功，开展梅花鹿等养殖业。2018年全县种植药材面积1万余亩。

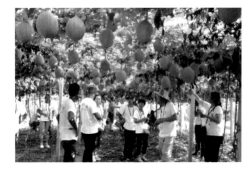

图1-4-78　瓜蒌基地（张家林）

（7）西和县　在20世纪90年代初期将西贝母、半夏、杜仲、山茱萸、山楂、柴胡、菖蒲等列入本县扶贫项目，重点推广。引种成功的尚有当归、党参、大黄、天麻、生地、红芪、牛膝、白芷、白术、桔梗、枸杞子等。西和半夏享誉国内外，80年代开始野生驯化研究，现种植面积1.5万亩，约占全国的75%，遍及24个乡镇。西和葆元药业已建成种植、药材生产、饮片炮制的一体化的龙头生产企业。其他种植药材有党参、款冬花、牛蒡子、柴胡、黄芪、猪苓、连翘等品种（图1-4-79）。

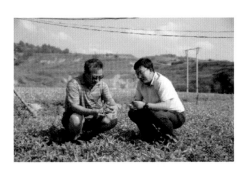

图1-4-79　中检院马双成所长和甘肃药监局杨平荣副局长考察西和半夏基地（西和）

（8）礼县　"铨水大黄"享誉国内外，主销东南亚、欧美等国，曾达到全国56%的出口水平；2005年礼县大黄获得国家原产地地域保护认证和原产地标记

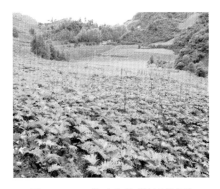

图1-4-80　掌叶大黄基地(礼县)

认证。目前形成以大黄为主，党参、黄芪、半夏、当归、柴胡、款冬花、红芪等10余商品药材的生产。2015年全县各类中药材种植面积达7.42万亩，总产量1136万公斤，产值1.1亿元。2018年全县中药材种植面积达10.5万亩（图1-4-80）。

（9）成县　引种试种了苦参、柴胡、桔梗、板蓝根、杜仲、黄芪、天麻、半夏、泡参、何首乌、辛夷、夏枯草、防风、五味子、黄柏、荆芥、元胡、地黄、生姜、川芎等30余种，现以苦参、柴胡、桔梗等优势品种的规模化生产为主，板蓝根、丹参、黄芩、半夏等具有一定的商品能力。见表1-4-8。

表1-4-8　2016年陇南中药材种植面积、产量　　　　　　　　　　单位:万亩、吨

地区	中药材面积	中药材产量	当归面积	当归产量	党参面积	党参产量	其他面积	其他产量
武都区	20.34	29905.58	0.99	2117.50	3.23	5825.78	16.11	21962.30
成县	3.28	19988.00	0.09	264.00	0.15	404.30	3.04	19319.70
文县	6.80	6584.00	0.04	145.30	5.33	5245.67	1.43	1193.03
宕昌县	17.31	37340.00	6.34	14971.00	3.66	6510.00	7.31	15859.00
康县	3.36	2445.20	0.01	3.40	0.04	11.00	3.31	2430.80
西和县	6.65	12023.20			0.65	1124.50	6.00	10898.70
礼县	4.21	9460.00	0.30	490.00	0.36	1140.00	3.55	7830.00
徽县	4.69	17688.30	0.14	815.00	0.11	844.00	4.44	16029.30
两当县	7.12	18197.70	0.05	109.47	0.02	36.00	7.06	18052.23

2.定西市

以中药材、洋芋、果菜和畜牧支柱产业为龙头，促进农村经济发展。中药材种植加工成为全市农业生产的一个重要组成部分，已成为甘肃和全国的当归、党参主产区。

（1）岷县　1959年就试种黄芪、红芪、羌活、秦艽等30余种。1972年引进人参，种植后质松泡而不能入药。1981年岷贝（甘肃贝母）在岷县野生变家种成功，1985年种植面积300余亩，由于川贝母市场紧缺，价格居高不下，岷县进一步发展岷贝有较大的市场前景。近年岷县着力构建以中药材、蜂、草三大产业为主的产业体系，不断创新中药材产业发展模式，进一步提升"岷归"品牌效应。目前形成以当归为龙头，红芪、黄芪、党参为主导，以大黄、板蓝根、秦艽、丹参、甘草等30余个常用品种为辅的多元化种植局面（图1-4-81）。

2018年岷县完成中药材种植面积40万亩，建设中药材标准化种植基地30万亩，种子种苗基地2万亩。中药材收入占到当年从事中药材产业农户人均可支配收入的

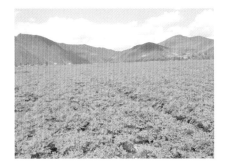

图1-4-81　九州天润当归基地
（赵文祯）

60%。2019年岷县当归研究院药用植物园圃引种当归、党参、黄芪、荆芥（图1-4-82）、紫苏（图1-4-83）、藿香、知母、牛蒡子、桔梗、王不留行、苦参、卷丹、玉竹、黄精、岷贝母、野生当归、藏当归、淫羊藿、兰州百合、水飞蓟、昆仑雪菊、波斯菊等76个品种，另外从定西市农科院引进了岷归2号、岷归4号、岷归5号、岷归6号、陇芪2号、陇芪4号、渭党1号、渭党2号、渭党3号、渭党4号10个品种，初步观察，适宜当地种植的有40余种。

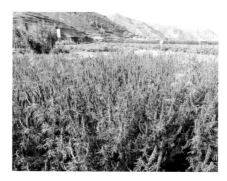

图1-4-82　荆芥（郭增祥）

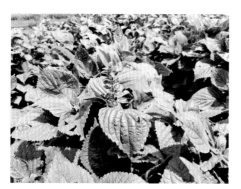

图1-4-83　紫苏（郭增祥）

（2）陇西县　是中药材生产大县，历史上引种试种黄芪、党参、当归、白芍、丹皮、赤芍、百合、小茴香、柴胡、荆芥等50余种。陇西药圃园积极开展新品种引进示范和野生品种驯化、标准化种植试验工作。近年把标准化种植作为产业发展的重要前提和提高中药材品质基础来抓。陇西保和堂药业立足中药材高质量发展，率先取得当归、党参和黄芪道地药材的有机认证（图1-4-84、85、86）。目前，黄（红）芪、柴胡、板蓝根、大黄、黄芩、款冬花、甘草、防风、银柴胡、秦艽、地黄等30余种形成规模化生产。

（3）渭源县　1923年从岷县引种当归（《渭源县志》），当时年产量达千余担，其质量与"岷归"齐名。1963年渭源从陇西购进山西潞党幼苗在当地推广。渭源先后引进人参、伊贝母、关防风、连翘、番红花等20余种。野生驯化款冬花、柴胡、秦艽、羌活、板蓝根、黄芪、大黄、小防风、土贝母、红芪等形成商品。近年根据自然条件规划了"南当归、北党参、川黄芪"的产业布局，重点建立标准化种植基地，不断提高中药材品质。2018年渭源县中药材种植面积40万亩，干药产量8万吨，种植业产值7.4亿元。

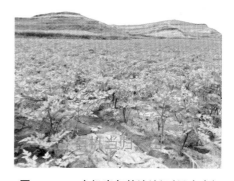

图1-4-84　有机当归基地认证（马中森）

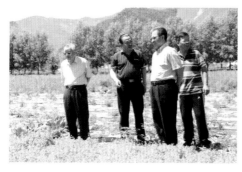

图1-4-85　有机黄芪基地认证（马中森）

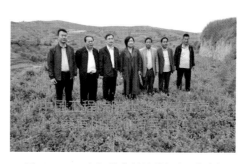

图1-4-86　有机党参基地认证（马中森）

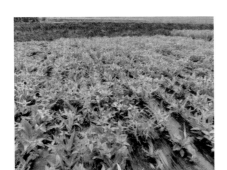

图1-4-87 种植粗茎秦艽（渭源）

2019年调查会川镇引种或野生驯化的有赤芍（从内蒙古引进）、川乌、掌叶大黄、唐古特大黄、藏木香、云木香、羌活、紫丹参、草红花、粗茎秦艽（图1-4-87）、藁本、白鲜皮、蒲公英、淫羊藿、桔梗等20余个品种。开展了梅花鹿、娃娃鱼等养殖业。

（4）临洮县 从20世纪60年代以来先后引进人参、大黄、黄连、宁夏枸杞、生地、菊花、玄参、水飞蓟、当归、党参、黄芪等药材。2016年调查有党参、当归、红（黄）芪、甘草、柴胡、秦艽、防风、板蓝根、红花、大黄、黄芩、款冬花、兰州百合等22个种植品种，商品以党参、柴胡、当归、黄芪、紫丹参（图1-4-88）、款冬花、牛蒡子等为主。2018年，全县中药材种植面积达16.08万亩。

（5）通渭县 早在1964年在陇山培育了一个牡丹山，每年收购牡丹皮1万公斤，后因修梯田而被破坏。目前，引种试种党参、柴胡、黄芪、板蓝根、黄芩、甘草、土贝母、生地、红花等20余种，商品以党参、柴胡、黄芪、板蓝根、黄芩、甘草为主。2013年通渭从山东引种金银花，2019年全县13个乡镇种植面积达到7.8万亩，产量48万kg，成为助推脱贫攻坚的特色产业之一（图1-4-89）。

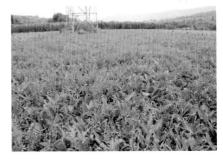

图1-4-88 紫丹参基地（临洮）

（6）漳县 已种植当归、党参、黄芪、黄芩、红芪、板蓝根、甘草、柴胡、大黄、半夏、射干等20余个品种。立足自然条件，大力发展当归、党参、黄芪、黄芩、柴胡等道地传统中药材。2019年种植面积达16万亩，总产值4亿多元，总收益2.6亿元。

（7）安定区 早在1973年引进伊贝母，后因质次而不能推广。目前种植党参、柴胡、黄芪、板蓝根、黄芩、甘草等10余种药材。重点推广柴胡、党参、黄芪的标准化建设，打造规模化的生产基地（图1-4-90）。2016年种植面积3.24万亩，总产量12076.8吨，总产值8842万元。见表1-4-9。

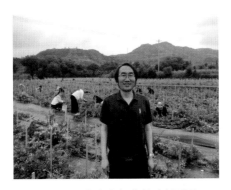

图1-4-89 考察金银花基地（通渭）

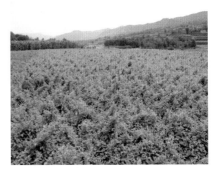

图1-4-90 党参基地（安定）

表1-4-9　2016年定西中药材种植面积、产量　　　　　　单位：万亩、吨

地区	中药材面积	中药材产量	当归面积	当归产量	党参面积	党参产量	其他面积	其他产量
安宁区	2.50	7417.40			0.11	264.00	2.39	7153.40
通渭县	6.15	11502.66	0.20	309.98	1.61	4655.72	4.34	6536.96
陇西县	35.00	96566.00	0.26	929.40	16.39	38636.10	18.35	57000.50
渭源县	30.66	64703.94	10.50	24283.96	11.81	17713.05	8.36	22706.93
临洮县	15.03	26676.48	1.69	3414.28	9.40	14924.03	3.94	8338.17
漳县	15.00	23744.00	6.24	9354.00	2.26	2955.00	6.50	11435.00
岷县	35.61	91954.00	16.50	36490.00	7.46	17585.00	11.65	37879.00

3.平凉市

建设以中药材种植基地、中药制药和中药饮片企业为依托的中药材产业集群。

（1）华亭县　自20世纪60年代引种试种大黄、川芎、天麻、独活、当归、党参、伊贝母、黄芪、云木香、半夏、地黄、板蓝根、桔梗、紫苏、荆芥、小茴香、牛蒡子、杜仲、白芷、黄芩等50余种药材，近年野生驯化桃儿七、重楼取得成功。商品主要为大黄、独活、木香、党参、川芎、柴胡、当归等品种，其中大黄、独活占50%以上。华亭已成为全国大黄、独活主产区之一，"华亭大黄""华亭独活"通过国家地理标志认证。华亭、崇信家种天麻取得成功，由于种植天麻破坏林木，当地林业部门未组织推广。2018年独活种植面积达10万亩（图1-4-91）。

（2）泾川县　在中华人民共和国成立初期，泾川县与平凉市崆峒区先后发展百合、山药种植，20世纪50年代种植面积分别达到千亩，曾一度成为本省山药、百合主产区，后生产不稳定，种植萎缩。引种试种党参、黄芩、柴胡、山茱萸、地黄、当归、怀牛膝、杜仲、紫苏、牛蒡子、板蓝根等20余种。1989年泾川、灵台、崇信试种山楂25万余株，面积达4千亩，成为甘肃的山楂生产基地（图1-4-92），形成苦杏仁、山楂、款冬花、板蓝根、柴胡等主要商品。

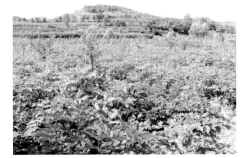

图1-4-91　独活基地（华亭）

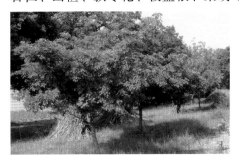

图1-4-92　山楂基地（泾川）

（3）庄浪县　先后引种试种有川芎、木香、白芷、牡丹皮、板蓝根、大青叶、牛蒡子、党参、黄芪、地黄、大黄、川芍药、独活、红芪、防风、丹参、半夏等品种，近年引进驯化栽培了贝母、秦艽、款冬花、羌活、柴胡等经济价值较高的品种。目前以党参、柴胡、黄芩、大黄、款冬花、板蓝根等为主要商品，所产的"关山大黄"成为药材市场上的抢

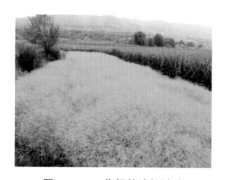

图1-4-93　柴胡基地(崆峒)

手货。

（4）灵台县　过去流传"要种药材没经验，组织生产太麻烦，灵台种药无习惯，有种无收要赔钱"的顺口溜。1965年全县仅种16亩，后来立足本地发展药材，1977年引种试种药材33种，种植面积达3166亩，经反复调查试验，适宜发展酸枣、款冬花、牛蒡子、地黄、大黄、板蓝根、秦艽、黄芩、防风、柴胡（图1-4-93）、薏苡仁、玄参、薄荷、牛膝、菊花等品种；结合植树造林曾发展了黄柏、杜仲、山茱萸、连翘等品种。

（5）崆峒区　1958年引种生地、牛膝等获得成功。1959年种植药材1541亩，其中大黄1336亩，其余为党参、川芎、当归。1968年引种宁夏枸杞。1979年引种伊贝母、元胡、天麻等亦获成功，后引入山茱萸、木瓜、山楂等。近年野生变家种的款冬花、蒲公英、柴胡等，引种的山药（图1-4-94）板蓝根、独活、知母、大黄等形成商品。

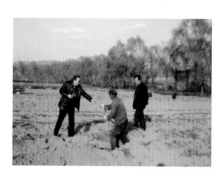

图1-4-94　采挖山药(崆峒)

（6）静宁县　近年积极推广黄芪、党参、甘草、板蓝根等药材的人工种植。

（7）崇信县　着重发展牡丹产业链，油用牡丹作为全县"五大产业"，2018年种植2.53万亩。近年引进柴胡、苦参、款冬花、连翘、独活、黄芩，试种白芷、白芍、地黄、山茱萸等品种；2018年白芷种植面积近300亩，其余规模更小。崇信还尝试发展新产业，铁皮石斛试种成功。见表1-4-10。

表1-4-10　2016年平凉中药材种植面积、产量　　　　　　　　　单位：万亩、吨

地区	中药材面积	中药材产量	当归面积	当归产量	党参面积	党参产量	其他面积	其他产量
崆峒区	1.07	4291.00			0.07	247.30	1.00	4043.70
泾川县	0.21	266.00			0.02	32.00	0.19	234.00
灵台县	2.00	4854.00					2.00	4854.00
崇信县	1.00	2555.30	0.05	130.00	0.03	58.00	0.92	2367.30
华亭县	7.10	26121.38			0.05	104.00	7.05	26017.38

4.天水市

建成包括林区中药材基地的十大特色基地。

（1）清水县　1963年引种四川黄连。1974年从河南引种怀牛膝成功后，推广种植，年产量达1.5万kg，被省医药总公司指定为全省怀牛膝生产基地。全县形成了半夏、柴胡、党参、甘草、黄芩、大黄、黄芪、红芪、怀牛膝、地黄、紫苏、连翘、板蓝根、杜仲、牛蒡

子、红花等15余种特色药材种植，半夏等前5种为主要商品生产。2015年全县种植中药材5.5万亩，其中党参、黄芩、柴胡等中药材3.4万亩,半夏2.1万亩（图1-4-95），清水县加大区域品牌建设，推动半夏、连翘产业快速发展，形成特色产业，半夏主推小拱棚种植技术；尚引种试种金银花、当归、芍药、枸杞子、薄荷、金丝皇菊等品种；2019年试种的160亩金丝皇菊花盛开（图1-4-96）

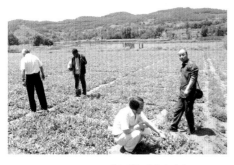

图1-4-95　半夏基地（清水）

（2）甘谷县　1970年引种伊犁贝母，质量较次。后陆续引种地黄、红芪、桔梗、当归、丹参、土贝母、银柴胡、牛蒡子等20多个。甘谷种植白条党历史较久，约占本县种植药材的70%以上，此外，黄芪、款冬花、板蓝根、红芪、柴胡、甘草等形成商品生产。2019年全县中药材种植面积达8.8万亩，产量1.51万吨，产值5.8亿元。

（3）张家川县　历史上种植大黄、黄芪、川芎、杜仲、牛膝、芍药、红花等10余种。近年精心规划，大力发展中药材种植，引种或试种党参、柴胡、黄芪、大黄、黄芩、板蓝根、独活（图1-4-97）、半夏、甘草、当归、百合、天麻、女贞子等13个品种，其中，党参、柴胡等前7个品种形成规模化生产。

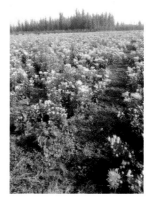

图1-4-96　金丝皇菊（清水）

（3）秦安县　近年加大产业结构调整力度，积极开展人工药材种植。引种试种党参、柴胡、板蓝根、款冬花、黄芪、地黄、金银花、防风等品种，其中，花椒（图1-4-98）、党参、柴胡等形成商品生产。

（4）秦州区　加快推动中药材产业，在发展党参、黄芩、黄芪、半夏、款冬花等原有品种的基础上，紧跟市场需求，打造白及基地、秦岭镇万亩连翘基地建设。全区现有党参、柴胡、杜仲、甘草、半夏、款冬花、板蓝根、黄芪、红芪、黄芩、苍术、防风、牛膝、紫菀、杜仲、蒲公英等20余种人工药材。2018年种植面积达9万亩，总产量达1.9万吨，总产值达到4.5亿元。

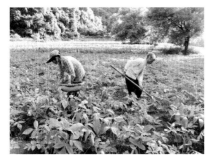

图1-4-97　独活基地（沈维民）

2018年秦岭镇12个村种植连翘共计2.6万余亩，连翘产业带来的效益日益凸现（图1-4-99）。

（6）麦积区　1956年北道引种陕西生地。1965年从新疆引种贝母，均能正常生长。现有柴胡、党参、桔梗、黄芪、红芪、板蓝根、杜仲、半夏、银柴胡、天麻等人工种植药材，形成了一定商品生产能力。

（7）武山县　是除定西之外历史上较早引种当归的地方。目前种植的当归、党参、柴胡（图1-4-100）、黄芪、牛蒡子等为商品主要来源，近年把中药材产业作为脱贫攻坚的重要举措，试种羌活、防风、金银花、

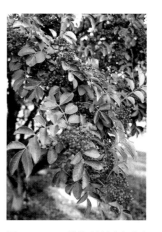

图1-4-98　花椒基地（秦安）

连翘、大黄、款冬花、黄芩等品种，形成了示范基地，逐步推广。见表1-4-11。

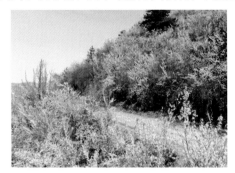

图1-4-99　连翘基地(张文都)

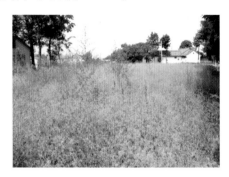

图1-4-100　柴胡基地(武山)

表1-4-11　2016年天水中药材种植面积、产量　　　　　　　　单位:万亩、吨

地区	中药材面积	中药材产量	当归面积	当归产量	党参面积	党参产量	其他面积	其他产量
秦州区	5.56	8455.50			0.25	683.00	5.31	7772.50
麦积区	1.21	3518.00	0.03	62.00	0.20	973.00	0.98	2483.00
清水县	2.85	10209.17	0.30	1416.50	0.03	121.20	2.51	8671.47
秦安县	1.52	2451.00	0.02	45.00	0.69	1148.00	0.81	1258.00
甘谷县	5.68	8521.60			4.31	5787.70	1.38	2733.90
武山县	3.31	11341.62	0.72	2351.60	0.80	2948.30	1.79	6041.72
张家川县	0.39	1184.04					0.39	1184.04

5.庆阳市

形成白瓜子、烤烟、瓜菜、小杂粮、中药材等区域特色产品格局。

（1）正宁县　1958年从河南引进生地种植，经过几年的发展，1968年产量达到26万公斤最高纪录，由于生产过剩，产品积压，甚至无人收购，造成较大的损失；现仍然是甘肃地黄的主要产地。通过家种栽培，本县需要的黄芪、牛蒡子、生地、附子、大黄（70年代误种的河套大黄，现商品有称为水大黄）、小茴香等品种由过去的调入变为调出。后将黄芪、附子、大黄、生地、牛蒡子列为重点家种药材，在全县因地制宜，合理安排生产。2002年种植荏子（紫苏子）

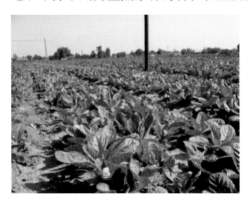

图1-4-101　地黄基地(正宁)

1.2万亩，主要做为油料植物。据笔者1995年调查，全县家种药材品种达75种，可提供商品的除上述药材外，还有甘草、水大黄、柴胡、桔梗、板蓝根、川乌、土贝母、丹参（正品）、白芷、白芍、川芎、红花、山楂等35种左右。近年来，种植规模大的药材有柴胡、丹参、生地（图1-4-101）、党参、黄芩、黄芪、秦艽、防风、黄芩、牛蒡子、独活等10余种，也试种当归。正宁及周边县种植大黄，实际为河套大黄 *Rheum hotaoense* C. Y. Cheng et Kao。正宁县作为油

料作物的"荏子"种植规模较大,近年外商常以"紫苏子"收购。

（2）庆城县　1957年从河南引进生地,1964年种植面积达万亩,生产超出市场需求,药材滞销,后种植面积锐减,1986年保留在1200亩左右。1965年庆阳地区蒲河造林场购进10万余根宁夏枸杞,分配给下属药场栽培,后因机构多变等原因使园地荒废;到1985年庆阳地区（庆城县、环县和镇原）枸杞栽培面积133公顷,年产鲜果18万公斤（含野生）。现主要种植柴胡、黄芪、板蓝

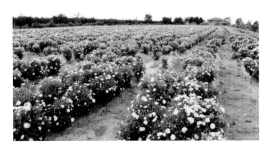

图1-4-102　庆城菊花基地(李锦)

根、丹参、牛蒡子、地黄、黄芩、党参、甘草、金银花、连翘等10余种,以前五种产量较大。近年进一步调整种植结构,引进试种白芍、菊花（图1-4-102）、金银花、蒲公英等品种,形成生产能力。2018年种植面积达到4万亩。

（3）镇原县　早期引种试种黄芪（图1-4-103）、党参、牛蒡子、薄荷、板蓝根、麻黄、艾叶、马蔺子、地黄、红花、土贝母、小茴香、紫苏等30种,近年试种银柴胡（误种）、葛根等品种。镇原不断加大中药材产业的培育,柴胡、党参、黄芪、黄芩、丹参、独活、地黄等成为主要商品。镇原县是我国杏产品的基地之一,2002

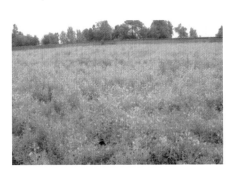

图1-4-103　黄芪基地(镇原)

年杏果产量达2000万公斤,是甘肃苦杏仁的主要产区之一。2018年种植面积达到8万亩。

（4）合水县　引种试种党参、黄芪、麻黄、甘草、板蓝根、丹参（图1-4-104）、柴胡、知母、地黄、伊贝母、远志、地肤子、木香、杜仲、山茱萸、水大黄等20余种。荏子（紫苏）作物油料作物种植,少有药用。黄芪、甘草、党参、秦艽、板蓝根、柴胡、桃仁、牛蒡子等提供商品药材。2018年在200亩矮化密植果园里,套种蒲公英。

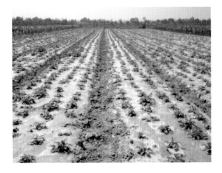

图1-4-104　丹参基地(合水)

（5）华池县　早期家种药材主要有杜仲、大黄、黄柏、山楂、板蓝根、大青叶等少数品种。近年,将中药材作为特色优势产业来培育,引进试种黄芩、王不留行、丹参、当归、黄芪、独活、金银花、桔梗、天麻等50余个品种,适宜种植的有20余种,而党参、板蓝根、甘草、黄芪、牛蒡子（图1-4-105）、柴胡、黄芩、防风、金银花、红花、金丝皇菊等成为主要商品。1990年华池林业部门进行培植牛黄研究,每头牛产黄7～20 g（干品）。

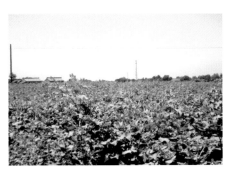

图1-4-105　牛蒡子基地(花池)

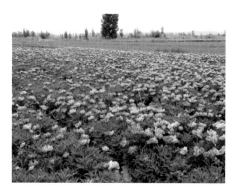

图1-4-106 芍药基地(宁县)

（6）宁县 早期家种药材较多，不少是特色品种，有党参、知母、牛蒡子、生地、大黄、黄芩、丹参、薄荷、柴胡、土贝母、白芥子、瓜蒌、红花、薏苡仁、紫苏、杜仲、黄芪等品种。1995年宁县开展水土保持综合治理，首次种植甘草1040亩，经过3年努力至1997年已在全县13个乡镇29个林地建立了1.3万亩甘草。近年，大力发展中药材种植业，主要种植黄芪、黄芩、丹参、板蓝根、牛蒡子、柴胡、金银花、芍药（图1-4-106）、苦参、秦艽、防风等14个品种。已办起多家梅花鹿养殖场。2018年种植面积7.1万亩。

（7）西峰区 原庆阳地区医药公司在我省最早开展柴胡人工种植，从1984年开始人工栽培柴胡科学研究，1987年获得成功，产量3.5吨，运销省外，为发展资源开辟了新的途径。公司原有中药材种植园，引进试种品种有白芍、牡丹皮、板蓝根、荆芥、紫苏、知母、地黄、党参、附子、红花、黄柏、杜仲、桔梗、丹参、大黄、杏仁、牛子、秦艽、山楂、山茱萸、槐米、远志、连翘、赤芍、甘草、防风、苦参、益母草、柴胡、土贝母、艾叶、花椒、牵牛子、小茴香、白术、白芷、半夏、瓜蒌等54个品种。近年建立多处梅花鹿养殖场。现种植柴胡、黄芩、党参、黄芪等药材0.65万亩，芍药、油牡丹、玫瑰花等花卉0.35万亩，形成商品生产。

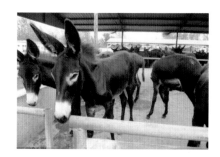

图1-4-107 庆阳驴养殖基地(西峰)

庆阳的养驴业历史悠久，2010年"庆阳驴"获农业部农产品地理标志登记保护（图1-4-107），2010年庆阳驴存栏2.55万头，年出栏0.6万头。见表1-4-12。

表1-4-12 2016年庆阳中药材种植面积、产量 单位:万亩、吨

地区	中药材面积	中药材产量	当归面积	当归产量	党参面积	党参产量	其他面积	其他产量
西峰区	0.85	2694.00					0.85	2694.00
庆城县	2.72	8756.95	0.005	20.00	0.02	15.30	2.70	8721.65
环县	0.77	5497.50	0.03	350.00			0.73	5147.50
华池县	2.00	5800.00	0.06	193.60	0.02	35.00	1.92	5571.40
合水县	0.28	1795.09	0.02	94.50	0.01	24.00	0.25	1676.59
正宁县	5.16	47219.00			0.57	1226.00	4.59	45993.00
宁县	5.48	27569.05	0.06	86.00	0.37	533.00	5.05	26950.05
镇原县	1.95	8036.00	0.32	1182.00	0.31	1110.00	1.33	5744.00

6.兰州市

持续推动兰州百合、苦水玫瑰、中药材等富民产业基地化建设。

（1）城关区等　久负盛名的兰州百合在清代宣统年间从陕西引入西果园乡，1975年兰州市种植613亩，1988年种植面积扩大到14700.7亩，产量达335.96万 kg，七里河区为主产区（图1-4-108），现发展到皋兰、榆中等地。

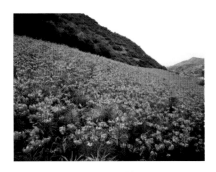

图1-4-108　兰州百合基地（七里河区）

1982年兰州市农科所从辽宁引进山楂，在红古区、榆中等地家种；1984年又从河南引进山楂在兰州栽培。兰州市七里河区、西固区有家种党参，商品量很少。红古区沿黄河两岸大枣成片生长。另外，自1978年来原兰州医学院药学系先后从云南、广西等地引种槟榔、龙血树、砂仁、益智、山姜、鸡蛋花、刺葵等57种药用植物试种。近年西固区试种盘叶金银花、川贝母、当归、党参、黄芪、羌活和大黄；红古区试种红花、党参等药材。

紫斑牡丹是中国特有的珍贵花卉种质资源。为芍药科紫斑牡丹 Paeonia rockii（S. G. Haw et L. A.Lauener）T . Hong et J . J . Li。历史上根皮供药用。兰州、临夏等地广为栽培，甘肃先后培育1000多个紫斑牡丹新品种，其中530个品种获得国家专利和国际PCT、美国专利认证（图1-4-109）。

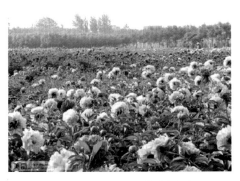

图1-4-109　紫斑牡丹基地（城关区）

（2）永登县　自20世纪60年代从黑龙江引入人参在连城试种，又从张家川县引入大黄，从四川引入川芎试种，皆能成功，后因受到市场价格的冲击等原因而停业。早年引种红花、党参、黄芪等少数品种，近年引种试种黄芪、党参、柴胡、板蓝根、牛蒡子、兰州百合、枸杞子、款冬花、红芪、丹参、羌活、当归、大黄（实为华北大黄）、独活、白术、薄荷和紫菀等品种，黄芪等前6种形成主要商品。"苦水玫瑰"是我国油用玫瑰的主产区之一，也是我国四大玫瑰品系之一，目前在永登县及兰州新区在内的13个乡镇120余个行政村栽培，近年也发展到西固区河口等乡镇（图1-4-110）。2006年中日友好幸福沙棘林种植示范基地在永登县开建，这是一项改善当地生态环境，为贫

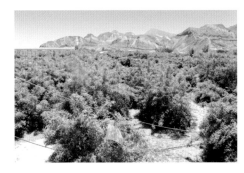

图1-4-110　苦水玫瑰基地（永登）

困家庭增加收入的公益性建设项目（图1-4-111）。2017年永登县种植的兰州百合荣获国家有机认证。

（3）榆中县　历史上当归、党参是其传统的家种药材。20世纪80年代曾引进伊贝母。近年北山地区加快农业结构调整，成为榆中县主要中药材种植基地，引种试种柴胡、黄芩、板蓝根、甘草、黄芪、红芪、百合、银柴胡、地黄、黑果枸杞等常用中药材，当归等前9种

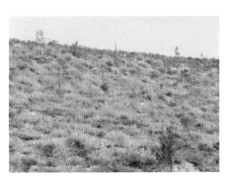

图1-4-111　人工沙棘林（永登）

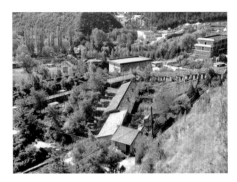

图1-4-112 马麝养殖基地外景(榆中)

形成商品生产。90年代兰州肝病研究所也从云南引进大戟科植物进苦味叶下珠 *Phyllanthus niruri* L.在兰州试种成功,用于叶下治疗病毒性肝炎方面的研究。2014年种植面积14.1万亩,总产值达2.16亿元。中药材列为该县区域经济发展的特色产业,进一步加大种植规模。榆中县马麝人工繁育基地有近2000头(图1-4-112)。

(4)皋兰县 早年引种试种当归、大黄、党参、地黄、枸杞、火麻仁等品种,商品量较少。见表1-4-13。

表1-4-13 2016年兰州中药材种植面积、产量　　　　　　单位:万亩、吨

地区	中药材面积	中药材产量	当归面积	当归产量	党参面积	党参产量	其他面积	其他产量
城关区								
七里河区	0.19	415.50	0.04	149.00	0.07	93.60	0.08	172.90
西固区	0.04	100.00					0.04	100.00
安宁区								
红古区								
永登县	3.06	10200.00			0.09	172.00	2.97	10028.00
皋兰县								
榆中县	17.68	23513.84	0.04	41.50	0.77	1143.47	16.87	22328.87
兰州新区	0.25	1819.50	0.03	245.00			0.22	1574.50

7.临夏州

形成以马铃薯、油菜、中药材、豆类、肉牛羊为主导的龙头产业集群。

(1)临夏市 1955年引进当归,1959年引进党参,由于技术落后,管理不当,收效甚微。从1972—1979年临夏州先后引种试种30余种药材,引进成功者有陕西杜仲、宁夏枸杞、新疆贝母、木瓜、桔梗、云木香、白芷、川芎、板蓝根、荆芥、紫苏、连翘、地黄、牡丹、天麻等;而北沙参、银柴胡、草决明、太子参、川楝子、茯苓等未成功;此外,如黄连、山茱萸、人参、厚朴、牛膝、麦冬、元胡、苍术、白术等均能正常生长发育,有待进一步培育。野生驯化的有大黄、党参、牛蒡子、黄芪、羌活、款冬花等。由于生产技术落后,生长周期较长,加之主产区药源充足,如天麻、大黄、杜仲、牡丹皮、白芍、生地、纹党、枸杞及养鹿等先后停止生产。

临夏州尤其以紫斑牡丹誉满全国,2015年全州牡丹种植面积达8781亩,其中规模种植面积达4781亩,庭院栽植牡丹4000亩;建立观光型种植基地20个,拥有200余个品种(图1-4-113)。

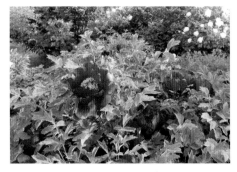

图1-4-113 紫斑牡丹花卉(付光毅)

（2）康乐县　1966年试种当归、地黄，取得较好效益。1973年试种黄芪、大黄、云木香、杜仲、山茱萸、厚朴等。1976年引进人参、黄连、杜仲、天麻、党参等。1983年甘肃省确定康乐县为"党参生产基地县"，要求每年种植不少于900亩，收购量9万公斤。1977年分别从新疆购进马鹿、从四川调进梅花鹿饲养，后屠宰，收购鹿茸、鹿胎、鹿筋等药材。目前，人工种植药材有十余种，其中以当归、白

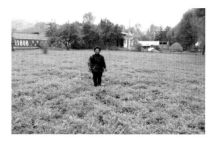

图1-4-114　种植小防风(康乐)

条党参、柴胡、款冬花、黄芪、防风（小防风）（图1-4-114）等为主流商品。2018年全县种植中药材7.1万亩，其中当归面积达到3万多亩。

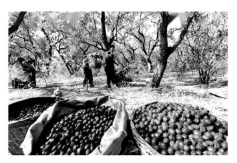

图1-4-115　采收大枣(永靖)

（3）永靖县　1975年种植宁夏枸杞、杜仲，由于枸杞资源充足，影响后来发展并停业生产种植。大力推进兰州百合、花椒、枣和大接杏基地建设。近年，推广黄芪、柴胡、丹参、防风、黄芩、板蓝根、贝母、天麻等大宗药材的引种栽培；现以黄芪（图1-4-115）、柴胡为主要商品药材。

（4）和政县　1969年引种新疆贝母，获得成功，当年收入近万元。1973年分别从新疆、四川购进马鹿、梅花鹿饲养，后因管理问题，多数鹿死亡。1975年试种款冬花、土贝母均获成功。近年以当归（图1-4-116）、党参、黄芪、柴胡、款冬花、黄芩、甘草等为主要商品来源。2018年种植面积达1万亩。

（5）积石山县　在2000年试种兰州百合成功后，作为重点种植品种推广，取得了明显的经济效益。目前主要家种党参、当归、黄芪、柴胡、甘草等药材。据悉，曾经试种西洋参、红芪、银柴胡等品种。2016年当地建起梅花鹿、马鹿和林麝养殖基地。

（6）广河县　自1968年试种当归、党参，先后引进川芎、附子、地黄、板蓝根、土贝母、红花等品种。近年种植党参、黄芪、藏木香等品种。

（7）临夏县　近年在全县推进中药材种植产业，重点发展当归、党参、柴胡（图1-4-117）等商品药材。近年建立多处梅花鹿养殖基地。见表1-4-14。

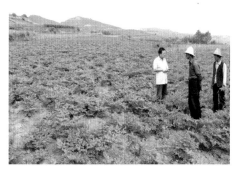

图1-4-116　当归基地(和政)

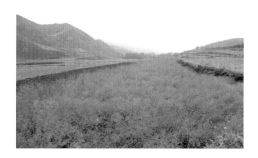

图1-4-117　柴胡基地(临夏县)

表1-4-14　2016年临夏州中药材种植面积、产量　　　　　　　　　单位：万亩、吨

地区	中药材面积	中药材产量	当归面积	当归产量	党参面积	党参产量	其他面积	其他产量
临夏市	0.01	133.00	0.01	133.00				
临夏县	0.61	2658.10	0.47	2055.84	0.01	28.00	0.14	574.26
康乐县	3.84	18075.06	2.41	11828.41	0.23	1023.50	1.20	5223.15
永靖县	0.63	3683.00			0.03	154.00	0.61	3529.00
广河县	0.18	602.70	0.05	113.10	0.07	107.80	0.07	381.80
和政县	1.70	7754.40	1.14	4999.30	0.14	776.00	0.42	1979.10
东乡县	0.03	173.00	0.03	173.00				
积石山县	0.56	1181.00	0.06	61.00	0.03	20.00	0.47	1100.00

8.武威市

做优做强畜禽、蔬菜、马铃薯、中药材、藜麦、优质饲草等特色优势产业。

（1）民勤县　中华人民共和国成立初期就开展了枸杞优良品种的引种栽培。1985年引种试种射干、知母、桔梗、伊贝母、黄芩、羌活、沙参、连翘、锦灯笼等品种。近年民勤狠抓特色优势产业，据报道，2017年示范推广梭梭接种肉苁蓉6万亩，人工种植肉苁蓉成为商品的主要来源。2016年枸杞子栽植面积达10.66万亩。形成甘草、肉苁蓉（图1-4-118）、枸杞子、小茴香、芥子（黄芥子）、孜然、麻黄

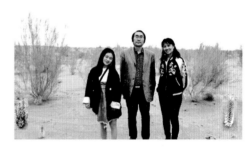

图1-4-118　肉苁蓉基地（民勤）

等为主的特色沙生药材。民勤甘草（乌拉尔甘草）获国家地理标志产品认证，2008年共种植甘草3.37万亩，近年引种试种胀果甘草、光果甘草。1972年引种小茴香，2007年种植面积3万亩，为该县的特色种植业，成为全国小茴香的主产地之一。近年种植小面积的黑果枸杞。

（2）凉州区

1984年原武威医药分公司开始人工种植甘草、射干等家种试验。在甘草栽

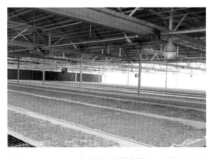

图1-4-119　晾晒金银花（蓉宝生物公司）

培技术、病虫害防治等关键技术方面取得了突破，推广后产生明显经济效益，研究成果获1990年度甘肃省科技进步二等奖。先后种植甘草、黄芪、半夏、防风、红柴胡、银柴胡、当归、肉苁蓉、枸杞子、金银花（图1-4-119）等品种，形成商品生产。2014年种植面积达8.22万亩，总产量达到7.2万吨。

（3）古浪县　早年引种试种药材有党参、当归、红花、牛蒡子、葫芦巴、白术、白芍、大黄、地黄、板蓝

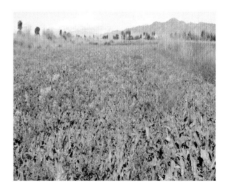

图1-4-120　板蓝根基地（古浪）

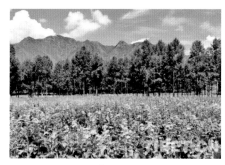

图1-4-121 藏木香基地(郑金花)

根、牛膝、王不留行、白芷、枸杞子、甘草、紫苏、小茴香等20余种，现以黄芪、板蓝根（图1-4-120）、枸杞子、红花、甘草、麻黄、当归、小茴香等为主要商品，黑果枸杞也已引种成功。2018年试种蒲公英100亩，主要用于采挖根。

近年开展了蝎子、土鳖虫等特种养殖，后者形成产业化生产。

（4）天祝县 为了满足藏药材的市场需求，先后驯化引种了藏木香（图1-4-121）、翼首草、迷果芹、唐古特大黄、蜀葵、铁棒锤、秦艽等藏药材，通过大面积推广，取得显著经济效益。2015年政府扶持发展大黄、当归、羌活、党参、黄芪、独活、百合、柴胡、乌药（羌胡）、板蓝根等品种1万亩的种植基地。见表1-4-15。

表1-4-15 2016年武威市中药材种植面积、产量 单位：万亩、吨

地区	中药材面积	中药材产量	当归面积	当归产量	党参面积	党参产量	其他面积	其他产量
凉州区	3.50	22010.95	0.24	1063.75	0.57	1979.25	2.69	18967.95
民勤县	11.69	23036.11					11.69	23036.11
古浪县	4.98	18778.20	0.09	116.90	0.07	242.70	4.82	18418.60
天祝县	1.82	6227.00	0.42	1461.30	0.04	224.40	1.36	4541.30

9.酒泉市

以聚力培育壮大高效蔬菜、现代制种、优质林果、特色中药材等产业振兴为重点，突出现代农业产业格局。

（1）金塔县 1973年引种试种麻黄、甘草、紫苏、艾叶、枸杞子、薄荷、荆芥、板蓝根、红花、菊花等20余种。金塔甘草闻名遐迩，也是重点发展的家种药材之一，2013年种植面积1万亩。孜然在金塔也有较大种植面积。2019年形成甘草、肉苁蓉、枸杞子、板蓝根、黄

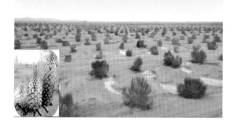

图1-4-122 肉苁蓉基地(金塔)

芪、甘草、防风、黑果枸杞等商品药材；全县发展中药材10.65万亩，年产量3.1万吨，产值8.8亿元。近年发展人工梭梭林23万亩，接种肉苁蓉3万亩（图1-4-122）。

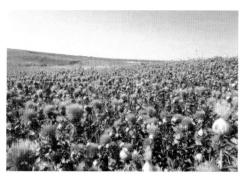

图1-4-123 红花种植基地(玉门)

（2）玉门市 孜然成为全国仅次于新疆的第二大优质生产基地。小茴香种植面积仅次于民勤，1997年产量达55.6万公斤。玉门是省内红花的主产区，常年种植面积1万亩，年产30万kg（图1-4-123）。近年红枸杞、黑果枸杞形成种植规模，红枸杞1.21万亩，年产量2万吨，是甘肃枸杞子主产区之一；黑果枸杞0.2万亩。

（3）肃州区 原酒泉医药公司、农林部门先后引

种试种甘草、土木香、紫苏、荆芥、藿香、益母草、伊贝母、知母、射干、川乌、半夏、山楂、何首乌、赤芍、牡丹、红芪、黄芪、黄芩、连翘、枸杞子、仙女草等品种。近年以甘草、红花、孜然、枸杞子、牛蒡子、苦杏仁为主要商品。2011年孜然种植面积1.53万亩，产量274.7万公斤。

（4）瓜州县　近年大力发展以枸杞子（图1-4-124）、甘草、红花、肉苁蓉、黑果枸杞（图1-4-125）等药材为主的富民产业。2014年种植面积达20万亩，目前枸杞子年产量约2万吨，是甘肃枸杞子主产区之一，近年种植黑果枸杞。2018年酒泉市（金塔、瓜州和玉门）发展种植黑果枸杞（*Lycium ruthenicum* Murr）基地，种植面积已达2万亩。

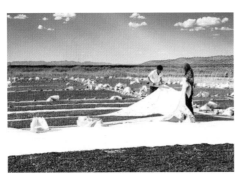

图1-4-124　晒晒枸杞子(柴荣)

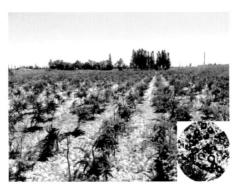

图1-4-125　黑果枸杞植基地(瓜州)

（5）敦煌市　1978年从陇南引进杜仲，生长良好。20世纪70年代从北京引进欧洲菘蓝试种，后亦试种杭白芷。近年主要种植甘草、红花、枸杞子等少数品种；而作为药用的大枣、葡萄、李广杏资源比较丰富。见表1-4-16。

表1-4-16　2016年酒泉市中药材种植面积、产量　　　　　　　　　单位：万亩、吨

地区	中药材面积	中药材产量	当归面积	当归产量	党参面积	党参产量	其他面积	其他产量
肃州区	0.22	641.75					0.22	641.75
金塔县	1.50	19628.00					1.50	19628.00
瓜州县	22.30	105545.64					22.03	105545.64
肃北县								
阿克塞县	0.03	222.50					0.03	222.50
玉门市	12.70	12030.00					12.70	12030.00
敦煌市	1.65	603.03					1.65	603.03
肃州区	0.22	641.75					0.22	641.75

10.白银市

因地制宜高质量发展牛、羊、蔬、果、薯、药、黑毛驴、小杂粮等8大特色产业。

（1）靖远县　20世纪70年代引种大黄（实际为河套大黄）。90年代初期，靖远有农户种植枸杞，几年就取得良好的效益，随之大面积种植。2006年靖远枸杞逐步形成规模种植，成为仅次于宁夏的国内最大产区地。据报道，2018年靖远14个乡镇种植枸杞子，面积已达26.6万亩，

年产干果5570万kg，成为甘肃种植枸杞子第一大
县。2012年靖远枸杞荣获"国家地理标志保护产
品"称号。2015年，靖远枸杞入选中国品牌价值
榜，品牌价值达13.8亿元。2018年获得了"2018
年中国品牌价值评价信息"区域品牌（地理标志
产品）100名，是唯一入围百强的枸杞区域品牌。
近年为了壮大县域经济，重点发展甘草、板蓝根、
红花、柴胡、党参、黄芪等药材产业。近年试种
金丝皇菊等品种。近年来，靖远大力发展肉苁蓉
产业，形成商品主产区（图1-4-126）。

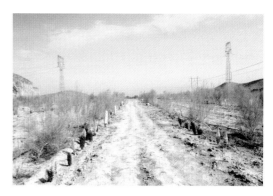

图1-4-126　人工种植肉苁蓉（贾存勤）

　　（2）平川区　白银市先后试种山药、杜仲、山茱萸、甘草、枸杞、地黄、板蓝根、党参、
小茴香、山楂、土贝母、牛蒡子、荆芥、赤芍、杏仁、红花等品种。1997年小茴香产量达17.87
万公斤。现形成党参、甘草、黄芪、板蓝根、柴胡、金银花、防风等商品药材。

　　（3）景泰县

20世纪90年代后期景泰县发展枸杞子特色种植
业。2017年景泰县枸杞的种植面积达9.4万亩，挂果
面积4.8万亩，年产量近1300万kg。2019年景泰4500
亩的绿色有机枸杞取得欧盟BCS认证，发展高端枸杞
子产品，主销国外。近年甘草取得长足发展，现有种
植面积4万多亩，已成为甘肃的主产区（图1-4-
127）。近年种植黑果枸杞。

　　（4）会宁县　历史上就有种植党参的传统习惯。

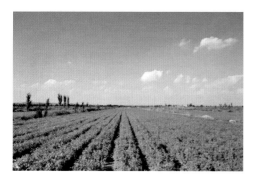

图1-4-127　万亩甘草基地（张世雄）

近年扶持中药材种植产业，推进扶贫力度，推广党参、黄芪、红花、牛蒡子等药材种植规模。
见表1-4-17。

表1-4-17　2016年白银市中药材种植面积、产量　　　　　　　　　　　　单位：万亩、吨

地区	中药材面积	中药材产量	当归面积	当归产量	党参面积	党参产量	其他面积	其他产量
白银区								
平川区	0.72	1177.10					0.72	1177.10
靖远县	10.50	16691.00	0.06	98.00	0.31	222.00	10.14	16371.00
会宁县	2.17	4014.67			0.59	1098.68	1.58	2924.99
景泰县	4.62	16225.39					4.62	16225.39

　　11.张掖市

做优做精制种、蔬菜、中药材、食用菌、特色小杂粮、优质林果和花卉区域特色产业。

　　（1）民乐县　90年代开始种植板蓝根，近十年以来中药材产业呈现出强劲的发展势头。

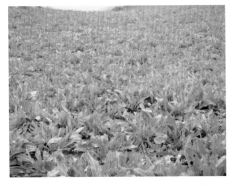

图1-4-128 万亩板蓝根基地(民乐)

2001年主要有甘草、板蓝根等药材，种植面积为2.8万亩，2002年种植面积达到16.3万亩，种植甘草、红花、板蓝根（图1-4-128）、大黄、丹参、黄芩等25种之多。2018年种植面积达30.4万亩，其中板蓝根种植面积达11万亩，建成2万亩标准化种植基地1个、千亩以上种植基地12个、连片500亩中药材基地84个。民乐荣获"中国板蓝根之乡"称号，商品以板蓝根、黄芪、柴胡、党参、甘草、大黄、红花、当归、羌活等为主，近年引种试种白鲜皮、赤芍、独活等品种。民乐县先后引种试种的中药材已有50余种。

（2）高台县 20世纪80年代后期引种枸杞、孜然，野生驯化甘草。90年代后期，引种试种板蓝根、黄芪、红芪、红花等10余种药材。目前，以甘草、孜然、黄芪、板蓝根等为主要商品药材。近年在梭梭林接种肉苁蓉，发展新资源。

（3）甘州区 1968年张掖引进枸杞，1983年引进生地、桔梗种植，1984年又从辽宁引进山楂发展。2016年新建温室大棚里试种的2万棵灵芝。2017年从外地引进白芷、白术、知母、红花、白芍等新品种，而白芷已有了商品。近年以甘草（图1-4-129）、板

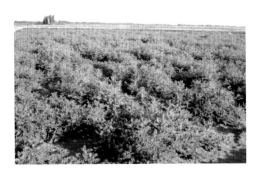

图1-4-129 甘草基地(杜弢)

蓝根、黄芪、党参、苦豆子等为主要商品药材。2015年曾经养殖蚯蚓取得成功。

（4）山丹县 先后引种试种黄芪、甘草、枸杞子、板蓝根、红花、防风、黄芩、王不留行、益母草等药材，基本形成商品。2018年种植面积3.6万亩，以黄芪、甘草、板蓝根为主。黄参是山丹等地民间特色药，后发掘形成商品，为伞形科植物迷果芹 Sphallerocarpua gracilis（Bess.）K.-Pol.的根，在中药和藏药领域都有应用，20世纪90年代后期山丹等地进行野生驯化。

（5）临泽县 2010年以来大力调整产业结构，积极开展中药材的引种试种工作，先后种植肉苁蓉、板蓝根、甘草、柴胡、黄芪、枸杞子、红花、孜然、当归、荆芥、白芍、款冬花、蒲公英、紫苏、甜叶菊等品种，现肉苁蓉等前8种形成主要商品，其他小规模的示范种植。2018年种植面积1.05万亩。临泽小枣自古以来享有盛名，被评为"甘肃省优质农产品""全国名、优、特、新产品博览会银奖"，1995年被原贸易部评为"中华老字号"产品。2008年获国家地理标志产品保护。现种植面积13万亩，年产量3万吨，大枣产业初步形成（图1-4-130）。

（6）肃南县 50年代肃南就有了驯养鹿，近年加大鹿产业的研究与开发力度，已对茸、血、肾、骨、角充分利用，开发珍贵药材和滋补品。据报道，2018年全县存栏肃南马鹿8000头，出栏2000头，鹿肉300吨，鹿茸产量12

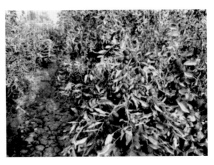

图1-4-130 大枣种植基地(临泽)

吨，鹿血产量50吨。2014年"肃南马鹿鹿茸"获农业部农产品地理标志（图1-4-131）。亦发展黄芪、甘草、益母草等药材种植。见表1-4-18。

表1-4-18　2016年张掖市中药材种植面积、产量　　　　　　　　　　　　单位：万亩、吨

地区	中药材面积	中药材产量	当归面积	当归产量	党参面积	党参产量	其他面积	其他产量
甘州区	2.10	9031.00					2.10	9031.00
肃南县	0.34	3447.00	0.01	22.50			0.34	3424.50
民乐县	16.39	41714.00	0.16	345.00			16.23	41369.00
临泽县	2.24	10048.00					2.24	10048.00
高台县	0.41	2524.00	0.12	153			0.29	2371.00
山丹县	2.07	9971.00					2.07	9971.00

12.甘南州

大力发展青稞、油料、豆类、藏药材、反季蔬菜、优质牧草优势产业等特色产品。2017年全州中药材种植面积28.45万亩，占农作物种植面积的25.13%。

（1）舟曲县　在甘南州最早开展中药材种植，1986年舟曲用款冬花根茎插杆成功，在当地发展较好。2012年以来引种试种当归、黄芪、纹党、大黄、红芪、半夏、板蓝根、天麻、款冬花、柴胡、赤芍、麦冬、羌活、前胡、三七、金银花、川贝母等

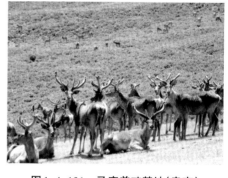

图1-4-131　马鹿养殖基地(肃南)

品种，现以黄芪、板蓝根、柴胡、纹党、大黄（图1-4-132）为主要商品，纹党发展到6个乡镇15个行政村。

（2）卓尼县　近年引种试种当归、唐古特大黄、柴胡、黄芪、党参、藏木香、桃儿七、羌活、款冬花、秦艽、翼首草、红景天、独一味、川贝母、丹参、红芪等16种。2014年种植面积6.5万亩，

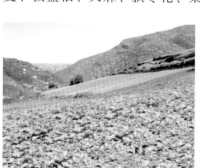

图1-4-132　唐古特大黄基地(舟曲)

其中当归、柴胡和黄芪占88.9%，现以当归、大黄等前6种为主要商品来源。

（3）其他县　主要种植大黄、当归、党参、黄芪、羌活等药材（图1-4-133）。甘南百草药业长期致力于藏药材的种植加工和原材料收购工作，近年引种试种唐古特大黄、独一味、红景天、桃儿七、甘松、赤芍、翼首草、川贝母等藏药材，大黄已规模化生产。

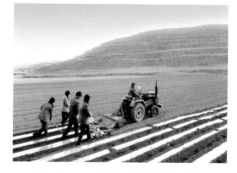

图1-4-133　整地-移栽-铺膜-施肥
(刘薛梅)

20世纪80年代甘南州畜牧局等单位完成"牦牛黄体内人工培殖牛黄及应用推广"项目，并在牧区推广人工培殖牛黄技术，开辟本省药用牛黄的新资源。见表1-4-19。

表1-4-19　2016年甘南州中药材种植面积、产量　　　　　　　　　单位：万亩、吨

地区	中药材面积	中药材产量	当归面积	当归产量	党参面积	党参产量	其他面积	其他产量
合作市	0.31	602.00	0.31	602.00				
临潭县	10.00	21058.83	3.96	8374.96	0.30	535.18	5.75	12148.69
卓尼县	7.51	15097.00	2.56	5376.00	0.23	477.00	4.72	9244.00
舟曲县	8.86	11102.31	0.42	597.84	2.14	3291.65	6.31	7212.82
迭部县	1.37	3093.00	0.51	1165.69	0.10	205.20	0.77	1722.11
玛曲县								
碌曲县	0.06	641.00	0.01	8.00			0.05	633.00
夏河县	0.33	89.00	0.002	1.50			0.33	87.50
山丹县	2.07	9971.00					2.07	9971.00

13. 金昌市

大力发展高原夏菜、草食畜牧业、食用菌、马铃薯种薯繁育等主导产业。

永昌在1957年就引入金银花、枸杞子、大黄、黄芪、羌活、菊花、牛蒡子、甘草、榧子等试种。1971—1972年又引入人参、黄连、杜仲、牡丹、菊花、贝母、当归、党参、生地、白芷、牛膝、板蓝根等，除人参、杜仲、黄连、贝母外，其余栽种生长较好。2001年金昌市宁远堡镇鹿种繁殖基地引进100只梅花鹿，产仔70多只。2002年金昌市家种甘草、黄芪、板蓝根、赤芍、黄芩、麻黄、防风（小防风）、柴胡，而银柴胡生长不良，干瘪瘦小；后又引种金银花、芍药（白芍）、枸杞子、小茴香、天麻等总计约15种。目前，形成商品的主要是甘草、黄芪、板蓝根、枸杞子、芍药（白芍）（图1-4-134）等品种。见表1-4-20。

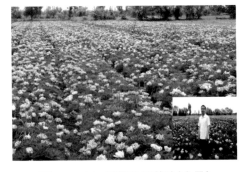

图1-4-134　芍药种植基地（金昌）

表1-4-20　2016年金昌市中药材种植面积、产量　　　　　　　　　单位：万亩、吨

地区	中药材面积	中药材产量	当归面积	当归产量	党参面积	党参产量	其他面积	其他产量
金川区	0.33	3080.00					0.33	3080.00
永昌县	1.52	12056.00					1.52	12056.00

14. 嘉峪关市

近几年引种试种甘草、麻黄、黄芩、黄芪等品种。

2019年调查认为，甘肃的人工种植（养殖）药材资源235种（品名，下同），涉及243个动物和植物基原，有商品流通约135种；其中植物药材213种，涉及228个植物基原，以药材专业

种植的有124种、约90种形成商品（种植品种、商品均较2011年增加约20种），其它交叉品种89种，包括粮食作物10种、经济作物4种、原料植物6种、果树植物22种、油料作物12种、观赏和绿化植物35种；动物药材22种，涉及15个动物基原，其中以药材专业养殖的品种有5个。

甘肃人工种植（养殖）中药材名录

1.全省约148种人工种植（养殖）中药材（并存在商品流通、个别属于引种试种）：（1）根及根茎类：大黄、土大黄（河套大黄）、土贝母、山药、川贝母、川乌、川芎、小防风、木香、天冬、天花粉、元胡、手掌参、甘草、甘松、丹参、半夏、玉竹、白及、白芍、白术、白芷、兰州百合、生姜、百合（卷丹）、泡参、何首乌、防风、红芪、红景天、当归、伊贝母、苦参、苍术、知母、穿山龙、桃儿七、板蓝根、桔梗、粉葛根、地黄、赤芍、射干、羌活、独活、麦冬、前胡、铁棒锤、重楼、银柴胡、秦艽、射干、柴胡、穿山龙、党参、黄精、黄芪、黄芩、黄连、黄花白及、硬前胡、紫菀、紫丹参、藿香、藏木香。（2）种子果实类：大枣、王不留行、小茴香、山楂、山茱萸、水飞蓟、木瓜、火麻仁、北五味子、牛蒡子、瓜蒌、芥子、赤小豆、地肤子、辛夷、沙棘、苦杏仁（杏仁、李广杏）、苦豆子、花椒、桃仁、吴茱萸、孜然、枸杞子、陈皮、枳壳、连翘、急性子、娑罗子、莱菔子、葫芦巴、黑果枸杞、菟丝子、罂粟壳、紫苏子（荏子）。（3）全草类：凤眼草、独一味、荆芥、益母草、贯叶连翘、薄荷、紫花地丁、蒲公英、藿香、翼首草。（4）花类：凤仙花、红花、苦水玫瑰花、金银花、菊花、槐花、款冬花。（5）叶类：大青叶、艾叶、银杏叶、淫羊藿。（6）皮类：白鲜皮、杜仲、牡丹皮、厚朴、黄柏、紫斑牡丹皮。（7）茎、藤木类：肉苁蓉、麻黄、皂角刺、铁皮石斛。（8）菌藻类：天麻、茯苓、灵芝、黑木耳、猪苓。（9）动物类：土鳖虫、山羊角、马鹿、牛黄、全蝎、狗宝、鸡内金、僵蚕、巢脾、猪胆膏、梅花鹿、驴、麝香。

2.全省收购的野生药材约146种：（1）根及根茎类：小防风、九节菖蒲、九眼独活、山药、小白及、小黄芩、大黄、土大黄、川乌（草乌）、川贝母、川射干、山紫菀、天麻、天花粉、天南星、半夏、甘草、毛姜、升麻、手掌参、牛尾独活、甘松、甘草、玉竹、甘肃白头翁、白及、白茅根、灰茅根、白附子、石菖蒲、老虎姜、泡参、草河车、桃儿七、远志、苍术、红芪、红毛七、红草薢、苦参、芦根、羌活、地榆、何首乌、香附、金刚刺、贯众、射干、茜草、秦艽、柴胡、赤芍、虎杖、商陆、续断、穿山龙、鬼灯檠、铁棒锤、铁丝灵仙、重楼、珠子参、硬前胡、葛根、黑柴胡、黄芪、黄姜、黄精、薤白、紫丹参、藁本。（2）种子果实类：川楝子、女贞子、车前子、李仁、苍耳子、桃仁、苦杏仁、预知子、酸枣仁、南五味子、桑葚、菟丝子、葶苈子、蒺藜、紫苏子。（3）全草类：小蓟、水母雪莲、北败酱草、车前草、毛细辛、西河柳、地丁草、刘寄奴、鱼腥草、益母草、萹蓄、夏枯草、瞿麦、仙鹤草、青蒿、蒲公英、薄荷、鹿衔草、茵陈、透骨草、紫花地丁。（4）花类：款冬花、辛夷。（5）叶类：大青叶、罗布麻、石韦、淫羊藿、银杏叶、侧柏叶、橘叶、紫苏叶、枇杷叶、桑叶。（6）皮类：三颗针皮、白鲜皮、地骨皮、桑白皮、香加皮、姜朴、祖师麻、椿皮。（7）茎、藤木类：小通草、大血藤、川木通、甘肃刺五加、竹叶椒、皂刺、麻黄、肉苁蓉、锁阳、槲寄生。（8）菌藻类：五倍子、冬虫夏草、灵芝、茯苓、猪苓。（9）动物类：五灵脂、全蝎、陇马陆、蝉蜕、蜂房。（10）矿物类：石膏、龙齿（龙骨）。

各论

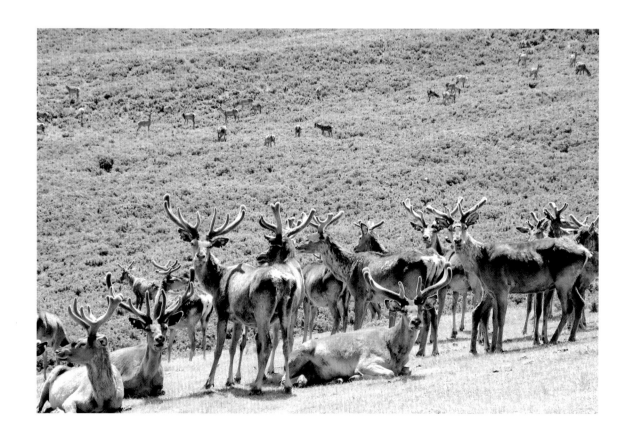

一、根及根茎类

九节菖蒲

【地方名称】菖蒲、石菖蒲、金玄参。

【商品名称】九节菖蒲、节菖蒲。

【开发利用】清·康熙《岷州志》《静宁州志》，乾隆《环县志》《秦州直隶州新志》《陇西县志》；民国《徽县新志》等地方志"物产·药类"收录"菖蒲"，所述应为九节菖蒲。20世纪50年代开始收购，形成商品。

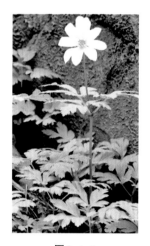

图 2-1-1
九节菖蒲原植物（两当）

【来源】为毛茛科植物阿尔泰银莲花 *Anemone altaica* Fisch. ex C. A. Mey. 的干燥根茎。

【原植物】多年生草本。根状茎圆柱形，节间长。基生叶无或1，三出复叶；叶片长2～4 cm，中央小叶3全裂，裂片深裂并具缺刻状牙齿；叶柄长9 cm。花葶高10～20 cm；总苞片3，叶状，长2～2.8 cm，3全裂，中央裂片狭菱形，中部3浅裂。花单个，顶生；萼片8～10，白色，狭倒卵形或矩圆形；无花瓣；雄蕊多数，花丝丝形；心皮约20，子房有短柔毛。花期4～5月（图2-1-1）。

【生境与分布】生于海拔1100～1800 m的林下、灌丛或沟边阴湿处。分布于天水、陇南、甘南、临夏、定西、平凉、兰州等地。

【采收加工】春、秋二季采挖，除去地上部分及泥沙，干燥。

【产地】产于陇南（文县、两当、徽县、武都、西和）、天水（甘谷）、平凉（华亭）、临夏（永靖、临夏县、康乐）、甘南（舟曲）等地。

【产量】2017年各地收购量，两当为1万kg、徽县为0.3万kg、甘谷为0.2万kg。

【药材性状】呈纺锤形，稍弯曲，长1～4 cm。表面棕黄色，具多数半环状突起的节，节上有鳞叶痕，斜向交互排列，并有圆形突起的细根痕。质硬而脆，易折断，断面白色或灰白色，有粉性。气弱，味微酸（图2-1-2）。

【商品规格】统货。

【品质要求】以体肥、色棕黄、质实、断面色白，无毛须者为佳。

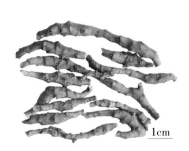

图2-1-2　九节菖蒲药材（徽县）

【功能与主治】开窍化痰，醒脾安神。用于热病神昏，癫痫，耳鸣耳聋，胸闷腹胀，食欲不振。外治痈疽疮癣。

【贮藏】置通风干燥处。

【附注】早年，十字花科白花碎米荠 *Cardamine leucantha*（Tausch）O. E. Schulz 的根茎（临夏）和紫花碎米荠 *Cardamine tangutorum* O. E. Schulz 的根茎（甘南）误以为"九节菖蒲"，未形成商品。

土贝母

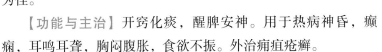

【地方名称】假贝母、大贝母、观音莲、白药子（误用名称）。

【商品名称】土贝母。

【开发利用】《甘肃中草药手册（第二册）》（1971年）收录土贝母。

【来源】为葫芦科植物土贝母 *Bolbostemma paniculatum*（Maxim.）Franquet 的干燥块茎。

【原植物】攀援性蔓生草本。鳞茎肥厚。卷须单一或分2叉。叶片卵状近圆形，长5～10 cm，宽4～9 cm，掌状5深裂，裂片再3～5浅裂，基部小裂片顶端有2腺体。雌雄异株；花序为疏散圆锥状或有时单生；花黄绿色；花萼与花冠相似，裂片卵状披针形，顶端具长丝状尾；雄蕊5，分生；子房3室，每室2胚珠，花柱3，柱头2裂。果实圆柱状，长1.5～2.3 cm；具6种子，表面有雕纹状凸起。花期6～8月，果期8～9月（图2-1-3）。

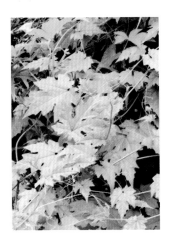

图2-1-3　土贝母原植物（宁县）

【生境与分布】生于海拔1500 m以下的山坡、路旁。分布于省内东南部，两当等地间有种植。

【采收加工】秋季采挖，洗净，掰开，煮至无白心，取出，晒干。

【产地】产于庆阳（宁县、正宁）、陇南（两当、成县、徽县、西和）、平凉（华亭）、兰州（榆中）和天水（甘谷）等（图2-1-4）。

【产量】各地零星收购。

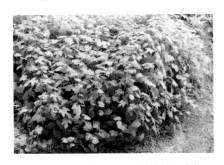

图2-1-4　土贝母种植大田（两当）

【药材性状】呈不规则的块状，中部常宽阔，长0.5～

1.5 cm，宽0.7～3 cm。表面暗棕色或浅红棕色，煮透者呈半透明样，凹凸不平，有纹。腹面常有一纵凹沟，其基部有浅色的芽痕及鳞茎轴残基；背面多隆起或呈多角形。质坚硬，不易碎断。碎断面角质样，较平坦。微有焦糊气，味微苦辛，稍带粘性（图2-1-5）。

【商品规格】统货。

【品质要求】以个大、质坚实、红棕色、断面角质样者为佳。

【功能与主治】解毒，散结，消肿。用于乳痈，瘰疬，痰核。

【贮藏】置通风干燥处。

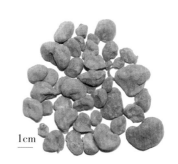

图2-1-5　土贝母药材（成县）

土茯苓

【商品名称】土茯苓。

【开发利用】清·康熙《岷州志》，乾隆《平番县志》，道光《两当县新志》；民国《新纂康县县志》《徽县新志》《新纂高台县志》等地方志"物产·药类"均收录。早期土茯苓尚产于永登、高台等地，从正品土茯苓产地分布来看，显然另有所指。

【来源】为百合科植物光叶菝葜 *Smilax glabra* Roxb.的干燥根茎。

【原植物】攀援灌木。茎光滑，无刺。根状茎粗厚、块状。叶互生；叶柄具狭鞘，卷须2条，脱落点位于近顶端；叶片薄革质，狭椭圆状披针形至狭卵状披针形，长6～12～15 cm，宽1～14 cm，先端渐尖，基部圆形或钝形。伞形花序单生叶腋；花绿白色；雄花外花被片近扁圆形，兜状，内花被片近圆形，边缘有不规则的齿；雄花靠合，与内花被片近等长，花丝极短。雌花外形与雄花相似，但内花被片边缘无齿，具3枚退化雄蕊。浆果，熟时黑色，具粉霜。花期5～11月，果期11月至次年4月（图2-1-6）。

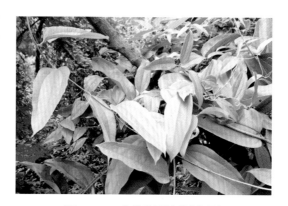

图2-1-6　土茯苓原植物（康县）

【生境与分布】生于海拔1800 m以下的林下，灌木丛中，河岸或山谷中，也见于林缘与疏林中。分布于陇南。

【采收加工】秋、冬二季采挖除去须根和残茎，洗净，干燥，或趁鲜切成薄片，干燥。

【产地】产于陇南（文县、武都、康县）等地。

【产量】陇南年产量约2000 kg。

【药材性状】呈圆柱形，或不规则条块状，有节状隆起，具短分枝；5～22 cm，直径2～5 cm。表面黄棕色或灰褐色，凹凸不平，突起尖端有坚硬的须根残基，分枝顶端有圆形芽痕，有时外表不规则裂纹，并有残留鳞叶。质坚硬，难折断。切面类白色至淡红色，粉性，中间微见维管束点，并可见沙砾样小亮点。质略韧，折断时有粉尘飞出，以水湿润有黏滑感。气微，味淡、

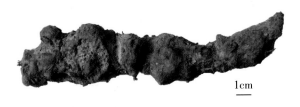

图 2-1-7　土茯苓药材（康县）

涩（图 2-1-7）。

【商品规格】统货。

【品质要求】以个大、质重、粉性足、水湿润黏滑感明显者为佳。

【功能与主治】解毒，除湿，通利关节。用于梅毒及汞中毒所致的肢体拘挛，筋骨疼痛；湿热淋浊，带下，痈肿，瘰疬，疥癣。

【贮藏】置通风干燥处。

【附注】甘肃历史上使用的"土茯苓"尚有：百合科植物防己叶菝葜 *Smilax stans* Maxim（陇南、渭源、礼县）、托柄菝葜 *Smilax discotis* Warb.（陇南），薯蓣科植物穿龙薯蓣 *Dioscorea nipponica* Makino（陇南、平凉）和萝藦科植物牛皮消 *Cynanchum auriculatum* Royle ex Wight 的根茎（清水）误以"土茯苓"收购销售，当时予以纠正。

大　黄

【地方名称】葵叶大黄、金丝大黄、草山黄（掌叶大黄）；鸡爪大黄、番大黄、香大黄（唐古特大黄）。

【商品名称】锦纹大黄、中国铨黄、铨水大黄（铨水黄、铨黄）、狗头大黄、凉州大黄（凉州黄）、河州大黄（河洲黄）、岷县大黄（岷黄）、文县大黄（文黄）、华亭大黄。

【开发利用】明·嘉靖《秦安县志》收载。清代已有约22个地方志收载，清·康熙《静宁县志》《宁远县志》，乾隆《岷州志》《清水县志》《庄浪县志》《陇西县志》《狄道州志》《伏羌县志》《武威县志》《永昌县志》《重修肃州新志》《环县志》，道光《会宁县志》《重修金县志》，光绪《礼县志》《文县新志》《通渭县志》《重修皋兰县志》《肃州新志》等地方志"物产·药类"收录。

清朝乾隆《礼县志》已有"铨水与宕昌良恭接壤地带盛产大黄"记载，表明乾隆时期，甘肃已大量栽培大黄，铨水大黄从此名扬天下。

民国《甘肃经济丛书》记录41个县产大黄，并称"惟品质以酒泉、山丹最良。"《山丹县志》称"出山丹，有锦纹者佳。"《肃州新志》称"惟出山丹有锦纹者佳。"

【来源】为蓼科植物掌叶大黄 *Rheum palmatum* L.、唐古特大黄 *Rheum tanguticum* Maxim.ex Balf.的干燥根茎和根。

【原植物】（1）掌叶大黄　多年生草本。根及根状茎粗壮木质。叶片长宽近相等，长达40～60 cm，顶端窄渐尖或窄急尖，基部近心形，通常成掌状半5裂，每一大裂片又分为近羽状的窄三角形小裂片，基出脉多为5条。大型圆锥花序，分枝较聚拢，密被粗糙短毛；花小，通常为紫红色，有时黄白色；花梗关节位于中部以下；花被片宽椭圆形到近圆形。果实矩圆状椭圆形到矩圆形，两端均下凹，具宽翅，纵脉靠近翅的边缘。种子宽卵形，棕黑色。花期6月，果期8月（图 2-1-8）。

（2）唐古特大黄　叶片宽卵形或近圆形，掌状5深裂，裂片再2～3回羽状深裂，最终裂片

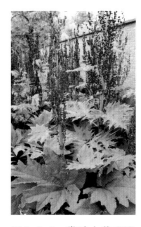

图2-1-8 掌叶大黄原植
物(礼县)

窄披针形。花小，紫红色稀淡红色；花梗关节位于下部；花被片近椭圆形（图2-1-9）。

【生境与分布】（1）掌叶大黄 生于海拔1700～4000 m山坡、林缘或山谷湿地。分布或栽培于陇南（礼县、西和、武都、徽县、文县、宕昌、康县）、天水（清水）、定西（岷县、渭源、漳县、临洮）、平凉（华亭、庄浪、泾川）、甘南（舟曲、临潭、合作）和兰州（榆中兴隆山）等地；近年武威（凉州、古浪、天祝）等亦栽培（图2-1-10）。

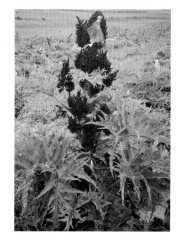

图2-1-9 唐古特大黄原植物
(玛曲)

（2）唐古特大黄 生于海拔2500～3500 m的林下、林缘及沟谷中。于甘南（舟曲、迭部、碌曲、玛曲、卓尼、夏河）、临夏（康乐）、定西（临洮）、张掖（山丹）、武威（天祝、古浪、）和兰州（永登）等地分布或栽培（图2-1-11、12、13）。

2017年全省种植面积6万亩，礼县种植面积2万亩。2018年甘南种植面积1.45万亩，华亭种植面积5000亩。

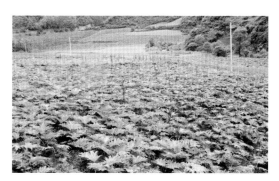

图2-1-10 掌叶大黄种植基地(礼县)

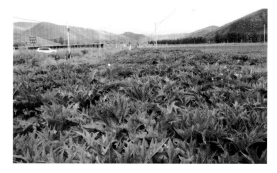

图2-1-11 唐古特大黄种植基地(临潭)

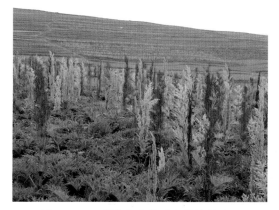

图2-1-12 唐古特大黄千亩种植基地
（甘南百草药业）

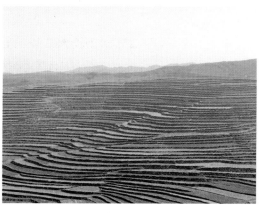

图2-1-13 唐古特大黄万亩种植基地
（甘南百草药业）

【采收加工】（1）采收　掌叶大黄栽培2～3年，唐古特大黄栽培4～5年后采收。可在秋末叶枯萎或次春发芽前采挖，一般在秋末叶枯萎至地冻前采收（阴历九月份）为佳。挖时先把地上部分割去，挖开根部四周泥土，用锄（镢）头从地里挖出大黄，抖净泥土，运回加工；甘南产区一般采用机器采挖（图2-1-14、15）。

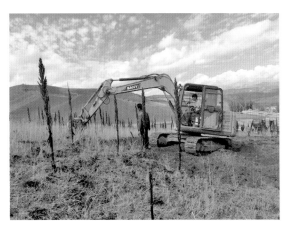

图2-1-14　机器采挖唐古特大黄药材
（甘南百草药业）

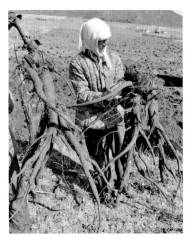

图2-1-15　唐古特大黄鲜药材
（甘南百草药业）

（2）整形　先用切刀除去地上枯叶，冲洗泥土，稍晾干，刮去外表粗皮、顶芽，削去块根上的侧根、毛根，大的剖开成片或瓣，小的和长的切成段，或用细绳串起，分别得到大黄和大黄等外品（俗称水根），进行干燥。野生者一般不去外皮（图2-1-16）。

（3）干燥　也称干制，采用两种方式加工。
①熏烤法：将鲜大黄摊在木椽、竹棍搭成的熏架上（一般放四层），体积过大者可纵切成两半或四半。在熏架下火盆中点燃树根、树枝等柴火，使

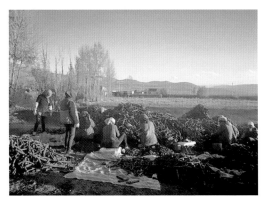

图2-1-16　唐古特大黄初加工（甘南百草药业）

微烟（暗火、漫燃，不用明火）从熏架上穿过熏烤，开始小火一个月后，待受热均匀后看到大黄体表有油状物时，再用较大的烟熏，每隔10～15天翻动一次，使热里外均匀，昼夜不停，时刻要通气，一般熏烤2～3个月左右，干透为度，取下晾干（如果火候掌握不好、未翻动、未通风，容易出现大黄糠）。②晾干法：把整好形的大黄分别穿上绳子，悬挂于屋檐通风处晾干，或在室内搭架挂晾。要通风、忌雨淋、防暴晒。干制时间大约3个月左右。

产地采用直接阴法干燥，阴干的优点是不用烟熏，使其自然干制，既节省柴火，又节约劳力。

近年大黄产地加工技术有了改进。鲜大黄切片后直接大棚晾晒干燥（图2-1-17、18）。

近年干大黄药材切片后采用热风干燥法（图2-1-19）。

大黄在产地初加工过程中，因干燥不及时或堆积过久而导致组织软化变质，断面呈糠心者，称之糠黄，质量次。

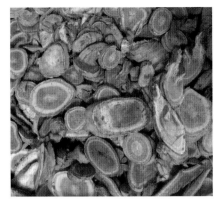

图2-1-17　唐古特大黄鲜切片

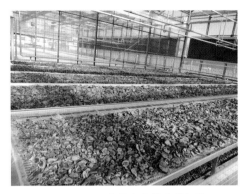

图2-1-18　晾晒唐古特大黄切片

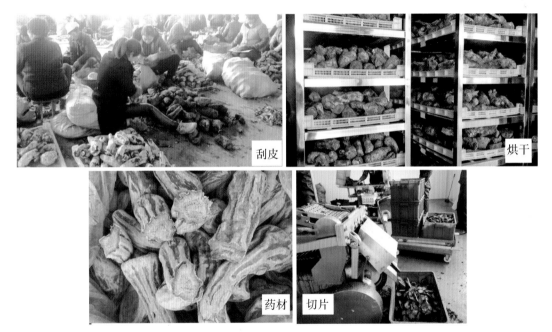

刮皮

烘干

药材

切片

图2-1-19　掌叶特大黄初加工(礼县鑫晟源生物公司)

（4）加工　挑选无糠心的大黄，用刀砍去棱角和根梢部分，过去放于木制的闸床内（每床可容100～150公斤），少加石渣，来回摆动，使其互为撞击。现在采用电动旋转的铁皮滚桶，里面安装小桩用于撞击，待褐色外皮基本撞掉，色泽变为亮黄色，取出，必要时剔尽凹槽中的褐色外皮。按商品规格分等，多用于出口商品的加工。

【产地】

（1）掌叶大黄　产于陇南（礼县、宕昌、文县、武都、西和）、平凉（华亭、庄浪、泾川）、定西（岷县、渭源、陇西、临洮）、甘南（迭部、舟曲、卓尼、夏河、碌曲）、天水（清水）和临夏（临夏县、和政）、武威（凉州）；主产于礼县、宕昌、华亭、岷县、陇西和甘南等。

（2）唐古特大黄　产于甘南（迭部、卓尼、玛曲、碌曲、合作）、武威（天祝、古浪）等，主产于甘南玛曲、天祝。

【产量】2017年全省产量2500万kg，礼县为60万kg。2018年甘南产量1460万kg；华亭产量175万kg。

【药材性状】根茎呈类圆柱形、圆锥形、卵圆形、半圆柱形或不规则片块状；药用大黄的根茎一般横切呈马蹄形节段、或薄圆盘形片块。长3～17 cm，直径3～10 cm。除去外皮者表面黄棕色至红棕色，可见类白色网状纹理（俗称"锦纹"），有残留的外皮棕褐色，多具绳孔及粗皱纹；未除去外皮者表面棕褐色，粗糙，有横皱纹及纵沟，顶端有茎叶残基痕。质坚实，有的中心稍松软，不易折断，断面颗粒性，淡红棕色或黄棕色，有与淡红色或粉白色相间呈槟榔纹斑点（俗称"槟榔碴"）；横切面髓部较宽广，根茎顶端有1～3环列或部分散在的异型维管束（俗称"星点"），根茎下端异型维管束常散在或1环列。根呈类圆锥形或圆柱形，横切面无星点，木部发达，具放射状纹理，形成层环明显。气清香，味苦而微涩，嚼之黏牙，有砂粒感（图2-1-20、21、22）。

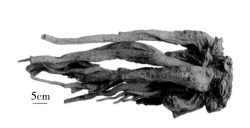 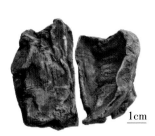 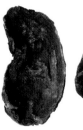 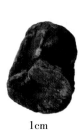

图2-1-20　唐古特大黄药材(玛曲)　　图2-1-21　掌叶大黄药材(华亭)　　图2-1-22　掌叶大黄药材(礼县)

【商品规格】目前甘肃大黄的商品规格在沿用传统规格的基础上，在提法、规格标准等方面有了一定变化，分为原大黄（原皮大黄）、加工大黄（主要加工产地有礼县大黄（图2-1-23）、华亭大黄、甘南大黄）和水根（水根大黄）三大类。大黄加工企业常根据客户的要求生产出口规格。

【品质要求】传统以外表黄棕色、质坚实、锦纹及槟榔碴明显、具星点、有油性、气清香、味苦而微涩、嚼之黏牙者为佳。

"甘南大黄"具有"质坚体重，断面槟榔碴，呈红肉白筋，气味清香"特点。"铨水大黄"具有"质坚体重，断面槟榔碴，呈红肉白筋，气味清香"特点。

【功能与主治】泻热通肠，凉血解毒，逐瘀通经。用于实热便秘，积滞腹痛，泻痢不爽，湿热黄疸，血热吐衄，目赤，咽肿，肠痈腹痛，痈肿疔疮，瘀血经闭，跌扑损伤，外治水火烫伤；上消化道出血。

【贮藏】置通风干燥处。

【附注】20世纪60年代，平凉、白银、定西等部分地方，从省外引进的"大黄"为蓼科植物河套大黄 *Rheum hotaoense* C.Y.Cheng et Kao，造成以后商品中常发现混入或误作"大黄"收购。此外，蓼科植物巴天酸模 *Rumex patientia* L. 省内东南部过去习称土大黄入药，个别地方误以为"大黄"。

早年，省内尚有"糠黄"规格，现时为劣质品。

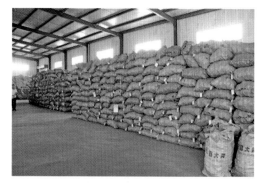

图2-1-23　出口大黄(礼县鑫晟源生物公司)

小防风

【地方名称】马缨子、贡蒿。

【商品名称】防风。

【开发利用】民国《重修古浪县志》称"防风一名马缨子",与今小防风相符。《甘肃中草药手册（第三册）》（1973年）收录防风来源之一小防风，原植物即葛缕子 *Carurn carvi* L.。

【来源】为伞形科植物葛缕子 *Carurn carvi* L.的干燥根。

【原植物】多年生草本。根圆柱形，茎通常单生。基生叶的叶片轮廓长圆状披针形，长5~10 cm，宽2~3 cm，2~3回羽状分裂，末回裂片线形或线状披针形，长3~5 mm，宽约1 mm，茎中、上部叶与基生叶同形，较小，无柄或有短柄。无总苞片，稀1~3；伞辐5~10，极不等长，无小总苞或偶有1~3片，线形；小伞形花序有花5~15，花杂性，无萼齿，花瓣白色，或带淡红色。果实长卵形，每棱槽内油管1，合生面油管2。花、果期5~8月（图2-1-24）。

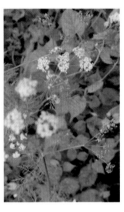

图2-1-24 小防风原植物

【生境与分布】生于海拔1200~2500 m的沟边、路旁及山坡草丛中。分布于庆阳、平凉、天水、陇南、定西、兰州、临夏、甘南等地；陇西、渭源、康乐、和政、永昌、合水等地有少量栽培（图2-1-25）。

【采收加工】春、秋二季采挖，洗净泥土，除去残茎及枯叶，晒干。

【产地】主产于定西（陇西、渭源、临洮、漳县）、陇南（成县、武都）、临夏（康乐、和政）等地；亦有栽培商品。

【产量】2017年各地收购量，两当为1.2万kg、临夏市为0.3万kg、渭源为0.1万kg。

【药材性状】（1）野生品 呈长圆锥形，下部稍弯曲，长5~25 cm，直径0.3~1.2 cm。表面黄褐色或棕褐色，全体较光滑，根头部有明显环纹，顶端钝圆或紧缩成瓶颈状，有纵皱纹，具横长皮孔及点状突出的侧根痕。质脆，易折断。断面平坦，皮部类白色，木部黄棕色或淡黄色。气微，味微甘（图2-1-26）。

（2）栽培品 表面浅黄色、黄白色，根头部有环纹稀少（图2-1-27）。

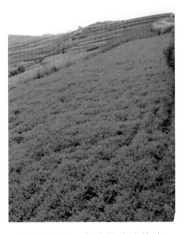

图2-1-25 小防风种植基地（陇西）

【商品规格】统货。

【品质要求】以体肥、质充实、甜味明显、无虫蛀者为佳。

【功能与主治】发表祛风，除湿止痛。用于外感风寒，烦热，头痛目眩，风寒湿痹，骨节疼痛，四肢挛痛。

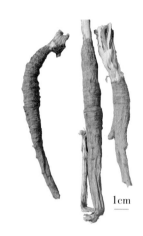

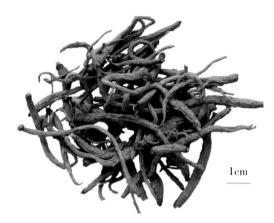

图 2-1-26　小防风野生药材(渭源)　　　　图 2-1-27　小防风种植药材(陇西)

【贮藏】置阴凉干燥处，防蛀。

【附注】历史上，伞形科植物田葛缕子 *Carum buriaticum* Turcz.的根（东南部）作为"防风"收购，至今个别地方仍然有商品，有时混入葛缕子中。

小黄芩

【地方名称】甘肃黄芩。

【商品名称】黄芩、小黄芩。

【开发利用】清·康熙《宁远县志》，乾隆《清水县志》《狄道州志》《陇西县志》《岷州志》，光绪《文县新志》《礼县志》《通渭县新志》等地方志"物产·药类"收录，原植物为甘肃黄芩 *Scutellaria rehaeriana*。

【来源】为唇形科植物甘肃黄芩 *Scutellaria rehderiana* Diels 的干燥根。

【原植物】多年生草本；根状茎斜行。茎直立，高 12～45 cm。叶具短柄；叶片卵状披针形至卵形，长 1.4～4 cm，宽 0.6～1.7 cm，全缘或下部每侧有 2～5 个不规则远离浅牙齿，叶面被稀疏伏毛。苞片卵形或椭圆形，小苞片针状；花萼长约 2.5 mm，盾片高约 1 mm，果时均增大；花冠粉红色、淡紫色至紫蓝色，长 1.8～2.2 cm，花冠筒近基部膝曲，下唇中裂片三角状卵圆形；雄蕊 4，二强；花盘环状，前方稍隆。小坚果褐色。花期 7～8 月（图 2-1-28）。

【生境与分布】生于海拔 1200～2500 m 的沟边、路旁及山坡草丛中。分布于庆阳、平凉、天水、陇南、定西、兰州、临夏、甘南等地。

【采收加工】春、秋二季采挖，洗净泥土，除去残茎及枯叶，晒干。

【产地】产于天水（甘谷）、定西（漳县）、陇南（文县、西和、康县）、临夏（康乐、临夏县）、甘南（舟曲）等地。

【产量】2017 年各地收购量，两当为 1.5 万 kg、临夏市为 0.3

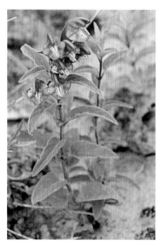

图 2-1-28　小黄芩原植物(临洮)

万 kg。

【药材性状】根略呈圆锥形，长5～10 cm，直径0.2～2 cm；表面灰棕或棕褐色，有纵纹及须根痕，栓皮脱落处呈浅棕色；断面有明显地放射状纹理。根茎呈圆柱形，长4～12 cm，直径0.2～0.8 cm；表面棕褐色或灰褐色，栓皮脱落处淡黄色，扭曲，具多数对生突出的芽痕或茎痕；质脆，易折断，断面皮部黄色，木部黄色。气微，味苦（图2-1-29）。

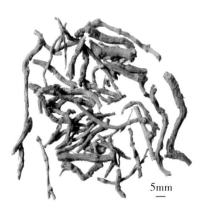

5mm

图2-1-29　小黄芩药材（临洮）

【商品规格】统货。

【品质要求】以根粗、断面色黄，苦味重者为佳。

【功能与主治】清热燥湿，泻火解毒，止血，安胎。用于湿热，暑湿胸闷，呕吐，湿热痞满，泻痢，黄疸，肺热咳嗽，高热烦渴，血热吐衄，痈肿疮毒，胎动不安。

【贮藏】置阴凉干燥处。

山　药

【地方名称】薯药、菜山药（家种）、面山药。

【商品名称】山药。

【开发利用】明·嘉靖《平凉府志》记载了栽培山药，距今有近五百年的种植历史。平凉的人工栽培山药延续至今，保持一定的种植规模，形成"平凉山药"品牌产区，主要作为食用（菜山药）销往周边地方，也外销河北、陕西等地。

此外，清·乾隆《成县新志》《西和县新志》，道光《两当县新志》，光绪《文县新志》等地方志"物产·药类"收录山药。

【来源】为薯蓣科植物薯蓣 *Dioscorea opposita* Thunb. 的干燥根茎。

【原植物】多年生缠绕草本。块茎圆柱形，肉质肥厚，长可达1 m，有黏液。茎细长。叶对生或三叶轮生，叶片卵状三角形至宽卵状三角形，两倒浅裂；先端渐尖，基部戟状心形，具7～9脉，叶柄长1～4 cm，叶腋常生有珠芽（零余子）。花序穗状，雌雄异株；花被片6，雄蕊6。蒴果倒卵形，具3翅。种子扁圆形，周围具薄翅。花期6～9月，果期7～10月（图2-1-30）。

【生境与分布】生于海拔950～1200 m的山坡、林下、溪边及灌丛。分布于陇南、天水、平凉、庆阳等地，平凉有栽培（图2-1-31）。

2004年平凉山药种植户达到1100户，面积1500亩。2017年崆峒区的种植面积约200亩。

【采收加工】　（1）采收　在霜降后茎叶枯萎时采挖（图2-1-32、33）。

（2）加工　切去根头，洗净，刮去外皮及须根，干燥，为"毛山药"。也有选择肥大顺直的毛山药，置清水中，浸至无干心，闷透，两端切齐，用木板搓成圆柱状，晒干，打光，习称"光山药"。现时很少作为药材加工。

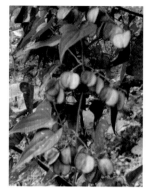

图2-1-30　野生山药原植物(康县)

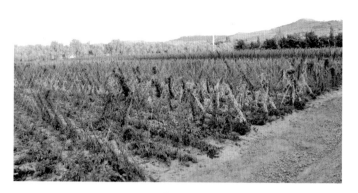

图2-1-31　山药种植基地(崆峒区)

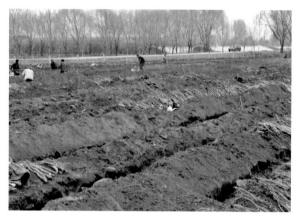

图2-1-32　采挖山药(崆峒区)

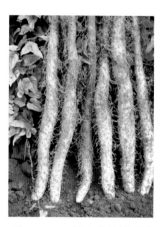

图2-1-33　鲜山药(崆峒区)

【产地】本省资源较少，陇南、天水历史上普遍收购野生品。现时野生品产于陇南（康县），栽培品产于平凉（崆峒、泾川、崇信）等地。

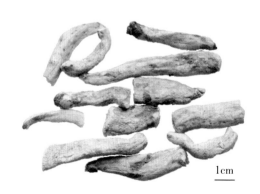

图2-1-34　山药药材(康县)

【产量】2004年平凉鲜山药产量300万kg。2017年崆峒区产量30万kg。

【药材性状】呈圆柱形、扁圆柱形，少有弯曲而分枝，长15～30 cm，直径1.5～6 cm。表面黄白色或淡黄色，有纵沟、纵皱纹及须根痕，偶有浅棕色外皮残留。体重，质坚实，不易折断，断面白色，粉性。气微，味淡、微酸，嚼之发黏（图2-1-34）。

光山药呈圆柱形，两端平齐，长9～18 cm，直径1.5～3 cm。表面光滑，白色或黄白色。

【商品规格】药材为统货。

【品质要求】以体肥、粉性足、质坚实、色白者为佳。

【功能与主治】补脾养胃，生津益肺，补肾涩精。用于脾虚食少，久泻不止，肺虚喘咳，肾虚遗精，带下，尿频，虚热消渴。

【贮藏】置通风干燥处，防蛀。

【附注】（1）目前主要做为食材销售（图2-1-35）。康县将野生山药加工成薯片礼品盒外销（图2-1-36）。

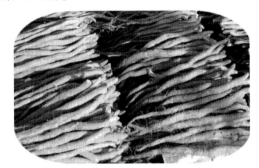

图2-1-35　出售的鲜山药（崆峒区）

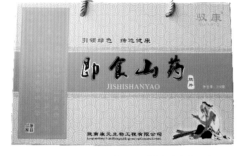

图2-1-36　食品山药礼盒（康县）

（2）人工种植的山药经常发现畸形类型，每年产地都会挖出来，常见的有脚板薯、手掌薯（薯块下端呈扁平状膨大，酷似人的脚掌、手掌）、分权薯（薯块下部有2～4个不规则的分权）、疙瘩薯（薯块弯曲成凹凸不平状）、鹅脖子薯（薯块上部或中部有一段收缩不膨大，形如鹅脖子），特别引人关注。被人们美誉为"如来神掌""仙人脚"形状怪异的山药（图2-1-37）。

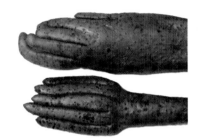

图2-1-37　崆峒区发现畸形山药

山紫菀

【地方名称】土紫菀、硬紫菀、紫菀。

【商品名称】山紫菀。

【开发利用】《甘肃中草药手册（第四册）》（1974年）收录紫菀有两种来源，一种为紫菀 *Aster tataricus*，另一种为菊科掌叶橐吾属（*Ligularia*）植物。

【来源】为菊科植物掌叶橐吾 *Ligularia przewalskii*（Maxim.）Diels、箭叶橐吾 *Ligularia sagitta*（Maxim.）Mattf.、离舌橐吾 *Ligularia veitchana*（Hewsl.）Greenm.或齿叶橐吾 *Ligularia dentata*（A. Gray）Hara 的干燥根和根茎。

【原植物】（1）掌叶橐吾　多年生草本，高50～90 cm。茎单生，无毛或上部疏被柔毛。基生叶具长柄，叶掌状深裂，裂片5～7，中裂片3，侧裂片2～3，先端渐尖，边缘有不整齐缺刻与疏锯齿或小裂片，基部心形或近心形，叶脉掌状；茎生叶少数，与基生叶同形，向上渐小，有时3裂或不裂而呈披针形苞叶状。头状花序在茎端排列成总状；花序梗被短柔毛，具1～2片钻状小苞叶；总苞圆筒形，长8～10 mm；总苞片5，线形；舌状花舌片狭长圆形；筒状花3～5。果实黑褐色；冠毛紫褐色。花期7～8月，果期8～9月（图2-1-38）。

（2）箭叶橐吾　叶片三角状卵形，先端钝或渐尖，基部戟形或近心形，边缘具不整齐细锯

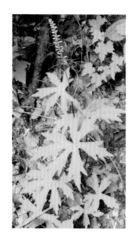

图2-1-38 掌叶橐吾
原植物（榆中）

齿。头状花序多在茎端排列成总状；总苞钟状（图2-1-39）。

（3）离舌橐吾 叶片肾形或圆肾形，先端钝，基部弯缺宽心形，边缘具整齐细锯齿。头状花序在茎端排列成疏散的总状；总苞狭钟状。

（4）齿叶橐吾 叶肾形，有齿。头状花序排列成伞房状或复伞房状。

【生境与分布】（1）掌叶橐吾 生于海拔1000～2600 m的山坡、疏林下或山谷溪旁草地。分布于陇南、天水、定西、平凉及庆阳等地。

（2）箭叶橐吾 生于海拔2000～3600 m的高山草、灌木丛、疏林或河滩。分布于武威、白银、兰州、定西、临夏、陇南、天水等地。

（3）离舌橐吾 生于海拔1000～3000 m的山坡、疏林下草地、山谷溪旁。分布于定西、甘南、陇南、天水、平凉及庆阳等地。

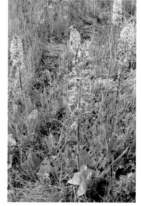

图2-1-39 箭叶橐吾原
植物（康县）

（4）齿叶橐吾 生于海拔1500～2400 m的山坡、疏林或草地。分布于定西、平凉、天水及陇南等地（图2-1-40）。

【采收加工】春、秋二季采挖，除去枯叶、残茎，洗净泥土，晒干。

【产地】主产于天水（清水）、陇南（两当、成县、徽县、康县）等地。

【产量】各地零星收购。

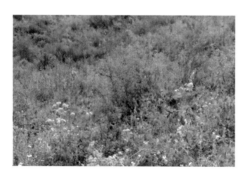

图2-1-40 齿叶橐吾生境（礼县）

【药材性状】（1）掌叶橐吾 根茎呈团块状，大小不一，顶部有残茎及叶柄干枯后的残基，底部密生多数细长的根。须根呈马尾状或扭曲呈团状，长3～10 cm，直径约1 mm；表面灰褐色，有细纵皱纹；体轻质韧，易折断，断面中央有浅黄色木心。气微香，味微苦而辛〔图2-1-41（1）〕。

（2）箭叶橐吾 根直径1～1.5 mm。质硬脆〔图2-1-41（2）〕。

（3）离舌橐吾 根直径1～1.5 mm。表面灰褐色、棕褐色。质硬脆。味辛辣。

（4）齿叶橐吾 根直径1.5～2.5 mm。表面棕褐色、黄褐色〔图2-1-41（3）〕。

【商品规格】统货。

【品质要求】以须根众多、无残茎、无泥土者为佳。

【功能主治】祛痰止咳，润肺下气。用于气逆咳嗽，痰吐不利，肺虚久咳，痰中带血。

【贮藏】置阴凉干燥处，防潮。

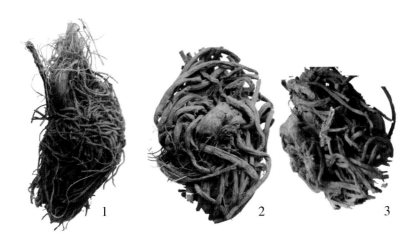

图2-1-41 三种山紫菀药材（1.掌叶橐吾 2.箭叶橐吾 3.齿叶橐吾）

川 乌

【地方名称】乌药、黑乌药、乌喙、乌头。

【商品名称】川乌。

【开发利用】清·乾隆《伏羌县志》《庄浪志略》"物产·药类"收录乌头，而乾隆《平番县志》收录乌药，称"有毒，秋日采"，恐指同一物。光绪《肃州新志》称"乌头，人家园种亦栽，虽年久亦不能成附子，以土性寒故也"。

【来源】为毛茛科植物乌头 *Aconitum carmichaeli* Debx.的干燥母根。

【原植物】多年生草本，高60～150 cm。块根倒圆锥形，栽培品的侧根通常肥大，直径可达5 cm。叶片五角形，长6～11 cm，宽9～15 cm，3全裂，中央裂片宽菱形或菱形，急尖，近羽状分裂，小裂片三角形，侧生裂片斜扇形，不等地2深裂。总状花序狭长，密生反曲的微柔毛；小苞片狭条形；萼片5，蓝紫色，外面有微柔毛，上萼片高盔形，高2～2.6 cm，侧萼片长1.5～2 cm；花瓣2，距长1～2.5 mm；雄蕊多数；心皮3～5。蓇葖长1.5～1.8 cm。种子有膜质翅。花期8～9月，果期9～10月（图2-1-42）。

【生境与分布】生于山地草坡或灌木丛中。分布于陇南、天水、甘南、平凉等地；近十年以来，正宁、文县、宕昌、临洮、渭源和陇西曾有间断栽培、零星试种（图2-1-43）或有示范（图2-1-44）。

【采收加工】6月下旬至8月上旬采挖，除去地上部分茎叶，除去须根、泥土，摘下子根（加工成附子），取母根（加工成乌头、制川乌）。

【产地】产陇南（成县、武都、文县）等地（图2-1-45）。

【产量】历史上甘肃年产量曾达1.3万kg。2018年成县野生品收购量不足500 kg。

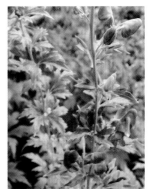

图2-1-42 乌头原植物
（武都）

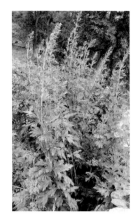

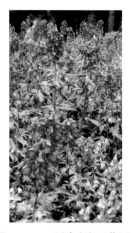

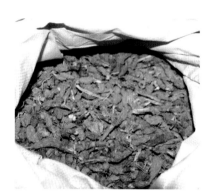

图2-1-43　川乌(临洮试种)　　　图2-1-44　川乌(陇西药园)　　　图2-1-45　乌头药材(成县收购站)

【药材性状】呈不规则圆锥形，稍弯曲，顶端常有残茎，中部多向一侧膨大，长2~7.5 cm，直径1.2~2.5 cm。表面棕褐色或灰棕色，皱缩，有小瘤状侧根及子根痕。质坚实，断面类白色或浅灰黄色，形成层环多角形。气微，味辛辣、麻舌(图2-1-46)。

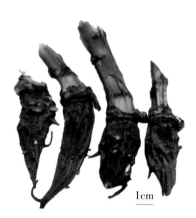

图2-1-46　乌头药材(成县)

【商品规格】统货。

【品质要求】以饱满、质坚实、断面色白者为佳。

【功能与主治】祛风除湿，温经，散寒止痛。主治风寒湿痹，关节疼痛，肢体麻木，半身不遂，头风头痛，心腹冷痛，寒疝作痛，跌打瘀痛，阴疽肿毒。

【贮藏】置通风干燥处，防蛀。

【附注】甘肃以乌头(也有称草乌)收购的野生品不止一种，早年，毛茛科毛叶乌头 *A. carmichaeli* Debx. var. *pubescens* W. T. Wang et Hsiao 的块根(文县等)以"川乌"收购外调；该品也发现(两当、岷县、宕昌等地)以"草乌"销售。还将松潘乌头 *Acoutium sungpanense* Hand.-Mazz. 的块根(天水)以"草乌"收购使用，而引起质疑。

川贝母

【地方名称】岷贝母、桃儿贝(桃贝)、米贝，西贝、西平贝(太白贝母)。

【商品名称】岷贝、川贝母、尖贝母。

【开发利用】清·康熙《静宁县志》，乾隆《岷州志》，道光《两当县新志》，光绪《文县新志》等地方志"物产·药类"收录贝母；民国《甘肃经济丛书》记载"本省出者较少，榆中、西和、武都、西固、岷县、卓尼、临潭略有出产"。

【来源】为百合科植物甘肃贝母 *Fritillaria przewalskii* Maxim.、暗紫贝母 *Fritillaria unibracteata* Hsiao et K.C.Hsia 或太白贝母 *Fritillaria taipaiensis* P.Y.Li 的干燥鳞茎。

【原植物】（1）甘肃贝母　多年生草本。鳞茎由3～4枚肥厚的鳞瓣组成。茎高20～45 cm。叶5～7枚，条形，长3～7 cm，最下部的2枚对生，其余的互生，向上部叶渐秩，上部叶的顶端略卷曲。单花顶生，稀为2花，花被钟状；花被片6，矩圆形至倒卵状矩圆形，黄色，散生紫色至黑紫色斑点，基部上方具卵形蜜腺；雄蕊6；花丝除顶端外密被乳头状突起；花柱比子房长1倍，柱头3浅裂。蒴果六棱柱形，具窄翅。花期5～6月（图2-1-47）。

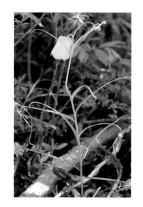

图2-1-47　甘肃贝母
（榆中）

（2）暗紫贝母　茎生叶最下面2枚对生，上面的互生，罕见有对生的，先端不卷曲。花深紫色，花被片内面具或多或少黄褐色斑点或方格斑（图2-1-48）。

（3）太白贝母　茎生叶最下面2枚通常对生，余散生或轮生，先端不卷曲或微卷曲。每花有3枚叶状苞片，先端直或微卷面。花黄绿色，无方格斑，先端边缘具紫色斑带。

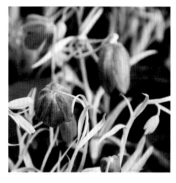

图2-1-48　暗紫贝母（玛曲）

【生境与分布】（1）甘肃贝母　生于海拔2800～4400 m的灌丛中或草地上。陇南（文县、武都、宕昌、礼县）、定西（岷县、漳县、临洮、渭源）、甘南（舟曲、夏河、碌曲、玛曲、临潭、卓尼、迭部）、临夏（临夏县）、兰州（榆中、永登、连城）等地有分布。岷县、漳县、武都、榆中、文县等地家种或试种。

（2）暗紫贝母　生于海拔3200～4500 m的草甸、灌丛。甘南（夏河、玛曲、碌曲、卓尼、迭部、临潭）有分布。玛曲等地家种或试种（图2-1-49）。

（3）太白贝母　生于海拔2400～3150 m的山坡草丛或水边。陇南（西和、礼县、文县、武都、徽县）、甘南（舟曲、临潭）、天水（白杨林）等地有分布。

【采收加工】（1）采收　野生贝母开花时容易辨认，故多在花期采收。人工种植在7月植株黄化倒苗时抢晴天抛开土壤，避免损伤，拣出鳞茎。一般分为两种情况，加工青贝商品一般种植4年生或以上采收，加工松贝或珍珠贝商品，种植3年生时采收。运回立即加工。

（2）加工　产地积累不少加工方法。一般采回后，除去碎石、泥土。产地有多种加工方式，有放入草木灰或石灰袋中吸收水分后晒干。也有装入面袋中，加入大量的麸皮，来回反复摇撞，以吸取水分，并除去表面的粗皮，再倒入簸箕内，晾干后簸净。临洮等地有撒入面粉后晒干的加工方式。早期采收后遇到阴雨天，一般用硫磺熏蒸，为了防止变青粒。

近年研究。采收后平铺在深色的布或编织网上暴晒，过程中不易翻动、不易堆集，反复暴晒，效果良好。阴雨天也可用木制炕床烘烤，维持50 ℃～55 ℃温度下烘烤至干，可得到商品。

【产地】主要来自野生的甘肃贝母，并有少量的暗

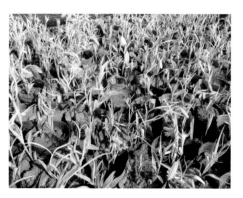

图2-1-49　暗紫贝母育苗（甘南百草药业）

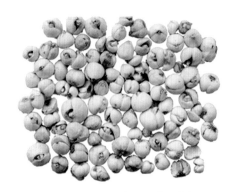

图2-1-50 野生甘肃贝母药材(临洮)

紫贝母。主产于岷县、漳县、玛曲、卓尼、舟曲，渭源、临洮、榆中、武都等地亦产。商品为野生品，个别地方试种成功，产量很少。

【产量】近年岷县、漳县、玛曲的总收购量在0.3～0.7万kg，其余更少。

【药材性状】（1）甘肃贝母（野生品） 鳞茎呈卵圆形或广卵形，直径5～10 mm，高5～9 mm；表面类白色或淡黄白色，顶端钝圆，外层两瓣鳞叶形状、大小相似，抱合或顶端开裂。幼苗期小鳞茎（习称米贝）呈卵圆形或椭圆形，直径2～7 mm，高3～9 mm；表面类白色或淡黄白色；顶端钝或稍尖，基部多不对称，外层两瓣鳞叶大小悬殊，大瓣紧抱小瓣，未抱部分现细条状，宽约1～2 mm，大瓣背面多具一较宽的纵沟或较浅的纵纹。气微，味淡、微甘（图2-1-50）。

（2）暗紫贝母（野生品） 鳞茎呈广卵形或类圆形，直径6～10 mm，高5～11 mm；表面类白色或微黄色；外层两瓣鳞叶形状、大小相似，或一瓣稍大，顶端开裂或稍开裂。幼苗期鳞茎呈广卵形或心脏形，直径5～7 mm，高4～8 mm；表面类白色或微黄色，顶端钝圆或较尖，基部心形，外层两瓣鳞叶大小悬殊，大瓣紧抱小瓣，未抱部分现新月形或近披针形，宽3～7 mm，尖端突出或与大瓣齐，顶端闭合，大瓣背面饱满，中央有时具一浅纵纹。气微，味微甘而苦。

（3）甘肃贝母（栽培品） 鳞茎呈广卵形或类圆形，直径4～9～19 mm，高3～8～15 mm；表面类白色或淡黄白色；外层两瓣鳞叶形状、大小相似，开裂或顶端稍开裂。幼苗期鳞茎野生品相似。气微，味淡、微甘（图2-1-51）。

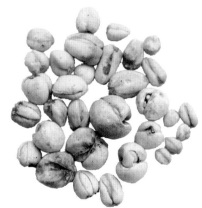

图2-1-51 甘肃贝母药材(榆中种植)

【商品规格】依据植物来源、鳞茎形状、大小不同，甘肃商品贝母主要有岷贝母、西贝母两类，前者间称岷贝，规格分为米贝、桃儿贝（简称桃贝），每个规格分一、二等级，主产于定西；后者又称马牙贝（大贝），产于陇南等地。

（1）米贝 鳞茎呈圆，形状、大小如薏苡仁，外层两瓣鳞叶大小不等，习称"怀中抱月"。顶端闭口而尖，底部平，能平稳直立。其中最小的称为珍珠贝。

（2）桃儿贝 鳞茎呈圆锥形，形如桃，外层两瓣鳞叶几等大，顶端稍尖，开口或闭口状。

（3）马牙贝 鳞茎呈长圆锥形，形似马牙。

【品质要求】以质坚实、颗粒均称、粉性足、色白、味微苦，无黄贝、无油贝、无破贝者为佳。

传统经验认为，川贝母商品中的"怀中抱月"质优。通过实际调查，"怀中抱月"多为植株1～2片叶的幼苗期的小鳞茎。一般近花期或花期时鳞茎的形状和大小近似。"怀中抱月"型鳞茎是否质优，有待进一步研究。

【功能与主治】清热润肺，化痰止咳。用于肺热燥咳，干咳少痰，阴虚劳嗽，咯痰带血。

【附注】在甘肃历史上，并没有"川贝母"的称谓。清代地方志统称为贝母，因主产于岷县及周边，20世纪50年代省内购销称为岷贝母（简称岷贝），该称谓延续至今。

川 芎

【地方名称】甘肃芎䓖、西芎藁本、土芎、芎䓖
【商品名称】川芎、西芎。
【开发利用】甘肃历代记载的川芎分布较广。明·嘉靖《秦安县志》；清·康熙《岷州志》《河州志》，乾隆《陇西县志》《清水县志》《环县志》《陇西县志》和《永昌县志》，道光《两当县新志》《山丹县志》，光绪《金县新志稿》《肃州新志》；民国《新纂康县志稿》《天水县志》等地方志"物产·药类"收录"川芎"，而《静宁州志》收录"土芎"。从地域分析，不少属于同名异物。

在20世纪50年代，陇南、天水和平凉开始栽培，尤以华亭县产量最大，由于根茎变异，有当川芎使用的，多的有当肉藁本使用的。后经过甘肃省药品检验所研究，确认原植物为川芎，其成分、药材特征与川芎相似，在1996年首次以川芎（引种品）收入《甘肃省第四批24种中药材质量标准（试行）》，2009年正式以"西芎（川芎）"收入《甘肃省中药材标准（2009年版）》。

【来源】为伞形科植物川芎 *Ligusticum chuanxiong* Hort. 的干燥根茎。

【原植物】多年生草本，高30~60 cm。根状茎呈不规则的结节状，黄褐色，有明显结节状起伏的轮节，节盘凸出；茎上部分枝，基部的节膨大成盘状，中部以上的节不膨大。叶为二至三回羽状复叶，小叶3~5对，边缘成不整齐羽状全裂或深裂，两面无毛，仅脉上有柔毛；叶柄长9~18 cm，基部成鞘抱茎。复伞形花序生于分枝顶端；伞幅细，长不超过1 cm，有短柔毛；总苞片和小总苞片条形；花白色。双悬果卵形。花期7~8月，果期9~10月（图2-1-52）。

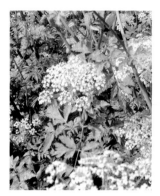

图2-1-52　川芎原植物

【生境与分布】华亭栽培生于海拔1900~2200 m的山地中。历史上，庄浪、康县、西和、两当、礼县、武都、临洮、舟曲等地，多有商品栽培或房前屋后栽种；现时华亭成为主产地（图2-1-53）。

华亭县有8个乡镇种植，最高时的种植面积达到2万亩。2017年种植约230亩。

【采收加工】秋季茎叶枯萎时采挖，除去泥沙，洗净，晒干或烘干。产地也有切厚片。

【产地】主产于华亭，两当、西和、礼县、康县、武都

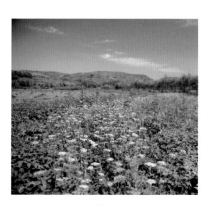

图2-1-53　川芎种植基地（华亭）

等亦产。

【产量】2017年华亭产量为7.5万kg。

【药材性状】根茎呈不规则的结节状，长3～8 cm，直径2～6 cm。表面棕褐色，具不规则纵沟纹及突出的环节，节上生有不定根，易折断，支根及须根多已除去，留有多数根痕。顶端残留1～5个圆形的茎基。质硬，折断面木质部淡黄色，皮部黄白色，有较多裂隙，并多见棕色油点。气香，味苦、辛、麻舌（图2-1-54）。

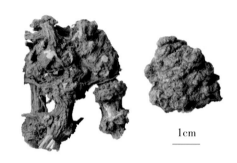

图2-1-54　川芎商品药材(华亭)

【商品规格】统货。

【品质要求】以个大、质坚实、断面色黄白、油性大、香气浓厚者为佳。

【功能与主治】活血行气，祛风止痛。用于月经不调，经闭痛经，癥瘕腹痛，胸胁刺痛，跌扑肿痛，头痛，风湿痹痛。

【贮藏】置阴凉干燥处，防蛀。

【附注】

（1）本省种植的川芎药材发生一定的变异，在销售使用过程中往往误以为藁本。

（2）在陇南（康县、礼县、武都）、定西（漳县、临洮）等地，民间有房前屋后少量种植川芎（图2-1-55）采集幼苗食用的习惯（图2-1-56）。

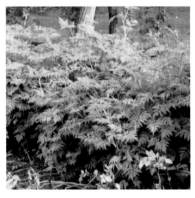

图2-1-55　种植川芎(临洮)

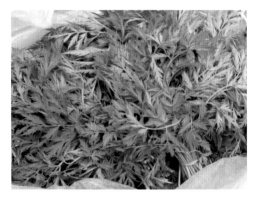

图2-1-56　川芎幼苗(礼县)

川射干

【地方名称】扁竹根、扇把子。

【商品名称】川射干、鸢尾。

【开发利用】清·康熙《静宁州志》谓"射干，即紫蝴蝶花"。

【来源】为鸢尾科植物鸢尾 *Iris tectorum* Maxim. 的干燥根茎。

【原植物】多年生草本。根茎较短，肥厚，常呈蛇头状。叶基生，叶片剑形，长15～50 cm，宽1.5～3.5 cm，先端渐尖，基部鞘状套叠排成2列。花茎高20～40 cm，中下部有1～2片茎生叶，顶端有1～2个分枝。苞片2～3；花蓝紫色，花被裂片6，2轮排列，外轮裂片倒卵形或近圆形，外折，中脉具不整齐橘黄色的鸡冠状突起，内轮裂片较小，倒卵形，拱形直立，花被管长3～4 cm，雄蕊3；花药黄色；花柱分枝3，花瓣状，蓝色，先端2裂，边缘流苏状。蒴果呈椭圆状至倒卵状。种子黑褐色。花期4～6月，果期6～8月（图2-1-57）。

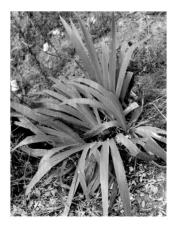

图2-1-57 川射干原植物
（武都）

【生境与分布】生于林缘水边湿地及向阳坡处。分布于陇南、天水等地。

【采收加工】秋季采挖，除去残茎、须根，洗净泥沙，干燥。

【产地】产于陇南（成县、徽县、康县、武都）（图2-1-58）。

【产量】2017年各地收购量，康县为1万kg、武都为0.5万kg、徽县为0.4万kg。

【药材性状】呈不规则条状或圆锥形，略扁，有分枝，长3～10 cm，直径1～2.5 cm。表面灰黄褐色或棕色，有环纹和纵沟。常有残存的须根及凹陷或圆点状突起的须根痕。质松脆，易折断。断面黄白色或黄棕色。气微，味甘、苦（图2-1-59）。

【商品规格】统货。

【品质要求】以肥壮、完整、质实者为佳。

【功能与主治】清热解毒，祛痰，利咽。用于热毒痰火郁结，咽喉肿痛，痰涎壅盛，咳嗽气喘。

【贮藏】置干燥处。

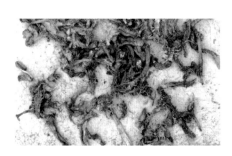

图2-1-58 川射干药材(成县收购站)

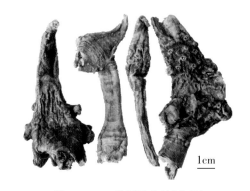

图2-1-59 川射干药材(康县)

丹 参

【地方名称】赤参。

【商品名称】丹参。

【开发利用】20世纪60年代，省内东南部引种丹参*Salvia mitiorrhiza*，延续至今。

【来源】为唇形科植物丹参*Salvia mitiorrhiza* Bge的干燥根及根茎。

【原植物】多年生草本。根肥厚。茎高40～80 cm，被长柔毛。叶常为单数羽状复叶；侧生

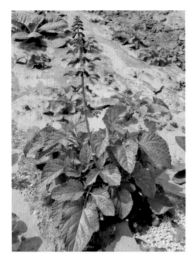

图2-1-60 丹参原植物
（正宁）

小叶1~2（3）对，卵形或椭圆状卵形，长1.5~8 cm，两面被疏柔毛。轮伞花序6至多花，组成顶生或腋生假总状花序，密被腺毛及长柔毛；苞片披针形，具睫毛；花萼钟状，长约1.1厘米，外被腺毛及长柔毛，11脉，二唇形，上唇三角形，顶端有3个聚合小尖头，下唇2裂；花冠紫蓝色，长2~2.7 cm，筒内有斜向毛环，檐部二唇形，下唇中裂片扁心形；花丝长3.5~4 mm，花隔长17~20 mm，药室不育，顶端联合。小坚果黑色，椭圆形。花期4~8月（图2-1-60）。

【生境与分布】生于海拔1000~1600 m的山坡、草丛。分布于天水、陇南等地。庆阳、平凉、天水、陇南等地人工种植。

【采收加工】春、秋二季采挖，除去地上部分及泥沙，干燥。

【产地】主产于庆阳（正宁（图2-1-61）、合水、宁县、庆城、西峰），平凉（华亭、崆峒）、陇南（两当、成县、徽县、武都）等地亦产（图2-1-62）。

【产量】2017年各地收购量，宁县为2.2万kg、两当为2万kg、正宁为0.6万kg、庆城为0.4万kg、崆峒区为0.5万kg。

【药材性状】（1）野生品 根茎短粗，顶端有时残留茎基。根数条，长圆柱形，略弯曲，有的分枝，并具须根，长10~20 cm，直径0.3~1 cm。表面棕红色或暗棕红色，粗糙，具纵皱纹。老根外皮疏松，多显紫棕色，常呈鳞片状剥落。质硬而脆，断面疏松，有裂隙或略平整而致密，皮部棕红色，木部呈灰黄色或紫褐色，导管束黄白色，呈放射状排列。气微，味微苦涩（图2-1-62）。

（2）栽培品 根直径0.5~1.5 cm。表面红棕色，具纵皱纹，外皮紧贴不易剥落。质坚实，断面较平整，略呈角质样（图2-1-63）。

【商品规格】统货。

【品质要求】以条粗、均匀、外红内紫、有菊花纹者为佳。

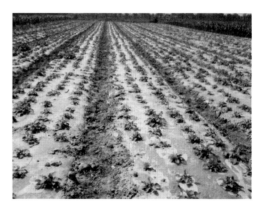

图2-1-61 丹参种植基地（正宁）

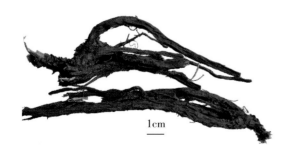

图2-1-62 野生丹参药材（陇南）

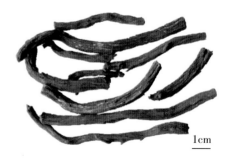

图2-1-63 种植丹参药材（正宁）

【功能与主治】活血祛瘀，通经止痛，清心除烦，凉血消痈。用于胸痹心痛，脘腹胁痛，癥瘕积聚，热痹疼痛，心烦不眠，月经不调，痛经经闭，疮疡肿痛。

【贮藏】置通风干燥处。

【附注】早年，唇形科植物长冠鼠尾草 *Salvia plectranthoides* Griff. 的根（文县碧口）民间称为"丹参"入药，亦称活血丹。

升　麻

【地方名称】周升麻、黑蛇根。

【商品名称】升麻、西升麻。

【开发利用】清·康熙《静宁州志》《岷州志》《宁远县志》，乾隆《陇西县志》《狄道州志》《武威县志》，光绪《重修皋兰县志》《文县新志》《金县新志稿》；民国《靖远县志》《重修定西县志》《东乐县志》《重修古浪县志》《徽县新志》《天水县志》等地方志"物产·药类"收录。

【来源】为毛茛科植物升麻 *Cimicifuga foetida* L. 的干燥根茎。

【原植物】多年生草本。根状茎粗壮。茎高 1～2 m，上部常分枝，有短柔毛。基生叶和下部茎生叶为二至三回三出近羽状复叶；小叶菱形或卵形，长达 10 cm，宽达 7 cm，浅裂，边缘有不规则锯齿；叶柄长达 15 cm。花序圆锥状，长达 45 cm，分枝 3～20 条，密生灰色腺毛和短柔毛；萼片白色，倒卵状圆形，长 3～4 mm；退化雄蕊宽椭圆形，长约 3 mm，顶端微凹或二浅裂；雄蕊多数；心皮 2～5，密生短柔毛，具短柄。蓇葖果长 0.8～1.4 cm。花期 6～7 月，果期 7～8 月（图 2-1-64）。

【生境与分布】生于海拔 1200～2300 m 的山地林缘、灌丛、山谷和溪边。分布于平凉、天水、陇南、定西、临夏等地。

【采收加工】春、秋二季采挖，除去茎叶、泥沙，晒至须根干时，置铁丝架上随时翻动，用火燎去须根，晒干；产地亦有采挖后除去茎叶、泥沙，燎去须根后，堆集发汗使断面色发绿，再晒干。

【产地】产于陇南（康县、西和、成县、武都、两当）、定西（岷县、临洮）、甘南（舟曲）、临夏（积石山、康乐、临夏县）、天水（清水、甘谷）、平凉（华亭）、武威（天祝）等地。

【产量】2017 年各地收购量，甘谷为 0.5 万 kg、临夏市为 0.3 万 kg。

【药材性状】呈不规则的长形块状，多分枝，呈结节状，长 10～20 cm，直径 2～4 cm。表面黑褐色或棕褐色，粗糙不平，有坚硬的细须根残留，上面有数个圆形空洞的茎基痕，洞内壁显网状沟纹；下面凹凸不平，具须根痕。体轻，质坚硬，不易折断，断面不平坦，有裂隙，纤维性，深绿色或淡黄白色。气微，味微苦而涩（图 2-1-65）。

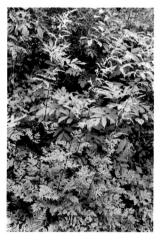

图 2-1-64　升麻原植物
（临洮）

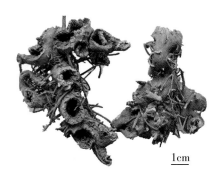

图2-1-65 升麻药材图(临洮)

【商品规格】统货。

【品质要求】以体形大、外皮黑褐、茬面绿色、质坚、无须根者为佳。

【功能与主治】发表透疹，清热解毒，升举阳气。用于风热头痛，齿痛，口疮，咽喉肿痛，麻疹不透，阳毒发斑，脱肛，子宫脱垂。

【贮藏】置阴凉干燥处。

【附注】历史上，省内收购的升麻中包括虎耳草科植物落新妇 *Astilbe chinensis*（Maxim.）Franch. et Savat. 的根茎，又称"红升麻"（陇南、天水）。毛茛科植物长果升麻 *Souliea vaginata*（Maxim.）Franch. 根茎，民间习称"升麻"药用（陇南、定西）。

天 冬

【地方名称】天门冬。

【商品名称】天冬。

【开发利用】清·乾隆《成县新志》，光绪《文县新志》；民国《徽县新志》等地方志"物产·药类"收录。

【来源】为百合科植物天冬 *Asparagus cochinchinensis*（Lour.）Merr. 的干燥块根。

【原植物】攀援植物。根稍肉质，呈纺锤状膨大。茎分枝具棱或狭翅。叶状枝通常每3枚成簇，扁平，或由于中脉龙骨状而略呈锐三棱形，镰刀状；叶鳞片状，基部具硬刺花通常每2朵腋生，单性，雌雄异株，淡绿色；花梗长2～6 mm；雄花：花被片6；雄蕊稍短于花被；花丝不贴生于花被片上；花药卵形；雌花与雄花大小相似，具6枚退化雄蕊。浆果球形，直径6～7 mm，成熟时红色，具1颗种子（图2-1-66）。

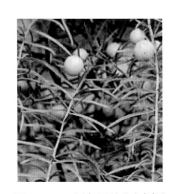

图2-1-66 天冬原植物(武都)

【生境与分布】生于海拔800～1600 m以下的疏林、山谷或荒坡上。

【采收加工】秋、冬二季采挖，洗净，除去茎基和须根，置沸水中煮或蒸至透心，趁热除去外皮，洗净，干燥。

【产地】产于陇南（康县、武都、文县）。

【产量】早期陇南年产量约0.6万 kg。2018年两当收购量0.1万 kg（图2-1-67）。

【药材性状】呈长纺锤形，略弯曲，长5～18 cm，直径

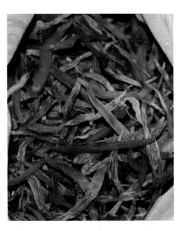

图2-1-67 收购站天冬(两当)

0.5~2 cm。表面黄白色至淡黄棕色，半透明，光滑或具深浅不等的纵皱纹，偶有残存的灰棕色外皮。质硬或柔润，有黏性，断面角质样，中柱黄白色。气微，味甜、微苦（图2-1-68）。

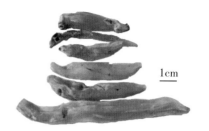

图2-1-68　天冬药材（两当）

【商品规格】统货。

【品质要求】以条肥厚、质坚而实、色棕黄、半透明者为佳。

【功能主治】养阴润燥，清肺生津。用于肺燥干咳，顿咳痰黏，腰膝酸痛，骨蒸潮热，内热消渴，热病津伤，咽干口渴，肠燥便秘。

【贮藏】置通风干燥处，防霉，防蛀。

【附注】历史上，省内曾将百合科天门冬属（Asparagus）多种植物的块根误作为"天门冬"使用，攀援天门冬 A. brachyphyllus Turcz.（华池、环县等，习称为"解马桩"）、甘肃天门冬 A. kansuensis Wang et Tang（文县）、羊齿天门冬 A. filicinus Ham. ex D. Don（天水、陇南）、短梗天门冬 A. lycopodineus Wall. ex Baker（陇南），除短梗天门冬民间药用外，其余均不同程度发现商品。

天花粉

【地方名称】花粉、栝楼根、瓜蒌根。

【商品名称】天花粉。

【开发利用】清·康熙《岷州志》，道光《两当县新志》，光绪《文县新志》；民国《新纂康县县志》等地方志"物产·药类"收录。《甘肃中药手册》（1959年）收录。

【来源】为葫芦科植物栝楼 Trichosanthes kirilowii Maxim. 或双边栝楼 Trichosanthes rosthornii Harms的干燥根。

【原植物】（1）栝楼　攀援藤本。块根圆柱状。卷须分2~5叉；叶片近圆形，长宽均约7~20 cm，常3~7浅裂或中裂，裂片常再分裂。雌雄异株；总状花序或稀单生；苞片倒卵形或宽卵形，边缘有齿；花托筒状，花萼裂片披针形，全缘；花冠白色，裂片倒卵形，顶端流苏状；雄蕊3，花丝短，花药靠合，药室S形折曲。雌花单生，子房卵形，花柱3裂。果实近球形，黄褐色，光滑。种子多数，种子棱线近边缘。花期5~8月，果期8~10月（图2-1-69）。

（2）双边栝楼　叶片阔卵形至近圆形，3~7深裂，通常5深裂至全裂，几达基部，裂片披针形或倒披针形。苞片小；花萼裂片线形。果实宽椭圆形至近球形。种子棱线远边离缘（图2-1-70）。

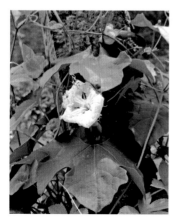

图2-1-69　栝楼花期图（武都）

【生境与分布】生于海拔800~1500 m的山坡林下、灌丛、草地。分布于天水、陇南等地，两当、徽县、武都等地有栽培，两当县种植面积30余亩。

【采收加工】秋、冬二季采挖，洗净，除去外皮，切段或纵剖成瓣，干燥。

【产地】主产于陇南（两当、康县、成县、徽县），天水（甘谷）等地为野生品或间有零星家种。

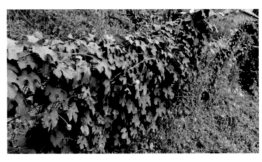

图2-1-70　人工种植栝楼（武都）

【产量】2017年各地收购量，两当为2.5万kg、成县为2万kg、徽县为1万kg、甘谷为0.1万kg。

【药材性状】呈不规则圆柱形、纺锤形或瓣块状，长8～16 cm，直径1.5～5.5 cm。表面黄白色或淡棕黄色，有纵皱纹、细根痕及略凹陷的横长皮孔，有的有黄棕色外皮残留。质坚实，断面白色或淡黄色，富粉性，横切面可见黄色木质部，略呈放射状排列，纵切面可见黄色条纹状木质部。气微，味微苦（图2-1-71、72）。

【商品规格】统货。

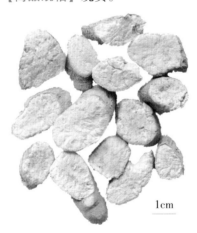

图2-1-71　天花粉饮片（甘谷）

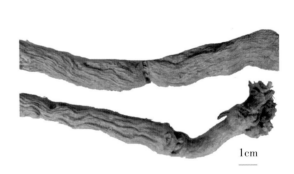

图2-1-72　天花粉药材（成县）

【品质要求】以色白、肥满、粉性足、质细无筋者为佳。秋季采挖的淀粉较高，质优。

【功能与主治】清热泻火，生津止渴，消肿排脓。用于热病烦渴，肺热燥咳，内热消渴，疮疡肿毒。

【贮藏】置干燥处，防蛀。

天南星

【地方名称】麻芋子、山包谷、刀尖药。

【商品名称】南星、天南星。

【开发利用】清·康熙《岷州志》《河州志》《静宁州志》《狄道州志》《宁远县志》，乾隆《成县新志》《伏羌县志》《西和县新志》《陇西县志》，光绪《礼县新志》《通渭县新志》；民国《新纂康县县志》《徽县新志》等地方志"物产·药类"收录。

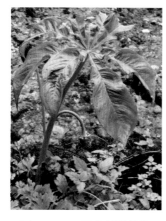

图 2-1-73 天南星原植物
（武都）

【来源】为天南星科植物天南星 *Arisaema erubescens*（Wall.）Schott 或异叶天南星 *Arisaema heterophyllum* Bl. 的干燥块茎。

【原植物】（1）天南星 多年生草本。块茎扁球形。叶1片，长40～55 cm，基部有透明膜质长鞘；小叶片放射状排列，裂片7～23片，披针形至长披针形，长13～19 cm，宽1.5～2.5 cm，先端渐尖，至末端呈芒状，基部狭楔形，叶脉羽状。花雌雄异株，成肉穗花序，花序柄长30～70 cm；佛焰苞绿色，偶为紫色，先端芒状；花序轴肥厚，先端附属物棍棒状；雄花有多数雄蕊，每2～4枚雄蕊聚成一簇；雌花密聚，子房卵形，花柱短。浆果红色。花期5～6月，果期7～8月（图2-1-73）。

（2）异叶天南星 叶片鸟趾状全裂，裂片9～17枚，通常13枚左右，长圆形、倒披针形或长圆状倒卵形，先端渐尖，基部楔形，中央裂片最小，无柄。花雌雄同株或雄花单珠；花序轴先端附属物鼠尾状，延伸于佛焰苞外甚多。佛焰苞喉部截形，无显著的耳。

【生境与分布】生于海拔900～1500 m的湿地、草丛、溪边。

【采收加工】秋、冬二季茎叶枯萎时采挖，除去须根及外皮，干燥。

【产地】主产于陇南（两当、成县、徽县、武都、文县、西和、康县）、甘南（舟曲）、临夏（临夏县、康乐）、平凉（华亭）和天水（甘谷）等地。

【产量】2018年各地收购量，甘谷为0.1万kg、康县为0.1万kg、两当为800 kg、成县为500 kg。

【药材性状】呈扁球形，高1～2 cm，直径1.5～6.5 cm。表面类白色或淡棕色，较光滑，顶端有凹陷的茎痕，周围有麻点状根痕，有的块茎周边有小扁球状侧芽。质坚硬，不易破碎，断面不平坦，白色，粉性。气微辛，味麻辣（图2-1-74、75）。

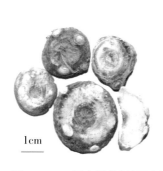

图 2-1-74 天南星药材（两当）

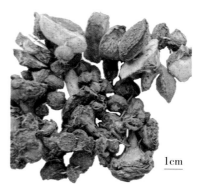

图 2-1-75 天南星药材（成县）

【商品规格】统货。

【品质要求】以体肥、形圆、色白、粉性强、不开裂、有侧芽者为佳。

【功能与主治】散结消肿。外用治痈肿，蛇虫咬伤。

【贮藏】置阴凉干燥处，防蛀。

【附注】甘肃省天南星属（*Arisaema* Mart.）资源丰富，多种植物的块茎在民间习称"天南星"入药，并收购形成商品，花南星 *A. lobatum* Engl.（天水、陇南、岷县，文县称独角南星，徽县称三叶南星）、螃蟹七 *A. fargesii* Buchet（武都、康县，文县又称铁灯台）、隐序南星 *A. wardii* Marq.（天水、陇南，榆中称独脚南星）、灯台莲 *A. sikokianum* Franch.et Sav var. *serratum* (Makino) Hand.–Mazt.（康县、武都、文县）。

天 麻

【地方名称】定风草、独摇草。

【商品名称】春麻、冬麻、明天麻、西天麻。

【开发利用】清·光绪《文县新志》地方志"物产·药类"收录。20世纪50年代武都、康县率先开展人工培育试验，1973年康县人工天麻获得成功，逐步推广。近年，甘南（舟曲）、临夏（康乐）、定西（岷县）、平凉（华亭）、庆阳（正宁）、兰州、天水等地先后开展人工培育天麻，均获得成功。

【来源】为兰科植物天麻 *Gastrodia elata* Bl. 的干燥块茎。

【原植物】多年生寄生植物，植株高30～150 cm。块茎椭圆形或卵圆形，横生，肉质。茎黄褐色，节上具鞘状鳞片。总状花序长5～20 cm，花苞片膜质，披针形，长约1 cm；花淡绿黄色或肉黄色，片与花瓣合生成斜歪筒，长1 cm，直径6～7 mm，口偏斜，顶端5裂，裂片三角形，钝头；唇瓣白色，3裂，中裂片舌状，具乳突，边缘不整齐，上部反曲，基部贴生于花被筒内壁上，有一对肉质突起，侧裂片耳状；合蕊柱长5～6 mm，顶端具2个小的附属物；子房倒卵形，子房房柄扭转（图2-1-76）。

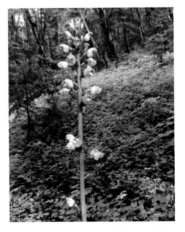

图2-1-76 天麻原植物（康县）

【生境与分布】生于海拔600～3200 m的疏林、林缘。分布于陇南、天水、甘南等地，陇南（武都、康县、文县、两当等地）形成人工培育的商品生产基地。

2016年康县种植总面积2万亩。

【采收加工】（1）采收 野生天麻有两个季节采收，在春季刚出土抽苗时采挖，习称"春麻"，在冬季红色芽苞未出土时采挖，习称"冬麻"。人工培育天麻，冬季培育的翌年冬季或第三年春季收挖，春季培育的当年冬季或翌年春季收挖。陇南产区一般在10月下旬至11月份采收。

选择晴天，小心翻取表土和坑内覆盖物，取出菌材后，捡出天麻，按大小和用途分别装框，即箭麻（具有鹦哥嘴，作商品麻）、大白麻（具白头顶芽中等块茎，作商品麻）、小白麻（具白头顶芽小等块茎，作种麻）、米麻（细小粒状块茎，用作繁殖种麻）。

（2）加工 采收的天麻水分大、质嫩，要及时加工，否则容易空壳或霉烂。加工包括分级、清洗、蒸煮、烘干。①等级：根据箭麻和大白麻的大小，将准备加工的天麻块茎分成三个等级：

体重150 g以上的为一等，75～150 g的为二等，75 g以下的或挖伤的为三等。②清洗：将分等后的天麻用专用设备流水清洗，除去鳞片。有的地方用竹片手工刮去鳞片或残茎，用水洗净，即可。天麻当天洗净应当天加工处理，如在水中浸泡过久，加工出的产品变黑。③蒸煮：少量加工可用蒸的方法，将不同等级天麻放在蒸屉上蒸10～15 min，蒸到以无白心为度。大量加工可采取煮的方法，当水烧开后，将不同等级的天麻分别投入沸水中，一等天麻煮10～15 min，二等天麻煮7～10 min，三等天麻煮5～8 min，等外品煮5 min。水煮熟度以能过心为

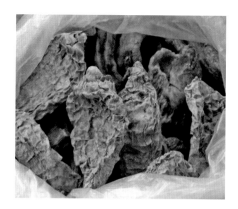

图2-1-77　野生天麻(徽县农贸市场)

度。煮后的天麻在光亮处照看，没有黑心，打断检查，白心只占块茎的1/5，此时即可出锅。水煮时间太长，麻体变软，会降低折干率而影响质量。④烘干：药农多用火炕烘干天麻。开始时温度为50 ℃～60 ℃，当烘到七八成干时，取下压扁后继续上炕烘，此时温度可升至70 ℃，不能超过80 ℃。烘至全干后出炕。大量加工天麻应用烘干室烘干；将蒸好的天麻摆在烘干盘内，放入烘干室内，开始温度控制在40 ℃～50 ℃，逐渐升温至70 ℃，烘到七成干时，取下用木板或手搓压呈扁平状，如果天麻鼓起，可用针扎放气，再在50 ℃条件下烘至全干。烘干时要注意排潮，压扁时不要将块茎压破，否则将影响产品质量。

【产地】产于陇南（康县、武都、成县、徽县、两当、文县）等地，主产于康县阳坝，人工培育品为商品来源，野生品很少（图2-1-77）。

【产量】2016年康县总产量302.9万kg。2017年种植天麻收购量，武都为3万kg、康县为1.5万kg、成县为1.2万kg、两当为0.6万kg。陇南各地野生品零星收购。

【药材性状】（1）野生原皮天麻　呈椭圆形或长条形，略扁，皱缩而稍弯曲。长3～15 cm，宽1.5～6 cm，厚1～3 cm。表面黄白色至淡黄棕色，久置颜色加深；具有纵皱纹，可见点状的潜伏芽排列而成的10～20个轮环节（习称癞蛤蟆皮），芽痕有时附棕褐色密环菌索。冬麻顶端有红棕色至深棕色的芽（习称鹦哥嘴、红小辫）；春麻残留茎基，另端有圆脐形疤痕（习称肚脐眼）。冬麻质坚硬，不易折断，断面较平坦，黄白色至淡棕色，角质样（习称宝光）；春麻断面多中空，体轻。气特异，味微甘（图2-1-78）。

（2）明天麻　与野生原皮天麻相似，由于加工去皮，多呈半透明状，表面点状的潜伏芽隐约可见。

（3）培育天麻　呈长条形，多扁而稍弯曲。表面黄白色，半透明，有明显纵纹，潜伏芽排列成15～30个轮环节。质较硬。断面略平坦，黄白色至，角质样。气特异，味微甘（图2-1-79）。

【商品规格】（1）甘肃早期商品天麻按采收时期不同分为春麻和冬麻，按个头分为贡毛、毛王、拣毛和原装四种规格。贡毛为每个110 g以上者；毛王为每个75 g以上者；拣毛为每个40 g以上者；原装不分大小混装的

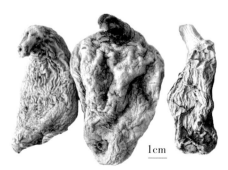

图2-1-78　野生天麻药材(康县)

1cm

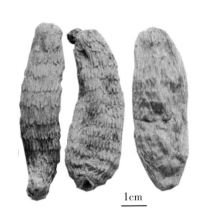

1cm

图 2-1-79 种植天麻药材（康县）

原货。

甘肃省地方标准《陇南天麻GAP生产技术规范》（DB62/T 1493-2006）中天麻分四个等级，一等：单个平均重量38g以上，26个/kg以内；不含碎块。二等：单个平均重量30g以上，36个/kg以内；不含碎块。三等：单个平均重量20g以上，50个/kg以内；含1%碎块。四等：单个平均重量10g以上，100个/kg以内；含3%碎块、空心天麻。

（2）天麻在《七十六种药材商品规格标准》（1984年）划分一个规格，四个等级，对野生与家种采用相同的规格标准。①一等：干货。呈长椭圆形；扁缩弯曲，去净粗栓皮。表面黄白色，有横环纹，顶端有残留茎基或红黄色的枯芽；末端有圆盘状的凹脐形疤痕；质坚实，半透明。断面角质牙白色；味微甘；26支/kg以内，无空心、枯炕、杂质、虫蛀、霉变。②二等：46支/kg以内。③三等：90支/kg以内。四等：90支/kg以外。凡不合一、二、三等的碎块，空心及未皮者均属此等；无芦茎、杂质、虫蛀，霉变。

【品质要求】以块茎大、完整、肥厚、饱满、体重坚实、色黄白、半透明、无空心者为佳。

"冬麻"质地充实而沉重，有"鹦哥嘴"，断面明亮，无空心，质量较好；"春麻"质地轻泡，中空、干瘪，有残留茎基，断面颜色晦暗，无"鹦哥嘴"，质量较次，习称"母猪泡"或"母猪壳"。

【功能与主治】息风止痉，平抑肝阳，祛风通络。用于小儿惊风，癫痫抽搐，破伤风，头痛眩晕，手足不遂，肢体麻木，风湿痹痛。

【贮藏】置通风干燥处，防蛀。

【附注】（1）甘肃是中药天麻的道地产区之一，陇南（康县、武都、成县）已发展成为全国的重要商品基地之一，其商品通过陕西、四川销往全国各地。甘肃人工天麻规模较大，品质受到国内商家的重视，外商常常来陇南产区收购，营销队伍比当地人员庞大，由陕西汉中客商进行加工包装后，以汉中产品销售，外商促进商品的流通，但贴牌销售使甘肃失去天麻地域品牌。甘肃应积极引导天麻生产企业进行争创名优品牌申报活动，以"陇南"或"阳坝"冠名为天麻申报地理标志产品认证、或注册产地商标，创建甘肃天麻地理标志品牌。将陇南打造为全国的名优天麻生产基地。

（2）甘肃康县商品天麻有乌天麻、红天麻两种，前者产量高、质地饱满、天麻素含量较高，今后人工种植应该发展乌天麻。

（3）历史上，省内发现将菊科植物羽裂蟹甲草 *Sinacalia tangutica*（Maxim.）B.Nord.的块根（文县、岷县、榆中、临洮）、列当科植物丁座草 *Boschniakia himalaica* Hook. f. et Thoms 全草（临夏县、迭部、卓尼、临潭）误以"天麻"使用或收购；80年代发现紫茉莉科植物紫茉莉 *Mirabilis jalapa* L.（靖远、宕昌、永昌）误以为"天麻"引种。

手掌参

【地方名称】佛手参、手参。

【商品名称】手掌参。

【开发利用】《甘肃中草药手册（第二册）》（1971年）收录。

【来源】为兰科植物手参 *Gymnadenia conopsea*（L.）R. Br. 或凹舌兰 *Coeloglossum viride*（L.）Hartm. 的干燥块根。

【原植物】（1）手参　块茎下部掌状分裂。叶片线状披针形、狭长圆形或带形，长5～15 cm，宽1～2.5 cm，先端渐尖或稍钝，基部收狭成抱茎的鞘。总状花序具多数密生的花；花苞片披针形，长于或等长于花；花粉红色，罕为粉白色；中萼片宽椭圆形或宽卵状椭圆形；侧萼片斜卵形，反折，较中萼片稍长或几等长；花瓣直立，斜卵状三角形，与中萼片等长，与侧萼片近等宽，边缘具细锯齿，先端急尖，具3脉；唇瓣宽倒卵形，前部3裂，中裂片较侧裂片大；距细而长，长于子房。花期6～8月（图2-1-80）。

（2）凹舌兰　块根近于掌状。总状花序，苞叶比花长。花淡黄绿色，萼片基部合生，中萼片直立，凹陷呈舟状；花瓣直立，线状披针形，较中萼片稍短，唇瓣肉质，倒披针形。

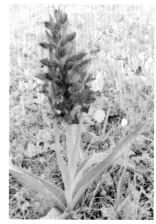

图2-1-80　手参原植物
（王元龙）

【生境与分布】（1）手参　生于海拔600～4500 m的山坡林下、草地或砾石滩草丛中。分布于陇南、甘南、定西、天水、平凉等地。

（2）凹舌兰　生于海拔1200～4000 m的林缘、灌丛湿地。分布于陇南、甘南、兰州、定西、天水、平凉等地。

【采收加工】秋季茎叶枯萎时采收，抖去泥土，去净茎叶和须根，置沸水烫后，晒干。

【产地】甘南（玛曲、碌曲、夏河）等地。

【产量】各地零星收购。

【药材性状】块根略呈宽卵形，稍扁，下部常有4～6指状分裂，有时多达10裂，有时指状分枝再1～3分枝，整体形如手掌，长1～5 cm，直径1～3 cm。表面浅黄色至暗棕色，有横皱纹；顶端有茎残基或残痕，周围可见一些褐色鳞叶或须根痕。质坚硬，断面黄白色，角质样。气弱，味淡，嚼之发黏（图2-1-81）。

【商品规格】统货。

【品质要求】以肥厚、块大、断面角质者为佳。

【功能主治】补肾助阳，消瘀活血。用于阳痿，跌打损伤，积血不行，久泻，白带等症。

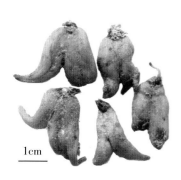

1cm

图2-1-81　手参药材（玛曲）

【贮藏】置通风干燥处。

【附注】本省尚分布西南手参 *Gymnadenia orchidis* Lindl.，同等入药。

木 香

【地方名称】蜜香。

【商品名称】木香、云木香、广木香。

【开发利用】民国《重修定西县志》收录木香，所述不详，疑是青木香。《甘肃中草药手册（第二册）》（1971年）收录木香，为木香 *Aucklandia lappa* Decne.。

【来源】为菊科植物木香 *Aucklandia lappa* Decne.的干燥根。

【原植物】多年生高大草本。主根粗大。基生叶三角形，有具翅羽裂的长叶柄；茎生叶卵形或卵状、三角状卵形，长30～50 cm，宽10～30 cm，基部楔状下延成具翅的柄或无柄，边缘有不规则的齿，齿端有短刺尖。头状花序单生在茎顶端和叶腋，或2～5个束生，梗短或无梗；总苞半球形，呈黑色；总苞片7层，近革质，卵状披针形或狭披针形；托片刚毛状；花筒状，花冠暗紫色，长约16 mm；花药尾部流苏状。瘦果矩圆状，具肋；冠毛淡褐色，2层，羽毛状。花期6～7月，果期8～9月（图2-1-82）。

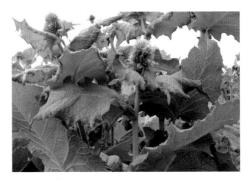

图2-1-82　木香原植物（华亭）

【生境与分布】栽培于海拔1500～2500 m的山地。历史上，陇南、甘南、兰州、平凉等地有栽培，作为商品现主要于华亭、合水、武都、两当、渭源等地试种或间有栽培（图2-1-83、84）。

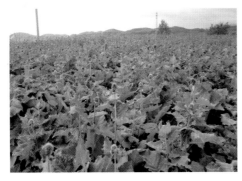

图2-1-83　木香种植基地（华亭）

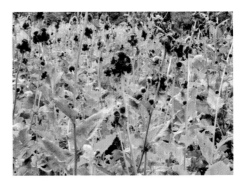

图2-1-84　木香种植基地（武都）

【采收加工】秋季采挖。将根挖出，除去泥沙和须根，切段，大的再纵剖成瓣，干燥后或撞去粗皮。

【产地】产于平凉（华亭）、陇南（武都、两当、文县）、庆阳（合水、正宁）和甘南（舟曲）等地。

【产量】2017年各地收购量，武都为10万kg、平凉为5万kg、两当为4万kg、合水为3万kg。

【药材性状】呈圆柱形或半圆柱形，长5～10 cm，直径0.5～5 cm。表面黄棕色至灰褐色，有明显的皱纹、纵沟及侧根痕。质坚，不易折断，断面灰褐色至暗褐色，周边灰黄色或浅棕黄色，形成层环棕色，有放射状纹理及散在的褐色点状油室。气香特异，味微苦（图2-1-85）。

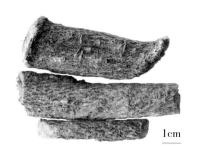

图2-1-85　木香药材（华亭）

【商品规格】在20世纪70年代，地产木香商品分为两个等级，一等（长度6～15 cm，根头直径1.5 cm以上），二等（长度3～8 cm，根头直径1 cm以上）。

【品质要求】以身干、色黄棕、质坚实、香气浓郁者为佳。

【功能与主治】行气止痛，健脾消食。用于胸胁、脘腹胀痛，泻痢后重，食积不消，不思饮食。

【贮藏】置干燥处，防潮。

【附注】20世纪70年代，陇南民间将唇形科植物鸡骨柴 *Elsholtzia fruticosa*（D. Don）Rehd. 和木香薷 *Elsholtzia stauntoni* Benth. 的根称为"土木香"或"木香"应用，未见商品。

毛　姜

【地方名称】岩姜、怕岩子。

【商品名称】骨碎补、猴姜、毛姜。

【开发利用】清·康熙《静宁州志》《岷州卫志》，光绪《通渭县新志》；民国《天水县志》《重修古浪县志》等地方志"物产·药类"收载骨碎补。

【来源】为水龙骨科植物中华槲蕨 *Drynaria baronii*（Christ）Diels干燥根茎。

【原植物】多年生附生草本。根状茎上的鳞片蓬松卷曲。叶二型，不育叶长圆状披针形，羽状深裂。网眼透明；能育叶阔披针形，长7～12 cm，深羽裂几达叶轴，裂片宽0.5～1 cm，边缘通常有锯齿或浅缺刻，无缘毛；钝尖头，基部具有狭翅的柄，叶脉显著，联结成不规则网眼。孢子囊群圆形，在主脉两侧各有1行，无囊群盖部分。

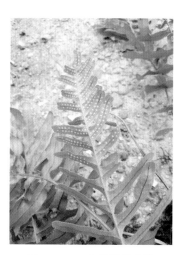

图2-1-86　中华槲蕨生境（临洮）

【生境与分布】生于海拔900～2500 m的林缘石上、石缝或树上（图2-1-86）。分布于陇南、天水、甘南、定西、兰州、平凉及庆阳等地。

【采收加工】全年均可采挖，鲜用者去净泥土，除去毛茸（鳞片）即得。干用者除去泥土杂质，晒干，或再燎去毛茸。

【产地】主产于陇南（武都、文县、康县、两当、成

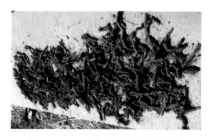

图2-1-87　收购站毛姜（武都）

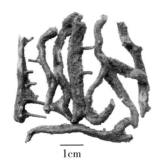

图2-1-88 毛姜药材图(漳县)

县),定西(漳县)、甘南(舟曲)等地(图2-1-87)。

【产量】各地零星收购。

【药材性状】呈类圆柱形,略弯曲或扭曲,长5～17 cm,宽0.6～1.0 cm。表面淡棕色,密被棕色细小鳞片,柔软如毛,有时鳞片大部已除去,鳞片脱落处可见纵向纹理。两侧及上面具突起的圆形叶痕,少数有叶柄残基,下面残留须根。质轻硬,易折断,断面浅棕色或浅黄绿色,有多数黄色维管束小点排列成环状。气弱,味淡、微涩(图2-1-88)。

【商品规格】统货。

【品质要求】以粗壮、色棕红,无毛须者为佳。

【功能主治】补肾,接骨,活血止痛。用于骨折损伤,肾虚腰痛,风湿疼痛,牙痛,久泄,遗尿及斑秃等症。

【贮藏】置通风干燥处,防潮,防虫蛀。

牛尾独活

【地方名称】尾活、白独活、毛独活、大活。

【商品名称】牛尾独活、独活。

【开发利用】宋代《图经本草》记载"文州独活"(甘肃文县独活)。清·康熙《岷州志》《宁远县志》《文县志》,乾隆《武威县志》《永昌县志》,道光《山丹县志》和光绪《礼县志》等地方志"物产·药类"均有收录。从地域分布看出,甘肃的地产独活不止一种,存在同物异名现象。

《甘肃中药手册》(1959年)收录三种地产独活,其中香独活疑似牛尾独活。《甘肃中草药手册(第四册)》(1974年)收录地产独活即牛尾独活。

【来源】为伞形科植物短毛独活 *Heracleum moellendorffii* Hance 或牛尾独活 *Heracleum hemsleyanum* Diels 的干燥根。

【原植物】(1)短毛独活 多年生草本,全体有短柔毛。根圆锥形,有分枝。基生叶宽卵形,三出式或羽状全裂,裂片5～7,宽卵形或近圆形,长5～25 cm,宽7～20 cm,不规则3～5浅裂至深裂,边缘有尖锐粗大锯齿;茎上部叶具膨大叶鞘。复伞形花序顶生和侧生;总苞片5～10,小苞片条状披针形至线形,伞幅12～45,不等长;花梗20余条;花瓣白色。双悬果矩圆状倒卵形,扁平,有短刺毛或近无毛;分果具5条棱,每棱槽有油管1,棒状,棕色,长约分果长的一半以上,合生面油管2,棒状。花期7月,果期8～10月(图2-1-89)。

(2)牛尾独活 茎下部叶三出式一至二回羽状分裂,有3～5

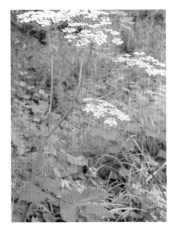

图2-1-89 短毛独活原植物(康县)

裂片；茎上部叶卵形，3浅裂至3深裂，边缘有楔形锯齿和短凸尖。伞辐16～18，不等长。果实近圆形，背部每个棱槽中有油管1，长为分果长度的一半或稍超过。

【生境与分布】（1）短毛独活　生于海拔1000～2500 m的山坡、草地、灌木丛。分布于陇南、天水、甘南、定西等地。

（2）牛尾独活　生于海拔900～1800 m的草地、灌木丛。分布于天水、陇南、甘南等地。

【采收加工】初春苗刚发芽或秋末茎叶枯萎时采挖，除去须根及泥沙，晒干。

【产地】产于定西（漳县）、陇南（康县、文县）、甘南（舟曲）等地。

【产量】各地零星收购。

【药材性状】（1）短毛独活　根呈长圆锥形，少分枝，稍弯曲，长8～18 cm，直径0.7～2 cm。表面灰黄色至灰棕色，具不规则皱缩沟纹，皮孔细小，横向突起，顶端有残留的茎基及棕黄色的叶鞘。质坚韧难折断，断面皮部黄白色，多裂隙，可见棕黄色油点，木部淡黄色，形成层环淡棕色。气微香，味微苦。

（2）牛尾独活　根呈长圆锥形，少有分枝，长15～30 cm，直径0.6～3 cm。根头单一或有数个分叉，顶端有茎叶鞘残基。表面灰黄色，有不规则纵沟纹，皮孔细小，稀疏排列。质硬脆，断面皮部黄白色，多裂隙，有众多棕黄色油点，木部黄白色，形成层环棕色。气微香，味稍甘而辛辣（图2-1-90）。

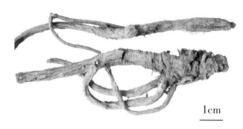

1cm

图2-1-90　牛尾独活药材图（文县）

【商品规格】统货。

【品质要求】以根条长、断面粉性足、香气浓者为佳。

【功能与主治】祛风除湿，通痹止痛。用于风寒湿痹，腰膝疼痛，少阴伏风头痛。

【贮藏】置通风干燥处，防霉变，防虫蛀。

【附注】20世纪50年代以来，省内各地发掘本地的独活资源，有伞形科植物牛尾独活 *Heracleum hemsleyanum* Diels 的根（天水、陇南、临潭等以此为独活）、短毛独活 *Heracleum moellendorffii* Hance（临潭、平凉、临夏称独活，文县、武都、康县称牛尾独活收购）、多裂独活 *Heracleum dissectifolium* K. T. Fu 的根（甘南）。五加科植物食用土当归 *Aralis cordata* Thunb. 的根（文县、武都、舟曲）以"独活"收购，又称"九眼独活"；甘肃土当归 *Aralia kansuensis* Hoo 的根（陇南）称"九眼独活"。

兰州百合

【地方名称】菜百合、食用百合。

【商品名称】百合、甜百合。

【开发利用】清宣统元年《甘肃新通志》载"皋兰（今兰州）向不产此（百合），今种者甚多"。据调查，兰州百合最初由杨姓氏从陕西带回百合籽种，回家乡试种，栽种成功。现已发展为甘肃特色农产品之一，列为我国地理标志产品。

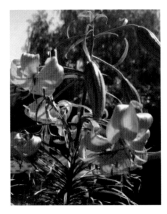

图 2-1-91 兰州百合原植物
（兰州）

【来源】 为百合科植物兰州百合 *Lilium davidii* Duchartre var. *unicolor* Cotton. 的干燥肉质鳞叶。

【原植物】 多年生草本。鳞茎扁球形或宽卵形；茎有的带紫色，密被有小乳头状突起。叶多数散生，在中部较密集，条形，长7～12 cm，宽2～3（6） mm，先端急尖，边缘反卷并有明显的小乳头状突起；叶腋有白色绵毛。花单生或2～8朵排成总状花序；花下垂，橙黄色，无或稀有细小的紫黑色斑点；花被片6，内轮花被片比外轮花被片宽；蜜腺两边具小乳头状突起；花柱长为子房的2倍以上，柱头3浅裂。蒴果长矩圆形。花期7～8月，果期9月（图2-1-91）。

【生境与分布】 兰州、定西、平凉、白银和临夏等地栽培。2017全省的兰州百合种植面积约20万亩，兰州市约12万亩，其中七里河约5.6万亩。也可以观赏（图2-1-92）。

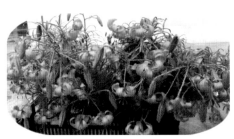

图 2-1-92 兰州百合插花（兰州）

【采收加工】 秋季采挖，洗净，剥取鳞叶，置沸水中略烫，干燥。

【产地】 主产于兰州（七里河、西固），榆中、皋兰、永靖、临洮等地亦产。

【产量】 2017年全省产量6万吨，仅兰州市百合产量就5万吨。

【药材性状】 呈长椭圆形、卵圆形肉质片状，长1～4 cm，宽0.5～2 cm。表面黄白色或略显淡棕黄色，有数条纵直平行的维管束。顶端稍尖，基部较宽边缘薄，微波状，略向内弯曲。质硬而脆，断面较平坦，角质样。气微，味甜（图2-1-93）。

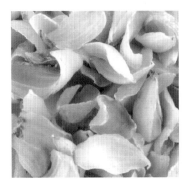

图 2-1-93 兰州甜百合药材（兰州）

【商品规格】 鲜甜百合呈类球形、不规则扁球形。直径3～12 cm，高2～6.5 cm。表面类白色。鳞叶数个至数十个相对抱合，基部有鳞茎盘，具须根。质脆。味甜（图2-1-94）。

【品质要求】 以个头大、肥厚、色白、味甜者为佳。

【功能与主治】 清热润肺，止咳，清心安神。用于咳嗽吐血，虚烦不安，心慌惊悸，失眠多梦，浮肿。

【贮藏】 置通风干燥处。

【附注】 兰州百合是甘肃省名优特产，色泽洁白如玉、肉质肥厚香甜，以名菜良药著称全国。现有百合加工企业达120多家，年总加工能力4万吨。

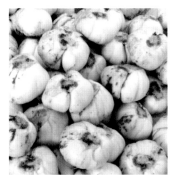

图 2-1-94 兰州百合鲜品
（兰州）

半　夏

【地方名称】三片叶、三角草、麻芋子、三叶半夏。

【商品名称】西半夏、珠半夏、汉半夏。

【开发利用】清代·康熙《宁远县志》，乾隆《秦州直隶州新志》《静宁县志》《庄浪志略》《清水县志》《伏羌县志》《成县新志》《陇西县志》《岷州志》《西和县志》，道光《两当县新志》，光绪《文县新志》《礼县志》《西和县新志》《通渭县新志》等地方志"物产·药类"收录。而乾隆《秦州直隶州新志》有"半夏最佳"的评价。半夏为清代以后甘肃发展起来的道地大宗药材之一。

【来源】为天南星科植物半夏 *Pinellia ternata*（Thunb.）Breit.的干燥块茎。

【原植物】多年生植物。块茎球形。叶基出，1年生者为单叶，心状箭形至椭圆状箭形，2～3年生者为3小叶的复叶，小叶卵状椭圆形至倒卵状矩圆形，稀披针形，长5～10（17）cm；叶柄长达25 cm，下部有1珠芽。花葶长达30 cm；佛焰苞全长5～7 cm；肉穗花序下部雌花部分长约1 cm，贴生于佛焰苞，雄花部分长约5 mm，二者之间有一段不育部分，顶端附属体长6～10 cm，细柱状；子房具短而明显的花柱；花药2室，药室直缝开裂。浆果卵形，长4～5 mm。花期6～7月，果期8～9月（图2-1-95）。

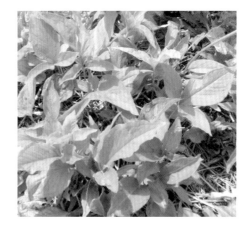

图2-1-95　半夏原植物（清水）

【生境与分布】生于海拔2500 m以下的山地丘陵地区、山坡林下、池塘旁、水田边、灌木丛中或农作物地边。除河西外各地区均有分布。主要在陇南（西和、礼县）、天水（清水、秦州）、平凉（华亭）等地人工种植（图2-1-96、97）。

2006年、2008年和2010年西和县种植面积分别为380 hm²、400 hm²和407 hm²，西和是甘肃半夏的主产地。2017年全省种植面积1300 hm²。

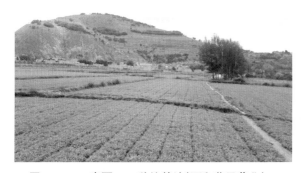

图2-1-96　半夏GAP种植基地（西和葆元药业）

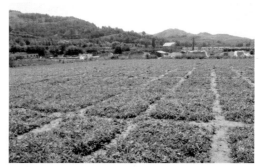

图2-1-97　半夏种植基地（清水）

【采收加工】（1）采收　野生的在4～5月间采收。采用块茎和球芽人工繁殖的，在种植后当年或第二年采收，种子繁殖的须3～4年后才能收获。8月下旬至9月上旬初选晴天采挖，挖

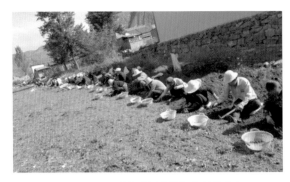

图2-1-98　采收半夏(西和葆元药业)

起块茎,将横径1 cm以上的块茎捡起,作药或作种用,将过小的块茎留于地中,继续培植,翌年再收(图2-1-98)。

(2)传统加工　挖出后除净地上部分,堆放发汗几天,或拌入石灰数天后,待外皮有脱落时,将其放入筐内,然后倒入清水缸中,反复揉搓,或装入粗麻袋中,在流水中用木棒杵撞击,直至外皮去净为度。晒干后,即为生半夏。

(3)现时加工　先将收获半夏鲜块茎过筛分级,小块茎留作繁殖材料,大块茎用作加工商品药材。一般在采挖后,堆放发汗2~3天,采用铁制(或木质)卧式电动脱皮机进行脱皮,将半夏放入铁笒筐浸水池内,注入流水,接通电源,脱皮机低速转动,半夏相互撞击,至外皮除去,洁白为度,取出,沥干水汽(图2-1-99)。

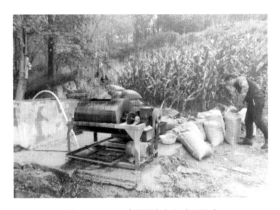

图2-1-99　半夏脱皮机(西和)

经调查,目前产地采用晒干、烤干和阴干三种干燥方式,视天气情况灵活选择。半夏的质量跟加工方法有很大关系,一般晒干优于烤干,而烤干优于阴干。

①晒干:摊在竹席上曝晒,天气晴朗阳光充足时晒2~3天,天气差需要3~5天(图2-1-100)。②烤干:如遇阴天,置半夏专用烤房中,用无烟煤进行烘烤,在炭火上方30 cm处置层钢网,药材置于其上。宜选用急火,在65 ℃~70 ℃高温下烘烤7~8 h,使其受热,冒出水珠,水汽未净不宜翻动,至无水珠时,再将温度降至55 ℃~50 ℃低温烘烤,经常翻动,直至烘干为止,一般需15~18 h(图2-1-101)。③阴干:一般晒1天左右,剩下时间阴干。

在加工商品时要人工或机械除去砂石(图2-1-102)、采用机械分离和除去劣质的油粒(图2-1-103)。

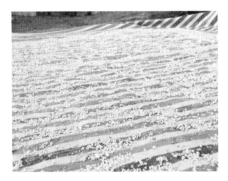

图2-1-100　自然晾晒半夏(西和)

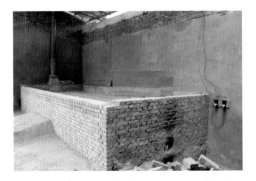

图2-1-101　简易烘烤房(西和葆元药业)

【产地】主产于西和、礼县、清水,为人工种植品。陇南(武都、两当、康县、徽县)、天水（秦州、秦安、甘谷）、庆阳（宁县）、平凉（华亭）和甘南（舟曲）等地亦产，陇南等地尚有少量野生品。

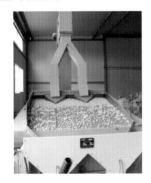
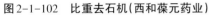
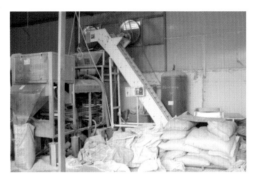

图2-1-102　比重去石机（西和葆元药业）　　　图2-1-103　机械分离油粒（西和葆元药业）

【产量】2017年各地野生收购量，武都为0.4万kg、两当为0.2万kg、甘谷为0.2万kg。2017年全省人工种植产量500万kg，各地收购量西和为250万kg、礼县为90万kg、清水为40万kg、华亭为9万kg。

【药材性状】（1）野生品　呈类球形，有的稍偏斜，直径1～1.5 cm。表面白色或浅黄色，顶端有凹陷的茎痕，周围密布麻点状根痕；下端钝圆，较光滑。质坚实，断面洁白，富粉性。气微臭，味辛辣、麻舌而刺喉（图2-1-104）。

（2）栽培品　呈类球形、卵球形、或扁球形，下端多数呈偏斜状，部分可见细小疣状突起。顶端有凹陷的茎痕，周围有较密集或稀疏的麻点状根痕，常有具1～4个小块茎（图2-1-105、106）。

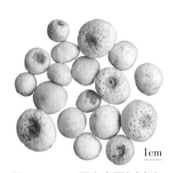
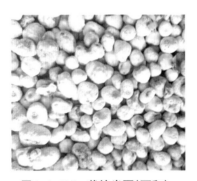
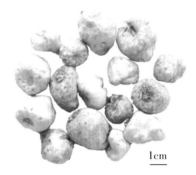

图2-1-104　野生半夏（武都）　　图2-1-105　栽培半夏（西和）　　图2-1-106　栽培半夏（清水）

【商品规格】早期甘肃产地商品有蛋夏、夏和统夏三种规格。现时产区商品半夏的规格划分按颗粒大小、颗粒形状分，多采用过机械筛子分级方法（图2-1-107）。甘肃省地方标准《地理标志产品——西和半夏（DB62/T1872-2009）》中分为4级。（1）甲级：直径12～14 mm。（2）乙级：直径10～12 mm。（3）丙级：直径8～10 mm。（4）珍珠级：直径6～8 mm。近年产地又出现大于14 mm的大甲级商品（图2-1-108）。

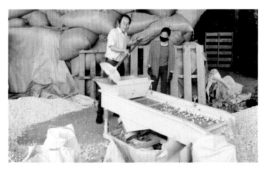

图2-1-107　机械筛子分等级（西和广洪药业）

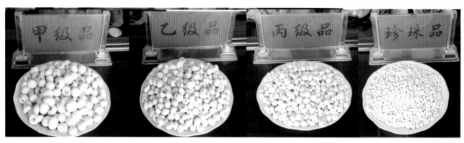

图2-1-108　半夏商品规格（西和葆元药业）

【品质要求】传统以个大、圆形、色白、外皮除净、有麻子窝、质坚实、粉性足者为佳。如呈灰褐色、黑色或浅红色，即为发热变质的次品。

甘肃所产半夏量大质优，历来是外贸出口创汇的大宗药材之一。省内商家收购半夏药材的标准要求：一是粉质高，二是形状好（苹果形的出口最受欢迎）。

【功能与主治】燥湿化痰，降逆止呕，消痞散结。用于痰多咳喘，痰饮眩悸，风痰眩晕，痰厥头痛，呕吐反胃，胸脘痞闷，梅核气。

【贮藏】置通风干燥处，防蛀。

【附注】20世纪60年代，曾将天南星科植物独角莲 *Typhonium giganteum* Engl. 的块茎（陇南）误以为"半夏"收购使用；也发现将天南星科植物掌叶半夏 *Pinellia pedatisecta* Schott 的小块茎（陇南）充当"半夏"使用；近年，在临夏个别地方发现以"半夏"引种试种，为本草记载的虎掌来源，不属于半夏，应严格区分。

近年省内一些地方采挖的鲜半夏，运至安徽亳州等地进行初加工。

玉　竹

【地方名称】鸟儿眼、棒槌甜。

【商品名称】玉竹。

【开发利用】清·光绪《礼县新志》"物产·药类"收录。

【来源】为百合科植物玉竹 *Polygonatum ordoratum*（Mill.）Druce 的干燥根茎。

【原植物】多年生草本。根状茎圆柱形。茎高20～50 cm。叶互生，椭圆形至卵状矩圆形，长5～12 cm，顶端尖。花序腋生，具1～3花，在栽培情况下至8朵，总花梗长1～1.5 cm；花被白色或顶端黄绿色，合生呈筒状，全长15～20 cm，裂片6；雄蕊6，花丝着生近花被筒中部，近平滑至具乳头状突起；子房长3～4 mm，花柱长10～14 mm。浆果蓝黑色。花期7～8月（图2-1-109）。

【生境与分布】生于林缘或疏林下及灌丛或草地。分布于平凉、天水、陇南、定西、临夏等地；近年平凉（华亭）等地人工驯化成功。

【采收加工】春、秋二季采挖，除去须根，洗净，晒至柔软后，反复揉搓、晾晒至无硬心，晒干；或置竹笼内蒸

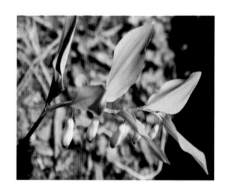

图2-1-109　玉竹原植物（临洮）

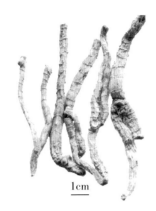

图 2-1-110　玉竹药材
（康县）

约10分钟，取出，摊开晒干。

【产地】产于临夏（临夏县、康乐）、陇南（成县、武都、康县）、甘南（舟曲）、定西（临洮）等地。

【产量】各地零星收购。

【药材性状】呈长圆柱形，略扁，少有分枝，长4～18 cm，直径0.3～1.6 cm。表面黄白色或淡黄棕色，半透明，具纵皱纹和微隆起的环节，有白色圆点状的须根痕和圆盘状茎痕。质硬而脆或稍软，易折断，断面角质样或显颗粒性。气微，味甘，嚼之发黏（图2-1-110）。

【商品规格】统货。

【品质要求】以条肥大、色黄亮、味甜者为佳。

【功能与主治】养阴润燥，生津止渴。用于肺胃阴伤，燥热咳嗽，咽干口渴，内热消渴。

【贮藏】置通风干燥处，防霉，防蛀。

【附注】20世纪70年代，省内民间将百合科植物轮叶黄精 *Polygonatum verticillatum*（L.）All.的根茎（陇南、平凉），作为"玉竹"使用，早已纠正。

20世纪90年代，曾发现将百合科植物鹿药 *Smilacina japonica* A. Gray（文县）称为"玉竹"，未见药用。

甘　松

【地方名称】香松、香草。

【商品名称】甘松。

【开发利用】《甘肃中药手册》（1959年）收录甘松。

【来源】为败酱科植物甘松 *Nardostachys jatamansi* DC. Batal. 的干燥根及根茎。

【原植物】多年生草本。根茎圆柱状或圆锥柱状，下有粗硬根。基生叶数片，窄条形或条状倒披针形，长5～12 cm，宽达1 cm，顶端圆，基部渐窄成柄，全缘，主脉平行；茎生叶披针形。聚伞花序多

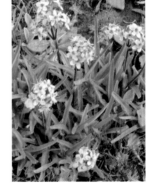

图 2-1-111　甘松原植物
（王元龙）

呈紧密圆头状，总苞2对，卵形；苞片1，小苞片甚小，花萼5裂，齿极小；花冠淡紫红色，筒状，顶端稍不等5裂；雄蕊4；花柱与雄蕊等长。瘦果倒卵形，长约3 mm。花期8月，果期9月（图2-1-111）。

【生境与分布】生于海拔3000～4000 m的高山草地、河边。分布于甘南、临夏等地。

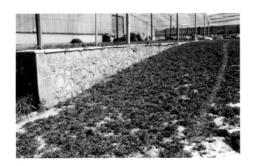

图 2-1-112　晾晒甘松药材（甘南百草药业）

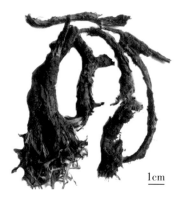

图2-1-113 甘松药材(合作)

【采收加工】春、秋二季采挖，除去泥沙及杂质，晒干或阴干（图2-1-112）。

【产地】产于甘南（玛曲、舟曲）等地。

【产量】2018年甘南收购量8万kg，临夏市为0.3万kg。

【药材性状】呈圆锥形，多弯曲，长5～18 cm。根茎短小，上端有茎、叶残基，呈狭长的膜质片状或纤维状。外层黑棕色，内层棕色或黄色。根单一或数条交结、分枝或并列；表面棕褐色，皱缩，有细根及须根。质松脆，易折断，断面粗糙，皮部深棕色，常成裂片状，木部黄白色。气特异，味苦而辛，有清凉感（图2-1-113）。

【商品规格】统货。

【品质要求】以肥壮、条长、色棕褐、特异气味重，无杂质者为佳。

【功能与主治】理气止痛，开郁醒脾。用于脘腹胀满，食欲不振，呕吐；外治牙痛，脚肿。

【贮藏】置通风干燥处。

【附注】《甘肃中药手册》（1959年）收录甘松及附图，实为败酱草科植物糙叶败酱Patrinia scabra Bunge。

甘肃白头翁

【地方名称】野棉花。

【商品名称】白头翁。

【开发利用】清·康熙《静宁州志》"物产·药类"收录，谓"白头翁，俗称野棉"；民国《重修定西县志》"物产·饲料类"称"野棉花，一名白头翁"。《甘肃中药手册》（1959年）收录白头翁（俗名野棉花）。省内以"白头翁"购销至今。

【来源】为毛茛科植物大火草Anemone tomentosa（Maxm.）Pea. 的干燥根和根茎。

【原植物】多年生草本。基生叶为三出复叶，间或1～2为单叶；小叶卵形，长9～16 cm，宽7～12 cm，3裂，边缘有粗锯齿或小牙齿，腹面被短伏毛，背面被白色绒毛；叶柄长8～48 cm。花葶高40～120 cm，密生短绒毛；总苞苞片3，叶状；聚伞花序长26～43 cm，2至3回分枝；花梗密生绒毛；萼片5，白色或带粉红色，倒卵形，长1.5～2.2 cm，宽1～2 cm，背面被短绒毛；雄蕊多数，花丝丝状；心皮多数，子房被线毛。聚合果球形。瘦果被柔毛。花期7～10月，果期8～11月（图2-1-114）。

【生境与分布】生于海拔1000～2700 m的山地草坡、田间、路边及沟旁。分布于天水、陇南、临夏、定西和平

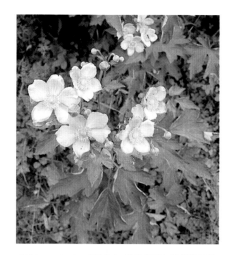

图2-1-114 甘肃白头翁原植物(礼县)

凉等地。

【采收加工】春、秋二季采挖，除去茎叶，须根及泥土，晒干。

【产地】产于临夏（康乐、临夏县）、定西（临洮）、庆阳（宁县）等地。

【产量】2017年各地收购量，宁县为1.3万kg、康乐0.7万kg。

【药材性状】根茎呈圆柱状，可见芽痕；根略呈圆锥形，下渐细而弯曲，长8～10 cm，直径0.5～1.8 cm。表面灰棕色至棕褐色，具纵向或扭曲的沟纹，外皮呈落状。根头部稍粗大，附有棕色膜质鳞叶和残存叶柄，根头及叶柄分枝处密生白色绵毛。质略韧，折断面裂片状，皮部灰褐色，木质部发达，呈淡黄色，呈放射状纹理。气特异，味涩而苦。（图2-1-115）

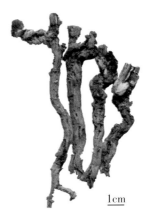

图2-1-115　甘肃白头翁药材(康乐)

【商品规格】统货。

【品质要求】以粗壮、质实、白色绵毛多者为佳。

【功能与主治】清热解毒、凉血止痢。用于热毒血痢，湿热带下，鼻衄、血痔等。

【贮藏】置通风干燥处。

甘　草

【地方名称】甜草根、甜草、甜根子、通草、立草、西正草、菊花心甘草。

【商品名称】西北草、红甘草、红皮草、黄皮草、粉皮草、条草、毛草。

【开发利用】成书于东汉的《梁书·诸夷传》中记载："天监四年，（宕昌国）王梁弥博来献甘草、当归"。宕昌国在今甘肃岷县一带。明·嘉靖《秦安县志》最早记载；清·顺治《重刊甘镇志》，康熙《静宁县志》《岷州卫志》《宁远县志》，乾隆《岷州志》《清水县志》《庄浪志略》《陇西县志》《狄道州志》《伏羌县志》《西和县新志》《秦州直隶州新志》《泾州志》《清水县志》《重修肃州新志》《武威县志》《平番县志》《永昌县志》《环县志》，道光《会宁县志》《重修金县志》《山丹县志》，光绪《礼县志》《重修皋兰县志》《肃州新志》等地方志"物产·药类"收录，遍及全省各地。

《甘肃新通志》（1909年）记载："甘草各府州俱有，宋志镇原出者佳"。民国《甘肃经济丛书》评价："本省分布最广，产量最丰，每年各县产数十万斤，多者在百万斤"，所记录的产地达47个县（市），成为地方志中记载产地最多的品种。

【来源】为豆科植物乌拉尔甘草 *Glycyrrhiza uralensis* Fisch.、胀果甘草 *Glycyrrhiza inflata* Bat. 或光果甘草 *Glycyrrhiza glabra* L.的干燥根。

【原植物】（1）乌拉尔甘草　多年生草本。根和根状茎粗壮，皮红棕色。茎直立，有白色短毛和刺毛状腺体。羽状复叶；小叶7～17枚，卵形或宽卵形，长2～5 cm，宽1～3 cm，先端急尖或钝，基部圆，两面有短毛和腺体。总状花序腋生；花密集；花萼钟状；花冠蓝紫色，长1.4～2.5 cm。荚果条形，呈镰刀状或环状弯曲，外面密生刺毛状腺体；种子肾形。花期6～8

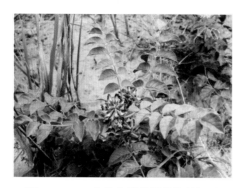

图2-1-116 乌拉尔甘草原植物(镇原)

月，果期7～10月（图2-1-116）。

（2）胀果甘草 小叶3～7（9）枚，卵形、椭圆形或长圆形。总状花序腋生，总花梗与叶等长或短于叶。花冠紫色或淡紫色。荚果椭圆形或长圆形，直或微弯，明显膨胀，种子1～4，种子间膨胀或与侧面不同程度下隔（图2-1-117）。

（3）光果甘草 小叶11～17枚，卵状长圆形、长圆状披针形、椭圆形，顶端圆或微凹，具短尖，基部近圆形，叶缘平整或微波状。总花梗短于叶或与叶等长，果后延伸。果序长18～23 cm，荚果圆柱形，长1.7～3.5 cm，宽4.5～7 mm，微作镰形弯，无毛或疏被毛，有时被或疏或密的刺毛状腺体。

【生境与分布】（1）乌拉尔甘草 生于海拔1000～1800 m的干旱沙地、河岸砂质地、山坡草地及盐渍化沙地。除文县、武都、玛曲、碌曲等县外，省内其余各地均有分布；从河西至陇中、陇东黄土高原北部呈带状分布，在中南部的定西、临夏、天水等地有零散分布。

（2）胀果甘草 生于海拔1000～1800 m的沙滩、田埂和荒地。金塔、瓜州、玉门、敦煌等地有分布。

（3）光果甘草 近年民勤等地引种。

2017年全省种植面积为22.1万亩。2018年景泰种植面积为5万亩，靖远为1万亩（图2-1-118）。

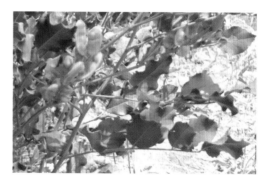

图2-1-117 胀果甘草原植物(瓜州)

【采收加工】（1）采收 春、秋二季皆可采挖，春季一般是在清明至夏至采收，秋季一般在白露至地冻前采收。直播甘草以播后3～4年收获为宜，移栽的于栽后2～3年即可收获，一般秋季采挖。斜栽或平栽的根可用深耕犁把根犁出；直播的因根长得深，挖收时劳动强度很大，应先割去枯残茎叶，再挖起根及根茎。

（2）加工 挖取后及时除去残茎、幼芽、枝条和须根，晒至半干，捆成小捆，置干燥通风处晒干。再加工成不同的商品规格。

【产地】产于酒泉（金塔、临泽、安西、肃南）、张掖（民乐、高台）、武威（凉州、民勤、古浪）、白银（景泰、靖远）、金昌（永昌）、庆阳（环县、合水、正宁、环县、镇原、庆城）、平凉（静宁、灵台）、兰州（永登、榆中）、临夏（积石山、永靖）、定西（通渭、陇西、漳县、渭源）、陇南（宕昌、礼县、西和）和天水（武山、清水）等亦种植；环县、正宁、合水、宁县、镇原、通渭、甘谷等地以野生商品为主。

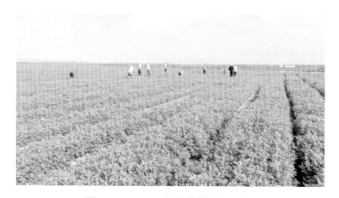

图2-1-118 万亩甘草基地(景泰)

【产量】2018年鲜草产量，景泰为2500万kg，靖远为500万kg。2017年各地收购量，合水为0.7万kg（野生为0.4万kg、家种为0.3万kg）、庆城0.6万kg、通渭为0.5万kg、宁县为0.4万kg、临夏市为0.3万kg、甘谷为0.2万kg、正宁为0.2万kg（以上为野生）。

【药材性状】（1）乌拉尔甘草　根呈长圆柱形，长30～100 cm，直径0.5～3.5 cm。外表面红棕色、暗棕色或灰褐色，有明显的皱纹、沟纹及横长皮孔，并有稀疏的细根痕，两端切面中央稍下陷。质坚实而重，断面纤维性，呈浅黄色、黄白色，有粉性，横切面有明显的形成层环纹和放射状纹理，有裂隙。根茎表面有芽痕，中心有髓。气微，味甚甜而特殊（图2-1-119）。

（2）胀果甘草　外表面呈灰棕色至灰褐色，粗糙，栓皮纵向翘起形成明显的纵纹，皮孔明显。质坚硬，断面形成层环浅棕色，木质部淡黄色或黄色，纤维性强，粉性少。根茎表面的不定芽痕较多而粗大，味甜而特殊。

（3）光果甘草　外表面为灰棕色、暗棕色或灰褐色，栓皮常常纵向裂开，皮孔细长而不明显或呈点状。质地较坚实，断面呈浅棕色，纤维性较强，粉性少，裂隙较少。气微，味甜而特殊（图2-1-120）。

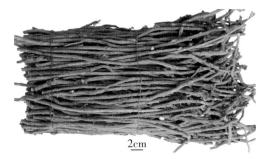
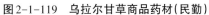

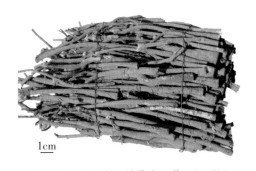

图2-1-119　乌拉尔甘草商品药材（民勤）　　图2-1-120　光果甘草商品药材（民勤）

【商品规格】在20世纪50年代，甘肃的甘草商品规格就比较复杂，有特字甘草、甲字甘草、乙字甘草、丙字甘草、丁字甘草、毛甘草、节子草、疙瘩草和粉草；70年代称谓发生变化，有混大草、条草一等、条草二等、条草三等、混毛草、节甘草一等、节甘草二等、混疙瘩头和混草。

现时药材等级分为9个等级，与早期规格分类方法基本相同。

①特级草：干货，呈圆柱形，单条顺直，长30～70 cm，顶端直径2.5 cm以上。表面红棕色、棕红色或灰棕色，皮细紧，有纵纹，斩去头尾，两端整齐；质坚实、体重、断面黄白色，粉性足。味甜。无黑心、须根、杂质、虫蛀霉变。②甲级草：根长30～50 cm，顶端直径2.0 cm以上。③乙级草：根长30～50 cm，顶端直径1.5 cm以上。④丙级草：根长30～50 cm，顶端直径1.0 cm以上。⑤丁级草：根长30～50 cm，顶端直径0.7 cm以上。余同特级草。⑥毛条：又称毛甘草。质松、皮呈暗黄色、多芽眼。⑦节草：又称大小节、节子草，系指加工等级甘草后，剩下的甘草节。圆柱形，长短不等，粗细不一，弯曲或平直，无疙瘩头和须根。⑧疙瘩草：系指加工条甘草时剁下的根头。呈疙瘩状，大小长短不等，无残茎和须根。⑨粉甘草：又称粉草，系刮去或搓去甘草的栓皮，分为大、中和小三个等级。大粉草：顶端直径2.5 cm以上；中粉草：顶端直径2 cm以上；小粉草：顶端直径1.5 cm以上。现主要供外贸出口。

毛条、节子草、疙瘩草主要是生产甘草酸、甘草浸膏等产品的原料。

【品质要求】传统以皮细紧、红褐色或棕红色，根条粗壮、切去头尾，口面整齐，断面黄色，粉性足，质坚体重者为佳。

【功能与主治】补脾益气，清热解毒，祛痰止咳，缓急止痛，调和诸药。用于脾胃虚弱，倦怠乏力，心悸气短，咳嗽痰多，脘腹、四肢挛急疼痛，痈肿疮毒，缓解药物毒性、烈性。

【用法与用量】2～10 g。

【注意】不宜与海藻、京大戟、红大戟、甘遂、芫花同用。

【贮藏】置通风干燥处，防蛀。

【附注】历史上，豆科植物苦豆子Sophora alopecuroides L.的根（河西）、苦参 Sophora flavescens Alt.的根（陇南）个别地方习惯称为"苦甘草"，曾发生将其根作为甘草采挖的情况，当时已纠正。

白 及

【地方名称】连及草、白芨、紫兰。

【商品名称】大白及。

【开发利用】清·康熙《岷州志》《静宁州志》，乾隆《成县新志》《清水县志》，道光《两当县新志》；民国《徽县新志》《天水县志》《新纂康县县志》《重修古浪县志》和《重修定西县志》等地方志"物产·药类"收录。从地域分布可知，白及存在同名异物现象。

【来源】为兰科植物白及 Bletilla striata（Thunb.）Reichb .f. 的干燥块茎。

【原植物】多年生草本，高15～70 cm。块茎三角状扁球形，常数个相连。茎直立。叶片3～5枚，披针形或宽披针形，长8～

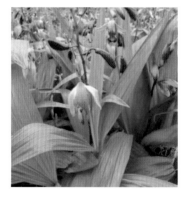

图2-1-121　白及原植物（秦州）

30 cm，宽1.5～4 cm，先端渐尖，基部下延成长鞘状，全缘。总状花序顶生，有花3～8朵；苞片披针形，早落；花紫色或淡红色，直径3～4 cm，萼片和花瓣近等长，狭长圆形，长2.8～3 cm；唇瓣倒卵形，白色或具紫纹，上部3裂，中裂片边缘有波状齿，先端微凹，中央具5条褶片，侧裂片直立，合抱蕊柱，但不及中裂片的一半；雄蕊与雌蕊合为蕊柱，柱头先端着生1雄蕊，花药块4对。蒴果圆柱形，具6纵肋。花期5～6月，果期7～9月（图2-1-121）。

【生境与分布】生于海拔1000～1500 m的林下或山坡草丛中。分布于陇南、天水、甘南等地。近年，天水（秦州）、陇南（康县、文县）等地人工种植取得成功（图2-1-122）。

2018年秦州人工种植白及350亩。

【采收加工】春、秋二季采挖，盛鲜冲洗干

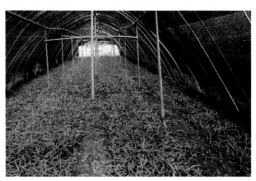

图2-1-122　白及人工育苗（康县）

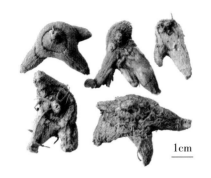

图2-1-123 人工白及药材(秦州)

净，置沸水中煮或蒸至内无白心（约10分钟），用刀剃除去残茎及须根，晾晒至7～8成干，用滚桶洗药机加石子撞去鳞叶、须根，或趁鲜切纵片，晒干。人工种植三年后，于秋季采收。

【产地】产于陇南（文县、武都、康县、成县、徽县、两当）、天水（秦州）等地。

【产量】野生的白及和小白及在陇南产区同等收购，2017年各地收购量，康县为0.7万kg、两当为0.5万kg。2018年秦州人工种植产量20万kg。

【药材性状】呈不规则扁圆形、扁斜卵形或扁菱形，多有2～3个爪状分枝，长1.5～5 cm，厚0.5～1.5 cm。表面灰白色或黄白色，有细皱纹，上面有凸起的茎痕，下面有连接另一块茎的痕迹；以茎痕为中心，有数个棕褐色的同心珏纹，环上残留棕色点状的须根痕。质坚硬，不易折断。断面类白色，半透明，角质样，可见散在的点状筋脉纹。气微，味苦，嚼之有黏性（图2-1-123）。

【商品规格】统货。

【品质要求】以个大、饱满、色白、半透明、味苦、质坚实者为佳。

【功能与主治】收敛止血，消肿生肌。主治咯血，吐血，衄血，便血，外伤出血，痈疮肿毒，烫灼伤，手足皲裂，肛裂。

【贮藏】置通风干燥处。

【附注】百合科植物轮叶黄精*Polygonatum verticillatum*（L.）All.的块茎，省内民间有称为"鸡头参"入药，早年在榆中、渭源等的商品也发现误以为"白及"使用的情况。此外，兰科植物舌唇兰*Platanthera japonica*（Thunb. ex A. Marray）Lindl.的块茎省内民间代"白及"药用。

白头翁

【地方名称】毛姑朵花、白头公。

【商品名称】白头翁。

【开发利用】甘肃地方志收载的白头翁比较少，并且来源不止一种。民国《重修定西县志》"物产·药类"称"白头翁，苗丛生，细弱，叶生茎端，有细白毛"，所述应是白头翁*Pulsatilla chinensis*（Bge.）Regel。

【来源】为毛茛科植物白头翁*Pulsatilla chinensis*（Bge.）Regel的干燥根。

【原植物】多年生草本。叶4～5枚；叶片宽卵形，长4.5～14 cm，宽8.5～16 cm，下面有柔毛，3全裂，中央裂片通常具柄，3深裂，侧生裂片较小，不等3裂；叶柄密生长柔毛。花葶1～2，高15～35 cm；总苞的管长3～10 mm，裂片条形；花梗

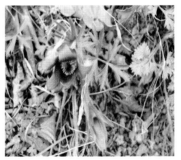

图2-1-124 白头翁原植物(秦州)

长2.5～6 cm；萼片6，排成2轮，蓝紫色，狭卵形，长2.5～5 cm，背面有绵毛；无花瓣；雄蕊多数；心皮多数。聚合果直径9～12 cm；瘦果宿存花柱羽毛状。花期5～6月（图2-1-124）。

【生境与分布】生于海拔1200～2300 m平原、山坡草地山、林边或干燥多石的坡地；分布于天水、陇南。

【采收加工】春季或秋季采挖根，除去叶及残留的花茎和须根，去净泥土，晒干。

【产地】产于陇南（西和、康县、成县）、天水（甘谷、清水）等地。

【产量】历史上，陇南年收购量约0.5万kg，近年各地零星购销。

【药材性状】呈类圆柱形或圆锥形，稍扭曲，长6～20 cm，直径0.5～2 cm。表面黄棕色或棕褐色，具不规则纵皱纹或纵沟，皮部易脱落，露出黄色的木部，有的有网状裂纹或裂隙，近根头处常有朽状凹洞。根头部稍膨大，有白色绒毛，有的可见鞘状叶柄残基。质硬而脆，断面皮部黄白色或淡黄棕色，木部淡黄色。气微，味微苦涩（图2-1-125）。

【商品规格】统货。

【品质要求】以根条粗长、整齐、断面充实、头部白色毛茸密者为佳。

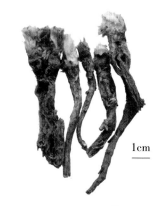

图2-1-125　白头翁药材（武都）

【功能与主治】清热解毒，凉血止痢。用于热毒血痛，阴痒带下。

【贮藏】置通风干燥处。

【附注】白头翁古今都有同名异物，但凡根头处有白茸甚至一些花序上有白色冠毛的植物，都可能被误认为白头翁。张掖等地分布蒙古白头翁 *Pulsatilla ambigua* Turcz. ex Pritz.，当地以"白头翁"入药。此外，毛茛科植物草玉梅 *Anemone rivularis* Buch.-Ham. ex DC.的根（定西等地）、蔷薇科植物翻白草 *Potentilla discolor* Bge.的根（天水）和委陵菜 P. chinensis Ser.的全草（天水、陇南）曾以"白头翁"收购，上述均为省内民间药。也有将毛茛科植物毛蕊铁线莲 *Clematis lasiandra* Maxim.等同属植物的藤茎（漳县、渭源等地）误称为"白头翁"，未见药用。

白附子

【地方名称】麻芋子、附子、独脚莲。

【商品名称】白附子。

【开发利用】清·康熙《岷州志》，乾隆《西和县新志》《甘州府志》，光绪《礼县新志》等地方志"物产·药类"收录。

【来源】为天南星科植物独角莲 *Typhonium giganteum* Engl.的干燥块茎。

【原植物】块茎卵形至短圆柱形。叶基出，宽卵状椭圆形，基部箭形，长10～25（40）cm，具6～10对侧脉。花葶长8～10 cm，佛焰苞全长10～15 cm，下部筒状长4～5 cm，上部开展，顶端渐尖；肉穗花序全长8～10 cm，下部雌花部分长约1.5 cm，中间不孕部分长约2.5

cm，具棒状突起，上部雄花部分长约1.5 cm，顶端具长柱状附属体；子房顶端近6角形，1室，通常具2~3颗基生胚珠；雄蕊具2花药，顶孔裂。浆果红色。花期6~8月，果期7~9月（图2-1-126）。

【生境与分布】生于阴湿的林下、山间、水沟及庄稼地。分布于陇南、天水、甘南等地。

【采收加工】秋季倒苗后采挖块茎，将块茎堆积发汗，使外皮皱缩易脱，装筐内，放在流水中快速撞去粗皮，晒干。

【产地】产于陇南（文县、武都、康县、成县、徽县）、甘南（舟曲）等地。

【产量】20世纪80年代陇南收购量约1000 kg，近年各地零星收购。

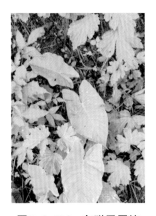

图2-1-126　白附子原植物（武都）

【药材性状】呈卵圆形或椭圆形，长2~5 cm，直径1~3 cm，顶端残留茎痕或芽痕。表面白色或淡黄色，略平滑，有环纹及点状根痕。质坚硬，断面白色粉质。味淡，麻辣刺舌（图2-1-127）。

【商品规格】统货。

【品质要求】以个大、质坚实、色白、粉性足者为佳。

【功能与主治】祛风湿，通经络，解毒镇痛。主治中风痰壅，口眼歪斜，偏头痛，破伤风，毒蛇咬伤，瘰疬结核，痈肿。

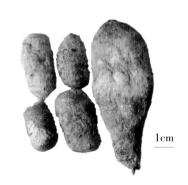

图2-1-127　白附子药材（武都）

【贮藏】置通风干燥处，防蛀。

【附注】全草可治毒蛇咬伤，跌打损伤，瘰疬。历史上，天南星科植物芋 Colocasia esculenta (L.) Schott.的块茎（文县碧口）民间误称"白附子"。

白茅根

【地方名称】白茅、茅草根、地节根。

【商品名称】茅根、白茅根。

【开发利用】《甘肃中药手册》（1959年）收录。

【来源】为禾本科植物白茅 Imperata cylindrica Beauv. var. major（Nees）G. E. Hubb.的干燥根茎。

【原植物】多年生草本，有长根状茎。秆高20~80 cm。叶片条形或条状披针形，宽2~8 mm。圆锥花序紧缩呈穗状，长5~20 cm，有白色丝状柔毛；总状花序短而密；穗轴不断落；小穗成对生于各节，一柄长，一柄短，均结实且同形，长3~4 mm，含2小花，仅第二小花结实，基部密生长为小穗3-5倍的丝状毛；第一颖两侧具脊；芒缺。7~8月抽穗（图2-1-128）。

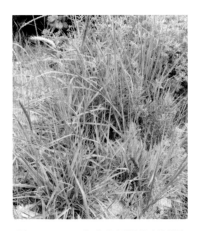

图2-1-128　白茅根原植物（临洮）

【生境与分布】生于海拔 1200～1700 m 的山地阳坡、路旁、荒地和草甸。分布于本省大部分地区。

【采收加工】春、秋二季采挖，洗净，晒干，除去须根和膜质叶鞘，捆成小把。

【产地】产于陇南（文县、西和、两当）、平凉（庄浪）、庆阳（宁县）等地（图2-1-129）。

【产量】2017年各地收购量，宁县为0.5万kg、两当为0.3万kg。

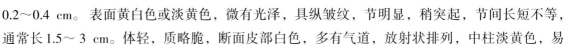

图2-1-129　收购站白茅根(宁县)

【药材性状】呈长圆柱形，长 30～60 cm，直径 0.2～0.4 cm。表面黄白色或淡黄色，微有光泽，具纵皱纹，节明显，稍突起，节间长短不等，通常长 1.5～3 cm。体轻，质略脆，断面皮部白色，多有气道，放射状排列，中柱淡黄色，易与皮部剥离。气微，味微甜（图2-1-130）。

【商品规格】统货。

【品质要求】以色白、条长较粗、质实、味甜，无须根、无叶鞘者为佳。

【功能与主治】凉血止血，清热利尿。用于血热吐血，衄血，尿血，热病烦渴，湿热黄疸，水肿尿少，热淋涩痛。

【贮藏】置通风干燥处。

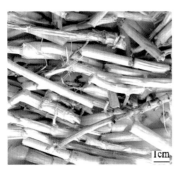

图2-1-130　白茅根药材(宁县)

【附注】历史上，省内先后发现将禾本科植物白草 *Pennisetum centrasiaticum* Tzvel.（河西、陇南）、狼尾草 *Pennisetum alopecuroides*（L.）Spreng.（河西）、茅香 *Hierochloe odorata*（Linn.）Beauv.（河西）的根茎误以为"白茅根"收购使用，曾形成商品。

石菖蒲

【地方名称】菖蒲、水剑草、苦菖蒲。

【商品名称】石菖蒲。

【开发利用】清·康熙《文县志》、民国《康县要览》"物产·药类"收录石菖蒲。道光《两当县新志》，光绪《礼县新志》；民国《徽县新志》等地方志"物产·药类"收录菖蒲，与此石菖蒲相仿。

【来源】为天南星科植物石菖蒲 *Acorus tatarinowii* Schott. 的干燥根茎。

【原植物】多年生草本。根状茎横走，芳香。叶嵌列状基生，无柄，具膜质叶鞘；叶片剑状条形，暗绿色，长 20～50 cm，宽 5～10 mm，先端渐尖，叶脉平行，无中肋。花序柄三棱形；佛焰苞叶状，比肉穗花序长2倍以上；肉穗花序长圆柱形，微弯或直立；花两性，白色，密生，花被片6；雄蕊6；子房上位，长圆形。成熟浆果肉质，黄绿色。花果期2～6月（图2-1-131）。

【生境与分布】生于海拔 600～2600 m 的林下阴湿处或溪畔石上。分布于陇南。

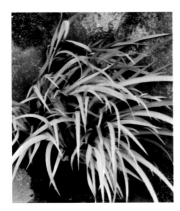

图 2-1-131 石菖蒲原植物
（文县）

【商品规格】统货。

【品质要求】以身干、肥壮、坚实、气味芳香，无毛须者为佳。

【功能与主治】开窍豁痰，醒神益智，化湿开胃。用于神昏癫痫，健忘失眠，耳鸣耳聋，脘痞不饥，噤口下痢。

【贮藏】置通风干燥处，防蛀。

【采收加工】秋、冬二季采挖，除去须根和泥沙，晒干。

【产地】产于陇南（文县、康县、两当、西和）等地。

【产量】2017年各地收购量，康县为1万kg、西和为0.1万kg。

【药材性状】呈扁圆柱形，多弯曲，常有分枝，长3～20 cm，直径0.3～1 cm。表面棕褐色或灰棕色，粗糙，有疏密不匀的环节，具细纵纹，一面残留须根或圆点状根痕；叶痕呈三角形，左右交互排列，有的其上有毛鳞状的叶基残余。质硬，断面纤维性，类白色或微红色，内皮层环明显，可见多数维管束小点及棕色油细胞。气芳香，味苦、微辛（图2-1-132）。

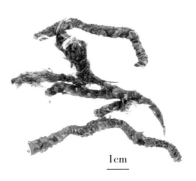

1cm

图 2-1-132 石菖蒲药材（康县）

伊贝母

【地方名称】新疆贝母、贝母。

【商品名称】伊贝母。

【开发利用】20世纪60年代平凉（静宁、庄浪、华亭）、天水（甘谷）等地先后引种伊利贝母 *F.palliaiflora* Schrenk、或新疆贝母 *F.walujewii* Bgl.；80年代年兰州（榆中、西固区、七里河区）引种，并形成商品。

【来源】为百合科植物伊犁贝母 *Fritillaria pallidiflora* Schrenk 的干燥鳞茎。

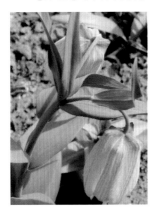

图 2-1-133 伊贝母原植物
（兰州）

【原植物】多年生草本，植株高30～60 cm。鳞茎由2枚肉质鳞片组成，直径1.5～3.5 cm。叶通常散生，有时近对生，至少最下面的叶散生，从下向上由狭卵形至披针形，长5～12 cm，宽1～3 cm，先端不卷曲。花1～4朵，淡黄色，内有暗红色斑点，每花有1～2枚叶状苞片，苞片先端不卷曲；花被片6，匙状倒卵形，内面近基部有一凹陷的蜜腺窝，其背面明显凸出，果期反折；雄蕊6，花药近基着生，花丝无乳突；柱头3裂。蒴果棱上有宽翅。花期5月（图2-1-133）。

【生境与分布】兰州市（西固区）引种，2017年西固区种植面积500余亩（图2-1-134）。

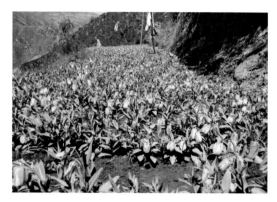

图2-1-134　伊贝母基地(兰州)

【采收加工】种植两年后，于7月间采挖，除去泥沙，晒干，再去须根及外皮。

【产地】产于兰州（七里河、西固）。

【产量】2017年西固区产量0.35万kg。

【药材性状】呈圆锥形，长1.5～3.2 cm，直径1～2.4 cm。表面稍粗糙，淡棕黄色。外层鳞叶两瓣，形似长方形，肥大，一片较大或近等大，抱合。顶端较平截，常开裂，基部微凹陷。质硬而脆。断面白色，富粉性。气微，味微苦（图2-1-135）。

【商品规格】统货。

【品质要求】以粒大、完整、色白者为佳。

【功能与主治】清热润肺，化痰止咳。用于肺热咳嗽，干咳少痰，阴虚劳嗽，咳痰带血。

【贮藏】置通风干燥处，防蛀。

【附注】伊犁贝母引种本省后，药材大小、性状和颜色发生明显变化。

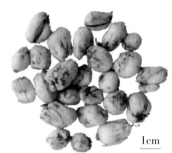

图2-1-135　伊贝母鲜品(兰州)

地　黄

【地方名称】地精。

【商品名称】地黄、生地黄。

【开发利用】清·光绪《通渭县新志》"物产·药类"记录"家园生地"。

【来源】为玄参科植物地黄 *Rehmannia glutinosa* Libosch. 的干燥块根。

【原植物】多年生草本，全体密被白色长腺毛。根肉质。叶多基生，莲座状，柄长1～2 cm，叶片倒卵状披针形至长椭圆形，长3～10 cm，边缘齿钝或尖；茎生叶无或有而远比基生叶小。总状花序顶生，有时自茎基部生花；苞片下部的大，比花梗长，有时叶状，上部的小；花多少下垂；花萼筒部坛状，萼齿5枚，反折，后面一枚略长；花冠紫红色，长约4 cm，上唇裂微凹。蒴果卵形至长卵形，长1～1.5 cm。花期4～5月，果期5～6月（图2-1-136）。

【生境与分布】生于海拔900～1000 m的山脚石缝或砂质土壤中。陇南、天水等地有分布；主要栽培于庆阳、平凉、陇南、天水、兰州个别地方亦见栽培。

【采收加工】9～10月份采挖，除去芦头、须根及泥沙，置于火炕缓缓烘焙至约八成干，内部变棕黑色，习称"生地黄"。

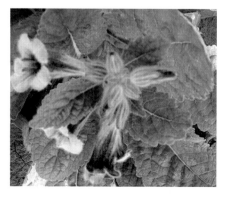

图2-1-136　地黄原植物(正宁)

【产地】主产于庆阳（正宁、宁县、镇原、庆城）、平凉（华亭、庄浪）、陇南（两当、康县）；过去天水（甘谷）、兰州（榆中）等地亦产。

【产量】2017年各地收购量，两当为3万kg、正宁为1.5万kg、庆城为0.7万kg。

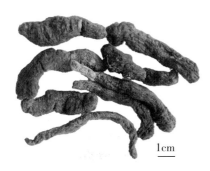

图2-1-137　地黄药材(镇原)

【药材性状】呈不规则的团块状、长圆形或长条状，中间膨大，两端稍细，稍扁而扭曲，长6～12 cm，直径2～6 cm。表面棕黑色或棕灰色，极皱缩，具不规则的横曲纹。体重，质较软而韧，不易折断。断面棕黑色或乌黑色，有光泽，具黏性。气微，味微甜（图2-1-137）。

【商品规格】20世纪70年代，甘肃引种地黄的商品等级有一等（每kg16支以内）、二等（每kg32支以内）、三等（每kg60支以内）、四等（每kg100支以内）、五等（每kg200支以内）和等外品（每kg200～300支）。现为统货。

【品质要求】以体重、肥大、外皮土黄色、断面乌黑色、油性重者为佳。

【功能与主治】清热凉血，养阴生津。用于热入营血，温毒发斑，吐血衄血，热病伤阴，舌绛烦渴，津伤便秘，阴虚发热，骨蒸劳热，内热消渴。

【贮藏】置通风干燥处，防霉，防蛀。

地　榆

【地方名称】酸地根、黑婆娘根、红朵脑。

【商品名称】地榆。

【开发利用】清·康熙《静宁州志》《岷州志》，乾隆《庄浪县志略》《陇西县志》《狄道州志》，道光《两当县新志》，光绪《通渭县新志》《文县新志》《礼县新志》；民国《新纂康县县志》《徽县新志》《天水县志》等地方志"物产·药类"收录。

【来源】为蔷薇科植物地榆 *Sanguisorba officinalis* L. 或长叶地榆 *Sanguisorba officinalis* L.var.*longifolia*（Bert.）Yü et Li 的干燥根。

【原植物】（1）地榆　多年生草本。根粗壮。单数羽状复叶；小叶4～6对，矩圆状卵形至长椭圆形，长2～6 cm，宽0.5～3 cm，先端急尖或钝，基部近心形或近截形，边缘有圆而锐的锯齿，无毛；有小托叶；托叶包茎，近镰刀状，有齿。花小密集成顶生，圆柱形的穗状花序，通长1～4 cm；有小苞片；萼裂片4，花瓣状，紫红色，基部具毛；无花瓣；雄蕊4；花柱比雄蕊短。果实包藏在宿存萼筒内，褐色，有细毛，有纵棱。花、果期7～10月（图2-1-138）。

（2）长叶地榆　基生叶小叶带状长圆形至带状披针形，基部微心形，圆形至宽楔形；茎生叶与基生叶相似，但更长而狭窄。花穗长圆

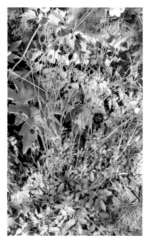

图2-1-138　地榆原植物
（礼县）

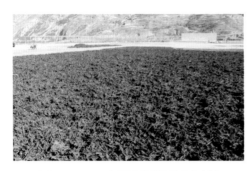

图 2-1-139　晒晒地榆(岷县当归城)

柱形，长 2～6 cm；雄蕊与萼片近等长。

【生境与分布】(1) 地榆　生于海拔 1200～2600 m 的草原、草甸、山坡草地、灌丛中和疏林下。分布于天水、陇南、定西、甘南、庆阳等地。

(2) 长叶地榆　生于海拔 800～3200 m 山坡草地、溪边和灌丛中、湿草地及疏林中。分布于定西、天水、陇南、甘南、庆阳等地。

【采收加工】春季将发芽时或秋季植株枯萎后采挖，除去须根，晒晒 7～8 成干，洗净泥土，闷润，再切片，晒干。

【产地】产于定西（岷县、漳县、渭源）、平凉（华亭）、陇南（康县、两当、成县、徽县、武都）、临夏（临夏县、康乐）、天水（清水、武山）、兰州（永登）等地（图 2-1-139）。

【产量】2017 年各地收购量，岷县为 3 万 kg、成县为 1.5 万 kg、甘谷为 1 万 kg、两当为 0.5 万 kg。

【药材性状】(1) 地榆　为不规则纺锤形或圆柱形，稍弯曲，长 5～25 cm，直径 0.5～2 cm。表面灰褐色至暗棕色，粗糙，有纵纹。质硬，断面较平坦，粉红色或淡黄色，木部略呈放射状排列。气微，味微苦涩（图 2-1-140）。

(2) 长叶地榆（绵地榆）　为长圆柱形，稍弯曲，着生于短粗的根茎上；表面红棕色或棕紫色，有细纵纹。质坚韧，断面黄棕色或红棕色，皮部有多数黄白色或黄棕色绵状纤维。

【商品规格】统货。

【品质要求】以根条肥胖、皮黑、碴口红棕、体坚实者为佳。

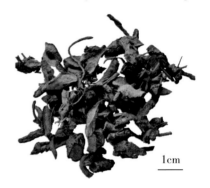

图 2-1-140　地榆药材(岷县)

【功能与主治】凉血止血，解毒敛疮。用于便血，痔血，血痢，崩漏，水火烫伤，痈肿疮毒。

【贮藏】置通风干燥处。

【附注】历史上，曾发现将蓼科植物羊蹄 *Rumex japonicus* Houtt. 的根（临潭、定西、陇西）误作"地榆"药用。据我们野外观察，本省生产的地榆根大多数呈圆锥状，很少见"数个纺锤形根"。

当　归

【地方名称】马尾当归、白条当归、黑条当归、莲花归。

【商品名称】秦归、岷归，全归、归头、归尾、箱归、把子归、股子归。

【开发利用】甘肃开发利用当归的历史由来已久。《梁书·诸夷传》记载："天监四年，（宕昌国）王梁弥博来献甘草、当归。"宕昌国在甘肃岷县、宕昌县一带。当归作为重要的经济作物收录于甘肃地方志，清·康熙《巩昌府志》（今陇西县）、《宁远县志》，乾隆《直隶秦州新志》《庄浪志略》《清水县志》《岷州志》《西和县志》，道光《两当县新志》，光绪《礼县志》《文县志》等地方志"物产·药类"收录。《甘肃通志》记载："当归出宁远（今甘肃武山县）、伏羌

（今甘谷县）"；民国《甘肃经济丛书》记载"本省有野生和种植两种，以野生为多"，记录了23个县（区）种植当归。

中华人民共和国成立后，当归得到国家、省（市、县）各级政府或相关部门的大力支持，每年优先安排财力、物力扶持生产。甘肃历史上有68个县（区）种植（或试种）当归，占全省县区建制的84%。2016年有49个县（区），占全省县区建制的56%。

【来源】 为伞形科植物当归*Angelica sinensis*（Oliv.）Diels的干燥根。

【原植物】 多年生草本。高40～100 cm；茎紫红色。基生叶及茎下部叶卵形，长8～18 cm，二至三回三出式羽状全裂，最终裂片卵形或卵状披针形，长1～2 cm，宽5～15 mm，3浅裂，有尖齿，叶脉及边缘有白色细毛；叶柄长3～11 cm，有大叶鞘；茎上部叶简化成羽状分裂。复伞形花序；无总苞或有2片；伞幅9～13不等长；小总苞片2～4，条形；花梗12～36，密生细柔毛；花白色。双悬果椭圆形，长4～6 mm，宽3～4 mm，侧棱具翅，翅边缘淡紫色（图2-1-141）。

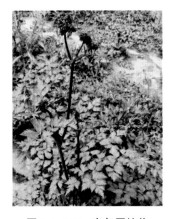

图2-1-141 当归原植物（岷县）

【生境与分布】 甘肃栽培于海拔2300～2900 m的高寒阴湿地。2016年全省除酒泉市、嘉峪关市、金昌市外，其余各市州均有种植；主要种植于定西（岷县、漳县、渭源、临洮、陇西）、陇南（宕昌、武都、礼县）、临夏（康乐、和政、临夏县）、甘南（卓尼、临潭、迭部、舟曲）、兰州（榆中）、武威（天祝、古浪、凉州）、张掖（民乐）和天水（武山）等地（图2-1-142、143）。

2016年全省种植58.1万亩，定西市种植面积占全省的47.9%。

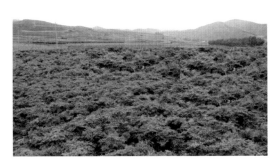

图2-1-142 当归种植基地（岷县）

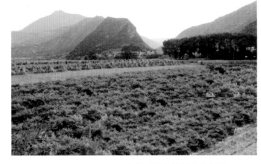

图2-1-143 当归种植基地（卓尼）

【采收加工】 （1）采收 通常在寒露至霜降之间采收（一般10月下旬至11月上旬均可采收）。采收前一周左右时间，先割去茎叶，仅留3～4 cm的短茬，以便收挖时识别，采挖时用三齿耙专用镢头逐行逐株收挖。在当归后侧深挖30 cm左右，保证根系完整无缺，使带土的当归植株全部露出土面，将挖出的当归根系抖去泥土，在地上晾晒，使之失水变柔，再用板条在当归头部轻轻敲打数次，抖去泥土，并拣出腐烂植株及菜头，粗略整形（将侧根收拢拉直），5～10株一堆，就地晾晒。将堆放的当归按头尾交叉的方法轻轻装于背篓或者编织袋中，运回进一步加工（图2-1-144）。

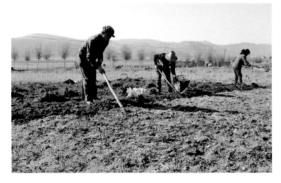

图2-1-144 采挖当归(岷县)

（2）传统加工 当归传统的产地加工十分讲究，民国《甘肃经济丛书》记载"药商收购之后，须加熏焙，焙干后又削去细小根枝，扎成小束"加工方法。

加工要经过晾晒、扎把和熏制三个阶段。①晾晒：将采收的当归放置于通风处晾晒数日，不能堆积，直到侧根失水变软，残留叶柄干缩为止。②扎把：切除当归残留的叶柄，抖掉残留土块，用手将侧根捋顺（直）。然后扎把，用藤条或柳树皮从头至尾缠绕数圈，使其形成一个圆锥体，一般大的2～3支扎把，小的4～6支扎把，每把鲜重约0.5 kg。③熏制：传统用搭棚的烟火熏烤，在设有多层棚架的熏房内进行。熏烤前先将烤筐分为底、中、上三部分，然后把扎好的根把平放一层在底部，立放一层（头朝下）在中部，上部再平放3～4层，使其总厚度不超过50 cm，然后将此筐摆于烤架上。也可以按照上述摆放方法直接摆放于烤架上。以豆秆草或麦草等熏烘，使其上色，至当归表皮呈微黄色，再用湿的杨柳木材文火慢慢熏烤，经过翻棚，使色泽均匀，全部达六、七成干时，停火，自然干燥（阴干）。切忌土炕焙干或以火烧烤（图2-1-145、146）。

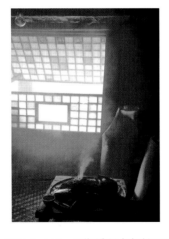

图2-1-145 早期熏制当归(岷县)

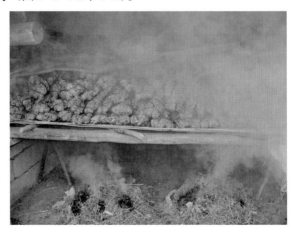

图2-1-146 现时熏制当归(岷县)

（3）现时加工 传统的熏制已经很少用，取而代之的是晒干、阴干或烘干。①晒干：是最实用简便的干燥方法。将当归药材在篷布上摊开进行晾晒，根条失水后，再次用木条敲打，抖净泥土，理顺根条。在室外晒时，晚上要防冻，必要时用塑料布覆盖或晚上拿到室内以免受冻而影响当归的质量（图2-1-147）。②阴干：将当归药材放置或悬挂在通风的室内或荫棚下，避免阳光直射，直至药材干燥。③烘干：近年，岷县等产地尝试采用烘房干燥技术，利用人工加温方法，一般以40～50 ℃温度为宜进行药材干燥

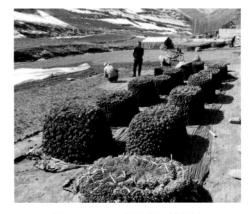

图2-1-147 晾晒当归(岷县)

（图2-1-148）。

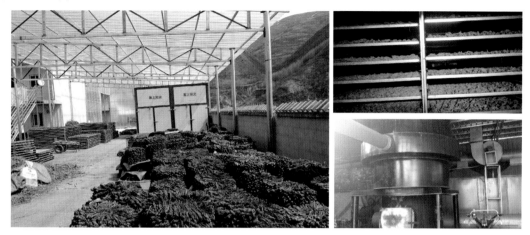

图2-1-148　现代热风烘干当归（岷县）

【产地】产于定西（岷县、漳县、渭源、临洮、陇西）、陇南（宕昌、武都、礼县）、临夏（康乐、和政、临夏）、甘南（卓尼、临潭、迭部、舟曲）、天水（武山）、兰州（榆中）和武威（天祝、凉州）等地。

岷县、宕昌、漳县、卓尼、渭源等地的"岷归"驰名海内外，是当归中之珍品，为当归的主要产地。

【产量】2016年全省产量15617.6万kg；定西市产量占全省60.9%。

【药材性状】根略呈圆柱形，根头习称"归头"，主根粗短，主根习称"归身"，支根及支根梢部习称"归尾"，全体称"全归"。全长10～25 cm，归身长5～10 cm，归头直径2～4 cm，归身直径1.5～2 cm，归尾直径0.3～1 cm。表面棕褐色、黄棕色或灰棕色，全体具不规则纵皱纹及横向椭圆形皮孔。归头上端圆平，顶端残留多层鳞片状叶基；归身表面凹凸不平，其上生有3～5条或更多的归尾，归尾上粗下细。质地柔韧。断面皮部类白色，油润，有多

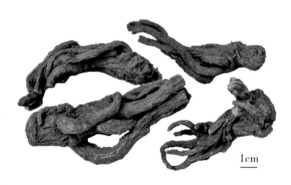

图2-1-149　当归药材（岷县）

数棕油点，或具裂隙，形成层环浅棕色，木部黄白色。气芳香而特异，味甜，微苦、辛（图2-1-149）。

"岷归"因质量优异而驰名，省内老药工总结了"岷归"的特征：

体大身长尾巴少，色褐根肥油润香；

骨重坚瓷皮纹细，粉白茬口菊花心。

【商品规格】当归划分为全归、箱归、归头、把子归、股节（子）归和归片六类商品规格。目前，当归的规格等级的划分、称谓与历史上相比有了明显的变化，主要是考虑了当归重量的实际情况、市场需求以至客户的实际要求。

（1）当归规格　除全归外，产地按当归不同部位加工。①箱归：把当归头较大但头部较短

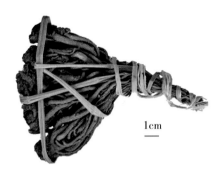

图2-1-150 把子归（岷县）

无法加工当归头的，削掉小的侧根，保留大的侧根，并打掉根尖而加工成箱归。②归头：一般把当归头部直径大于3 cm、长度大于6 cm的当归，用刀削掉侧根及主根，尾部加工成当归头，并用铁丝串成串，进行晾晒。③把子归：6～8株（个体较小）、或3～5株（个体较大）捆成1把加工成当归把子（图2-1-150）。④股节（子）归：加工当归头时被削下的侧根，按大小加工成当归股节（子）。⑤归片：全归或归头的横切片、斜切片或刨片。

（2）全归　基本采用《七十六种药材商品规格标准》（1984年）中的划分标准。特等：≤20支/kg，一等：20～40支/kg，二等：40～70支/kg，三等：70～110支/kg，等外：≥110支/kg（图2-1-151）。

（3）箱归　①当归王：主根圆柱形，下部有多条支根，根梢直径不小于2 mm，表面棕黄色或黄褐色，断面黄白色或淡黄色，具油性，气芳香，味甘微苦。长度17 cm左右，保留10条粗壮归腿，16～18支/kg。细皮，无杂质、霉斑、虫蛀。②十支归：长度15.5 cm左右，8条粗壮归腿。20～23支/kg。③特等归：长度14.5 cm左右，4～6条粗壮归腿，30～33支/kg。④壹等归：长度13.5 cm左右，4～6条粗壮归腿，40～44支/kg。⑤贰等归：长度13.5 cm左右，4～6条粗壮归腿，50～54支/kg。⑥通地归：长度13.5 cm左右，4～6条粗壮归腿，64～70支/kg。⑦小面归：长度13.5 cm左右，4～6条粗壮归腿，90支以内/kg（现在不生产，为最小当归）。

（4）归头　基本采用《七十六种药材商品规格标准》（1984年）中的划分标准。一等：≤40支/kg，二等：40～80支/kg，三等：80～120支/kg，四等：120～160支/kg（图2-1-152）。

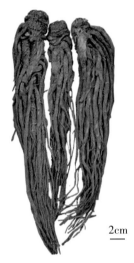

图2-1-151 全归
（岷县）

尚有其他等级划分。①当归头1支：纯主根，呈圆柱形或拳状，表面棕黄色、黄白色，断面黄白色或淡黄色（一般硫磺熏蒸会让断面颜色保持粉白），具油性，气芳香，味甘微苦。用撞皮机撞去归头约70%以上外皮，长度8 cm以内，30支/kg。周身无归腿残基，头型上下端大小差异小，无杂质、霉斑、虫蛀、油头。②当归头2支：长度7 cm以内，40支/kg。③当归头4支：长度6.5 cm以内，55支/kg。④当归头6支：长度6.5 cm以内，70支/kg。⑤当归头8支：长度6 cm以内，90支/kg。⑥当归头10支：长度6 cm以内，110支/kg。

（5）归片　①佛手片：又称佛手当归，要求两个归头、归身大小几乎一致的当归加工，蒸后，用筷子刮皮，压制一起，再刨片，成品似小孩的手掌大小。一般根据客户需求进行加工。②全归片：又称当归全支片，对当归的大小要求没有上述严格，可以2～4支压制加工，有大片、中片之分。呈狭长

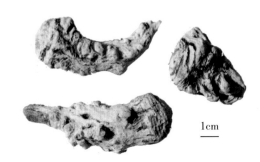

图2-1-152 归头（岷县）

卵形，中、下部具2～6条分离或粘连的归尾，长8～
20 cm，宽1～5 cm，厚0.1～0.2 cm，残留外皮黄褐
色，刨面黄白色或浅黄色，略显角质，维管束纵向排
列。质稍硬而脆（图2-1-153）。③归头片：即当归头
切片或刨片，有大片、中片之分，完全取自根中心部
分者称头心片，而取自根头外（一面常带外皮）者称
头皮片，两种混装者又称混片。呈卵圆形、卵三角形
或近椭圆形，少数不规则形。长2～10 cm，宽1～4
cm。④归尾片：即当归股节（子）切片或刨片，也称

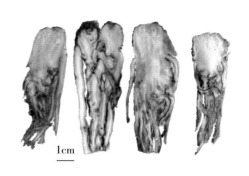

图2-1-153　全归片（岷县）

柳叶片。大多呈长条状，多弯曲，长2～10 cm，宽0.3～0.8 cm。⑤统片：由头片与尾片混
装片。

近年，全归片、归头片和归尾片多采用机械加工。

【品质要求】传统以个头大、身长、腿粗壮、尾短且少、皮细呈褐黄色、荏口呈黄白色（菊
花心）、质实、油润、气味浓郁、味甘者为佳。

【功能与主治】补血活血，调经止痛，润肠通便。用于血虚萎黄，眩晕心悸，月经不调，经
闭痛经，虚寒腹痛，肠燥便秘，风湿痹痛，跌扑损伤，痈疽疮疡。酒当归活血通经。用于经闭
痛经，风湿痹痛，跌扑损伤。

【贮藏】置阴凉干燥处，防潮，防蛀。

【附注】（1）岷当归获得的荣誉：1964年12月，周恩来总理在全国农展会甘肃馆内为"岷
归"提词"发扬祖国医药遗产，为社会主义建设服务"；1979年12月，时任国务院总理华国峰
颁发国务院嘉奖令："岷县药材公司在社会主义建设中成绩优异，特予嘉奖"；2001年6月，岷
县被中国特产之乡推荐委员会命名为"中国当归之乡"；2003年"岷归"获得国家进出口商品
检验检疫局原产地标记认证书；2004年3月，岷当归被国家工商总局商标局授予商标注册证
（证明商标）；2005年5月，岷县西寨当归种植基地通过国家食品药品管理局GAP认证；2006年
12月，岷县国家标准化管理委员会授予"国家农业标准化示范区"；2011年12月，岷县被农业
部授予"全国农业标准化示范县"（示范品种为当归）；2011年12月，中国中药协会授予"道地
药材保护与规范化种植示范基地"；2013年12月，岷县当归被甘肃省工商行政管理局授予"甘
肃省著名商标"；2014年4月，当归种植系统被国家农业部授予"中国农业重要文化遗产"；
2015年6月，"岷县当归商标"被国家工商行政管理总局认定为"中国驰名商标"；2016年3月，
岷县当归种植系统被国家农业部列入"中国全球农业重要文化遗产"预备名单；2016年9月，
岷县被国家质检总局认定为国家级出口食品农产品（当岷）质量安全示范区；2016年11月，岷
县被国家标准委认定为国家当归栽培综合标准化示范区；2016年11月，"岷县当归"农产品地
理标志通过国家农业部认证；2017年9月，"岷县当归"被甘肃农业博览会组委会评选为甘肃农
业博览会十大农业区域公用品牌；2018年1月，"岷县当归"生态原产地产品通过国家质检总局
认定；2018年3月，岷县人民政府筹建"全国当归种植产业知名品牌创建示范区"获国家质检
总局同意批复；2018年10月，"岷县当归"入选中央广播电视总台广告精准扶贫及国家重大工
程公益传播项目；2018年12月，岷县当归通过国家农业农村部等九部门遴选入选中国特色农产

品优势区；2019年3月"岷县当归"入选中国邮政集团"我最喜爱的邮政名优农产品"评选第1名。

（2）近年，当归在甘肃栽培区域较广，由于环境条件的影响，当归药材外形、色泽、气味等有一定差别。特别是20世纪80年代地膜技术的推广应用，渭源等地栽培品种中产生多个根头的多头当归，当时社会上盛传为"欧当归"，为此省药检部门专项调查，澄清了谬误。

灰茅根

【地方名称】狼尾根、大茅根、徽茅根。

【商品名称】茅根、灰茅根。

【开发利用】为陇南（徽县、成县等地）民间草药，当地民间在治疗咽喉疾病的验方中配以灰茅根使用，效果明显，而沿用至今。

【来源】为禾本科植物中型狼尾根 *Pennisetum longissimum* S. L. Chen et Y. X. Jin var. *intermedium* S. L. Chen et Y. X. Jin 的干燥根茎。

【原植物】多年生草本。有短根茎，但不横走，须根粗壮。秆高120～180 cm，有8～14节。叶鞘通常长于节间；叶片线形，长50～90 cm，宽0.5～1.2 cm。圆锥花序通常下垂，长至20 cm；主轴有被短毛；残留主轴上的总梗极短而仅呈一束纤毛，刚毛坚硬而较粗；小穗通常单生，稀为2～3簇生；颖近草质，常有紫色纵纹；第一小花通常中性，第二小花两性；鳞被2；雄蕊3。颖果圆形，长约2.5 mm。花果期7～10月（图2-1-154）。

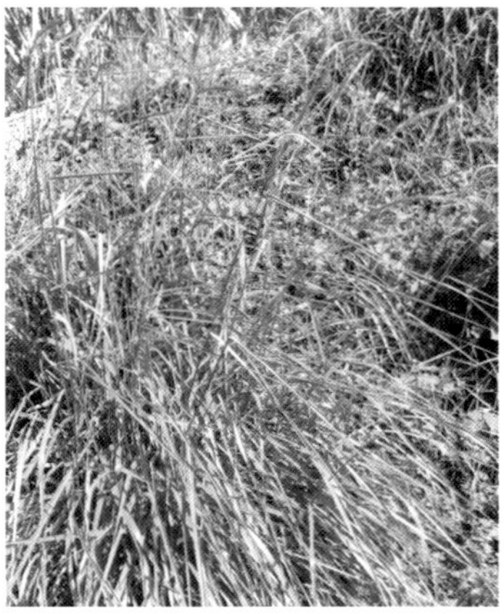

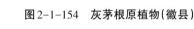

图2-1-154　灰茅根原植物（徽县）

【生境与分布】生于海拔700～1500 m的山坡路旁。分布于陇南、天水等地。

【采收加工】秋季采挖根茎，除去残茎、须根及泥土，晒干。

【产地】产于陇南（徽县、成县）等地。

【产量】自产自销。

【药材性状】呈圆柱形，多分枝，常弯曲，直径2.5～5 mm，长5～15 cm。表面黄白色，略具光泽，并有纵纹；节间0.5～1.6 cm，节部常有须根、毛茸或鳞片。质硬脆，断面灰白色，皮部有小裂隙，孔周围粉红色；中央为髓腔。气微，味淡。

【商品规格】统货。

【品质要求】以身干、粗肥、色黄者为佳。

【功能与主治】清热，止咳，止痛。用于鼻塞，浓涕，咽喉疼痛，牙痛，血痨，潮热等症。

【贮藏】置干燥处，防蛀。

竹叶椒

【地方名称】野花椒。

【商品名称】竹叶椒。

【开发利用】竹叶椒始载于宋《图经本草》。20世纪70年代省内根据民间用药经验，研制成治疗急性阑尾炎的国家级新药"竹叶椒片"，畅销国内。

【来源】为芸香科植物竹叶花椒*Zanthoxylum armatum* DC.的干燥根或地上茎。

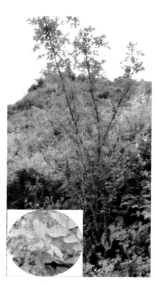

图2-1-155　竹叶椒
（武都）

【原植物】为灌术或小乔。根粗壮。枝有弯曲而基部扁平的皮刺，老枝上的皮刺基部木栓化。单数羽状复叶互生，叶轴具翅，有皮刺；小叶片的基部处有托叶状的小皮刺1对；小叶3～9片，对生，纸质，披针形或椭圆状披针形，长5～9 cm，宽1～1.5 cm，先端渐尖，基部楔形，边常有细钝锯齿，中脉两面均有皮刺。夏初开淡黄绿色花，成聚伞状圆锥花序生叶腋；花细小，单性，花被6～8，三角形或钻形，雄花雄蕊6～8；雌花心皮2～4，通常1～2发育。蓇葖果红色。有粗大而突起的腺点。种子卵形，黑色。花期3～5月，果期7～9月（图2-1-155）。

【生境与分布】生于海拔600～2000 m的山疏林及灌木丛中。分布于天水、陇南等地；

【采收加工】全年采挖，除去残叶，晒干。

【产地】产于陇南等地。

【产量】2017年陇南收购约2万kg。

【药材性状】茎呈圆柱形，直径0.5～3 cm；表面灰绿色至棕褐色，有明显的黄白色斑点及细纵纹；有较多对称的钉刺或除去钉刺后的圆形疤痕，钉刺长圆锥形，长5～8 mm；质坚硬。断面纤维性，黄色或黄白色，中央为髓部。根呈圆锥状，常分枝，直径1～3 cm；表面黄褐色，具支根断痕；质坚硬难折断。气微，味微苦。

【商品规格】统货。

【品质要求】以根体粗长、茎枝粗细均匀、钉刺少者为佳。

【功能与主治】祛风散寒，活血止痛，温中理气。用于感冒头痛，咳嗽，胃脘冷痛，泄泻，痢疾，风湿关节痛，跌打损伤，牙痛，胃脘痛，腹痛，痛经，毒蛇咬伤。

【贮藏】置阴凉干燥处。

【附注】竹叶椒的果实民间亦作食物调料及药用外，早年产地作为花椒收购使用。

红毛七

【地方名称】牛毛七、红毛漆、黑汗腿。

【商品名称】红毛七。

【开发利用】《甘肃中草药手册（第三册）》（1973年）收录。

【来源】为小檗科植物红毛七 *Caulophyllum robustum* Maxim.的根和根茎。

【原植物】多年生草本。根茎粗壮，须根多数。叶互生，着生于茎顶端，二至三回羽状复叶；一回和二回小叶柄分别长10～25 cm和2～8 cm，三回侧生小叶近无柄，顶生小叶柄长1～5 cm；小叶片卵形或椭圆状披针形，先端渐尖，基部宽楔形，全缘或有时2～3裂；上面绿色，下面灰白色。短圆锥花序顶生；花黄色，小形；萼片6，花瓣状；花瓣6，退化或线形；雄蕊6，花药先端2瓣裂；子房1室。蒴果极易开裂，露出2个种子呈果实状。种子球形，成熟后蓝黑色，外面微被白粉。花期4～6月，果期7～8月（图2-1-156）。

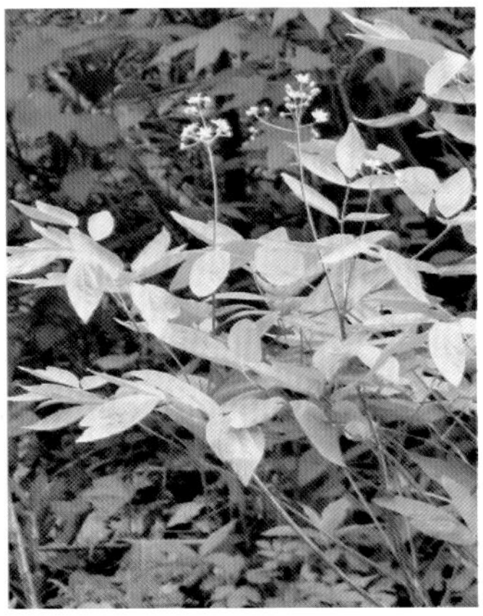

【生境与分布】生于山坡林下或山沟阴湿处。分布于陇南、天水、临夏、甘南、平凉等地。

图2-1-156　红毛七原植物
（武都）

【采收加工】夏秋季采挖，除去茎叶、泥土、洗净，晒干。

【产地】产于陇南（文县、武都、康县）、临夏（临夏县）等地。

【产量】陇南年产量约1000 kg。

【药材性状】根茎圆柱形，多分枝，节明显，上端有圆形茎痕，下端及侧面着生多数须状根，直径1～2 mm。根茎及根表面，呈红褐色、紫棕色。质较软，断面红色。气微，味苦（图2-1-157）。

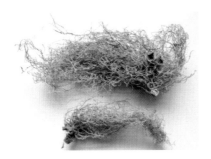

图2-1-157　红毛七药材(武都)

【商品规格】统货。

【品质要求】以根粗壮、断面色红，苦味重者为佳。

【功能与主治】活血散瘀，祛风除湿，行气止痛。主治月经不调，痛经，产后血瘀腹痛，脘腹寒痛，跌打损伤，风湿痹痛。

【贮藏】置干燥处。

红　芪

【地方名称】独根、壮壮根。

【商品名称】箭杆红芪。

【开发利用】据考证，南北朝已有红芪的记载。《甘肃中药手册》（1959年）明确收录，为甘肃特色的大宗商品药材，以出口为主。

【来源】为豆科植物多序岩黄芪 *Hedysarum polybotrys* Hand.-Mazz.的干燥根。

【原植物】多年生草本。茎多分枝。羽状复叶，长10～15 cm，有小叶7～25枚；小叶卵状矩圆形至矩圆状披针形，长1～3 cm，宽5～8 mm，先端圆或微缺，有小尖头，基部圆钝。总状花序长达15 cm，腋生，有多数花；花梗长2～3 mm；萼斜钟状，最下面的一枚萼齿较其余的萼齿长一倍，花冠淡黄色，长约1 cm。荚果有3～5个荚节，荚节椭圆形，边缘有狭翅，扁平，有短柔毛（图2-1-158）。

【生境与分布】生长于海拔1800～2500 m的高原山脊、沟谷边缘、山坡草地和灌丛（图2-1-159）。分布于天水、陇南、甘南、定西、兰州和临夏等地，栽培于陇南、定西等地（图2-1-160）。

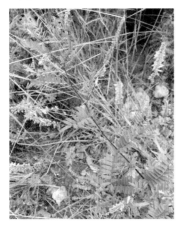

图2-1-158　红芪原植物图

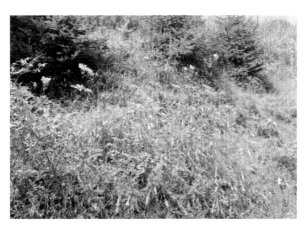

图2-1-159　野生红芪生境图(临洮)

【采收加工】（1）采收　野生的在春、秋二季采收。种植的在11月中旬至12月初茎叶枯黄后开始采挖，先割去地上茎秆，用四齿铁钗深挖（从地边开沟），防止挖断主根和损伤根皮，挖出后切去地上残茎，抖净泥土。

（2）原药材（把子芪）加工　趁鲜切除芦头，去净泥土，剔除破损、虫害、腐烂变质的部分。晒至六七成干。取1.5～2 kg用编织袋包好捆成，用绳子活套两端，放在平整的木板上，脚踏手拉绳头使其上下来回搓动，搓到皮肉紧贴，条直，晒1～2 d，二次搓条，连续搓晒3次。搓好后堆积发汗，促进后熟，根条质坚而绵，然后堆放在竹席（竹排）上阴干。将头削齐，再按标准分级捆扎，每十根至二十根扎成一小把，束以红色麻绳，即为成品。也有每20 kg或更多扎成红芪捆。

（3）红芪片　有传统手工加工和机械加工，主要有柳叶片、瓜子片和圆片规格。

【产地】产于陇南（宕昌、武都、礼县、西和）、定西（漳县、临洮、陇西、岷县、渭源）、甘南（舟曲、临潭、迭部）等地；近年，家种红芪为商品的主要来源，主产于宕昌、武都、漳县等地，间有野生商品。

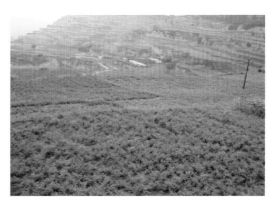

图2-1-160　红芪种植基地(武都)

【产量】2017年武都收购量10万kg；宕昌野生品收购量约0.3万kg。

【药材性状】（1）野生品　根呈圆柱形，根头较大，少分枝，长10～50 cm，直径0.8～2 cm。表面红褐色、红棕色，具纵皱及少数支根痕，栓皮易剥落而露出淡黄色的皮部及纤维，皮孔横长，色浅，略凸出。横断面皮部淡棕色，约占半径的1/3～1/2；形成层区呈浅棕色环。质坚硬而致密，难折断，断面纤维性，且粉质。气微而特异，味微甜，嚼之略有豆腥气（图2-1-161）。

（2）栽培品　根头较小，直径0.6～1.2 cm。表面灰棕色、红棕色（图2-1-162）。

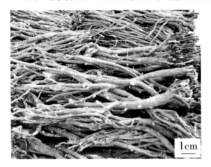
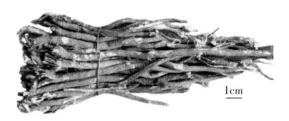

图2-1-161　野生红芪药材（武都）　　　　图2-1-162　种植红芪药材（武都）

【商品规格】（1）把子芪　挑选粗者，两头削齐，数十根扎成小把。皮色红润，条干粗匀坚实，有粉性，无霉、无虫蛀者。商品分为三等，一等：中上部直径1.5 cm，长度33 cm以上；二等：中上部直径1.0 cm，长度23 cm以上；三等：中上部直径0.7 cm，长短不等（图2-1-163）。

（2）捆红芪　散条不扎小把，用麻绳扎为百斤大捆，外裹大条，口面整齐。

【品质要求】传统以根皮红褐色、条粗长、质坚实、断面菊花心、粉性足、味甜者为佳。习惯将根条粗壮形如箭杆、两端均匀、坚实，粉性足者称为"箭杆红芪"，认为质量最好。

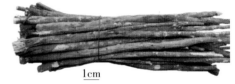

图2-1-163　把子芪药材（武都）

【功能与主治】补气升阳，固表止汗，利水消肿，生津养血，行滞通痹，托毒排脓，敛疮生肌。用于气虚乏力，食少便溏，中气下陷，久泻脱肛，便血崩漏，表虚自汗，气虚水肿，内热消渴，血虚萎黄，半身不遂，痹痛麻木，痈疽难溃，久溃不敛。

【贮藏】置通风干燥处，防潮，防蛀。

【附注】历史上，甘肃民间称为"红芪"的尚有豆科植物红花岩黄芪*Hedysarum multijugum* Maxim.（定西、陇南）、锡金岩黄芪*Hedysarum sikkimense* Benth. ex Baker（甘南）。此外，曾发生将瑞香科植物瑞香狼毒*Stellera chamaejasme* Linn.的根（甘南个别地方）误以为"红芪"使用，商品还有"红蓝芪尾"称谓。

红药子

【地方名称】荞麦七。

【商品名称】红药子、黄药子。

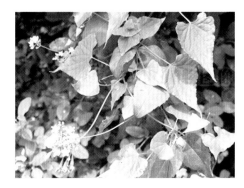

图2-1-164　红药子原植物（徽县）

【开发利用】宋《图经本草》黄药子根下，谓："出秦州（今天水）者谓之红药子，其根部采提炼时红赤色，暴干即黄"，所述与蓼科植物毛脉蓼相当。清·光绪《礼县新志》"物产·药类"收录红药子不详。《甘肃中草药手册（第三册）》（1973年）收载红药子为蓼科植物翼蓼 *Pteroxygonum giraldii* Da mm. et Diels。

【来源】为蓼科植物翼蓼 *Pteroxygonum giraldii* Da mm. et Diels的干燥块根。

【原植物】多年生草本。块根肥厚。茎缠绕，多分枝。叶2～4簇生，叶片三角状卵形或三角形，长4～7 cm，宽3～6 cm，顶端渐尖，基部心形或近心形，上面无毛，下面沿叶脉疏生短柔毛，边缘具短缘毛；托叶鞘膜质。花序总状，具细纵棱；苞片狭卵形，每苞内具花3；花被5深裂，白色，花被片椭圆形；雄蕊8；花柱3。瘦果卵形，具3棱，沿棱具黄褐色膜质翅，基部具3个黑色角状附属物。花期6～8月，果期7～9月（图2-1-164）。

【生境与分布】生于山地林下、沟谷、灌丛。分布于陇南、天水、定西等地。

【采收加工】秋季采挖，除去须根和泥沙，晒干或切厚片晒干。

【产地】产于定西（陇西、漳县）、陇南（徽县、成县、康县）等地。

【产量】各地零星自采自用。

【药材性状】呈不规则的团块状，或不规则厚片，长8～20 cm，直径3～10 cm。表面棕褐色，凹凸不平，着生多数须根。质地稍硬而脆。切片表面浅棕色或棕红色，断面颜色灰黄色至粉红色，具粉性。气微，味苦而涩（图2-1-165）

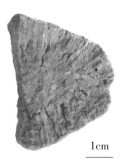

图2-1-165　红药子药材（康县）

【商品规格】统货。

【品质要求】以个大、断面粉红色、充实者为佳。

【功能与主治】清热解毒，止痢止血。用于烧伤烫伤，腹泻。便血。

【附注】历史上，甘肃习称为"红药子"的植物比较复杂，蓼科植物毛脉蓼（朱砂七）*Fallopia multiflora* (Thunb.) Harald. var. *cillinerve* (Nakai) A. J. Li的块根，在《甘肃中药手册》（1959年）收载于何首乌项下；在两当、徽县等地习称"红药子"，文县、天水等地又称"黄药子"（图2-1-166）。虎耳草科植物鬼灯檠 *Rodgersia aesculifolia* Batal.在20世纪80年代之前省内多做"黄药子"入药，天水、陇南、宕昌等地后来又做"红药子""撮合散"入药或销售，1993年在徽县调查习称"红药子"。

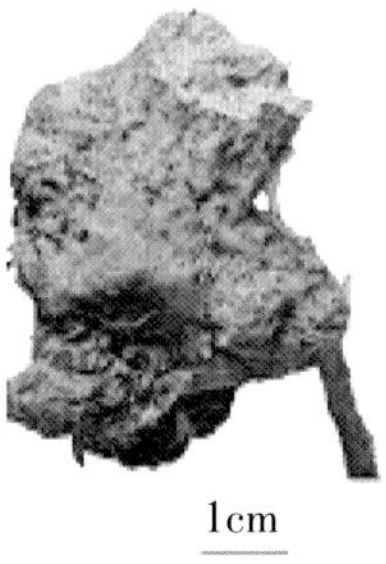

图2-1-166　毛脉蓼药材（临洮）

老虎姜

【地方名称】苦黄精。

【商品名称】白药子、老虎姜。

【开发利用】《甘肃中药手册》（1959年）以白药子收录，《甘肃中草药手册（第四册）》（1974年）以老虎姜收录，经考证，两种实为同一植物。20世纪60年代开始收购，形成商品。

【来源】为百合科植物卷叶黄精*Polygonatum cirrhifolium* Royle.的干燥根茎。

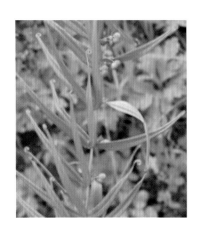

图2-1-167 老虎姜原植物图（华池）

【原植物】根状茎肥厚，圆柱状，或根状茎连珠状。茎高30～90 cm。叶通常每3～6枚轮生，很少下部有少数散生的，细条形至条状披针形，少有矩圆状披针形，长4～12 cm，宽2～8（15）mm，先端拳卷或弯曲成钩状，边常外卷。花序轮生，通常具2花，花梗长3～8 mm，俯垂；苞片透明膜质，无脉，位于花梗上或基部，或苞片不存在；花被淡紫色，全长8～11 mm，花被筒中部稍缢狭；花药与子房、花柱长约等长。浆果红色或紫红色。种子多数。花期5～7月，果期9～10月（图2-1-167）。

【生境与分布】生于海拔2000～4000 m林下、山坡或草地。分布于庆阳、平凉、天水、定西、陇南、甘南、临夏等地。

【产地】产于陇南（两当、武都、康县、徽县、成县）、庆阳（华池、合水）等地。

【产量】2017年华池县收购量不足800 kg。

【采收加工】9～10月采挖，除去泥土及须根，洗净，或切片，晒干。

【药材性状】根茎呈结节状，每节呈半月状或不规则形，常数个盘曲连接，肥厚，长短不一；或切成厚片。表面淡黄白色或黄棕色，粗糙，具不规则皱纹及疣状突起的须根痕，茎痕呈圆盘状，凹陷，具6～7环节。质坚硬，不易折断，断面角质样，类白色，显粗糙。切片呈类圆形，表面黄白色，角质状，具多数浅色点状或线状维管束，质地坚而脆，易折断。气微，味苦（图2-1-168）。

【商品规格】统货。

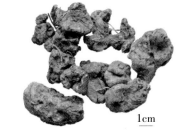

图2-1-168 老虎姜药材（华池）

【品质要求】以块大、体肥、色白者为佳。

【功能与主治】滋阴润肺，健脾益气，祛痰止血，消肿解毒。用于虚痨咳嗽。头痛，食少，崩漏带下，产后体亏，吐血、衄血，外伤出血，咽喉肿痛，疮肿，瘰疬。

【附注】历史上，庆阳、平凉（庄浪、华亭）、天水和陇南（礼县、西和）等地的医药公司以"白药子"收购外销，本品民间称老虎姜入药。

防风

【地方名称】大防风、雌防风、雄防风。

【商品名称】防风、关防风。

【开发利用】明·嘉靖《秦安县志》；清·康熙《静宁州志》称赞"甲于天下"；康熙《岷州志》，乾隆《永昌县志》，道光《山丹县志》，光绪《重修皋兰县志》《文县新志》《通渭县新志》；民国《重修定西县志》《创修渭源县志》《新纂康县县志》《新纂高台县志》《东乐县志》《天水县志》《礼县新志》等地方志"物产·药类"收录防风。说明古代本省的防风来源复杂。

《甘肃中药手册》（1959年）明确收载4种防风植物，《甘肃中草药手册（第三册）》（1973年）收录两种防风植物。笔者在20世纪90年代的调查，共计12种之多。

【来源】为伞形科植物防风 *Saposhnikovia divaricata*（Turcz.）Schischk.的干燥根。

【原植物】多年生草本。根粗壮，茎基密生褐色纤维状的叶柄残基。茎单生，二歧分枝。基生叶矩圆状披针形，长7～19 cm，一至二回羽状全裂，最终裂片条形至披针形，长5～40 mm，宽1～9 mm，全缘；叶柄长2～6.5 cm；顶生叶简化，具扩展叶鞘。复伞形花序直径1.5～3.5 cm；总花梗长2～5 cm；无总苞片，少有1片；伞幅5～9；小总苞片4～5，条形至披针形；花梗4～9；花黄色。双悬果矩圆状宽卵形，侧棱具翅。花期7～8月，果期9～10月（图2-1-169）。

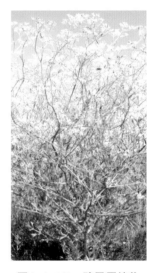

图 2-1-169　防风原植物（陇西）

【生境与分布】多生于沟边、路旁及山坡草丛中。

分布于庆阳、平凉、天水等地，主要栽培于庆阳（合水、正宁、西峰、庆城）、定西（陇西）、平凉（华亭），近年民乐、金塔等地方亦有零星栽培或试种。

【采收加工】春、秋二季采挖未抽花茎植株的根，除去须根和泥沙，晒干（图2-1-170）。

【产地】产于庆阳（合水、正宁、庆城、西峰）等地。

【产量】2017年各地栽培品收购量，合水为2万 kg、陇西为0.7万 kg、庆城为0.2万 kg。

【药材性状】呈长圆锥形或长圆柱形，下部渐细，有的略弯曲，长15～30 cm，直径0.5～2 cm。表面灰棕色或棕褐色，粗糙，有纵皱纹、多数横长皮孔样突起及点状的细根痕。根头部有明显密集的环纹，有的环纹上残存棕褐色毛状叶基。体轻，质松，易折断，断面不平坦，皮部棕黄色至棕色，有裂隙，木部黄色。气特异，味微甘（图2-1-171）。

【商品规格】统货。

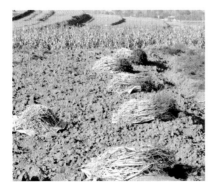

图 2-1-170　采挖防风药材(陇西)

【品质要求】以条粗壮、皮细而紧、无毛头、断面有棕色环、中心色淡黄者为佳。雄防风（未抽薹结籽）优于雌防风（抽薹开花结籽）。

【功能与主治】祛风解表，胜湿止痛，止痉。用于感冒头痛，风湿痹痛，风疹瘙痒，破伤风。

【贮藏】置阴凉干燥处，防蛀。

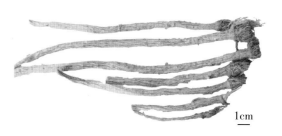

图2-1-171　人工种植防风药材（陇西）

【附注】历史上，甘肃称为或作为"防风"的植物共计3科17种之多。商品中发现的"防风"有石竹科植物灯心蚤缀 *Arenaria juncea* M. Bieb.（靖远）、蝇子草 *Silene fortunei* Vis.（康县、文县）、内蒙西风芹 *Seseli intramongolicun* Y. C. Ma（会宁）、灰毛岩风 *Libanotis spodotrichoma* K. T. Fu（天水）。

民间药用或误称谓的"防风"有伞形科植物峨参 *Anthriscus sylvestris* (L.) Hoffm.（陇南）、长春七 *Libanotis buchtormensis* (Fisch.) DC.（康县、西和、徽县）、硬阿魏 *Ferula bungeana kitagawa*（天祝，习称野茴香）、野胡萝卜 *Daucus carota* L.（天水，习称土防风）、华北前胡 *Peucedanum harry-smithii* Fedde ex Wolff（天水民间称为防风入药，又名岩防风）、黄花邪蒿 *Seseli incisodentatum* K. T. Fu（武都、文县）、粗糙西风芹 *Seseli sguarrulosum* Shan et Sheh（迭部）、菊科植物细叶鸭葱 *Scorzonera albicautis* Bge（文县民间习称笔杆防风，代防风入药）。

何首乌

【地方名称】紫乌藤、地精、红内消、串子莲。

【商品名称】首乌、赤首乌。

【开发利用】清·乾隆《甘州府志》《狄道州志》《成县新志》《西和县新志》，道光《两当县新志》《会宁县志》，光绪《金县新志稿》《重修皋兰县志》《文县新志》；民国《天水县志》《徽县新志》等地方志"物产·药类"收录。从地域分布分析，历史上甘肃出产的何首乌不止一种。

【来源】为蓼科植物何首乌 *Polygonum multiflorum* Thunb.的干燥块根。

【原植物】多年生草本。茎缠绕，长3～4 m，中空，多分枝，基部木质化。叶有叶柄；叶片卵形，长5～7 cm，宽3～5 cm，顶端渐尖，基部心形，两面无毛；托叶鞘短筒状，膜质。花序圆锥状，大而开展，顶生或腋生；苞片卵状披针形；花小，白色；花被5深裂，在果时增大，外面3片肥厚，背部有翅；雄蕊8，短于花被；花柱3。瘦果椭圆形，有3棱，光滑，黑色，有光泽。花期8～9月，果期9～10月（图2-1-172）。

【生境与分布】生于海拔200～3000 m的灌木丛中、山脚阴处或石隙中。分布于陇南、天水。

【采收加工】秋、冬二季叶枯萎时采挖，除去两端，洗净，切成厚片、块，干燥。现时多采用烘房干燥加工，

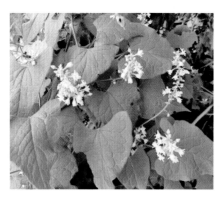

图2-1-172　何首乌原植物图（康县）

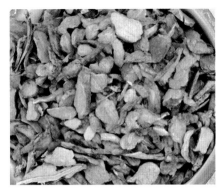

图2-1-173　收购站何首乌药材（两当）

切成厚片，按大、中、小分三类，分别摊放在烘炉内，堆厚约15 cm，用50℃～55℃烘烤，每个7～8小时翻动1次，待有7成干时取出，堆放回润20余小时，使内部水分向外渗透，再入炉内烘干至充分干燥。

【产地】主产于陇南（成县、两当、康县、武都），天水（甘谷）等地，商品主要为野生品（图2-1-173）。

【产量】2018年各地收购量，两当为2万kg、成县为1.2万kg、徽县为1万kg、康县为0.8万kg、甘谷为0.5万kg。

【药材性状】呈团块状或不规则纺锤形，长6～15 cm，直径4～12 cm。表面红棕色或红褐色，皱缩不平，有不规则皱纹及纵沟，皮孔横长，两端各有一个明显的根痕。质坚实，体重，不易折断。断面浅黄棕色或浅红棕色，有粉性，皮部有4～11个"云锦花纹"环列（异型维管束），中央木部明显，有的呈木心。气微，味微苦而甘涩（图2-1-174）。

图2-1-174　何首乌药材（甘谷）

【商品规格】早期多为统货，现时产地加工成拳首乌、首乌片和首乌块三种规格，以首乌片为主。

（1）拳首乌　原药材，形似拳头，外皮红褐色，体重结实。

（2）首乌片　原药材纵切或横切成厚片，厚度不超过5 mm。

（3）首乌块　原药材纵切或横切成小块，大小1.5～3 cm。

【品质要求】以个大、质坚实而重、红褐色、断面显云锦花纹、粉性足者为佳。

【功效与主治】解毒，消痈，截疟，润肠通便。用于疮痈，瘰疬，风疹瘙痒，久疟体虚，肠燥便秘。

【附注】20世纪60～80年代，省内发现误收误用情况，将蓼科植物翼蓼*Pteroxygonum giral-dii* Da mm. et Diels 的块根（文县、宕昌、陇西、迭部、华池等）、毛脉蓼（朱砂七）*Fallopia multiflora* (Thunb.) Harald. var. cillinerve (Nakai) A. J. Li 的块根（天水、陇南）和虎耳草科植物鬼灯檠 *Rodgersia aesculifolia* Batal 的块根（康县、徽县等）误以"何首乌"收购；兰州、定西、平凉个别地方曾将翼蓼误以"何首乌"种植。

羌　活

【地方名称】黑药、螺丝羌。

【商品名称】大头羌、条杆羌、条羌（宽叶羌活），竹节羌、蚕羌（羌活），西羌。

【开发利用】清·康熙《宁远县志》，乾隆《岷州志》《狄道州志》《武威县志》《永昌县志》，道光《山丹县志》，光绪《礼县志》《金县新志》《肃州新志》《文县新志》等地方志"物产·药类"收录。民国《甘肃经济丛书》记载本省29个县（区）出产。

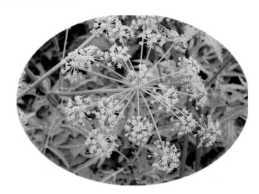

图2-1-175　宽叶羌活
（合作）

【来源】为伞形科植物宽叶羌活 *Notopterygium framchetii* H.de Boiss. Boiss.、羌活 *Notopterygium incisum* Ting ex H.T.Chang 的干燥根和根茎。

【原植物】（1）宽叶羌活　多年生草本。根和根状茎，块状或圆柱状。基生叶及下部叶二至三回三出式羽状复叶，最终裂片卵状披针形，长2～4 cm，宽1～2 cm，边缘成不规则羽状深裂，有尖锐锯齿，下面脉上稍有毛；叶柄长7～9 cm；茎生叶简化成三出叶、单叶或成膨大的紫色叶鞘。复伞形花序顶生和侧生；无总苞；伞幅多数；小总苞片多数，条形；花瓣淡黄色。双悬果卵形，背棱和中棱有翅，侧棱无翅。花期8～9月，果期9～10月（图2-1-175）。

（2）羌活　叶三出式3回羽状复叶，末回裂片长圆状卵形至披针形，长2～5 cm，宽0.5～2 cm，边缘缺刻状浅裂或羽状深裂。花瓣白色。分生果每棱槽油管3，合生面6（图2-1-176）。

【生境与分布】（1）宽叶羌活　生于海拔1500～3500 m的林缘及灌丛。分布于庆阳（华池、合水、环县）、平凉（华亭、庄浪）、天水（清水、北道）、陇南（康县、徽县、武都、成县、宕昌）、临夏（和政、康乐）、甘南（碌曲）、定西（渭源、岷县）、兰州（榆中、皋兰）、武威（古浪、天祝）等地。定西（临洮、岷县、渭源）、甘南（卓尼、碌曲）、陇南（宕昌、武都、礼县）、平凉（华亭）和临夏（康乐）等地实现人工种植（图2-1-177、178）。

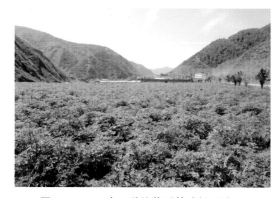

图2-1-176　羌活原植物（渭源）

（2）羌活　生于海拔2500～4000 m的高山林缘及灌丛。分布于甘南（玛曲、碌曲、夏河、舟曲、临潭、迭部和卓尼）、张掖（山丹、民乐）、武威（天祝、古浪和民勤）、兰州（榆中）、定西（渭源、岷县）等地。

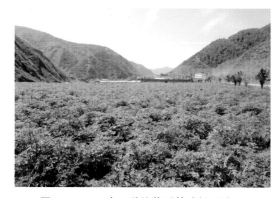

图2-1-177　人工种植羌活基地（岷县）

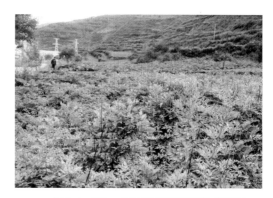

图2-1-178　人工种植羌活基地（宕昌）

【采收加工】（1）采收　野生的春、秋二季采收，以秋季采者较好。种植的在移栽后第3年采收，以4年生为好。10月中下旬大部分植株枯黄，割取地上部分，并保留4～6 cm残茬，选晴天土壤干燥时，用镢头从侧面挖沟50 cm挖出根部，注意不要碰伤根部，保持药材完整。抖净泥土，摊薄晾干或晒干。

（2）加工　除净泥土、残茎及须根，晒干。按商品规格分类分级加工。

【产地】产于甘南（舟曲、迭部、夏河、卓尼）、临夏（康乐、积石山、临夏县）、陇南（两当、徽县、成县、文县、武都、宕昌）、武威（天祝、凉州、古浪）、张掖（肃南）、定西（岷县、渭源）、兰州（榆中、永登）及天水部分等地。

目前，碌曲、临潭、岷县、临洮、天祝、和政和康乐等可提供种植商品。

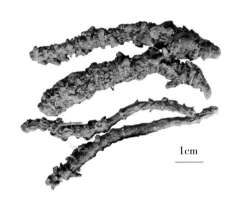

图2-1-179　羌活药材（天祝）

【产量】2017年野生羌活收购量，武都达到5万kg、两当为1.5万kg、临夏市为0.3万kg、甘谷为0.1万kg。

【药材性状】（1）羌活　为圆柱状略弯曲的根茎，长4～13 cm，直径0.6～2.5 cm，顶端具茎痕。表面棕褐色至黑褐色，外皮脱落处呈黄色。节间缩短，呈紧密隆起的环状，形似蚕，习称"蚕羌"；节间延长，形如竹节状，习称"竹节羌"。节上有多数点状或瘤状突起的根痕及棕色破碎鳞片。体轻，质脆，易折断，断面不平整，有多数裂隙，皮部黄棕色至暗棕色，油润，有棕色油点，木部黄白色，射线明显，髓部黄色至黄棕色。气香，味微苦而辛（图2-1-179）。

（2）宽叶羌活　根茎类圆柱形，顶端具茎及叶鞘残基，根类圆锥形，长8～15 cm，直径1～3 cm，有纵皱纹及皮孔。表面棕褐色，近根茎处有较密的环纹，习称"条羌"；有的根茎粗大，不规则结节状，顶部具数个茎基，根较细，习称"大头羌"。质松脆，易折断，断面略平坦，皮部浅棕色，木部黄白色。气味较淡（图2-1-180）。

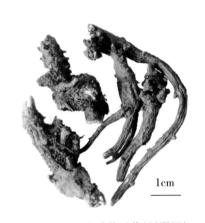

图2-1-180　宽叶羌活药材（渭源）

（3）栽培品　外观形状变化较大。根茎呈块状或短圆柱状，顶端具残茎；根多数纵生于根茎，少有单一，中下部有分支，呈圆锥形，有纵皱纹及皮孔。表面暗棕色或棕褐色，长4～10 cm，直径0.3～2.5 cm，质松脆，易折断，断面部浅棕色，木部黄白色。气味较淡（图2-1-181）。

【商品规格】早在20世纪50年代，甘肃医药部门就按药材性状不同，分为蚕羌、条羌、竹节羌、鸡头羌和疙瘩羌五大类，延续至今。

（1）蚕羌　呈圆柱形，形如蚕，全体环节紧密似蚕状，表面棕黑色，体轻质松脆。断面有紧密的分层，呈棕紫、黄白色相间的纹理。气清香纯正，味微苦辛。又称螺丝羌。

（2）条羌　长条形或圆锥形，形似猪尾，常带有支根，长短、大小不分，间有破碎，表面棕黑

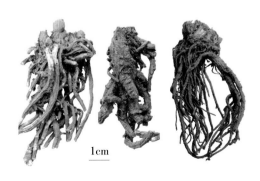

图2-1-181　种植羌活药材（甘肃各地商品）

色，多纵纹，体轻质脆。气清香纯正。

（3）竹节羌　形状略似蚕羌，环节粗大而疏，有时带有支根。香气较淡。

（4）鸡头羌　具有多数地上残茎，呈不规则的团块状，表面棕黑色，体轻质松脆。断面有棕黄白、色相间的纹理。香气较淡。又称大头羌。

（5）疙瘩羌　多为圆柱形或块状、大小不一，表面暗棕色。香气较淡（图2-1-182）。

【品质标志】以条粗长、肥大、具环节、色棕黑或紫棕色、断面紧密、呈菊花纹、朱砂点多、清香气浓烈者为佳。

习惯认为蚕形为羌活之优质品，条羌和竹节羌次之，大头羌、疙瘩羌较差。

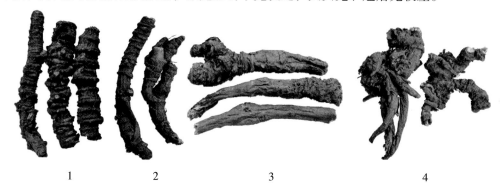

　　　1　　　　　　　2　　　　　　　　3　　　　　　　　　4
图2-1-182　羌活商品规格(1.蚕羌　2.竹节羌　3.条羌　4.大头羌)

【功能与主治】散寒，祛风，除湿，止痛。用于风寒感冒头痛，风湿痹痛，肩背酸痛。

【贮藏】置阴凉干燥处，防蛀。

芦　根

【地方名称】苇根、芦茅根。

【商品名称】芦根。

【开发利用】民国《靖远县志》收录。

【来源】为禾本科植物芦苇 *Phragmites communis* Trin. 的干燥根茎。

【原植物】多年生草本植物。具粗壮根状茎。秆高1～3 m。叶片宽1～3.5 cm。圆锥花序长10～40 cm，微垂头，分枝斜上或微伸展；小穗长22～16 mm，通常含4～7小花；第一小花常为雄性；颖及外稃均有3条脉；外稃无毛，孕性外稃的基盘具长6～12 mm的柔毛。花果期6～11月（图2-1-183）。

【生境与分布】生海拔800～3200 m的沼泽草甸、池塘、河边、湖泊中、盐碱地和沙丘。分布于省内各地。

【采收加工】春、夏、秋三季采挖，除去泥土、剪去残茎、芽、须根及膜状叶，鲜用或晒干。

【产地】产于庆阳（庆城、合水、正宁、镇原、宁县）、平凉（泾川、庄浪、华亭）、陇南（两当）和天水（甘谷）等地。

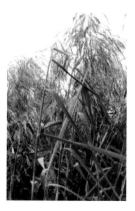

图2-1-183　芦根原植物（兰州）

【产量】2017年各地收购量，两当为0.5万kg、合水为0.3万kg、甘谷为0.1万kg。

【药材性状】呈扁圆柱形，长短不一，直径1～2 cm。表面黄白色，有光泽，节呈环状，节间有纵皱纹，有残根和芽痕。体轻，较硬，不易折断。切断面黄白色，中空，壁厚1～2 mm，有小孔排列成环。气微，味甘（图2-1-184）。

【商品规格】统货。

【品质要求】以条粗、色黄白、有光泽、不带细根者为佳。

【功能与主治】清热泻火，生津止渴，除烦，止呕，利尿。用于热病烦渴，肺热咳嗽，肺痈吐脓，胃热呕哕，热淋涩痛。

【贮藏】置干燥处。

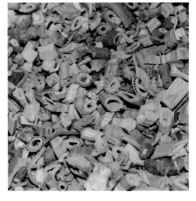
图2-1-184　收购店芦苇药材（合水）

苍　术

【地方名称】山刺菜、山苍术、鸡爪香。

【商品名称】苍术、北苍术。

【开发利用】清·康熙《岷州志》，乾隆《西和县新志》《成县新志》《清水县志》，道光《两当县新志》，光绪《礼县新志》；民国《天水县志》《成县要览》和《新纂康县县志》等地方志"物产·药类"收录。

【来源】为菊科植物苍术 *Atractylodes Lancea*（Thunb.）DC. 的干燥根茎。

【原植物】多年生草本。根状茎肥大呈结节状。茎高30～50 cm，不分枝或上部稍分枝。叶革质，无柄，倒卵形或长卵形，长4～7 cm，宽1.5～2.5 cm，不裂或3～5羽状浅裂，顶端短尖，基部楔形至圆形，边缘有不连续的刺状牙齿，上部叶披针形或狭长椭圆形。头状花序顶生，直径约1 cm，长约1.5 cm，基部的叶状苞片披针形，与头状花序几等长，羽状裂片刺状；总苞杯状；总苞片7～8层，有微毛，外层层长卵形，中层矩圆形，内层矩圆状披针形；花筒状，白色。瘦果密生银白色柔毛；冠毛长6～7 mm。花期7～8月（图2-1-185）。

【生境与分布】生于海拔750～1800 m的林下及山坡草地。分布于陇南、天水、平凉、庆阳等地。近年庆阳（正宁、合水）、陇南（武都）等地试种。

【采收加工】春、秋二季采挖，以秋季质量较佳。除去地上茎叶、须根、泥沙，晒干，撞去须根。

【产地】产于陇南（徽县、两当、成县、西和、武都）、天水（清水、甘谷）、庆阳（正宁、合水）等地。

【产量】2017年各地野生品收购量，两当为2.5万kg、徽

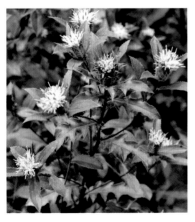
图2-1-185　苍术原植物（武都栽培品）

县为2万kg、成县为0.5万kg、甘谷为0.1万kg。市场亦见很少量的试种品。

【药材性状】呈不规则连珠状或结节状圆柱形，略弯曲，偶有分枝，长3～10 cm，直径1～2 cm。表面灰棕色，有皱纹、横曲纹及残留须根，顶端具茎痕或残留茎基。质坚实，断面黄白色或灰白色，散有多数橙黄色或棕红色油室，暴露稍久，可析出白色针状结晶。气香特异，味微甘、辛、苦（图2-1-186、187）。

【商品规格】统货。无须根、杂质、虫蛀、霉变。

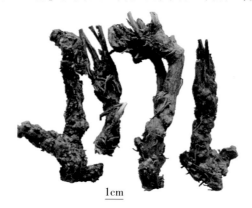

图2-1-186　野生苍术药材(清水)

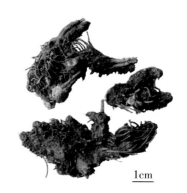

图2-1-187　种植苍术药材(正宁)

【品质要求】以粗大、朱砂点多、香气浓郁，无毛须者为佳。

【功能与主治】燥湿健脾，祛风散寒，明目。用于湿阻中焦，脘腹胀满，泄泻，水肿，脚气萎躄，风湿痹痛，风寒感冒，夜盲，眼目昏涩。

【贮藏】置通风干燥处。

【附注】历史上，毛茛科植物长果升麻*Souliea vaginata*（Maxim.）Franch.的根茎（迭部）曾误做"苍术"使用。

赤　芍

【地方名称】山芍药、野芍药、野牡丹（川赤芍）。

【商品名称】西赤芍（川赤芍）、赤芍药（芍药）。

【开发利用】清·乾隆《静宁县志》《庄浪志略》《永昌县志》《武威县志》《陇西县志》《岷州志》，道光《两当县新志》，光绪《礼县志》《通渭县新志》等地方志"物产·药类"收录。

【来源】为毛茛科植物川赤芍*Paeonia veitchii* Lynch、芍药*Paeonia lactiflora* Pall.的干燥根。

【原植物】（1）川赤芍　多年生草本。根圆柱形。茎高20～90 cm，无毛，约生5叶。茎下部叶为二回三出复叶，长达30 cm；小叶通常二回深裂，小裂片宽披针形或披针形，宽0.5～1.8 cm，上面沿脉疏生短毛，下面无毛。

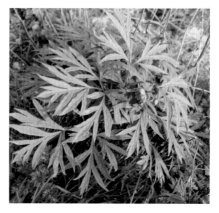

图2-1-188　川赤芍原植物(榆中)

花2～4朵生茎顶端和其下的叶腋，直径5～9 cm；苞片披针形；萼片约4；花瓣6～9，紫红色或粉红色，宽倒卵形，长2～5 cm；雄蕊多数；心皮2～5，子房密被黄色短毛。花期6～8月，果期7～9月（图2-1-188）。

（2）芍药　小叶不分裂，通常倒卵形、椭圆形，顶端短尖；边缘密生骨质白色小齿。花数朵，白色、粉红色，花瓣9～13。心皮4～5，无毛（图2-1-189）。

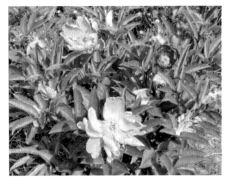

图2-1-189　赤芍原植物（合水）

【生境与分布】（1）川赤芍　生于海拔1400～2700 m的沟谷、林缘、林下阴湿处或灌丛草地。分布于天水（小陇山、甘谷、武山）、陇南、定西、临夏、甘南、兰州（榆中）及武威等地；近年渭源就地引种驯化。

（2）芍药　生于海拔800～1800 m的向阳山坡林缘草地以及矮灌木丛中。分布于天水（清水、甘谷、武山）、陇南（武都、西和、康县）、定西（漳县、岷县）、庆阳（环县）、平凉等地；省内多数地方作为观赏植物，永昌和庆阳（合水、宁县）等地作为药用资源栽培或试种；近年渭源引种内蒙古的芍药进行试种。

2018年永昌种植面积达到4000亩。

【采收加工】野生品春、秋二季采挖，以秋季采挖者质佳。芍药栽植3～4年后的9月份采收。选择晴天，割去茎叶，挖出全根，抖去泥土，除去地上部分、芦头（繁殖材料）、须根，晒至半干，将根理直，扎成小捆，再晒干，称原皮赤芍。国内部分产地有将川赤芍根刮皮后晒干，称刮皮赤芍。

【产地】主产于陇南、定西，庆阳、平凉、金昌、天水、临夏、兰州（榆中）等地亦产。金昌、庆阳（合水、宁县）、定西（临洮）为种植品，其余商品以野生品为主。

【产量】2017年各地收购量，武都为5万kg、两当为2万kg（野生）；2018年永昌的鲜品产量1.2万kg，华亭为2万kg、宁县为0.2万kg、合水为0.1万kg（栽培）。

【药材性状】（1）芍药　根呈圆柱形，长10～40 cm，直径0.6～3 cm。表面暗棕色或紫棕色，具略扭曲的纵皱纹及横向突起的皮孔；老根表面较粗糙，有的外皮易脱落。质坚实而脆，易折断。断面皮部窄，呈粉白色、黄白色或略紫白色，木部放射状纹理明显，有时具裂隙。气微香，味微苦、涩（图2-1-190、191）。

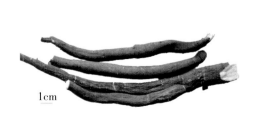

图2-1-190　种植芍药药材（永昌）

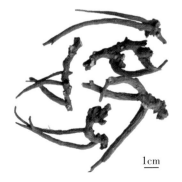

图2-1-191　野生芍药药材（华亭）

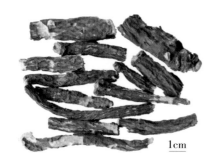

图2-1-192　野生川赤芍药材(榆中)

　　（2）川赤芍　根表面棕红色或暗棕色，偶见落皮层形成的斑痕；去皮者表面淡紫红色或肉白色。质松，折断面黄白色（图2-1-192）。

　　【商品规格】早期产地多以统货购销。现商品分三等，一等：长30 cm以上，两端粗细较匀，中部直径1.2 cm以上，长度低于15 cm者，不得过6%；二等：长20 cm以上，中部直径1～1.2 cm；三等：长20 cm以上，中部直径0.5～1.2 cm以上。国内商品一般分一、二等和统货，一等：长15 cm以上，两端粗细较匀，中部直径1.2 cm以上，无疙瘩根头、空心；二等：长15 cm以下，中部直径0.5 cm以上。

　　【品质要求】以根条肥长、外皮易脱落、质较充实、粉性足者为佳；习称"糟皮粉碴"。

　　【功能与主治】清热凉血，散瘀止痛。用于热入营血，温毒发斑，吐血衄血，目赤肿痛，肝郁胁痛，经闭痛经，癥瘕腹痛，跌扑损伤，痈肿疮疡。

　　【附注】（1）芍药属（Paeonia L.）多种植物在甘肃民间亦称为赤芍药用或收购使用。①草芍药 P. obovata Maxim. 平凉、天水、陇南等地分布，见于野生商品中。②毛叶草芍药 P. obovata Maxim. var. willmottiae（Stapf）Stern. 天水、陇南、甘南等地有分布，同上。③毛叶川赤芍 P. veitchii Lynch var. woodwardii（Stapf ex Cox）Stern. 天水、兰州、甘南、临夏、陇南及庆阳等地有分布，同上。④美丽芍药 P. mairei Levl. 天水、陇南等地有分布，1994年在文县（碧口）发现民间以赤芍入药。

　　（2）近年，甘肃将人工种植的芍药除以原药材销售外，一些产区就地加工成白芍。商品白芍的加工包括去皮、煮芍、干燥等步骤，生产中应该严格按工艺流程进行，以保证质量。

远　志

　　【地方名称】野胡麻。

　　【商品名称】远志筒、远志桶、远志肉、远志棍、鹅管远志。

　　【开发利用】清·康熙《静宁县志》，乾隆《泾州志》《庄浪志略》《陇西县志》《成县新志》，道光《两当县新志》，光绪《肃州新志》《重修皋兰县志》《通渭县志》《文县志》《礼县志》等地方志"物产·药类"收录。民国年间的古浪、民乐、金塔和临洮等县志亦收录。

　　【来源】为远志科植物远志 Polygala tenuifolia Willd. 或卵叶远志 Polygala sibirica L. 的干燥根。

　　【原植物】（1）远志　多处生草本。单叶互生，叶线形至线状披针形，长1～3 cm，宽0.5～3 mm，先端渐尖，基部楔形，全缘，近无柄。总状花序少花，通常略俯垂；萼片5；花瓣3，紫色，侧瓣斜长圆形，基部与龙骨瓣合生，基部内侧具柔毛，龙骨瓣较侧瓣长，具流苏状附属物；雄蕊8，花丝3/4以下合生成鞘，具缘毛，花药无柄。蒴果圆形，具狭翅；种子卵形，密被白色柔毛。花果期5～9月（图2-1-193）。

　　（2）卵叶远志　叶卵形、椭圆形披针形或披针形，宽3～6 mm。花丝2/3以下合生成鞘。

蒴果近倒心形，具缘毛。

【生境与分布】生于海拔1100～3000 m的向阳山坡、草地、沟边及林缘灌丛。分布于省内各地；宁县等地曾经试种。

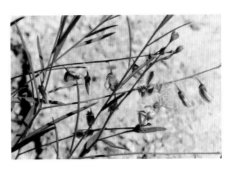

图2-1-193　远志原植物（镇原）

【采收加工】（1）采收　春、秋二季均可采收。种植远志2年以上即可采收，以3年生的产量最高。

（2）加工　采挖后除去须根和泥沙，晒干至皮部皱缩。由于远志药用部位不同，形成不同的加工方法。①远志筒：选根条较粗肥大者，用平板搓至皮与木心分离，或用手搓揉，抽去木心即为远志筒（又称远志桶）。②远志肉：较细的根用木棒锤砸，除去木心即为远志肉。③远志棍：更细根不去木心，直接晒干，即为远志棍。

庆阳产区一般抽木心，也有采挖后不去木心，除去须根和泥沙，晒干。

【产地】主产于庆阳（镇原、华池、合水、宁县）、平凉（灵台、泾川、崇信），天水（秦安、清水）、定西（临洮）、陇南（武都、西和、礼县）、兰州（榆中、永登）、白银（靖远）、甘南（舟曲）等地亦见生产（图2-1-194）。

【产量】20世纪90年代宁县种植产量达1.2万kg。2017年各地野生收购量，合水为0.7万kg、镇原为0.5万kg、庆城为0.3万kg、正宁为0.2万kg、宁县为0.2万kg、甘谷为0.1万kg。

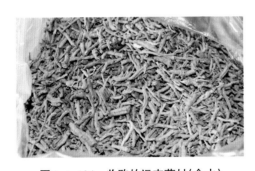

图2-1-194　收购的远志药材（合水）

【药材性状】呈圆柱形，略弯曲，长3～15 cm，直径0.3～0.8 cm。表面灰黄色至灰棕色，有较密并深陷的横皱纹、纵皱纹及裂纹，老根的横皱纹较密更深陷，略呈结节状。质硬而脆，易折断，断面皮部棕黄色，木部黄白色，皮部易与木部剥离。气微，味苦、微辛，嚼之有刺喉感。

【商品规格】历史上，产地曾经分为远志筒（远志桶）、远志肉和远志棍（远志骨）三种规格，远志筒又分为三个等级，远志肉和远志棍为统货。远志在《七十六种药材商品规格标准》（1984年）中划分两个规格，三个等级。为保护资源，未制订远志棍规格标准。

目前，商品远志一般不进行规格分级，一些地方在商品交易中沿袭原规格标准进行分级。

【品质要求】以筒粗、肉厚、色黄，去尽木心者为佳。

远志（*P. tenuifolia*）根条粗壮，皮部较肥厚，是优先选择的栽培品种。卵叶远志（*P.sibirica*）根条细，肉薄，质次。

【功能与主治】安神益智，祛痰，消肿。用于心肾不交引起的失眠多梦，健忘惊悸，神志恍惚，咳痰不爽，疮疡肿毒，乳房肿痛。

【贮藏】置通风干燥处。

【附注】历史上，远志科植物瓜子金*Polygala japonica* Houtt.的全草（陇南）民间做"远志"，又称远志草。20世纪70年代，曾将蒺藜科植物骆驼蹄瓣*Zygophyllum fabago* L.的全草或根（酒泉）误为"远志"收购，发现后及时纠正。

板蓝根

【地方名称】大青根。

【商品名称】板蓝根。

【开发利用】民国《新纂高台县志》收录。早期来自野生品，产量较少。20世纪80年代省内各地陆续栽培，现已发展到12个市（州）约40个县（区）。

【来源】为十字花科植物菘蓝 *Isatis indigotica* Fort. 的干燥根。

【原植物】二年生草本。高40～90 cm，无毛或稍有柔毛；主根直径5～8 mm，灰黄色。茎直立，上部多分枝，稍带粉霜。基生叶矩圆状椭圆形，有柄；茎生叶矩圆形至矩圆披针形，长5～7 cm，宽1～2 cm，先端钝，基部箭形，半抱茎，全缘或有不明显锯齿。花序复总状；花黄色。短短角果矩圆形，扁平，边缘有翅，长约1.3 cm，宽约4 mm，紫色，无毛，有短尖，基部渐狭；种子一个，椭圆形，长3 mm，褐色。花期7～8月（图2-1-195）。

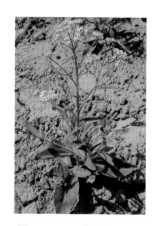

图2-1-195 板蓝根原植物（华亭）

【生境与分布】板蓝根具较广泛的适应性，省内广为栽培，以张掖（民乐、临泽）、定西（陇西）为主。

2011年全省播种面积10.38万亩，约占全国的60%，成为国内板蓝根的主产区之一。2013年民乐种植面积达到18万亩。2017年全省种植面积17.4万亩，约占全国的50%。

【采收加工】（1）采收　采收板蓝根为主的，生长期不割叶子或只割一次叶子。一般在10月中、下旬，当地上茎叶枯萎时采收根。

（2）加工　拣去枯叶，切除芦头上残留的叶柄，摊开晒晾，至六七成干时，去掉泥土，捆成小把，再晒至全干。

【产地】产于定西（陇西、岷县、漳县、渭源、临洮）、张掖（民乐、山丹、高台、临泽、甘州）、武威（民勤、凉州、古浪）酒泉（瓜州、敦煌）、金昌（永昌）、陇南（两当、西和、宕昌、徽县、康县、文县、武都、成县）、临夏（康乐）、甘南（舟曲、迭部）、平凉（华亭、灵台、静宁、泾川、崇信）、天水（武山、清水）、庆阳（宁县、西峰、镇原、合水）和兰州（榆中、永登）等。

主产于民乐、陇西，其余各地产量较少。

【产量】2017年全省产量4200万kg；各地收购量民乐为3100万kg、陇西226万kg、两当为2万kg。

【药材性状】根呈圆柱形，稍扭曲，长10～20 cm，直径0.5～2 cm。表面灰黄色或淡黄棕色，有纵皱纹及支根痕，皮孔横长。根头部略膨大，可见绿色或暗棕色轮状排列的叶柄残基，并有密集的疣状突起。体实，易折断，断面皮部黄白色或浅棕黄色，呈粉性或胶质状，木部黄色。气微，味微甜，后微苦、涩（图2-1-196）。

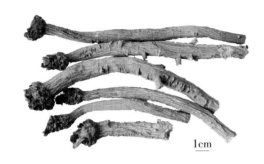

图2-1-196　板蓝根药材(陇西)

【商品规格】板蓝根在《七十六种药材商品规格标准》（1984年）中划分一个规格，两个等级。①一等：干货。根呈圆柱形，头部略大。长17 cm以上，芦下2 cm处直径1 cm以上。质实而脆。表面灰黄或淡棕色，有纵皱纹。断面外部黄白色，中心黄色。气微，味微甜后苦涩。无苗茎、须根、杂质、虫蛀、霉变。②二等：芦下直径0.5 cm以上。

【品质要求】以根条粗大、长度均匀、体实、粉性足者为佳。

【功能与主治】苦，寒。清热解毒，凉血利咽。用于温毒发斑，舌绛紫暗，痄腮，喉痹，烂喉丹痧，大头瘟疫，丹毒，痈肿。

【贮藏】置干燥处，防霉、防蛀。

河套大黄

【地方名称】山大黄、水大黄。

【商品名称】土大黄。

【开发利用】《甘肃中草药手册（第二册）》（1971年）大黄项下收载的波叶大黄，实为河套大黄 *Rheurm hotaoense*。

【来源】为蓼科植物河套大黄 *Rheurm hotaoense* C.Y. Cheng et T.C.Kao 的干燥根及根茎。

【原植物】多年生草本。根状茎及根粗大。基生叶片卵状心形或宽卵形，叶上半部之两侧常内凹，长25～40 cm，宽23～30 cm，顶端钝急尖，基部心形，边缘具弱皱波；茎生叶较小；托叶鞘苞茎。大型圆锥花序；花较大，花梗长4～5 mm，关节位于中部之下；花被片6，椭圆形，具细弱稀疏网脉，背面中部浅绿色，边缘白色；雄蕊9；花柱3。果实圆形

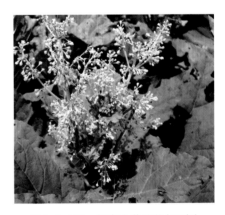

图2-1-197　河套大黄植物(正宁)

或近圆形，顶端略微凹，基部圆或略心形，具宽翅。种子宽卵形。花期5～7月，果期7～9月（图2-1-197）。

【生境与分布】近年栽培于庆阳（正宁、宁县、镇原）、平凉（崇信）等地，尤以正宁县种植面积较大（图2-1-198）。

【采收加工】秋末茎叶枯萎或初春发芽前采挖，除去细根，刮去外皮，切成瓣，用绳穿成串挂于屋檐下阴干或直接干燥。

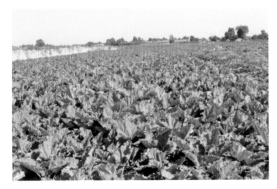

图2-1-198　河套大黄种植基地(正宁)

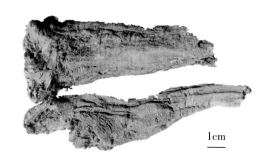

图2-1-199　河套大黄药材图（正宁）

【产地】产于庆阳（正宁、镇原、庆城）、平凉（崇信）等地。

【产量】近年庆阳年产量4～6万kg。

【药材性状】呈类圆柱形、类圆锥形或不规则块状，长3～15 cm，直径3～5 cm。表面黄褐色至暗黄棕色，未除皮者呈灰褐色，具纵沟纹及横向皮孔。质坚实。断面淡黄棕至暗棕色。气微臭，味苦而微涩（图2-1-199）。

【商品规格】统货。

【品质要求】以色棕黄、味苦者为佳。

【功能与主治】凉血解毒，逐瘀消肿。用于降血脂，消化道炎症及出血。

【贮藏】置干燥处，防蛀。

【附注】20世纪60年代，省内有关部门购进大黄种苗，在平凉（静宁、庄浪）、白银（靖远）等地以"大黄"推广种植，发现误种植后立即纠正。前几年陇南个别地方也有误种现象。20世纪80年代省内对河套大黄进行资源开发利用，研发出降脂新药，为其生产原料。

泡　参

【地方名称】棉棉根、铃铛花。

【商品名称】南沙参、沙参。

【开发利用】清·康熙《岷州志》，乾隆《伏羌县志》，光绪《文县新志》《重修皋兰县志》；民国《清水县志》等方地志"物产·药类"收录泡参；乾隆《狄道州志》，光绪《通渭县新志》《文县新志》等地方志收载沙参。民国《重修定西县志》描述为"沙参一名白参、一名铃儿草。初生如小葵，叶青色，七、八月抽茎高一、二尺"。

【来源】为桔梗科植物泡沙参 *Adenophora potaninii* Korsh. 或无柄沙参 *Adenophora stricta* Mia. subsp. *sessilifolia* Hang 的干燥根。

【原植物】（1）泡沙参　多年生草本，根圆柱形。茎生叶无柄，叶呈卵状椭圆形、矩圆形或条状椭圆形，长2～7 cm，宽0.5～3 cm，基部钝或楔形，顶端急尖或短渐尖，每边具2～7个粗大齿。圆锥花序，或数朵花集成假总状花序。花萼裂片

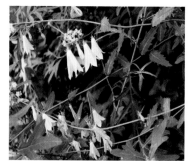

图2-1-200　泡沙参原植物（漳县）

边缘有一对细长齿；花冠钟状，紫色、蓝色或为白色，裂片卵状三角形；花盘具毛；花柱与花冠近等长，或稍稍伸出。蒴果球状椭圆形。种子棕黄色。花期7～9月，果期9～10月（图2-1-200）。

（2）无柄沙参　茎生叶无柄或具极短柄，叶片椭圆形或狭卵形，长2.5～8 cm，宽1～3.5 cm，先端渐尖或急尖，基部楔形，边缘具不整齐的锯齿，两面被白色短毛。花梗短密被白色短

毛；花萼多被短硬毛或粒状毛，少无毛的，萼裂片全缘；花冠外面无毛或仅顶端脉上有几根硬毛。

【生境与分布】（1）泡沙参　生于海拔100～3000 m的山野阳坡、草丛。分布于省内大部分地区。

（2）无柄沙参　生于海拔600～2000 m的山野阳坡、草丛。分布于天水、陇南等地。

【采收加工】秋季采挖，除去地上茎、须根及泥土，洗净，晒干。早期产地加工时刮去粗皮，现时商品不去皮。

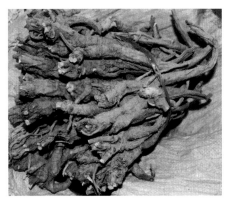

图2-1-201　泡参药材（成县收购站）

【产地】泡沙参产于陇南（康县、成县、徽县、两当、礼县）、天水（清水）、定西（漳县）及兰州；无柄沙参主产于陇南（康县、徽县）（图2-1-201）。

【产量】2017年各地收购量，成县为0.3万kg、两当为0.2万kg、武都为0.2万kg、清水为0.1万kg。

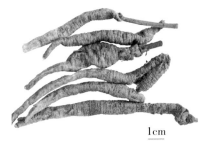

1cm

图2-1-202　泡参药材（清水）

【药材性状】呈圆柱形、圆锥形，少数在根下部有分枝，长7～15 cm，直径1～3.5 cm；表面灰黄色、黄棕色，根上部有横向环纹，下部有稀疏的纵沟纹，外皮不易脱落，表面粗糙。顶端有时残留长2～6 cm的根茎，其上有凹陷的茎痕及芽痕。体轻，质松泡，断面黄白色，多裂隙。气弱，味微甘苦（图2-1-202）。

【商品规格】统货。

【品质要求】以根粗、肉多、空心少，无地上残茎者为佳。

【功能与主治】养阴清热，润肺止咳，养胃生津。用于肺热燥咳，虚痨咳嗽，虚热喉痹，肺痈咳血，胃热口渴等。

【贮藏】置通风干燥处，防虫蛀。

【附注】甘肃沙参属（Adenophora）资源比较丰富，泡沙参A. potaninii Korsh.为地产泡参的主要来源；尚有多种植物在各地就地取材收购，主要有长柱沙参A. stenanthina（Ledeb.）Kitagawa（武都、西和等）、秦岭沙参A. petiolata Pax. et Hoffm.（康县、两当等）、川藏沙参A. liliifolioides Pax et Hoffm.（甘南、文县）等品种。

知　母

【地方名称】水参、地参、老婆婆脚后跟。

【商品名称】毛知母、知母肉。

【开发利用】明·嘉靖《秦安县志》，清·康熙《静宁州志》《宁远县志》，乾隆《庄浪志略》，光绪《通渭县新志》；民国《靖远县志》《重修定西县志》等地方志"物产·药类"收录。

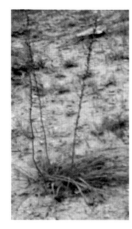

图2-1-203　知母原植物(镇原)

【来源】为百合科植物知母 *Anemarrhena asphodeloides* Bge. 的干燥根茎。

【原植物】多年生草本。根状茎横生，粗壮。叶基生，条形，长30～50 cm，宽3～6 mm。花葶圆柱形，连同花序长50～100 cm 或更长，苞片状退化叶下部卵状三角形，顶端长狭尖，上部的逐渐变短；总状花序长20～40 cm，2～6朵花成一簇散生在花序轴上，每簇花具1苞片；花淡紫红色；花被片6，矩圆状条形，具3～5脉，内轮3片略宽；雄蕊3枚，与内轮花被片对生；花丝长为花被片的3/5～2/3，与内轮花被片贴生；子房卵形，向上渐狭成花柱。蒴果长卵形，具六纵棱。花期5～7月，果期8～9月（图2-1-203）。

【生境与分布】生于海拔 1000～2100 m 草地、山坡和沙地上。分布于庆阳、平凉、定西、天水和陇南等地。庆阳（合水、镇原、西峰）等地栽培。

【采收加工】春、秋二季采挖，除去须根及泥沙，保留绒毛，晒干，习称"毛知母"；或趁鲜刮去外皮，晒干，习称"知母肉"。

【产地】主产于庆阳（合水、镇原、庆城）、平凉（泾川）等地。

【产量】2017年各地收购量，庆城为0.1万kg、合水0.1万kg。

【药材性状】呈长条状，微弯曲，略扁，偶有分枝，一端有黄色的茎叶残痕，长3～15 cm，直径0.8～1 cm。表面黄棕色至棕色，上面有凹，具紧密排列的环状节，节上密生黄棕色的残存叶基，由两侧向根茎方生长；下面隆起而略皱缩，并有凹陷或点状根痕。质硬，易折断。断面黄白色。气微，味微甜、略苦，嚼之带黏性（图2-1-204）。

【商品规格】统货。

【品质要求】以肥大、质实、断面黄白色，口嚼发黏者为佳。

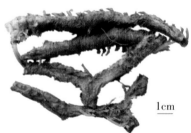

图2-1-204　知母药材(镇原)

【功能与主治】清热泻火，滋阴润燥。用于外感热病，高热烦渴，肺热燥咳，骨蒸潮热，内热消渴，肠燥便秘。

【贮藏】置通风干燥处，防潮。

【附注】20世纪60年代，发现将鸢尾科植物细叶鸢尾 *Iris tenuifolia* Pall. 的根（平凉）误称为"知母"；80年代又发现将鸢尾 *Iris tectorum* Maxim. 的根（陇南）误以为"知母"使用。

苦　参

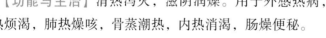

【地方名称】草槐、野槐、地槐。

【商品名称】苦参。

【开发利用】清·康熙《宁远县志》，乾隆《庄浪志略》《岷州志》；民国《新纂高台县志》《重修定西县志》等地方志"物产·药类"收录。

【来源】 为豆科植物苦参 *Sophora flavescens* Ait. 的干燥根。

【原植物】灌木。复叶长20～25 cm；小叶25～29，披针形至条状披针形，稀椭圆形，长3～4 cm，宽1.2～2 cm，先端渐尖，基部圆形，下面密生平贴柔毛。总状花序顶生，长约15～20 cm；萼钟状，有疏短柔毛或近无毛；花冠淡黄色，旗瓣匙形，翼瓣无耳。荚果长约5～8 cm，于种子间微缢缩，呈不显明的串珠状，疏生短柔毛，有种子1～5粒。花期6～8月，果期7～10月（图2-1-205）。

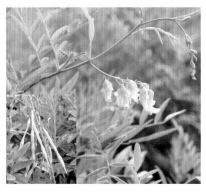

图2-1-205 苦参花、果实图（秦州）

【生境与分布】多生于河滩、沟沿及荒漠地区。分布于定西、天水、武都、平凉、庆阳等地。主要种植于徽县、成县、合水、正宁等地（图2-1-206）。陇南种植面积达到1万亩。

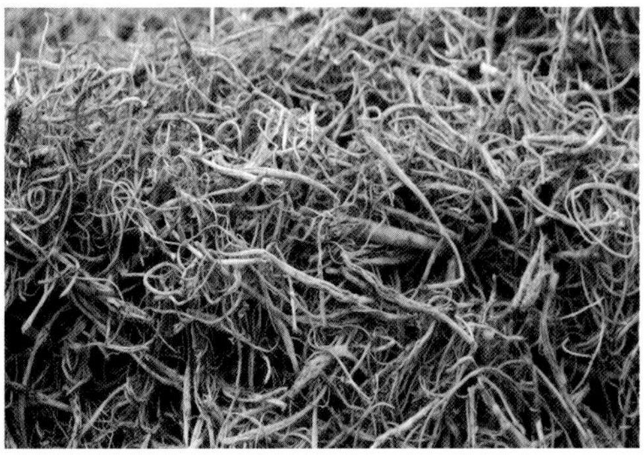

【采收加工】春、秋二季采挖，除去根头和小支根，洗净，干燥，或趁鲜切片，干燥。

【产地】主产于陇南（两当、徽县、成县、武都），天水（秦州）、庆阳（合水、正宁、宁县）、临夏（康乐）等地亦产。

【产量】2017年各地收购量，两当为10万kg、徽县为7万kg、合水为4.5万kg（其中野生为3.5万kg）、宁县为3.5万kg（其中野生为3万kg）、临夏市为0.4万kg。

图2-1-206 人工种植苦参鲜药材（合水）

【药材性状】呈长圆柱形，下部常有分枝，长10～30 cm，直径1～6.5 cm。表面灰棕色或棕黄色，具纵皱纹和横长皮孔样突起，外皮薄，多破裂反卷，易剥落，剥落处显黄色，光滑。质硬，不易折断，断面纤维性；切片厚3～6 mm；切面黄白色，具放射状纹理和裂隙，有的具异型维管束呈同心性环列或不规则散在。气微，味极苦（图2-1-207）。

【商品规格】统货。

【品质要求】以条长、断面色黄白、味苦，无须根者为佳。

【功能与主治】清热燥湿，杀虫，利尿。用于热痢，便血，黄疸尿闭，赤白带下，阴肿阴痒，湿疹，湿疮，皮肤瘙痒，疥癣麻风；外治滴虫性阴道炎。

【贮藏】置干燥处。

【附注】历史上，豆科植物苦豆子 *Sophora alopecuroides* L. 的根（河西部分地方）曾误以"苦参"收购使用。

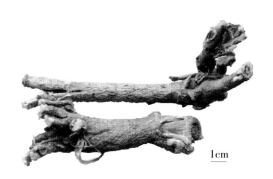

1cm

图2-1-207 苦参药材（成县）

虎 杖

【地方名称】酸汤杆、黄药子。

【商品名称】虎杖。

【开发利用】《甘肃中草药手册（第三册）》（1973年）收录。

【来源】为蓼科植物虎杖 *Polygonum cuspidatum* Sieb. et Zucc.的干燥根茎和根。

【原植物】多年生草本，高1～1.5 m。茎直立，丛生，基部木质化，分枝，中空，散生红色或紫红色斑点。叶有短柄；叶片宽卵形或卵状椭圆形，长6～12 cm，宽5～9 cm，顶端有短骤尖，基部圆形或糯形；托叶鞘膜质，褐色，早落。花单性，雌雄异株，成腋生的圆锥状花序；花梗细长，中部有关节，上部有翅；花被5深裂，裂片2轮，外轮3片在果时增大，背部生翅；雄花雄蕊8；雌花花柱3，柱头头状。瘦果椭圆形，有3棱，黑褐色，光亮，包于增大的翅状花被内。花期8～9月（图2-1-208）。

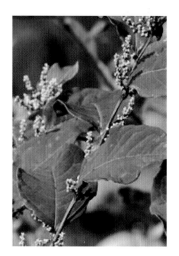

图2-1-208　虎杖原植物图
（武都）

【生境与分布】生于海拔800～2300 m的山谷、溪边和路旁。分布于陇南、天水、定西和平凉等地。

【采收加工】春、秋二季采挖，去净泥土、须根，趁鲜切厚片，晒干。

【产地】主产于陇南（成县、徽县、武都）等地。

【产量】陇南年产量约为0.2万kg。

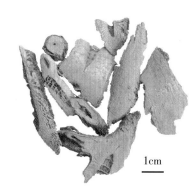

图2-1-209　虎杖药材图(成县)

【药材性状】呈短圆柱形或不规则厚片，长1～7 cm，直径0.5～2.5 cm。外皮棕褐色，有纵皱纹须根痕，切面皮较薄，木部宽广，棕黄色，射线放射状，皮部与木易分离。根茎髓有隔或呈洞状。质坚硬。气微，味微苦、涩（图2-1-209）。

【商品规格】统货。

【品质要求】以根肥大、断面色黄、质坚实、味苦者为佳。

【功效与主治】利湿退黄，清热解毒，散瘀止痛，止咳化痰。用于湿热黄疸，淋浊，带下，风湿痹痛，痈肿疮毒，水火烫伤，经闭，癥瘕，跌打损伤，肺热咳嗽。

【贮藏】置干燥处，防霉、防蛀。

【附注】20世纪80年代，发现省内个别地方将蔷薇科植物地榆 *Sanguisorba officinalis* L.的根误做"虎杖"使用。

贯 众

【地方名称】凤尾草。

【商品名称】八字贯众、贯众。

【开发利用】清·康熙《岷州志》《静宁州志》，乾隆《陇西县志》《狄道州志》，光绪《重修皋兰县志》等地方志"物产·药类"收录贯众；康熙《河州志》，乾隆《平番县志》，道光《重修金县志》《两当县新志》，光绪《通渭县新志》等地方志称为"管仲"。民国《天水县志》谓"贯众一名凤尾草"。古代本省的贯众不止一物一种。

【来源】为蹄盖蕨科植物中华蹄盖蕨 Athyrium sinense Rupr.、陕西蛾眉蕨 Lunathyrium giraldii（Christ）Ching 和球子蕨科植物荚果蕨 Matteuccid struthiopteris（L.）Todaro 或同属植物近缘植物的干燥根茎及叶柄残基。

【原植物】（1）中华蹄盖蕨 叶簇生，叶片长圆披针形，长 25～35 cm，宽 12～15 cm，下部稍狭，二回羽状；羽片约 20 对或更多，互生，相距 2～4 cm，狭披针形，基部 2～3 对稍缩短，中部的较大，长 8～10 cm，宽约 2 cm，羽状；小羽片 18～28 对，对生，狭长圆形，边缘浅裂成锯齿状的小裂片。叶轴和羽轴疏生腺毛。孢子囊群成熟时长圆形，侧生于小脉上侧，每小裂片有 1 枚；囊群盖棕色，膜质，边缘啮蚀（图 2-1-210）。

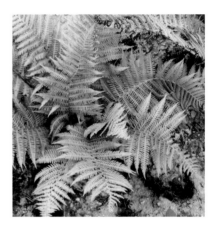

图 2-1-210　中华蹄盖蕨植物（宕昌）

（2）荚果蕨 叶簇生，二型；营养叶披针形或倒披针形，长 50～90 cm，宽 15～25 cm，二回羽状深裂，羽片 40～60 对，呈披针形至三角状耳形，下部的逐渐缩短成耳形，中部的最大，羽裂深达羽轴，裂片长圆形，边缘有波状圆齿或两侧基部全缘；能育叶叶片狭倒披针形，长 50～80 cm，宽 7～10 cm，一回羽状，羽片两侧向背面反卷成荚果状，并呈连珠形，深褐色。孢子囊群圆形，成熟时连接成线形，有膜质囊群盖（图 2-1-211）。

（3）陕西蛾眉蕨 叶簇生，叶片长圆状披针形或卵状披针形，长 35～60 cm，宽 10～15 cm，先端渐尖，基部略变，一回羽状羽片深羽裂；羽片 20～25 对，基部一对羽片从不缩短为耳状，长一般在 2 cm 以上；裂片 15～22 对，长圆形，长 6～10 mm，宽约 3～4 mm，先端钝圆或钝尖，基部和羽轴上的狭翅相连，边缘有浅圆齿或近全缘，裂片间缺刻处多少有节状毛着生。叶下部羽片仅少数几对稍缩短。囊群盖背上无短腺毛状附属物。

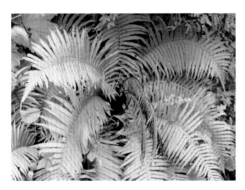

图 2-1-211　荚果蕨原植物（临洮）

【生境与分布】生于海拔 1400～2800 m 山谷林下。分布于陇南、天水、平凉、定西、甘南及临夏等地。

【采收加工】春、秋二季采挖，削去叶柄，除去须根及泥土，晒干，或趁鲜切片，晒干。

【产地】产于陇南（武都、徽县、西和、康县）、平凉（华亭、庄浪）、定西（岷县）、临夏（康乐、临夏县）、甘南（舟曲、卓尼、临潭）等地。

【产量】近年产量很少，少数个体药商零星收购。

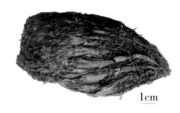

图2-1-212　峨眉蕨贯众(舟曲)

【药材性状】（1）峨眉蕨贯众　呈长卵圆形，长10～16 cm，直径6～10 cm。表面黑褐色。根茎细长，斜生，密生叶柄残基，并有细长弯曲的须根及少量鳞片。叶柄残基上部较宽扁，向下渐细，两侧边缘具明显的疣状突起，基部较窄，常呈菱方形；背面隆起，腹面稍向内凹，基部具棱脊；质硬而脆，易折断，两条维管束较大呈"八"字形排列。气微特异，味涩、微苦（图2-1-212）。

（2）蹄盖蕨贯众　叶柄残基上部较扁，下端渐细，背部有纵棱数条，两侧边缘较薄，疣状突起细小；质脆，易折断，断面略平坦，两条维管束较大呈"八"字形排列。气微特异，味涩（图2-1-213）。

（3）荚果蕨贯众　叶柄残茎扁平，近基部较细，有粗大疣状突起，腹面凹入，背部隆起，中央有一条明显的纵棱脊；质硬而脆，易折断，断面平坦，两条维管束较大呈"八"字形排列。气微特异，味涩。

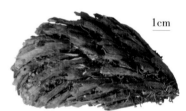

图2-1-213　蹄盖蕨贯众(舟曲)

【商品规格】统货。

【品质要求】以色黑褐、个体较大、体轻者为佳。

【功能与主治】清热解毒，辟时疫，止血，驱虫。用于邪热诸毒，热病发斑，疹毒不净，崩漏下血，便血，热毒疮肿，蛔虫、蛲虫、绦虫病。

【贮藏】置通风干燥处。

【附注】历史上，甘肃的地产贯众来源复杂，从20世纪50至80年代各地收购或采集的植物标本中鉴定，陆续发现有鳞毛蕨属（Dryopteris）、狗脊属（Woodwardia）、贯众属（Cyrtomicum）、紫萁属（Osmunda）、峨眉蕨属（Lunathyrium）、蹄盖蕨属（Athyrium）和荚果蕨属（Matteuccia）10余种植物，主要原因是上述植物相近，以及各地习惯差异，混淆或误用所致。原植物中叶柄断面有两个新月形呈"八"字形排列的品种延续至今。

金刚刺

【地方名称】红土茯苓，金刚藤。

【商品名称】红萆薢。

【开发利用】为民间草药，20世纪70年代陇南收购利用，延续至今。

【来源】为百合科植物黑果菝葜 *Smilax glaucochina* Warb. 或同属植物的干燥根茎。

【原植物】攀援灌木，具粗短的根状茎。茎长通常疏生刺。叶厚纸质，通常椭圆形，长5～

18 cm，宽3～12 cm，先端微凸，基部圆形或宽楔形；叶鞘约占叶柄长的一半，有卷须，脱落点位于上部。伞形花序具数朵或10余朵花；花序托稍膨大；花绿黄色；雌花与雄花大小相似。浆果熟时黑色，具粉霜。花期3～5月，果期10～11月（图2-1-214）。

【生境与分布】生于海拔1600 m以下的林下、灌丛中或山坡上。分布于陇南、天水等地。

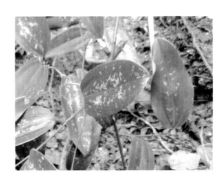

图2-1-214　金刚刺药材(成县)

【采收加工】秋、冬二季采挖　除去须根和残茎，洗净，干燥，或趁鲜切成薄片，干燥。

【产地】产于陇南（成县、两当、康县、徽县）等地。

【产量】2018年各地收购量，成县为0.3万kg、康县为0.2万kg。

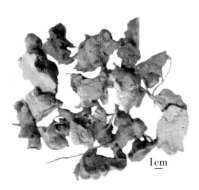

1cm

图2-1-215　金刚刺药材(成县)

【药材性状】呈不规则的片块状，长（宽）3～8 cm。表面红棕色或深棕色。切面较粗糙，中央有多数点状或短线状的筋脉纹。质坚韧，断面纤维性。气弱，味淡、微涩（图2-1-215）。

【商品规格】统货。

【品质要求】以个大、饱满、质坚实、断面色红者为佳。

【功能主治】祛风利湿，清热解毒。用于风湿痹证，腰腿疼痛，小便淋涩，湿热带下，痈肿疮毒等。

【贮藏】置干燥处，防蛀。

独　活

【地方名称】香独活、肉独活。

【商品名称】独活。

【开发利用】20世纪60年代，甘肃东南部不少地方引种独活，只有华亭县形成一定的规模，延续至今，成为国内主产地之一。

【来源】为伞形科植物重齿毛当归 *Angelica pubescens* Maxim. f. *biserrata* Shan et Yuan 的干燥根。

【原植物】多年生草本。茎带紫色，无毛。二至三回三出式羽状全裂，最终裂片卵形、狭披针形或倒卵形，长5～20 cm，宽2～6 cm，在叶脉上疏生柔毛，叶缘具重齿；茎上部叶简化叶鞘。复伞形花序，密生黄棕色柔毛。花白色；无总苞或有1～2片；伞幅20～80，不等长；无小总苞片或有数片，披针形；花梗16～30。双悬果矩圆状宽卵形或椭圆形。花期7～8月（图2-1-216）。

【生境与分布】本省早期栽培于华亭、康县、武都、文县等地，

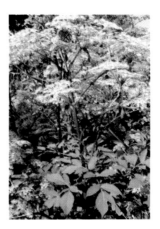

图2-1-216　独活原植物
(华亭)

近年正宁等地引种（图2-1-217、218）。

2017年华亭县9个乡镇种植，面积约1.1万亩。

【采收加工】春初苗刚发芽或秋末茎叶枯萎时采挖，除去须根和泥沙，烘至半干，堆置2～3天，发软后再烘至全干。

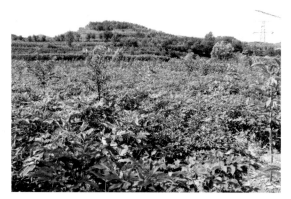

图2-1-217　独活种植基地（华亭）

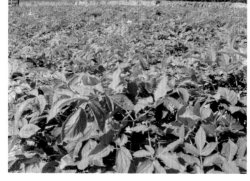

图2-1-218　独活种植基地（正宁）

【产地】主产于华亭，武都、正宁等地亦产。

【产量】2017年华亭产量为100万kg。2017年其他各地收购量，武都为5万kg、正宁为0.2万kg、庆城为0.2万kg。

【药材性状】根略呈圆柱形，下部常2～3分枝或更多，长10～30 cm。根头部膨大，圆锥状，多横皱纹，直径1.5～3 cm，顶端有茎、叶的残基或凹陷。表面灰褐色或棕褐色，具纵皱纹，有横长皮孔样突起及稍突起的细根痕。质较硬，受潮则变软。断面皮部灰白色，有多数散在的棕色油室，木部灰黄色至黄棕色，形成层环棕色。有特异香气，味苦、辛、微麻舌（图2-1-219）。

【商品规格】统货。

【品质要求】以根条肥壮、质坚实、油性足、香气浓者为佳。

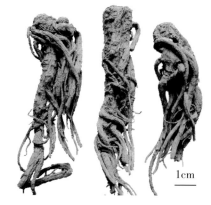

图2-1-219　独活药材（华亭）

【功能与主治】祛风除湿，通痹止痛。用于风寒湿痹，腰膝疼痛，少阴伏风头痛，风寒挟湿头痛。

【贮藏】置干燥处，防霉，防蛀。

穿山龙

【地方名称】川山龙、川地龙、黄姜、狗山药。

【商品名称】穿山龙。

【开发利用】《甘肃中草药手册（第三册）》（1973年）收录。

【来源】为薯蓣科植物穿龙薯蓣 *Dioscorea nipponica* Makino 的干燥根茎。

【原植物】草质缠绕藤本。根状茎横生。茎左旋，近无毛。单叶互生，掌状心脏形，边缘作不等大的三角状浅裂、中裂或深裂，顶端叶片近于全缘。花雌雄异株；雄花无梗，茎部花常2～4朵簇生，顶端通常单一，花被碟形，顶端6裂；雄蕊6；雌花序穗状，常单生。蒴果翅长1.5～2 cm，宽0.6～1.0 cm；种子四周有不等宽的薄膜状翅。花期6～8月，果期8～10月（图2-1-220）。

【生境与分布】生于海拔300～2000 m的林缘、沟边及山坡灌丛。分布于天水、陇南、平凉、庆阳、定西、临夏、甘南等地。

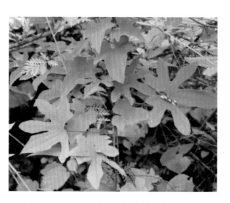

图2-1-220　穿山龙原植物（临洮）

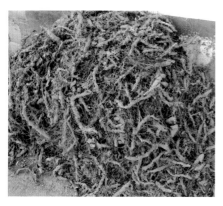

图2-1-221　收购站穿山龙药材（合水）

【采收加工】春、秋二季采挖，洗净，除去须根和脱落的外皮，晒干。

【产地】主产于陇南（文县、武都、康县、成县、徽县、两当）、庆阳（华池、合水），天水（清水）、平凉（华亭）、甘南（舟曲）等地亦产（图2-1-221）。

【产量】2017年各地收购量，陇南为12万kg、庆阳为5.6万kg。

【药材性状】呈类圆柱形，稍弯曲，长15～20 cm，直径1.0～1.5 cm。表面黄白色或棕黄色，有不规则纵沟，刺状残根及偏于一侧的突起茎痕。质坚硬。断面平坦，白色或黄白色，散有淡棕色维管束小点。气微，味苦涩（图2-1-222）。

【商品规格】统货。

【品质要求】以色黄、质坚、断面色黄白、苦味重者为佳。

【功能与主治】祛风除湿，舒筋通络，活血止痛，止咳平喘。用于风湿痹病，关节肿胀，疼痛麻木，跌扑损伤，闪腰岔气，咳嗽气喘。

【贮藏】置于干燥处。

【附注】粉碎加工时，注意防护，以免发生过敏反应。

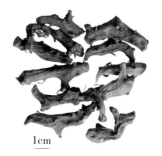

1cm

图2-1-222　穿山龙药材
（康县）

茜　草

【地方名称】血见愁、地血、小血藤、四轮草、拉拉秧。

【商品名称】茜根、茜草。

【开发利用】清·康熙《宁远县志》《岷州志》《静宁州志》，乾隆《庄浪志略》等地方志"物产·药类"收录茜草。康熙《狄道州志》收录"土茜"。

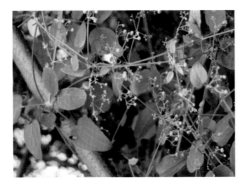

图 2-1-223　茜草原植物（华亭）

【来源】为茜草科植物茜草 *Rubia cordifolia* L. 的干燥根和根茎。

【原植物】草质攀援藤本；根紫红色或橙红色；小枝 4 棱角，棱上有倒生小刺。叶 4 片轮生，纸质，卵形至卵状披针形，长 2～9 cm，宽可达 4 cm，顶端渐尖，基部圆形至心形，上面粗糙，下面脉上和叶柄常有倒生小刺，基出脉 3 或 5 条。聚伞花序通常排成大而疏松的圆锥花序状，腋生和顶生；花小，黄白色，5 数；花冠辐状。浆果近球状，直径 5～6 mm，橘红色或紫黑色。花期 6～9 月，果期 9～10 月（图 2-1-223）。

【生境与分布】多生于山坡路旁、沟沿、田边、灌丛及林缘。分布于定西、天水、平凉、庆阳、武都、甘南、武威等地。

【采收加工】春、秋二季采挖，除去地上茎，洗净泥沙，晒干。

【产地】产于庆阳（镇原、正宁、合水）、天水（甘谷、通渭）、陇南等地（图 2-1-224）。

【产量】2017 年各地收购量，镇原为 0.4 万 kg、甘谷为 0.2 万 kg、通渭为 0.2 万 kg。

【药材性状】根茎呈结节状，丛生粗细不等的根。根呈圆柱形，略弯曲，长 10～25 cm，直径 0.2～1 cm；表面红棕色或暗棕色，具细纵皱纹和少数细根痕；皮部脱落处呈黄红色。质脆，易折断，断面平坦皮部狭，紫红色，木部宽广，浅黄红色，导管孔多数。气微，味微苦，久嚼刺舌（图 2-1-225）。

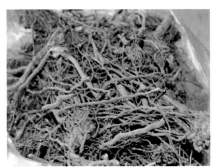

图 2-1-224　收购站茜草（合水）

【商品规格】统货。

【品质要求】以根条粗壮、外皮红棕、茬口粉红，无须毛者为佳。

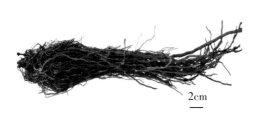

2cm

图 2-1-225　茜草药材（镇原）

【功能与主治】凉血，祛瘀，止血，通经。用于吐血，衄血，崩漏，外伤出血，瘀阻经闭，关节痹痛，跌扑肿痛。

【贮藏】置通风干燥处。

【附注】甘肃茜草属（Rubia Linn.）植物中尚有披针叶茜草 *R. lanceolata* Hayata（R.alata Roxb）、膜叶茜草 *R. menbranifolia* Diels 和卵叶茜草 *R. ovatifolia* Z. Y. Zhang，在民间称谓"茜草"药用。

草河车

【地方名称】硃砂七、朱砂参、狼巴子。

【商品名称】草河车、拳参。

【开发利用】《甘肃中草药手册（第二册）》（1971年）以硃砂七收录，20世纪70年代省内形成商品，多以草河车为名销售。

【来源】为蓼科植物珠芽蓼*Polygonum viviparum* L.的干燥根茎。

【原植物】多年生草本。根状茎粗壮。高15～60 cm，通常2～4条自根状茎发出。基生叶长圆形或卵状披针形，长3～10 cm，宽0.5～3 cm，顶端尖或渐尖，基部圆形、近心形或楔形，边缘脉端增厚。茎生叶较小披针形，近无柄；托叶鞘筒状，偏斜，开裂。总状花序呈穗状，紧密，下部生珠芽；苞片卵形，每苞内具1～2花；花被5深裂，白色或淡红色。花被片椭圆形；雄蕊8；花柱下部合生，柱头状。瘦果卵形，具3棱，包于宿存花被内。花期5～7月，果期7～9月（图2-1-226）。

【生境与分布】生于海拔1300～2700 m山坡草地、林缘。分布于省内大部分地区。

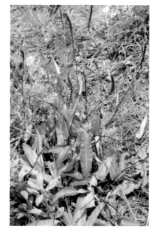

图2-1-226 草河车原植物
（临洮）

【采收加工】秋季采挖，除去茎叶、须根、泥土，洗净，晒干。

【产地】主产于定西（岷县、渭源、漳县、临洮）、陇南（武都、宕昌）等地。

【产量】2017年各地收购量，漳县为4万kg、宕昌为3万kg、岷县为2万kg、渭源为2万kg、临夏市为0.8万kg。

【药材性状】根状茎粗壮，弯曲，长2～8 cm，直径0.5～1.5 cm。外表面棕褐色，黑褐色，残留少量须根痕。断面浅紫红色或较暗棕红色，近边缘有一圈15～30个白色小点排成断续的环（维管束）。气微，味苦、涩（图2-1-227）。

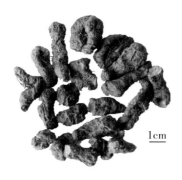

1cm

图2-1-227 草河车药材（临洮）

【商品规格】统货。

【品质要求】以肥厚、断面色紫红，无杂质者为佳。

【功能与主治】清热解毒，消肿，止血。用于咽喉肿痛，湿热泄泻，赤白带下，肠风下血，吐血，跌打损伤。

【贮藏】置干燥处。

【附注】20世纪50年代，珠芽蓼*Polygonum viviparum* L.在本省代用拳参药用，形成商品后以草河车销售，该名称一直沿用至今；有时与重楼（蚤休）相混，已予纠正。本省的草河车来源尚包括支柱蓼*Polygonum suffultum* Maxim.。

灯台七（重楼）

【地方名称】灯台七、蚤休、三层楼、灯盏七、七叶一枝花；草河车（商品误用名）。

【商品名称】重楼、灯台七（陇南）、白草河车（舟曲）。

【开发利用】灯台七为甘肃早期的商品名，收载于《甘肃中草药手册（第四册）》（1974年），原植物记为重楼 Paris polyphylla Sm.，实际上甘肃分布的是该植物的几个变种。本省一直以重楼商品名收购和外销。

【来源】为百合科植物狭叶重楼 Paris polyphylla Sm. var. stenophylla Franch. 或宽叶重楼 Paris polyphylla Sm. var. latifolia Wang et Chang 的干燥根茎。

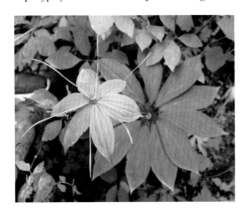

图2-1-228　宽叶重楼植物图（榆中）

【原植物】（1）宽叶重楼　多年生草本。根茎横卧，粗壮。茎单一。叶8～13（～22）轮生茎顶，叶宽披针形或倒卵状披针形，长 10～15 cm，宽 2～4（～6）cm。花单生于叶轮中央。花被片离生，外轮花被片叶状，5～7枚，狭披针形或卵状披针形，长 4～8 cm，宽 1～2 cm，先端渐尖；内轮花被片狭条形，远比外轮花被片长；雄蕊7～14，花药与花丝近等长，药隔突出部分极短，子房上位，近球形，具粒状小瘤。幼果外面具疣状突起，成熟后更为明显。花期5～7月，果期8～9月（图2-1-228）。

（2）狭叶重楼　叶呈线形、披针形或条状披针形，长5.5～19 cm，宽 1～2（～3）cm。子房和果实外面光滑。

【生境与分布】（1）宽叶重楼　生于海拔 1000～2300 m 的疏林或沟谷灌丛处。分布于兰州、平凉、天水、陇南、定西、临夏、甘南等地。

近年，武都等地开展重楼的野生驯化取得成功（图2-1-229）。2017年华亭马峡镇引种10亩，培育种子，进一步移栽试验。

（2）狭叶重楼　分布于平凉、天水、陇南、定西及甘南等地。

【采收加工】秋季采挖，除去须根，洗净，晒干。

【产地】主产于陇南（武都、文县、康县、两当），平凉（华亭）、甘南（舟曲）、临夏（临夏县）等地亦产。

【产量】2017年各地收购量，康县为0.3万kg、两当为0.2万kg。

【药材性状】呈结节状扁圆柱形，平直或略弯曲，长 4～10 cm，直径0.8～2.5 cm。表面浅黄棕

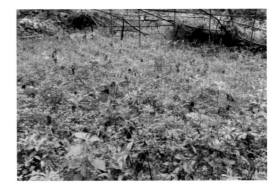

图2-1-229　人工种植宽叶重楼（武都）

色或浅棕褐色，外皮脱落处呈灰白色，具斜向环节，上面环节明显，可见椭圆形凹陷茎痕，下面疏生须根或疣状须根痕。顶端有鳞叶及茎的残基。质稍硬，易折断，断面粉质，呈灰白色，或略呈角质状而呈浅黄色。气微，味微甜，而后微苦、麻（图2-1-230）。

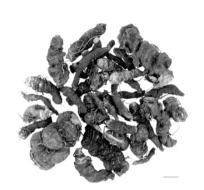

图2-1-230　灯台七（康县）

【商品规格】统货。

【品质要求】以粗壮、质实、断面黄白色，无须根者为佳。

【功能与主治】清热解毒，消肿止痛，凉肝定惊。用于痈肿疮毒，咽喉肿痛，毒蛇咬伤，牙痛，跌打伤痛，小儿惊风抽搐。

【贮藏】置阴凉干燥处，防虫蛀。

【附注】历史上，蓼科植物珠芽蓼 *Polygonum viviparum* L.、拳参 *P. bistorta* L.省内曾误称为"重楼"。1984年礼县将毛茛科植物铁筷子 *Helleborus thibetanus* Franch.误称为"重楼"。

香　附

【地方名称】皮香附。

【商品名称】香附子、毛香附、光香附。

【开发利用】清·乾隆《成县新志》，光绪《清水县志》《金县新志稿》；民国《新纂康县县志》《新纂高台县志》和《古浪县志》等地方志"物产·药类"均收录。

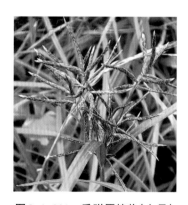

图2-1-231　香附原植物（文县）

【来源】为莎草科植物莎草 *Cyperus rotundus* L.的干燥根茎。

【原植物】多年生草本。根状茎匍匐延长，部分膨大呈纺锤形。茎三棱形。叶丛生于茎基部，叶片线形，长20～60 cm，宽2～5 mm，具平行脉。花序复穗状，3～6个茎顶排成伞状，每个花序具3～10个小穗；颖2列，卵形至长形，膜质，两侧紫红色有数脉。有叶片状的总苞2～4片，与花序等长或过之；每颖着生1花，雄蕊3；柱头3。小坚果三棱状的长圆状倒卵形。花期5～8月，果期7～11月（图2-1-231）。

【生境与分布】生于山坡草地，耕地，路旁水边潮湿处。分布于陇南、天水、河西等地。

【采收加工】秋季采挖，刨取根茎，剪去芦苗，用火燎去毛须，置沸水中略煮或蒸透后取出晒干；或燎后置入撞笼撞擦，去净灰屑、毛须，晒干。

【产地】主产于陇南（康县、文县、武都）等地。

【产量】陇南年产量约1200 kg。

【药材性状】呈纺锤形，或稍变曲，长2～3.5 cm，直径0.5～1 cm。表面棕褐色或黑褐色，有不规则纵皱纹，并有略隆起的环节6～10个，节上有众多未除尽的暗榨菜色毛须及须根痕；

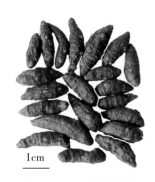

图 2-1-232　香附药材
（文县）

去净毛须的较光滑，有细密纵脊纹。质坚硬，蒸煮者断面角质样，棕黄色或棕红色；生晒者断面粉性，类白色，内皮层环明显，中柱色较深，点状维管束散在。气香，味微苦（图 2-1-232）。

【商品规格】统货。

【品质要求】以肥大、质坚实、色棕褐、香气浓，光滑无须者为佳。

【功能与主治】疏肝解郁，理气宽中，调经止痛。用于肝郁气滞，胸胁胀痛，疝气疼痛，乳房胀痛，脾胃气滞，脘腹痞闷，胀满疼痛，月经不调，经闭痛经。

【贮藏】置阴凉干燥处，防蛀。

【附注】香附米名见清《本草求真》，指香附块茎、除去须根并碾碎之物，后人不解其意，而将其种子误以为香附米。20 世纪 70 年代发现省内个别地方将香附之种子称"香附米"入药，90 年代国内市场仍然多次出现。

历史上，曾将莎草科植物扁秆藨草 *Scirpus planiculmis* Fr. 的块根（定西）误作"香附"。

鬼灯檠

【地方名称】作合伞、作合山、辫合山、过山龙。

【商品名称】作合散、红药子、黄药子。

【开发利用】《甘肃中药手册》（1959 年）收录黄药子；《甘肃中草药手册（第三册）》（1973 年）收录作合山，所述为虎耳草科植物鬼灯檠 *Rodgersia aesculifolia* Batal.。

【来源】为虎耳草科植物鬼灯檠 *Rodgersia aesculifolia* Batal. 的干燥根茎。

【原植物】多年生草本。根状茎横走。茎不分枝。基生叶 1，茎生叶约 2，均为掌状复叶；小叶 3～7，狭倒卵形或倒披

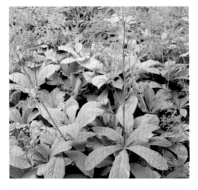

图 2-1-233　鬼灯檠原植物（武都）

针形，长 8～35 cm，宽 3～8 cm，先端短渐尖或急尖，基部楔形，边缘有不整齐的牙齿，上面无毛，下面沿脉生有短柔毛。圆锥花序顶生，密生短柔毛；花萼裂片 5，白色或淡黄色，宽卵形；无花瓣；雄蕊 10；心皮 2，下部合生，子房半下位，2 室，胚珠多数。花期 7～8 月（图 2-1-233）。

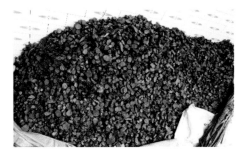

图 2-1-234　收购站作合山（鬼灯檠）（康县）

【生境与分布】生于山地林下或沟谷阴湿处。分布于平凉、天水、陇南、定西、临夏、甘南等地。

【采收加工】秋、冬二季采挖，除去须根和泥沙，晒干。

【产地】产于陇南（武都、两当、康县、成县、徽县）（图 2-1-234）。

【产量】2018 年各地收购量，武都为 16 万 kg、康

县为8万kg。

【药材性状】呈扁圆柱形或棒状，长20~30 cm，直径3~6 cm，多弯曲，或切厚片。表面棕褐色，有横皱及纵皱纹，顶端具褐色鳞片；散生须根或除去须根后的痕迹。断面红棕色，突起的小点作同心环状排列，有粉质，并现白色结晶。气微，味苦涩（图2-1-235）。

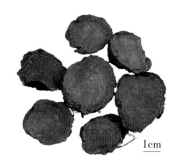

图2-1-235　鬼灯檠药材（康县）

【商品规格】统货。

【品质要求】以个大、断面红棕色者为佳。

【功能与主治】清热化湿，止血生肌。用于湿热下痢，久泻，白浊，带下，崩漏，吐血，衄血，大便出血，疮毒，金疮。

【贮藏】置阴凉干燥处。

【附注】现时省内产地以作合伞或作合山收购，主要销往山西、安徽等地。本品的药材名称或因功效、植物和传统习惯等，各地或不同时期称谓比较混乱，今暂以植物名称为准。

党　参

【地方名称】毛党参、文党、晶党、阶党、防党。

【商品名称】纹党；蛤蟆党参、蛤蟆党；白条党。

【开发利用】甘肃党参资源较丰富，分布广泛，至迟在清代，省内许多地方开发利用，远销国内各地。清·道光《两当县新志》《重修金县志》，光绪《文县新志》等地方志"物产·药类"收录，所述包括"纹党""白条党"商品。

民国期间已有外商收购点，大量组织外销，民国《新纂康县志》称"（党参）系康邑出品极佳，亦特产也。"民国《甘肃经济丛书》记载"有野生及种植两种，乃以种植居多，本省野生党参分布极为普遍"。书中记录30个县出产党参。民国《渭源风土调查录》称："品质亦甚佳，与岷党不相颉颃，但不及潞党力猛耳。运销于川、陕、京、沪各地，性甚平和而富于滋补，故医药界亦极赞美"。

【来源】为桔梗科植物党参 *Codonopsis pilosula*（Franch.）Nannf.、素花党参 *Codonopsis pilaosula* Nannf. var.modesta（Nannf.）L.T.Shen 的干燥根。

【原植物】（1）党参　根常肥大呈纺锤状或圆柱形，肉质。茎缠绕，多分枝。叶在主茎及侧枝上的互生，在小枝上的近于对生，有疏短刺毛；叶片卵形或狭卵形，长1~6.5 cm，宽0.8~5 cm，端钝或微尖，基部近于心形，边缘具波状钝锯齿，两面疏或密地被贴伏的长硬毛或柔毛。花单生于枝端；花萼筒部半球状，裂片宽披针形或狭矩圆形；花冠阔钟状，黄绿色，内面有紫斑，裂片正三角形。蒴果卵球状。种子多数。花果期7~10月（图2-1-236）。

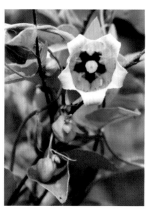

图2-1-236　党参原植物
（临洮）

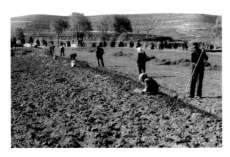

图2-1-237 人工采挖党参(陇西)

（2）素花党参 叶无毛；花萼裂片较小，花冠较小。

【环境与分布】（1）党参 生于海拔1500～3100 m的山地林边及灌丛中。省内东南部均有分布，并广泛栽培；近年武威、张掖、白银、永登等亦有栽培。

（2）素花党参 生于海拔1100～2400 m间的山地林下、林边及灌丛中。分布陇南、甘南、天水等地，陇南（文县、武都、宕昌）、甘南（舟曲）等地栽培；近年岷县、陇西等地引种。

2017年全省种植面积为77.56万亩，定西、陇南和天水种植面积分别占全省56.7%、22.9%和11.1%，定西市是全省党参主要种植地区。

【采收加工】（1）采收 纹党直播的以4～5年采收为宜，育苗移栽的以3～4年采收为宜。白条党采挖年限一般需要在2年以上（优质品以3～4年采收为宜）。

文县等南部在9月下旬至10月下旬，陇西等中部在霜降后10月下旬至11月上旬土壤结冻之前。先割去枯萎茎叶，留地2～3天采挖，用长35～50 cm的铁叉（有两齿、4～5齿规格）垂直插入土壤，轻挖出全根，边挖边散置地面晾晒，抖净泥土，整顺后装入麻袋或竹筐，运回加工，小分级亦可留作移栽种苗。采挖时避免伤根和断根，根断浆汁外流形成黑疤，降低质量（图2-1-237、238）。

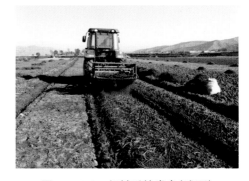

图2-1-238 机械采挖党参(陇西)

（2）加工 纹党的传统产地加工方法十分讲究，明显有别于国内其他产区，这是道地品质的重要技术保障。基本流程：除杂→上串→晾晒→搓揉→清洗→整形→分级→晾晒→包装。

运回的党参摊于干净地面，晾晒，挑出病株后，抖去外皮泥土，摘除残留的茎叶。按粗细、长短一致者，用细麻绳在根头2 cm处串成3～4 m长的串子。串好的党参排列整齐，摆放在篷布、竹席或干净的水泥地上晾晒，阴雨天挂在通风防雨的地方风干。晾晒至参体发软时，用手握着党参的芦头部，另一只手向下顺揉搓数次，然后将串子卷成直径20～30 cm的小捆，用麻袋包裹，脚踩揉搓3～4次，揉搓不要用力过大否则会变成"油条"而降低质量，使根部坚实饱满；也有在木板上用手轻度搓揉。至约八成干时贮藏于通风干燥处。将串子展开平放在清洗架上，排成直行，各捆根头朝外相互叠压，用高压清洗机清洗，放置在通风处晾晒。将串子摊开，剪去党参的侧根、毛根及腐朽的枝条，分级后，用橡皮筋沿党参条变细处扎成直径8～10 cm小把，倒立于干净晒场再晾晒，成为最后的商品（把子党参）（图2-1-239、240、241）。

白条党参的种植地区比较广泛，各地加工方法不完全相同。陇西、渭源、岷县等主产区的加工基本同纹党。

【产地】主产于定西、陇南、天水，甘南、白银、平凉、

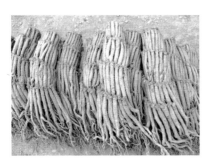

图2-1-239 上串党参(武都)

兰州、临夏、庆阳等地亦产。南部以陇南（文县、武都、宕昌）和甘南（舟曲）为纹党生产区，北部以定西、天水、陇南（北部）、甘南、白银、平凉、兰州和临夏等为白条党的生产区。

【产量】2016年全省产量为15639.1万kg，定西、陇南和天水种产量分别占全省的61.0%、17.9%和%10.0%，定西市是全省商品生产基地。

陇南、定西尚有野党参，2017年两当收购量为0.2万kg、宕昌为0.2万kg。

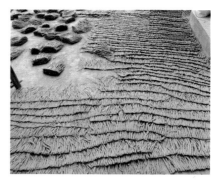

图2-1-240　晾晒党参（武都）

【药材性状】（1）党参（野生品）　根略呈长圆锥形，稍弯曲，下部少有分枝，长10～55 cm，直径0.4～2.5 cm。表面灰黄色、浅黄棕色或黄褐色；根头部有多数疣状突起的茎痕及芽痕，密集成球状，习称"狮子盘头"，每个茎痕的顶端呈凹下的圆点状；全体粗糙，有不规则纵沟及皱纹，并散在突起皮孔；根头下有致密的环状横纹，向下可达全长的一半；支根断落处常有黑褐色胶状物（油点）。质柔韧或坚韧，断面较平整，有的角质，皮部黄白色、淡棕色，木部淡黄色，约占根直径的1/3～1/2。气微香特异，味甜，嚼之无渣（图2-1-242）。

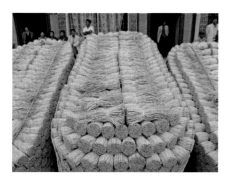

图2-1-241　党参商品（陇西）

（2）白条党　呈圆锥形，"狮子盘头"较小，表面黄褐色或灰黄色，根头下环状横纹少或无，根中下常有分枝，无油点。质略柔韧，断面黄白或浅棕黄色。

（3）纹党　根长10～35 cm，直径0.5～2.5 cm。表面黄白至灰黄色，栓皮粗糙而疏松，多皱缩或扭曲，根头下致密的环状横纹常达全长的一半以上，常有油点。质坚韧，断面不甚平整，皮部灰白色至淡棕色，木部淡黄色，约占根直径的1/2。气微香特异，味甜，嚼之有渣。

【商品规格】甘肃早期规格因原植物、产地、加工方法、大小和包装不同加以分类，历史上曾出现比较复杂的规格。20世纪60年代，主要有特晶党、晶党、防党、河党、泥党和纹党等之分；70年代白条党形成商品后，有一等（芦下直径4 cm以上）、二等（芦下直径2.5 cm以上）和三等（芦下直径1.5 cm以上）不同的等级。

现时商品有毛货和加工货之分，毛货一般分为大条、中条和小条，加工分粗加工品和精加工品，精加工规格，各地大同小异，一般有党参条（条子）、党参节（寸节）、党参片和党参粒四种。纹党规格主要供出口。

【品质要求】由于品种来源、生长环境以及种植技术差异，各地党参药材的性状特征有所区别。

（1）纹党　以根条肥大、狮子盘头明显、肉质厚、外皮色浅，横纹细密、断面灰黄色、有菊花心（习称美人面）、皮松肉紧、体质柔

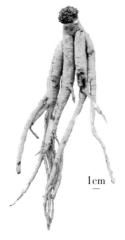

1cm

图2-1-242　野党参（岷县）

软、气香特异、味甜者为佳。纹党品质优良，为党参中的佳品，深得市场的青睐。

（2）野党参　以外皮粗糙，狮子盘头明显、具有黑色胶状物质，味甜少渣。群众称为"蛤蟆党"，认为质量甚好。野党有的秋季早期采挖，断面多虚泡，秋后期采挖的断面常实心。

（3）白条党　以条子长、肉质厚、具狮子盘头、皮松肉细、外表灰黄色、断面有菊花心、味甜口嚼无渣者为佳。

【功能与主治】补中益气，健脾益肺。用于脾肺虚弱，气短心悸，食少便溏，虚喘咳嗽，内热消渴。

【贮藏】置通风干燥处，防蛀。

【附注】纹党是甘肃久负盛名的道地药材，也是文县出口创汇的大宗产品，历来以外销为主，1~4级品销往东南亚、欧美市场，近年小纹党、党节等销国内市场。

射 干

【地方名称】红蝴蝶。

【商品名称】射干。

【开发利用】民国《新纂康县县志》"物产·药类"收录。

【来源】为鸢尾科植物射干 *Belamcanda chinensis*（L.）DC. 的干燥根茎。

【原植物】多年生草本。根茎粗壮，呈不规则的结节状，外皮鲜黄色。叶2列，宽剑形，长达60 cm，宽达4 cm。茎直立，高40~120 cm。伞房花序顶生，排成二歧状；苞片膜质，卵圆形。花桔黄色，花被片6，基部合生成短筒，外轮的长倒卵形或椭圆形，开展，散生暗红色斑点，内轮的与外轮的相似而稍小；雄蕊3，着生于花被基部；花柱棒状，顶端3浅裂，被短柔毛。蒴果倒卵圆形，长2.5~3.5 cm，室背开裂，果瓣向后弯曲。种子多数，近球形，黑色。花期6~8月，果期7~9月（图2-1-243）。

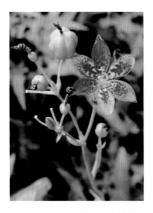

图2-1-243　射干原植物（康县）

【生境与分布】生于山坡、草原、田野旷地、杂木林缘。分布于陇南、天水、平凉、庆阳等地；康县等地栽培（图2-1-244）。

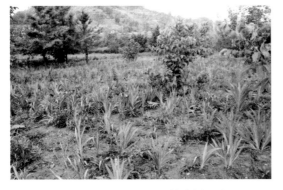

图2-1-244　射干种植基地（康县）

【采收加工】春季刚发芽或秋季末茎叶枯萎时采挖根茎，栽后2~3年收获，除去茎叶，洗净泥土，晒干，搓去须根，再晒至全干。

【产地】主产于陇南（两当、成县、武都、康县、徽县、西和、文县）、天水（清水）等地。

【产量】2017年野生收购量，两当为0.2万kg、成县为0.2万kg；康县人工种植产量1.6万kg。

【药材性状】呈不规则结节状，有分枝，长

3～10 cm，直径1～2 cm。表面黄棕色、棕褐色或黑棕色，皱缩不平，有明显的环节及纵纹。上面有圆盘状凹陷的茎痕，有时残存有茎基；下面及根痕。质硬，折断面黄色，颗粒性。气微，味苦、微辛（图2-1-245）。

【商品规格】统货。

【品质要求】以肥厚、粗大、质硬、断面色黄、无须根者为佳。

【功能与主治】清热解毒，消痰，利咽。用于热毒痰火郁结，咽喉肿痛，痰涎壅盛，咳嗽气喘。

【贮藏】置干燥处。

【附注】早年，省内将鸢尾科植物鸢尾 *Iris tectorum* Maxim.（天水、陇南）误以为射干销售，纠正多年仍然混淆不分。

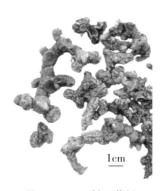

图2-1-245　射干药材
（康县）

柴　胡

【地方名称】竹叶柴胡、春柴胡（柴胡）、细叶柴胡、香柴胡、金柴胡（狭叶柴胡）。

【商品名称】北柴胡、红柴胡、硬柴胡（柴胡）、南柴胡、软柴胡（狭叶柴胡）。

【开发利用】明·嘉靖《秦安县志》始见收录。清·康熙《静宁县志》《宁远县志》，乾隆《岷州志》《清水县志》《庄浪志略》《陇西县志》《狄道州志》《伏羌县志》《泾州志》《清水县志》《武威县志》《永昌县志》《成县新志》，嘉庆《徽县志》，道光《会宁县志》《两当县新志》，光绪《文县志》《通渭县新志》《礼县志》《重修皋兰县志》等地方志"物产·药类"收录，产地遍及全省各地。

民国《新纂康县县志》记载"柴胡，县属各地有之，生山野间，苗长三四尺许，由山间采回，依法炮制，其功效亦不让他处所产，每年运出川广间者不少，为康县之大宗出产也"。

【来源】为伞形科植物柴胡 *Bupleurum chinense* DC.、狭叶柴胡 *Bupleurum scorzonerifolium* Willd.的干燥根。

【原植物】（1）柴胡　多年生草本。主根坚硬，有或无侧根。茎上部多分枝，稍成"之"字形弯曲。基生叶倒披针形或狭椭圆形，早枯；中部叶倒披针形或宽条状披针形，长3～11 cm，宽6～16 mm，有平行脉7～9条，下面具粉霜。复伞形花序多数，总花梗细长，水平伸出；无总苞片或2～3，狭披针形；伞幅3～8不等长；小总苞片5，披针形；花梗5～10；花鲜黄色。双悬果宽椭圆形，棱狭翅状。果实每棱槽油管3，很少4，合生面4条。花期7～8月，果期9～10月（图2-1-246）。

（2）狭叶柴胡　主根表面红棕色，支根稀少。茎单1或2～3，茎基部有多数毛刷状的叶鞘残留纤维。叶线

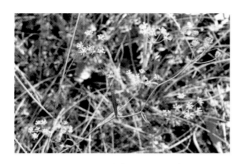

图2-1-246　柴胡原植物（临洮）

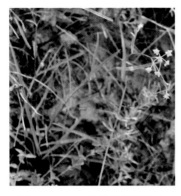

图2-1-247　狭叶柴胡原植物
（镇原）

形，长6～16 cm，宽2～7 mm。果实油管每棱槽中5～6，合生面4～6（图2-1-247）。

【生境与分布】（1）柴胡　生于海拔600～2200 m阔叶林下、林缘、灌丛、林间草地和草原。分布于庆阳（正宁、宁县、庆阳、合水、镇原）、平凉（灵台、庄浪、华亭）、天水（小陇山、秦安、甘谷、武山）、陇南（文县、康县、礼县、西和、两当、徽县）、定西（陇西、通渭、临洮、岷县）、兰州（榆中）等地。各地有人工种植（图2-1-248、249）。

2017年全省种植面积35.0万亩。

（2）狭叶柴胡　生于海拔600～2250 m的山坡、林缘及草原。分布于庆阳（正宁、宁县、镇原）、平凉（关山）、天水（甘谷）、定西（定西县）、临夏（康乐、东乡）、甘南（临潭、迭部）等地。

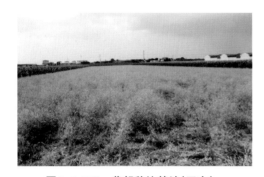

图2-1-248　柴胡种植基地（正宁）

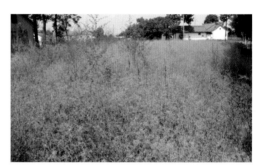

图2-1-249　柴胡种植基地（临洮）

【采收加工】（1）采收　春季在幼苗刚出土时，或秋季在植株已经枯萎后采挖。种植柴胡生长二年即可采收，在9月下旬至10月上旬，先用镰刀割去枯萎的茎叶，再挖出根部，抖净泥土，就地晾晒。装入编织袋或竹筐中运回进一步加工。

（2）加工　不断用小木棒敲打，再抖净泥土，除去残茎，晒干即可。近年，产地加工家种柴胡时亦采用草绳捆成小把出售。

【产地】（1）北柴胡　产于定西、陇南、天水、平凉、庆阳、临夏、甘南。人工种植柴胡为地产柴胡的主要来源，陇南（两当、徽县、成县、康县、武都）商品柴胡多数来自野生品，其他产地以栽培品为主。

（2）南柴胡　产于庆阳、平凉、天水和陇南等地的部分地方，为野生商品，产地常以软柴胡收购，商品很少。

【产量】2017年全省产量6200万kg。2018年各地收购量，两当为10万kg、西和为8万kg、武都为6万kg、宁县为3万kg、镇原为2万kg、华亭为1.2万kg、庆城为0.5万kg、张家川为0.5万kg、崆峒区为0.3万kg、通渭为0.2万kg、合水为0.3万kg、正宁为0.3万kg。

【药材性状】（1）北柴胡　根呈长圆锥形，长6～15 cm，直径0.3～0.8 cm。根头常膨大，顶端残留3～15个茎基，有时具芽痕或少量纤维状叶基，下部常分枝。表面浅棕色、灰黑色或黑褐色，具纵皱纹、支根痕及皮孔。质硬而韧，不易折断，断面呈片状纤维性，皮部浅棕色，木部黄白色。气微香，味微苦（图2-1-250）。

栽培品根条粗长，根头顶端残留1～2个，茎基，主根一般不分枝，表面呈红棕色、灰棕色或暗棕色，质硬，断面纤维性强。味较淡（图2-1-251）。

（2）南柴胡 根呈圆锥形，稀分枝，长5～14 cm，直径0.3～0.6 cm，呈弯曲状而不直。根头顶端常残留有多数纤维性毛状物（叶鞘腐烂后的残留物），下部多不分枝或稍分枝。表面红棕色或黑棕色，靠近根头处多具紧密环纹。质稍软，易折断，断面略平坦，浅棕色，不显纤维性，中间有油点。气微香，有较浓的油腥气，味微苦辛（图2-1-252）。

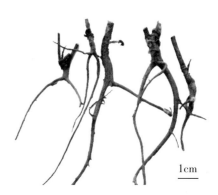

图2-1-250 野生柴胡药材（镇原）

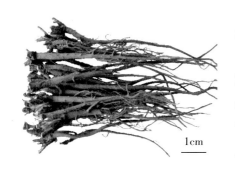

图2-1-251 种植柴胡药材（宁县）

【商品规格】产地基本上以统货购销。柴胡在《七十六种药材商品规格标准》（1984年）中分两个规格。

（1）北柴胡 为统货。呈圆锥形，上粗下细，顺直或弯曲，多分枝。头部膨大，呈疙瘩状，残茎不超过1 cm。表面灰褐色或土棕色，有纵皱纹。质硬而韧，断面黄白色。显纤维性。微有香气，味微苦辛。无须毛、杂质、虫蛀、霉变。

（2）南柴胡 为统货。类圆锥形，少有分枝，略弯曲。头部膨大，有残留苗茎。表面土棕色或红褐色，有纵皱纹及须根痕。质较软。断面淡棕色。微有香气。味微苦辛。大小不分。残留苗茎不超过1.5 cm。无须根、杂质、虫蛀、霉变。

【品质标志】以根粗长，外皮浅棕色或棕褐色，整齐，无残留茎基、叶及须根者为佳。

【功能与主治】疏散退热，疏肝解郁，升举阳气。用于感冒发热，寒热往来，胸胁胀痛，月经不调，子宫脱垂，脱肛。

【注意】大叶柴胡 Bupleurum longiradiatum Turcz. 的干燥根茎，表面密生环节，有毒，不可当柴胡用。

【贮藏】置通风干燥处，防蛀。

【附注】甘肃是我国柴胡的主要产区之一，除提供正品外，尤以地区习用品种较多，使用历史已久，量大而著称。作者开展"甘肃地方习用药材调查和质量研究"课题中，调查和整理出甘肃柴胡属（Bupleurum L.）植物21种，其中药用植物13种，形成商品的约8种。民间混淆误用的有石竹科植物蝇子草 Silene fortunei Vils.、麦瓶草 Silene conoidea L. 和伞形科植物内蒙西风芹 Seseli intramongolicum Y. C. Ma.；而蔷薇科植物黄果悬钩子 Rubus xanthocarpus Bur. et Franch. 的根茎曾误采挖出现过商品。

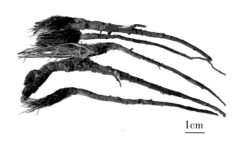

图2-1-252 野生柴胡药材（镇原）

桃儿七

【地方名称】鸡素台、蒿果、鬼臼（误用名）。

【商品名称】桃儿七

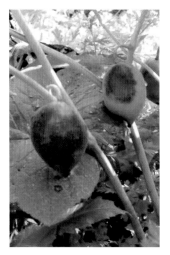

图2-1-253　桃儿七原植物
（王元龙）

【开发利用】为甘肃、陕西等省区的民间用药，20世纪60年代始见收购，民间入药，后作为提取鬼臼脂素类的原料。

【来源】为小檗科植物桃儿七 *Sinopodophyllum hexandrum*（Royle）Ying 的干燥根及根茎。

【原植物】多年生草本，高40～70 cm。根茎粗壮，侧根多数。茎单一，基部有2个膜质鞘。叶2～3，生于茎顶，具长叶柄；叶盾状着生，直径约25 cm，掌状3～5深裂至中下部或几达基部，小裂片先端渐尖。花单生叶腋，先于叶开放，粉红色，萼片早落；花瓣6，排成2轮，外轮较内轮为长；雄蕊6，花丝向内弯，基部变宽，花药狭长圆形；子房近圆形，胚珠多数，花柱短，柱头多裂。浆果卵圆形，长3～6 cm，被灰粉，熟时红色。种子多数。花期4～6月，果期6～8月（图2-1-253）。

【生境与分布】生于海拔1600～3000 m的山地草丛、林下。分布于天水、陇南、甘南、平凉、临夏、兰州和武威等地。近年玛曲、天祝、华亭等地试种（图2-1-254）。

【采收加工】春、秋两季采挖，洗净，晒干。

【产地】产于甘南、临夏、武威和陇南（武都）等地个别地方。

【产量】零星收购。

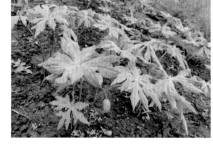

图2-1-254　试种桃儿七（黄少伟）

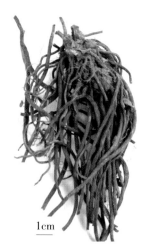

1cm

图2-1-255　桃儿七药材
（临夏）

【药材性状】根茎呈不规则结节状，长 0.5～3 cm，直径0.5～1 cm。表面淡黄棕色或暗灰棕色，上端具茎痕或残留茎基；质硬。须根数十条丛生于根茎上，呈圆柱形，长 10～30 cm，直径0.2～0.4 cm；表面棕褐色或棕黄色，具纵皱纹及须根痕；质脆，易折断，断面平坦，类白色或黄白色，粉性，木部淡黄色或黄色。气微，味苦、微辛（图2-1-255）。

【商品规格】统货。

【品质要求】以根肥壮、色深、断面色白者为佳。

【功能与主治】祛风除湿，止痛，活血调经，止咳，解毒。用于风湿腰腿痛，筋骨痛，跌打损伤，月经不调，经闭腹痛，风寒咳嗽。

【贮藏】置通风干燥处。

【附注】20世纪60年代，省内收购的桃儿七常以"鬼臼"外销；80年代在定西、临夏等地个别地方，误称为"土龙胆草"。历史上，还发现将毛茛科植物铁筷子 Helleborus thibetanus Franch.（陇南、定西）误以"鬼臼"。当时就已发函纠正。

桃儿七属国家二类保护植物，应严格保护野生资源，可通过人工栽培发展工业原料。

桔 梗

【地方名称】包袱花、铃铛花、白药。

【商品名称】桔梗、苦桔梗。

【开发利用】清·乾隆《武威县志》，民国《靖远县志》等地方志"物产·药类"收录，所述品种不详。《甘肃中药手册》（1959年）收录的为现代桔梗。

【来源】为桔梗科植物桔梗 Platycodon grandiflorum (Jacq.) A.DC.的干燥根。

【原植物】多年生草本，有白色乳汁。根胡萝卜形。茎高40～120 cm，通常不分枝或有时分枝。叶3枚轮生，对生或互生，无柄或有极短柄；叶片卵形至披针形，长2～7 cm，宽0.5～3.2 cm，顶端尖锐，基部宽楔形，边缘有尖锯齿，下面被白粉。花1至数朵生茎或分

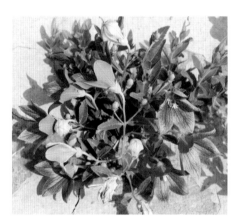

图2-1-256　桔梗原植物（成县）

枝顶端；花萼无毛，有白粉，裂片5，三角形至狭三角形；花冠蓝紫色，宽钟状，5浅裂；雄蕊5，花丝基部变宽，内面有短柔毛；子房下位，5室，胚珠多数，花柱5裂。蒴果倒卵圆形，顶部5瓣裂。花期7～9月，果期8～10月（图2-1-256）。

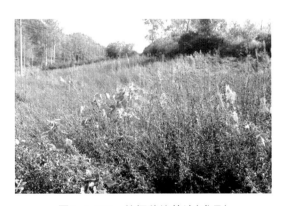

图2-1-257　桔梗种植基地（成县）

【生境与分布】是陇南（成县、两当、徽县、西和）传统栽培品种（图2-1-257），近年天水、平凉和庆阳的部分县亦引种。

【采收加工】春、秋二季采挖，洗净，除去残茎，趁鲜剥去外皮，晒干。

【产地】主产于陇南（徽县、两当、成县），天水（甘谷）、平凉（灵台、泾川）和庆阳（正宁、庆城）等地亦产。

【产量】2017年各地收购量，徽县4万kg、成县3万kg、两当2万kg、庆城0.1万kg。

【药材性状】呈圆柱形或略呈纺锤形，下部渐细，有的有分枝，略扭曲，长7～20 cm，直径0.7～2 cm。表面淡黄白色至黄色，具纵扭皱沟，并有横长的皮孔样斑痕及支根痕，上部有横纹。有的顶端有较短的根茎或不明显，其上有数个半月形茎痕。质脆。断面皮部黄白色，有裂隙，形成层环棕色，木部淡黄色。气微，味微甜后苦（图2-1-258）。

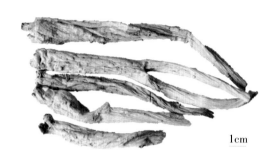

图2-1-258　桔梗种植药材(成县)

【商品规格】统货。

【品质要求】以根肥大、色洁白、质坚实、味苦者为佳。

【功能与主治】宣肺，利咽，祛痰，排脓。用于咳嗽痰多，胸闷不畅，咽痛音哑，肺痈吐脓。

【贮藏】置通风干燥处，防蛀。

【附注】历史上，本省地产桔梗比较混乱。桔梗科细叶沙参 *Adenophora paniculata* Nannf. 的根（礼县）误以为"桔梗"。更有甚者，将毛茛科植物大火草 *Anemone tomentosa* (Maxim.) Pei 的根（武山）、唇形科植物白花枝子花 *Dracocephalum heterophyllum* Benth. 的根（靖远）、石竹科植物蝇子草 *Silene fortunei* Vis. 的根（临洮）和尖叶丝石竹 *Gypsophila licentiana* Hand.-Mazz. 等同属植物的根（河西）误作为"桔梗"使用。

珠子参

【地方名称】白三七、扣子七、扭子七。

【商品名称】珠儿参、珠节参。

【开发利用】《甘肃中草药手册（第二册）》（1971年）以"扣子七"收录。

【来源】为五加科植物大叶三七 *Panax pseudo-ginseng* Wall.var. *japonicus* (C.A.Mey) Hoo et Tseng 和羽叶三七 *Panax pseudo-ginseng* Wall. var. *bipinnatifidus* (Seem.) Li 的干燥根茎。

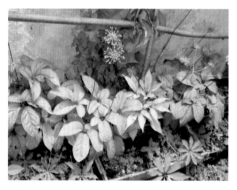

图2-1-259　大叶三七原植物(武都引种)

【原植物】（1）大叶三七　多年生草本。根茎串珠状，有时部分结节密生呈竹鞭状。掌状复叶3～5枚，小叶通常5，中央的小叶片阔椭圆形、椭圆形、长圆形，稀倒卵状椭圆形，较大，最宽处常在中部，基部非狭尖，两边多少呈弧形。伞形花序单一；花小，淡绿色；花萼先端有5尖齿；花瓣5，卵状三角形，先端尖；雄蕊5，花柱通常2。果为核果状浆果，圆球形，熟时鲜红色。花期7～8月，果期8～10月（图2-1-259）。

（2）羽叶三七　根状茎长，稀疏串珠状。小叶5～7，薄膜质，长椭圆形，二回羽状深裂，长5～9 cm，宽2～4 cm，先端长渐尖，基部楔形，裂片又有不整齐的小裂片和锯齿。

【生境与分布】（1）大叶三七　生于海拔1300～3500 m的山坡竹林下或杂木林中阴湿处。分布于陇南、天水、平凉等地。

（2）羽叶三七　分布于陇南、定西等地。

【采收加工】秋季采挖根茎，除去须根及泥土，晒干；或将鲜品摊晾4～5天，洗净，除去粗皮及须根，在沸水中煮至透，晒干或炕干。

【产地】产于陇南（武都、文县、两当、康县、西和、成县、徽县）等地。

【产量】早期陇南年收购量0.15～0.25万kg，现时各地零星收购，2018年两当收购量约400 kg。

【药材性状】根茎略呈扁球形、圆锥形或不规则菱角形，偶有呈连珠状的，直径0.5～2.8 cm。表面棕黄色或黄褐色，有明显的疣状突起及皱纹，偶有圆形凹陷的茎痕，有的一侧或两侧残存细的节间。质坚硬，断面不平坦，淡黄白色，粉性。气微，味苦、微甘，嚼之刺喉。蒸（煮）者断面黄白色或黄棕色，略呈角质样，味微苦、微甘，嚼之不刺喉（图2-1-260）。

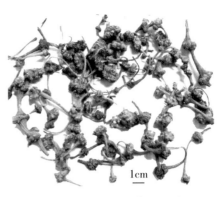

图2-1-260　珠子参药材（两当）

【商品规格】统货。

【品质要求】以身干、个大、色棕黄，无竹节、粗皮者为佳。

【功能与主治】补肺养阴，祛瘀止痛，止血。用于气阴两虚，烦热口渴，虚劳咳嗽，跌扑损伤，关节痹痛，咳血、吐血、衄血，崩漏，外伤出血。

【贮藏】置干燥处，防蛀。

【附注】大叶三七 *Panax pseudo-ginseng* Wall.var. *japonicus*（C.A.Mey）Hoo et Tseng的干燥叶，习称珠子参叶（亦称参叶），历史上亦收购。具有清热解暑，生津润喉功效。

秦　艽

【地方名称】萝卜艽、大艽（秦艽）、左秦艽、左柠根、辫子艽（麻花秦艽）、萝卜艽、独根艽、右柠根（粗茎秦艽），俗名小秦艽、黑皮艽（未去外皮者）、毛艽、狗尾艽（小秦艽）。

【商品名称】西秦艽、萝卜艽、辫子艽、狗尾艽。

【开发利用】明·嘉靖《秦安县志》收载。清·康熙《静宁县志》《狄道州志》《成县新志》《秦州直隶州新志》《永昌县志》，光绪《礼县志》《通渭县新志》《重修皋兰县志》等地方志"物产·药类"收录。

民国《甘肃经济丛书》记载"本省分布极广"，其中记载的产地达到34个县（区）。民国以来甘肃商品秦艽发展较快，成为当时重要的输出药材，是本省重要的传统出口商品。

【来源】为龙胆科植物秦艽 *Gentiana macrophylla* Pall.、麻花秦艽 *Gentiana straminea* Maxim.、粗茎秦艽 *Gentiana crassicaulis* Duthie ex Burk. 或小秦艽 *Gentiana dahurica* Fisch.、的干燥根。

【源植物】（1）秦艽　多年生草本。主根粗大，长圆锥形。

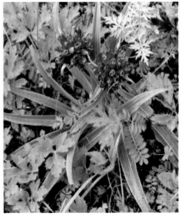

图2-1-261　秦艽原植物（榆中）

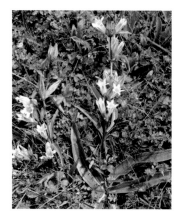

图2-1-262　麻花秦艽原植物
（临潭）

基生叶莲座状，茎生叶对生，基部连合；叶片披针形或矩圆状披针形，长10～25 cm，宽2～4 cm，全缘，有5条脉。聚伞花序，簇生茎端，呈头状或腋生作轮状；花萼膜质，一侧裂开，呈佛焰苞状，萼齿小，一般4～5或缺；花冠筒状钟形，蓝紫色，裂片卵形或椭圆形，褶三角形，啮齿状；雄蕊5，子房无柄，柱头2裂。蒴果矩圆形；种子椭圆形，深黄色。花果期7～9月（图2-1-261）。

（2）麻花秦艽　枝多数丛生，斜升。莲座丛叶宽披针形或卵状椭圆形，叶脉3～5条，聚伞花序顶生及腋生，排列成疏松的花序。花冠黄绿色，漏斗形，长3～4 cm；花萼筒黄绿色，花萼筒一侧开裂呈佛焰苞状，萼齿1～5个，远短于萼筒（图2-1-262）。

（3）粗茎秦艽　莲座丛叶卵状椭圆形或狭椭圆形，先端钝或急尖，基部渐尖，叶脉5～7条。花多数，无花梗，在茎顶簇生呈头状，稀腋生作轮状；花萼一侧开裂呈佛焰苞状，先端截形或圆形，萼齿1～5个；花冠筒部黄白色，冠檐蓝紫色或深蓝色，内面有斑点，壶形（图2-1-263）。

（4）小秦艽　莲座丛叶披针形或线状椭圆形，先端渐尖，基部渐狭，叶脉3～5条。聚伞花序顶生及腋生，排列成疏松的花序；花冠深蓝色，有时喉部具多数黄色斑点，筒形或漏斗形；花萼筒形，不裂，稀一侧浅裂，萼齿5个，不整齐（图2-1-264）。

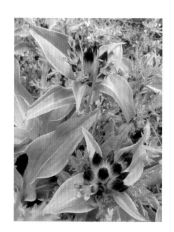

图2-1-263　粗茎秦艽原植物
（临洮）

【生境与分布】（1）秦艽　生于海拔1200～3000 m的高山草甸、山坡草地、沟边路旁，河滩及林缘。平凉、庆阳、兰州、天水、陇南、定西、临夏和甘南等地分布。庆阳（正宁、宁县）、定西（临洮）、甘南（卓尼、临潭）、平凉（华亭）等地人工种植。

（2）麻花秦艽　生于海拔2300～5200 m的高山草甸、山坡草地、灌丛及林下。酒泉、张掖、武威、兰州和甘南等地分布。

（3）粗茎秦艽　生于海拔2600～4400 m的山坡草地、高山草甸，灌丛及林下。甘南等地分布。定西（临洮）等地有种植。

（4）小秦艽　生于海拔1000～1600 m的路旁、河滩、向阳草坡及草原。张掖、武威、甘南、临夏、定西等地有分布。

【采收加工】（1）采收　春、秋二季采收，以秋季采收质量较好。种植秦艽一般3～4年后采收，在10月上旬开始挖出根，抖净泥土。

（2）加工　秦艽采挖后将根顶端茎叶除去，晒至柔软时，堆积使其自然发热（俗称发汗），到表面变为红黄色或灰黄色后，摊开晒干，去尽泥土。小秦艽挖根后，趁鲜搓去

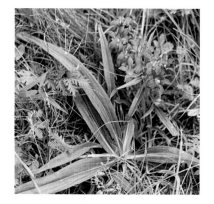

图2-1-264　小秦艽原植物（渭源）

黑皮，晒干。现时产地挖根后，一般直接晒干。

【产地】甘肃商品产区较广，但东南部是主要产区。产于甘南（临潭、卓尼、碌曲、卓尼、夏河、合作）、临夏（康乐、和政、临夏县）、定西（陇西、渭源、临洮）、天水（甘谷、清水、通渭）、陇南（礼县、两当、武都）、庆阳（镇原、合水、正宁、宁县）、平凉（庄浪）、武威（天祝）、兰州（榆中）。商品为栽培及野生品（图2-1-265、266）。

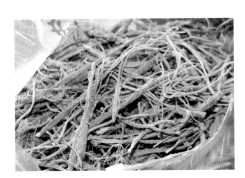

图2-1-265　小秦艽（合水收购站）

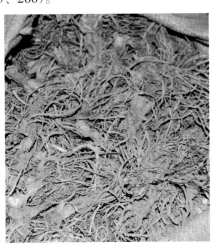

图2-1-266　种植秦艽（宁县收购站）

【产量】2017年各地收购量，礼县为5万kg、甘谷为0.2万kg、两当为0.3万kg（为野生）、合水为0.6万kg、宁县为0.1万kg（包括野生与种植）。

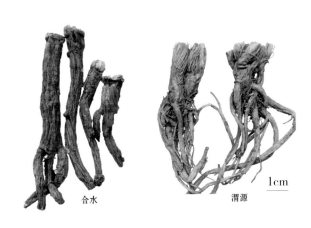

图2-1-267　种植秦艽商品

【药材性状】（1）秦艽　根呈类圆锥形，上粗下细，根头膨大，多由2～4条根茎连合而成，长0.5～3 cm，有叶柄残基。根长9～30 cm，直径1～3 cm；表面黄棕色至浅棕色，具纵向或扭曲的纵沟纹。端有残存茎基及叶柄残基，外层叶柄残基多呈纤维状，内层干膜质。质坚硬而脆，断面不平坦，皮部黄色或棕黄色，木部黄色或浅棕黄色。气特异，味苦，微涩。

栽培品根头粗大，残留多个茎基，主根粗短，下部常数个分枝。长6～14 cm，支根直径0.2～0.8 cm。表面棕黄色。质稍硬，断面黄白色（图2-1-267）。

（2）粗茎秦艽　根略呈类圆柱形，常单一，很少扭曲，多不分支。长12～30 cm，上端直径1.5～3.5 cm。表面黄棕色或暗棕色，具粗的纵沟纹。质较坚实，断面棕黄色，木质部与韧皮部之间有棕色环。气微，味苦、涩（图2-1-268）。

（3）麻花秦艽　根略呈类圆锥形，根上部为数个残留根茎，根由5～20条小根相互缠绕交错扭转而成，形成麻花状或发辫状；独根者在根下部多分

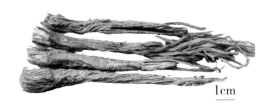

图2-1-268　种植粗茎秦艽（渭源）

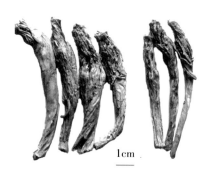

图2-1-269　萝卜艽规格(甘南)

枝或分离后又相互连合。长10～25 cm，直径2～7 cm。表面棕褐色，粗糙，有多数旋转扭曲的纹理或深网状裂隙。质地松脆，易折断，断面多呈枯朽状。

（4）小秦艽　呈类圆锥形或细长圆柱形，主根通常单一，或中、下部常数个分枝。长6～20 cm，直径0.2～1 cm。表面棕黄色、棕褐色（未去皮），有纵向或扭曲沟纹，顶端有淡黄白色的叶柄残基。质轻脆，易折断，断面黄白色。气微，味苦、涩。

【商品规格】历史上，甘肃产区的秦艽商品规格比较复杂，包括早期的分为秦艽王、混秦艽、篓秦艽和毛秦艽四种；后来的鸡腿秦艽、辫子秦艽、混大秦艽和混小秦艽；再后来的混萝卜艽、混辫子艽和混狗艽；现时分为萝卜艽、辫子艽（麻花艽）和小秦艽三种规格。主要根据药材特征、大小和是否加工等因素分类，同一规格中包含不同的植物来源。

（1）萝卜艽　独根，条粗长，形同萝卜，质坚，外皮黄，内呈红色或者褐色。又因形同牛尾者，亦名牛尾艽。原植物包括秦艽（大部分）和粗茎秦艽（图2-1-269）。

（2）辫子艽　形同发辫，根杂乱不整，较粗者为空心。含土量甚大，品质不好。原植物包括麻花秦艽、管花秦艽和秦艽（小部分）（图2-1-270）。

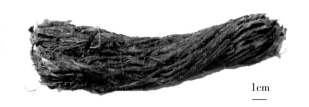

图2-1-270　麻花艽规格（甘南）

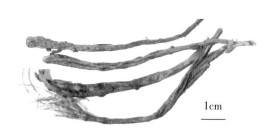

图2-1-271　小秦艽规格（庆阳）

（3）小秦艽　独根细长，其根条杂乱不整形，质坚或稍脆，皮细。形同狗尾者，又名狗尾艽；同鸡腿者，又名鸡腿艽。原植物包括小秦艽、秦艽（小部分）（图2-1-271）。

【品质要求】传统以主根粗壮、肥厚、外表色棕黄或黄褐色、断面充实、气味浓厚者为优。习惯认为萝卜艽品质最优，小秦艽较好，麻花艽较劣。

【功能与主治】祛风湿，清湿热，止痹痛。用于风湿痹痛，筋脉拘挛，骨节酸痛，日晡潮热，小儿疳积发热。

【附注】（1）在甘肃民间称为秦艽或在商品流通中出现的尚有。①管花秦艽 *G. siphonantha* Maxim. ex Kusnez.，分布于张掖、武威、兰州、临夏等地分布。武威等地收购，习称黑皮秦艽，曾有商品（图2-1-272）。②黄管秦艽 *G. officinalis* H. Smith. 分布于甘南、临夏和兰州；历史上甘南、临夏称"秦艽"收购（图2-1-273）。

（2）历史上，省内曾误将唇形科植物甘西鼠尾草 *Salvia przewalskii* Maxim. 的根，称红秦艽外销，当时予以纠正。

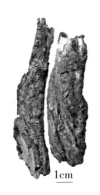

图2-1-272　黑皮秦艽(武威)

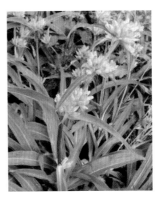

图2-1-273　黄管秦艽原植物(临潭)

铁丝威灵仙

【地方名称】铁丝灵仙、铁脚灵仙。

【商品名称】铁丝威灵仙、威灵仙。

【开发利用】清·康熙《岷州志》，道光《两当县新志》；民国《新纂康县志》《民国天水县志》等地方志"物产·药类"收载威灵仙。《甘肃中药手册》（1959年）收录的威灵仙为百合科植物，《甘肃中草药手册（第四册）》（1974年）明确为鞘柄菝葜 *Smilax stans* 的根及根茎。据报道，我国故宫博物院保存清代的威灵仙为本品。

【来源】为百合科植物鞘柄菝葜 *Smilax stans* Maxim. 和黑叶菝葜 *Smilax nigrescens* Wang et . Tang ex P.Y.Li 的干燥根及根茎。

【原植物】（1）鞘柄菝葜　落叶灌木或半灌木。茎和枝条稍具细棱，无刺。叶纸质，卵状披针形或近圆形，长1.5～6 cm，宽1.2～5 cm，背面稍苍白色，有时具粉尘状物；叶柄向叶基部渐宽成鞘状，卷须脱落，脱落点位于近顶端（即近叶片基部）。伞形花序，具1～3朵或更多的花；总花梗比叶柄长3～5倍；花序托膨大；花绿色或淡红色；雌花比雄花略小，具6枚退化的雄蕊，子房3室，柱头3裂。浆果球形，熟时黑色被粉霜。花期5～8月，果期10月（图2-1-274）。

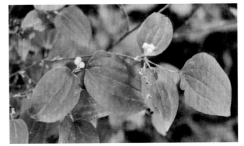

图2-1-274　鞘柄菝葜原植物(榆中)

（2）黑叶菝葜　枝条疏生刺或近无刺。叶纸质，干后近黑色，通常卵状披针形或卵形，先端渐尖，基部近圆形至浅心形。伞形花序，具数朵至10余朵花；总花梗长比叶柄长。浆果成熟时蓝黑色。

【生境与分布】（1）鞘柄菝葜　生于林下、灌丛。分布于榆中、临夏、甘南、定西、平凉及庆阳等地。

（2）黑叶菝葜　分布于陇南、天水、庆阳等地。

【采收加工】春、秋二季采挖，洗净泥土，除去杂质，根茎切厚片，须根切段，晒干即可。

【产地】主产于陇南（两当、武都、成县、康县），天水、定西、平凉、庆阳等部分地方曾产。

【产量】2018年各地收购量，成县约1.2万kg、两当约1万kg。

【药材性状】（1）鞘柄菝葜　根茎呈不规则块状，略横向延长，弯曲，质坚硬，难折断。根茎两侧及下端着生许多细长的根，略弯曲，长20～100 cm，直径为1～3 mm；表面灰黑色或灰褐色，须根痕呈钩刺状。质坚韧，难折断，断面外圈为灰棕色环。气弱，味淡（图2-1-275、276）。

（2）黑叶菝葜　根直径为1.5～5 mm。表面浅灰褐色或灰棕色，外皮易剥落，剥落后露出质坚硬的木部。须根痕钩刺状。质坚硬而脆，对折易断。

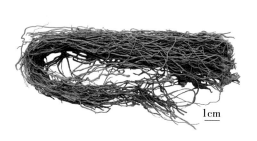

图2-1-275　铁丝威灵仙药材（成县）

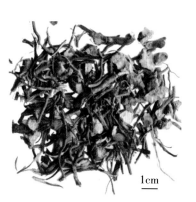

图2-1-276　铁丝威灵仙饮片（两当）

【商品规格】统货。

【品质要求】以根细长、外皮黑色、断面白色、坚韧、折断时有粉尘飞出者为佳。

【功能与主治】祛风除湿，舒筋活络，活血止痛。用于风寒湿痹，关节疼痛，腰脚诸痛，症瘕积聚，心膈痰饮，鱼骨鲠喉等症。

【贮藏】置干燥处。

【附注】甘肃历史上使用的"威灵仙"尚有其他品种，黑果菝葜 *S. glauco-china* Warb.（陇南）、防己叶菝葜 *S. menispermoides* A. DC.（武山、康县、文县、宕昌、临潭）和短梗菝葜 *S. scobinicaulis* C. H. Wright 的根及根茎（文县、清水、礼县）民间"威灵仙"或形成商品"威灵仙"使用。土茯苓 *Smilax glabra* Roxb.（陇南误将其根作灵仙）。毛茛科植物黄花铁线莲 *Celmatis intricata* Bunge（文县称威灵仙）、小木通 *C. armandii* Franch.（康县称铜丝威灵仙）

铁棒锤

【地方名称】铁牛七、一支箭、三转半、磨三转、断肠草、两头尖。

【商品名称】铁棒锤。

【开发利用】清·康熙《巩昌府志》"物产·药类"收"两头尖"疑似本品。20世纪60年代省内形成商品，曾以"两头尖"外销。

【来源】为毛茛科植物伏毛铁棒锤 *Aconitum flavum* Hand.-Mazz. 或铁棒锤 *Aconitum pendulum*

Busch 的干燥块根。

【原植物】（1）伏毛铁棒锤　多年生草本。块根棕色，长圆柱形至圆锥形。茎直立，中部以下无毛，在中部或上部被反曲而紧贴的短柔毛。叶互生，叶片3深裂，裂片再作二至三回羽状深裂，末回裂片线形，两面无毛。总状花序顶生，轴及花梗密被紧贴的短柔毛。小苞片线形；萼片黄色带绿色，或暗紫色，外面被短柔毛，上萼片盔状船形；花瓣被疏毛，花瓣2，有长爪，距短小；花丝全缘；心皮5。蓇葖果无毛。种子倒卵状三棱形，有狭翅。花期8～9月，果期9～10月（图2-1-277）。

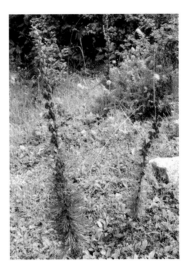

图2-1-277　伏毛铁棒锤原植物
（榆中）

（2）铁棒锤　茎上无毛，有时上部疏被短柔毛。花序轴密生伸展的黄色短柔毛。萼片淡黄绿色或蓝紫色，上萼片船形或船状盔形。

【生境与分布】（1）伏毛铁棒锤　生于海拔1600～3700 m山坡草地、林缘。分布于省内大部分地区。近年，天祝、华亭等地人工种植。

（2）铁棒锤　海拔2600～4500 m山坡草地、林缘。分布于定西、甘南等地。

【采收加工】根秋末冬初采挖，除去须根，晒干。

【产地】主产于武威（天祝）、甘南（夏河、合作）等地。

【产量】各地零星收购。

【药材性状】呈短圆锥形或略呈纺锤形，长2～5 cm，直径0.5～1.5 cm。子根表面灰棕色，光滑或有浅纵皱纹及侧根痕；母根表面黑棕色，有纵皱纹及侧根残基，顶端留有茎的残基。质脆，易折断，断面灰白色，粉性，中央或有裂隙。气微，味苦、麻（图2-1-278）。

人工种植铁棒锤，呈长圆锥形，长4～12 cm，直径1～2.5 cm。表面具明显纵沟纹理，侧根痕明显（图2-1-279）。

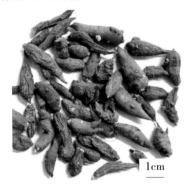

图2-1-278　野生铁棒锤药材（天祝）

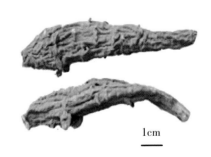

图2-1-279　种植铁棒锤药材（天祝）

【商品规格】统货。

【品质要求】以个大、坚实、粉性强者为佳。

【功能与主治】祛瘀活络，活血镇痛。用于跌打损伤，风湿关节疼痛，外伤肿痛等症。有大毒!

【贮藏】置干燥处，防潮，防虫蛀。

商　陆

【地方名称】山萝卜。

【商品名称】商陆。

【开发利用】清·康熙《河州志》，道光《两当县新志》，光绪《重修皋兰县志》；民国《天水县志》等地方志"物产·药类"收录。

【来源】为商陆科植物商陆 *Phytolacca acinosa* Roxb.的干燥根。

【原植物】多年生草本，高 1～1.5 m。根肥厚，肉质，圆锥形，外皮淡黄色。茎绿色或紫红色。叶卵状椭圆形至长椭圆形，长 12～25 cm，宽 5～10 cm；叶柄长 3 cm。总状花序顶生或侧生，长达 20 cm；花直径约 8 mm；花被片 5，白色，后变淡粉红色；雄蕊 8，花药淡粉红色；心皮 8～10，离生。分果浆果状扁球形，紫色或黑紫色。花期 5～8 月，果期 6～10 月（图 2-1-280）。

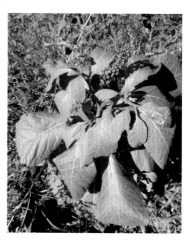

图 2-1-280　商陆原植物（榆中）

【生境与分布】生于海拔 800～2400 m 的山坡、沟谷、林缘。各地常有零星栽培。

【采收加工】秋季至次春采挖，除去须根和泥沙，切成块或片，晒干。

【产地】产于平凉（灵台）、陇南（西和、康县）、兰州（榆中）等地。

【产量】省内个别地方零星收购使用。

【药材性状】根呈圆锥形，有多数分枝。表面灰棕色或灰黄色、有明显的横向皮孔及纵沟纹。商品多为横切或纵切的块片，表面凹凸不平，呈弯曲或卷曲。横切面边缘皱缩，直径 3～9 cm，厚 0.2～1 cm，切面浅黄棕色或黄白色，木部隆起形成多数同心性环状。纵切片长 5～10 cm，直径 1～5 cm，木部呈多数隆起的纵条纹。质坚硬，不易折断。气微，味稍甜后微苦、久嚼麻舌（图 2-1-281）。

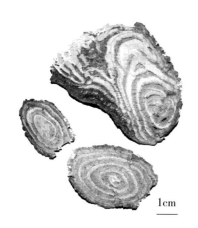

1cm

图 2-1-281　商陆药材（榆中）

【商品规格】统货。

【品质要求】以身干、片大、色黄白、有罗盘纹及筋脉者为佳。

【功能与主治】逐水消肿，通利二便；外用解毒散结。用于水肿胀满，二便不通；外治痈肿疮毒。

【贮藏】置通风干燥处。

【附注】商陆为少常用药材，商品市场多次发现冒充人参销售。在 20 世纪 80 年代，榆中、漳县等地有人误以为人参在房前屋后栽培，采集后出售。垂序商陆 *Phytolacca americana* L.，本省个别地方引种栽培。早年，甘南个别地方将茄科植

物山莨菪 *Anisodus tanguticus*（Maxim.）Pascher 误称为"商陆"。

续 断

【地方名称】接骨草。

【商品名称】川续断。

【开发利用】清·康熙《文县志》《岷州志》，光绪《礼县新志》《清水县志》《金县新志稿》；民国《徽县新志》等地方志"物产·药类"均收录。

【来源】为川续断科植物川续断 *Dipsacus asper* Wall.ex tenry.的干燥根。

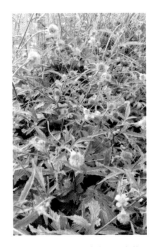

图 2-1-282 续断原植物
（临洮）

【原植物】多年生草本。主根 1 至数条。茎具棱，棱有疏弱刺毛。基生叶有长柄，叶片琴裂，顶裂卵形，较大，侧裂 3～5 对，矩圆形；茎生叶对生，中央裂片特长，椭圆形或宽披针形，顶端渐尖，有疏粗齿，两侧裂片 1～2 对，两面被短毛和刺毛，柄短或近无柄。头状花序圆形；总苞片窄条形，被短毛；苞片倒卵形，顶端有尖头状长喙；花萼浅盘状；花冠白色，顶端 4 裂，裂片 2 大 2 小，外被短毛。瘦果顶端外露。花期 8～9 月，果期 9～10 月（图 2-1-282）。

【生境与分布】生于土壤肥沃潮湿的山坡、草地。分布于陇南等地。

【采收加工】秋季倒苗后采挖，除去根头和须根，用微火烘或晒至半干，堆置"发汗"至内部变绿色时，再烘干或晒干。

【产地】产于陇南（文县、康县、宕昌）等地。

【产量】早年陇南年产量 2～3 万 kg，现时零星收购。

【药材性状】呈长圆柱形，略扁，微弯曲，长 5～15 cm，直径 0.5～2 cm。表面棕褐色或灰褐色，有多数明显而扭曲的纵皱纹及沟纹，并可见横长皮孔及少数须根痕。质稍软，久置干燥后变硬。断面不平坦，皮部绿褐色或淡褐色，木部黄褐色，常呈放射状花纹。气微香，味苦，微甜而后涩（图 2-1-283）。

【商品规格】统货。

【品质要求】以条粗、质坚、外皮黄褐色、断面皮部色绿褐者为佳。

【功能与主治】补肝肾，强筋骨，续折伤，止崩漏。用于肝肾不足，腰膝酸软，风湿痹痛，跌扑损伤，筋伤骨折，崩漏，胎漏。

【贮藏】置干燥处，防蛀。

【附注】续断在甘肃尚有同名异物，民国《重修定西县志》称："断续，形状与麻黄同，节茎抽出，即鞘亦可后活"，此为问荆 *Equisetum arvense* L.，至今在东南部仍有"续断"之称谓。20 世纪 70 年代省内曾作为"续断"收购，有唇形科植物糙苏 *Phlomis umbrosa* Tur-

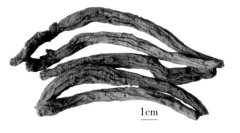

图 2-1-283 续断药材（武都）

cz.（定西、天水、清水），产地亦称土续断；菊科植物大蓟 *Cirsium japonicum* Fisch. ex DC.（平凉、兰州），亦称为川续断。

银柴胡

【地方名称】白根。

【商品名称】银柴胡。

【开发利用】在《甘肃中药手册》（1959年）已收载榆中、甘谷地产的银柴胡，原植物疑似"山银柴胡"。

【来源】为石竹科植物银柴胡 *Stellaria dichotoma* L.var. *lanceolata* Bge. 的干燥根。

【原植物】多年生草本，全株被腺毛。主根粗壮，圆柱形。茎丛生，圆柱形，多次二歧分枝。被腺毛或短柔毛。叶片线状披针形、披针形或长圆状披针形，长5～25 mm，宽1.5～5 mm，顶端渐尖。聚伞花序顶生，具多数花；花梗细；萼片5，披针形；花瓣5，白色，轮廓倒披针形，2深裂至1/3处或中部，裂片近线形；蒴果常具1种子。花期6～7月，果期7～8月（图2-1-284）。

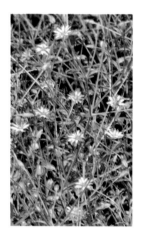

图2-1-284　银柴胡原植物（镇源）

【生境与分布】生于海拔1200～2700 m的石质山坡或石质草原。分布于庆阳、平凉等地；陇东个别地方间断性种植。

【采收加工】春、夏间植株萌发或秋后茎叶枯萎时采挖。栽培品于种植后第三年9月中旬或第四年4月中旬采挖，除去残茎、须根及泥沙，晒干。

【产地】产于庆阳（镇源、宁县、正宁）、天水（秦州）、定西（陇西）等地，现时商品来自种植品。

【产量】各地零星收购。

【药材性状】呈类圆柱形，长14～35 cm，下部多扭曲，有分枝，直径0.5～1.2 cm。表面浅棕黄色或浅黄棕色，纵皱纹细腻明显，细支根痕多呈点状凹陷。"珍珠盘"不典型，表面色较浅，几无"沙眼"。根头部有多数疣状突起。折断面质地较紧密，几无裂隙，略显。粉性，木部放射状纹理不甚明显，味微甜（图2-1-285）。

【商品规格】统货。

【品质要求】以条长均匀、质实而重、外皮淡黄棕色、断面黄白色者为佳。

【功能与主治】清虚热，除疳热。用于阴虚发热，骨蒸劳热，小儿疳热。

【贮藏】置通风干燥处，防蛀。

【附注】20世纪70年代，市场银柴胡供应不足，在河西部分地方发现误将石竹科植物女娄菜 *Silene aprica* Turcz. ex Fisch.、尖叶丝石竹 *Gypsophila licentiana* Hand. -Mazz.、长蕊石头花 *Gypsophila*

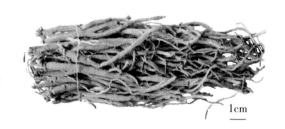

图2-1-285　银柴胡药材（镇源）

oldhamiana Miq.的根，在陇南误将石竹科植物蝇子草 *Silene fortunei* Vis.的根作为"银柴胡"收购，省内曾经称"山银柴胡"管理。

黄芩

【地方名称】尾芩。

【商品名称】子芩、条芩、枯芩。

【开发利用】清·乾隆《泾州志》《静宁县志》《庄浪志略》等地方志"物产·药类"收录，应包括以黄芩 *S. baicalensis* 为主、甘肃黄芩 *Scutellaria rehaeriana* 在内的植物来源。

20世纪90年代庆阳、陇西等地开始野生变家种试验工作，因种植成本相对较低，经济效益明显，各地种植积极性很高，已发展到定西、天水、陇南、平凉、庆阳、兰州、金昌和武威等广大地区。

【来源】为唇形科植物黄芩 *Scutellaria baicalensis* Georgi 的干燥根。

【原植物】多年生草本。根状茎肥厚。茎近无毛或被上曲至开展的微柔毛。叶披针形至条状披针形，长1.5~4.5 cm，两面无毛或疏被微柔毛，下面密被下陷的腺点。总状花序顶生，常再于茎顶聚成圆锥状；花萼长4 mm，盾片高1.5 mm，果时十分增大；花冠紫色、紫红色至蓝紫色，长2.3~3 cm，筒近基部明显膝曲，下唇中裂片三角状卵圆形。小坚果卵球形，具瘤，腹面近基部具果脐。花期7~8月，果期8~9月（图2-1-286）。

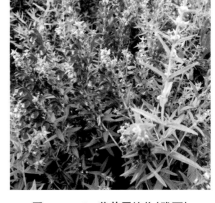

图2-1-286　黄芩原植物(陇西)

【生境与分布】生于海拔600~2000 m的向阳草坡及荒地上。甘肃是野生黄芩的最西端分布区，庆阳、平凉、天水等地有野生分布，但资源较少。庆阳、平凉、定西、陇南等地均有栽培（图2-1-287、288）。

2012年定西市（陇西、漳县等）的播种面积5233 hm²。

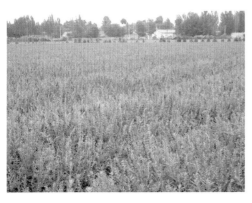

图2-1-287　黄芩种植基地(陇西)

【采收加工】（1）采收　野生的在春、秋二季采收。直播栽培的于播后第2~3年采挖，育苗栽培的于移栽当年秋末或第2年早春萌芽前采挖。在秋末茎叶枯黄后先割去地上茎，用锄头逐行深挖30 cm左右，尽可能保持主根完整，防止挖断主根和损伤根皮，挖出根后剪去地上茎，抖净泥土，晾晒，分级存放。

（2）加工　野生品传统加工先剪去枝根、须根及茎基，集中堆积，发汗1~2天，使其返潮，发散水分，待粗皮发皱或破裂时开始撞皮，相互撞击除

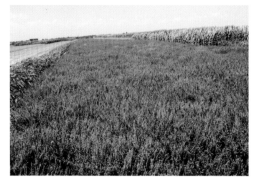

图2-1-288 黄芩种植基地(镇原)

去粗皮，撞至表面发黄时，亦有轻轻搓掉粗皮，或用竹片刮掉粗皮，晒干。

栽培品先除去残茎、须根，抖净泥土，捋直，摊放于晒场的竹帘或木板上，晾晒直至晒干，在晾晒中应避免在强光下暴晒，曝晒过度根条发红；也要防止雨淋水洗，否则根条变绿变黑，都会造成药材品质下降。晾至柔而不断即可捆把，依据直径大小和长短分级，剪切修整，扎成小捆。

近年，产地推行烘房干燥技术，先将黄芩平铺在烘烤架上，每层厚3～6 cm，将多层烤架推入烘房，控制温度40～50℃，直到烘干为止。亦有直接晒干。

【产地】产于定西（陇西、漳县、岷县、临洮）、庆阳（华池、合水、宁县、庆城）、平凉（灵台、泾川）、陇南（徽县、成县、两当、宕昌、武都）、兰州（榆中）和金昌等地（图2-1-289）。

【产量】2017年各地收购量，徽县为2万kg、合水为0.4万kg、镇原为0.4万kg、宁县为0.2万kg、庆城为0.2万kg（栽培品），庆阳（合水、正宁）尚有野生商品，2017年收购量为0.1万kg。

【药材性状】根呈圆锥形，扭曲，长8～25 cm，直径1～3 cm。表面棕黄色或深黄色，有稀疏的疣状细根痕，上部较粗糙，有扭曲的纵皱纹或不规则的网纹，下部有顺纹和细皱。质硬脆，易折断，断面黄色，中心红棕色；老根中心呈枯朽状或中空，呈暗棕色或棕黑色。气弱，味苦（图2-1-290）。

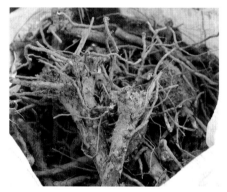

图2-1-289 黄芩药材(合水收购站)

【商品规格】黄芩在《七十六种药材商品规格标准》（1984年）中划分为条芩、枯碎芩两个规格。条芩分两等，一等：干货，呈圆锥形，表面深黄色或黄棕色，断面深黄色，根条长10 cm以上，中部直径≥1.0 cm者，去净粗皮，无杂质、虫蛀、霉变。二等：根条长4 cm以上，中部直径0.4～1.0 cm者。

现代商品中，条芩除原有的一等、二等外，将根中部直径≤0.5 cm者划入三等。并分出枯芩、片芩、混装等规格。

【品质要求】以条粗长、质坚实、色黄者为佳。

通常认为条芩和子芩色黄、内部充实，质量最佳；枯芩内部腐朽、松泡而脆，质量较次；片芩、尾芩为加工后的碎片或尾梢，质量最次。

【功能与主治】清热燥湿，凉血安胎，解毒功效。主治温热病、上呼吸道感染、肺热咳嗽、湿热黄疸、肺炎、痢疾、咳血、目赤、胎动不安、高血压、痈肿

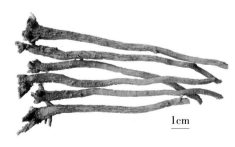

1cm

图2-1-290 黄芩药材质量(正宁)

疥疮等症。

【贮藏】置通风干燥处，防潮。

黄 芪

【地方名称】条芪、箭杆芪、独根、马鞭根。

【商品名称】黑皮芪、岷芪（膜荚黄芪）；白皮芪、绵芪、红蓝芪、陇芪（蒙古黄芪）。

【开发利用】甘肃开发利用黄芪的历史悠久，《梁书·诸夷列传》载"天监五年邓至国遣使献黄耆四百斤"，所谓"邓至国"在甘肃东南部。在清代，黄芪成为重要的经济作物，清·康熙《静宁县志》《宁远县志》，乾隆《陇西县志》《狄道县志》《武威县志》《永昌县志》，道光《两当县新志》《重修金县志》，光绪《礼县志》《重修皋兰县志》等地方志"物产·药类"收录。

民国时期，各地发掘野生黄芪资源，《甘肃经济丛书》记载"以山野生居多，闻或有种者，惟胜少耳"，其中记录的产地达到28个县。

【来源】为豆科植物蒙古黄芪 *Astragalus membranaceus*（Fisch.）Bunge var. *mongholicus*（Bge）Hsiao 或膜荚黄芪 *Astragalus membranaceus*（Fisch.）Bge 的干燥根。

【源植物】（1）膜荚黄芪 多年生草本。茎高60～150 cm，有长柔毛。羽状复叶；小叶21～31，卵状披针形或椭圆形，长7～30 mm，宽4～10 mm，两面有白色长柔毛；叶轴有长柔毛；托叶狭披针形，长约6 mm，有白色长柔毛。总状花序腋生；花下有条形苞片；花萼筒状，长约5 mm，萼齿短，有白色长柔毛；花冠白色，旗瓣无爪，较翼瓣和龙骨瓣长，翼瓣、龙骨瓣有长爪；子房有毛，有子房柄。荚果膜质，膨胀，卵状矩圆形，有长柄，有黑色短柔毛（图2-1-291）。

（2）蒙古黄芪 植株矮小，茎秆常斜升或接近平卧，小叶亦较小，长5～10 mm，宽3～5 mm，荚果无毛（图2-1-292）。

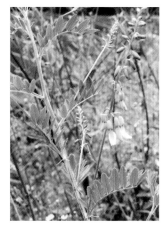

图2-1-291 膜荚黄芪原植物（武都）

【生境与分布】（1）蒙古黄芪 生于海拔900～1500 m向阳山坡草地、草原、沟旁或疏林下。庆阳、平凉、天水、定西、陇南、甘南、临夏、兰州、金昌、武威和张掖引种栽培。

（2）膜荚黄芪 生于海拔800～1800 m山坡草地、林缘、灌丛、疏林或河边砂质地。分布于陇南、天水、定西、甘南、临夏、庆阳、平凉、兰州、武威等地。

2017年全省种植面积66.8万亩。

【采收加工】（1）采收 种植黄芪一般在10月下旬至11中旬采挖。先将黄芪上部分枯萎茎蔓全部割掉，用四齿铁钗顺畦深挖60～70 cm深的沟，注意勿挖破黄芪根，用力翻动土壤，缓慢拔出黄芪，抖净粘

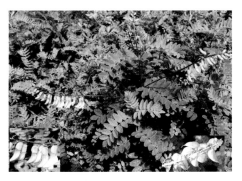

图2-1-292 蒙古黄芪原植物（临洮）

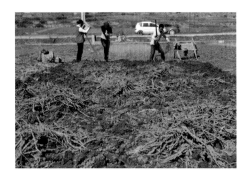

图2-1-293　采挖黄芪(岷县)

附在黄芪根条上的泥土，在田间晾晒（图2-1-293）。

近年，主产区引进旋耕机、挖掘机等机械采挖方式，采挖效率显著提高。

（2）加工　趁鲜切除黄芪芦头，去净泥土，剔除破损、虫害、腐烂变质的部分。白天在空旷洁净处进行晾晒，夜晚收回堆贮保存，并加盖防寒物防冻。当晾晒到六至七成干后，将根理顺捋直，取1.5～2 kg用编织袋包好，放在平整的木板上来回揉搓，然后将搓好的黄芪摊平晾在洁净的场院内，晾晒2天左右，进行第2次搓条，通过反复揉搓2～3次，能使黄芪外观性状呈整齐一致的搓条，发甜柔绵为佳。亦有取碗口大小的一把黄芪搓条，置木板上，用麻绳缠1～2圈，用脚踩住黄芪，两手拉住麻绳，手脚并用，前后移动，反复搓揉，使之理直。搓好的黄芪分级挑选，用细铁丝扎0.5～1 kg的小把，或30～40根扎成大把，晒干（图2-1-294）。

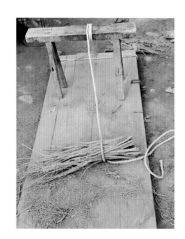

图2-1-294　揉搓黄芪(岷县)

近年产地也采用机械揉搓加工，效果没有人工加工好（图2-1-295）。

【产地】主产于定西、陇南、庆阳、平凉、天水、甘南、临夏，兰州、张掖、武威和金昌亦产，商品为人工栽培的蒙古黄芪；在陇南（宕昌、礼县、两当、西和）、定西（岷县）等地尚收购野生的膜荚黄芪。

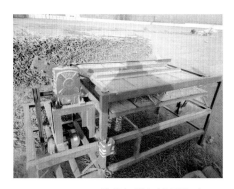

图2-1-295　黄芪揉搓机械(渭源)

【产量】2017年各地收购量，武都为12万kg、两当为3万kg、华亭为2万kg、庆城1.5万kg、合水为0.4万kg、甘州为0.4万kg、临夏市为0.4万kg、宁县为0.3万kg。

陇南等地尚有野生黄芪商品，宕昌县往年收购的野生膜荚黄芪4～5万kg，近年由于劳务外出无人采购，2017年不足1万kg。

【药材性状】（1）蒙古黄芪　根呈圆柱形，上端较粗，顶端残留多数茎基，中下部多有分枝，全长30～90 cm，头部直径1～3.5 cm，尾部直径约0.5 cm。表面淡黄棕色至棕褐色，栓皮较紧实不易脱落，有不规则的纵皱纹及横生皮孔。质硬而韧，不易折断，断面纤维性强，富粉性，横切面皮部黄白色占半径的1/5～3/5，具不规则弯曲的径向放射裂隙，形成层部位呈灰褐色的环，木部淡黄色，有放射状的纹理及裂隙，气微，味微甜，嚼之有豆腥味。老者根头多呈枯朽状，褐色或呈空洞状。

（2）膜荚黄芪（野生品）　芦头明显粗大，分枝较少，一般在根头部或中部，残留茎残基部较粗。表面灰黄色、黄棕色至淡褐色；须根痕多呈凹陷状。质地较硬，皮部狭窄，占直径的

1/5～2/5（图2-1-296）。

【商品规格】黄芪初加工称为毛货、毛条，根据药材的粗细、长短分为特等、一等、二等和三等，扎成小把。现时多以大条、中条和小条分之，大条中部直径1.2 cm以上，中条直径0.8～1.0 cm，小条直径0.4～0.7 cm（图2-1-297）。

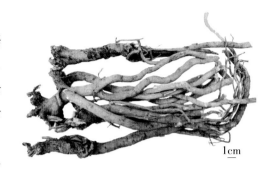

图2-1-296　野生黄芪(岷县)

毛条除去支根、芦头深加工成黄芪节，按长度、直径不同进行规格分级，也有芪王、超棒、大棒、大特、小特、一、二和三等不同称谓（图2-1-298）。

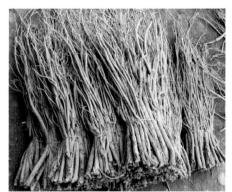

图2-1-297　毛条黄芪(岷县)

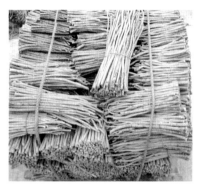

图2-1-298　黄芪节(陇西)

【品质要求】以条粗长、质柔软如绵、断面黄白色、粉性足、味甜者为佳。

甘肃渭源、陇西等地产的黄芪以"条粗直，粉质好，味清甜，具有浓郁豆香气"等品质优良而驰名中外。

【功能与主治】补气升阳，固表止汗，利水消肿，生津养血，行滞通痹，托毒排脓，敛疮生肌。用于气虚乏力，食少便溏，中气下陷，久泻脱肛，便血崩漏，表虚自汗，气虚水肿，内热消渴，血虚痿黄，半身不遂，痹痛麻木，痈疽难溃，久溃不敛。

【贮藏】置通风干燥处，防潮，防蛀。

【附注】历史上，豆科黄芪属（Astragalus）多种植物曾经在省内收购或称为"黄芪"药用，塘古耳黄芪A. tongolensis Ulbr.（文县等地将本品称白芪、马芪、大白芪）、直立黄芪A. adsurgens Pall.（古浪）、单体蕊黄芪A. monadelphus Bunge ex Maxim.（定西、临夏）、金翼黄芪A. chrysopterus Bunge（陇南、甘南）、多花黄芪A. floridus Benth. ex Bunge（天水、陇南）、地八角A. bhotanensis Baker（康乐）。此外，豆科植物甘肃棘豆Oxytropis kansuensis Bunge的根（永登、靖远）、

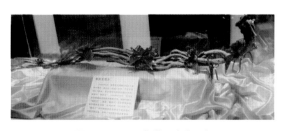

图2-1-299　黄芪王(陇西)

黄花棘豆O. ochrocephala Bge.的根（河西）民间误以为"黄芪"。还有个别地方误将锦葵科植物圆叶锦葵Malva rotundifolia L.的根（徽县、清水）称"土黄芪"，曾在商品中发现。

2002年陇西采挖8株黄芪，长达2.4 m，根头粗4.8～6.8 cm，被有关专家命名为"黄芪之王"（图2-1-299）。

黄花白及

【地方名称】狭叶白及、小白及。

【商品名称】白及。

【开发利用】历史上与白及同等收购和药用，《甘肃省中药材标准（2020年版）》以小白及收载。

【来源】为兰科植物黄花白及 *Bletilla ochracea* Schltr. 的干燥块茎。

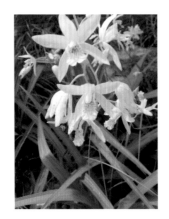

图2-1-300　小白及原植物
（武都）

【原植物】高 25～70 cm。块茎扁斜卵形，上面具荸荠似的环带。叶长圆状披针形，长 8～35 cm，宽 1.5～2.5 cm，先端渐尖或急尖，基部收狭成鞘并抱茎。花序具3～8朵花；花苞片长圆状披针形；花黄色，或萼片和花瓣外侧黄绿色，内面黄白色；萼片和花瓣近等长，长圆形，背面常具细紫点；唇瓣椭圆形，白色或淡黄色，在中部以上3裂；侧裂片直立，斜长圆形，围抱蕊柱，先端钝；中裂片近正方形，边缘微波状，先端微凹；唇盘上面具5条纵脊状褶片。花期5～6月，果期7～9月（图2-1-300）。

【生境与分布】生于海拔 600～1300 m 的山坡草地上。分布于陇南（文县、康县、武都、徽县和西和）等地。近年，陇南（徽县、武都、两当）等地作为药材试种或房前屋后引种观赏。

【采收加工】春、秋二季采挖，洗净，除去鳞叶、残茎及须根，置沸水中煮或蒸至内无白心，晒至半干，撞去外皮，或趁鲜切纵片，晒干。

【产地】产于陇南（文县、武都、康县、徽县、西和）等地。产地常与白及同等收购。

【药材性状】呈不规则扁圆形或长卵形，多有1～3爪状分枝，长 1～2.5 cm，厚3～6 mm。表面黄白色或淡黄棕色，具1～4个环节，环节处具棕色点状须根痕，顶部有一茎痕，底部有连接另一块茎的痕迹。质坚硬，不易折断，断面类白色，微角质。或切呈不规则的厚片，切面有点状或短线状凸起的筋脉纹。气微，味微苦，嚼之有黏性。

【产量】【商品规格】【品质要求】【功能与主治】【贮藏】同白及。

【附注】白及与黄花白及生境相同，一般采集是花已凋谢或春季花未抽薹，故采收时两者常同等收购。

黄　连

【地方名称】鸡爪黄连、王连、支连。

【商品名称】黄连、味连。

【开发利用】《甘肃中草药手册（第二册）》（1971年）收载。20世纪60年代武都医药公司从四川引种成功后，在武都有规模推广种植，70年代形成一定商品，后发展到康县、文县等地，90年代逐渐萎缩，目前仅个别地方间有种植。

【来源】为毛茛科植物黄连 *Coptis chinensis* Franch. 的干燥根茎。

【原植物】多年生草本。根茎黄色，常分枝。叶全部基生；叶片坚纸质，卵状三角形，3全裂；中央裂片有细柄，卵状菱形，长3～8 cm，宽2～4 cm，顶端急尖，羽状深裂，边缘有锐锯齿，侧生裂片不等2深裂，表面沿脉被短柔毛。花葶1～2，高12～25 cm，二歧或多歧聚伞花序，有花3～8朵；总苞片通常3，披针形，羽状深裂，小苞片圆形；萼片5，黄绿色，窄卵形；花瓣线形或线状披针形，中央有蜜槽；外轮雄蕊比花瓣略短或近等长；心皮8～12，离生。蓇葖荚果6～12；种子长椭圆形。花期2～4月，果期3～6月（图2-1-301）。

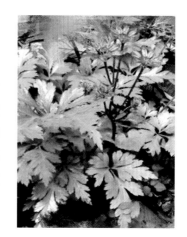

图2-1-301　黄连原植物图
（武都）

【生境与分布】陇南（文县、武都、康县）间有种植。

【采收加工】10～11月间采收，用黄连抓子连根抓起，抖掉泥土，剪去须根和叶，取根茎在黄连炕上烘炕干燥，烘时时不时翻动，并抖去泥土。五六成干时出炕，根据根茎大小，分为3～4等，再分别细炕，勤翻动，待根茎断面呈干草色时即可出炕，装入槽笼，撞掉泥土和须根即成。

【产地】产于陇南（文县、武都、康县）等地。

【产量】早年陇南产量0.2～0.3万kg，近年间有零星生产。

【药材性状】根茎呈簇状分枝，弯曲互抱，形似鸡爪状，习称"鸡爪黄连"。单枝类圆柱形，长3～6 cm，直径2～8 mm。表面灰黄色或黄棕色，外皮剥落处显红棕色，粗糙，有不规则结节状隆起、须根及须根残基，有的节间表面平滑如茎秆，习称"过桥"；上部多残留褐色鳞叶，顶端常留有残余的茎或叶柄。质坚硬。折断面不整齐，皮部橙红色或暗棕色，木部鲜黄色或橙黄色，髓部红棕色，有时中空。气微，味极苦（图2-1-302）。

【商品规格】商品分两个等级。一等：多聚集成簇，分枝肥壮坚实，间有过桥，长不超过2 cm；无1.5 cm以下的碎节、无残茎、焦枯。二等：条较一等瘦小，有过桥；间有碎节、碎渣、焦枯。

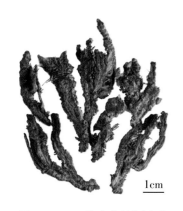

图2-1-302　黄连药材(武都)

【品质要求】以身干、粗壮、质坚实、断面红黄色者，残留叶柄及须根少者为佳。

【功能与主治】清热燥湿，泻火解毒。主治热病邪入心经之高热烦躁，谵妄或热盛迫血妄行之吐衄，湿热胸痞，泄泻，痢疾，心火亢盛之心烦失眠，胃热呕吐或消谷善饥，肝火目赤肿痛，以及热毒疮疡，疔毒走黄，牙龈肿痛，口舌生疮，聤耳，阴肿，痔血。外治湿疹，烫伤。

【贮藏】置通风干燥处。

【附注】清·康熙《巩昌府志》、道光《山丹县志》、光绪《通渭县新志》和民国《东乐县志》收录"黄连"，所述恐非今黄连。

早年，毛茛科植物长果升麻 *Souliea vaginata*（Maxim.）Franch.（舟曲、临夏、天水）作为"黄连"药用，我省产地以"黄三七、土黄连"入药；类叶升麻 *Actaea asiatica* Hara 的根称"柴黄连"药用。罂粟科白屈菜 *Chelidonium majus* L.的根或带根全草（定西、康乐、漳县）作为土黄连入药；紫堇 *Corydalis edulis* Maxim. 等同属植物（临夏、永登、西固、通渭）带根全草做"黄连"，也称土黄连。将景天科景天三七 *Sedum aizoon* L.的全草（靖远）称土黄连入药。

20世纪60、70年代毛茛科植物铁破锣 *Beesia calthifolia*（Maxim.）Ulbr.的根（天水、陇南）称"黄连或土黄连"入药，康县尚发现个体收购商品；80年代之前东南部各地将毛茛科唐松草属（Thalictrum）多种植物的根及根茎收购代用"黄连"入药。

黄 姜

【地方名称】火头根。

【商品名称】黄姜片。

【开发利用】盾叶薯蓣中含有丰富薯蓣皂苷类成分，是合成甾体激素类药物的重要原料。近年本省主要做为工艺原料收购。

【来源】为薯蓣科植物盾叶薯蓣 *Dioscorea zingiberensis* C. H. Wright 的干燥块茎。

【原植物】缠绕草质藤本。根状茎横生，近圆柱形，指状或不规则分枝。茎左旋，光滑无毛。单叶互生；叶三角状卵形、心形或箭形，通常3浅裂至3深裂；叶柄盾状着生。花单性，雌雄异株或同株。雄花无梗，常2～3朵簇生，再排列成

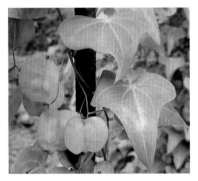

图2-1-303　黄姜原植物（徽县）

穗状，基部常有膜质苞片3～4枚；花被片6，开放时平展，紫红色；雄蕊6枚，花丝极短，与花药几等长。蒴果三棱形，每棱翅状。花期5～8月，果期9～10月（图2-1-303）。

【生境与分布】生于海拔700～1000 m的沟谷、疏林。分布于陇南、天水等地。

【采收加工】于11月下旬植株枯萎时采挖，除去泥沙、须根，切片晒干。

【产地】产于陇南（成县、两当、徽县、武都）等地。

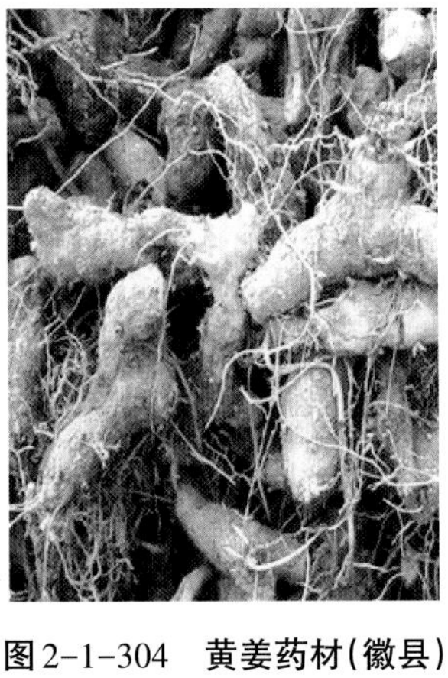

【产量】2018年各地收购量，康县为1.5万kg、成县为0.2万kg、两当为0.1万kg。

【药材性状】呈类圆柱形，常有不规则分枝，分枝长短不一，直径1.5～3 cm。表面褐色，粗糙，具纵皱纹和白色圆点状根痕。质较硬，粉质，断面黄色或橘黄色。气微，味苦（图2-1-304）。

【商品规格】统货。

【品质要求】以个大、饱满、质坚实、断面色黄者为佳。

【功能与主治】清肺止咳，利湿通淋，通络止痛，解毒消肿。用于肺热咳嗽，尿痛热淋，风湿腰痛，疮疖肿毒，蜂螫虫咬。

图2-1-304　黄姜药材（徽县）

【贮藏】置干燥处。

黄 精

【地方名称】鸡头参、鸡爪参、羊角参、猪尾干。

【商品名称】黄精。

【开发利用】清·康熙《岷州志》《静宁州志》，乾隆《成县新志》，道光《两当县新志》，光绪《文县新志》；民国《徽县新志》《天水县志》等地方志"物产·药类"均收录。

【来源】为百合科植物黄精 *Polygonatum sibirifum* Red. 或多花黄精 *Polygonatum cyrtonema* Hua. 的干燥根茎。

【原植物】（1）黄精 多年生草本。根茎横走圆柱状，结节膨大。叶轮生，无柄，每轮4～6片；叶片条状披针形，长8～15 cm，宽4～16 cm，先端渐尖并拳卷。花腋生，下垂，2～4朵成伞形花丛，总花梗长1～2 cm，花梗长4～10 mm，小苞片钻形或条状披针形；花被筒状，白色至淡黄色，全长9～13 mm，裂片6，披针形；雄蕊着

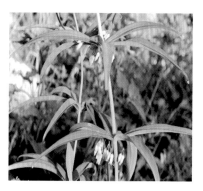

图2-1-305 黄精原植物（临洮）

生在花被筒的1/2以上处；子房长3 mm，花柱长5～7 mm。浆果球形，成熟时紫黑色。花期5～6月，果期7～9月（图2-1-305）。

（2）多花黄精 根茎通常稍带结节状或连珠状。叶互生，椭圆形、卵状披针形至矩圆状披针形，少有稍作镰状弯曲。花序有花3～7朵，总花梗长1～4 cm。花被黄绿色，长18～25 mm（图2-1-306）。

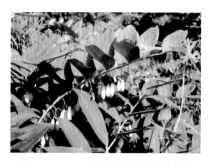

图2-1-306 多花黄精植物（康县）

【生境与分布】（1）黄精 生于山地林下、灌丛或山坡的半阴处。分布于陇南、定西、平凉、庆阳、兰州等地。

（2）多花黄精 生于山林、灌丛、河谷旁的阴湿肥沃土壤中。分布于陇南。

【采收加工】春、秋二季采挖，除去须根，洗净泥土，晒干；或置沸水中略烫或蒸至透心，取出，晾晒。

【产地】产于陇南（两当、徽县、康县、武都、成县）、天水（甘谷、清水）、庆阳（合水）等地（图2-1-307）。

【产量】2017年各地收购量，成县为1.4万kg、合水为1.3万kg、两当为0.5万kg、甘谷为0.2万kg。

【药材性状】（1）黄精 又称鸡头黄精。呈结节状弯柱形，长3～10 cm，直径0.5～1.5 cm。结节长2～4 cm，略呈圆锥形，常有分枝。表面黄白色或灰黄色，半

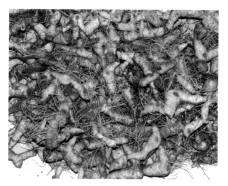

图2-1-307 鲜黄精药材（合水收购站）

透明，有纵皱纹，茎痕圆形，直径5～8 mm。质硬而韧，不易折断，断面角质，淡黄色至黄棕色。气微，味甜，嚼之有黏性（图2-1-308）。

（2）多花黄精　又称姜形黄精。呈长条结节块状，长短不等，常数个块状结节相连。表面灰黄色或黄褐色，粗糙，结节上侧有突出的圆盘状茎痕，直径0.8～1.5 cm（图2-1-309）。

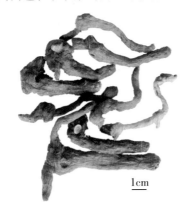

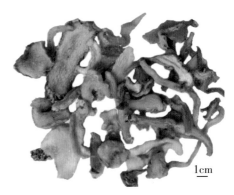

图2-1-308　鸡头黄精药材（甘谷）　　　　图2-1-309　两种黄精药材（成县）

【商品规格】统货。

【品质要求】以块大、肥润、色棕黄、断面透明者为佳，味苦者不可药用。

【功能与主治】补气养阴，健脾，润肺，益肾。用于脾胃气虚，体倦乏力，胃阴不足，口干食少，肺虚燥咳，劳嗽咳血，精血不足，腰膝酸软，须发早白，内热消渴。

【贮藏】置通风干燥处，防霉，防蛀。

【附注】（1）羊角参为百合科植物轮叶黄精*Polygonatum verticillatam* (L.) All.的干燥根茎。分布于陇南、定西、兰州、甘南、临夏等市州。临夏等地俗称红果黄精、甘肃黄精，民间代用黄精，有补脾润肺，养肝，解毒消痛功效（图2-1-310）。

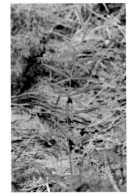

根茎呈圆柱形，长5～15 cm，直径3～7 mm，粗细较均匀。表面深棕色，具圆形茎痕，两个茎痕间距4～6 cm；节间明显，呈波状环，节间较长，可见少数点状须根痕。质韧，断面角质样，可见类白色小点散在（维束管）。气微，味微甜而带黏性。

图2-1-310　轮叶黄精
原植物（渭源）

（2）历史上，湖北黄精*Polygonatum zanlanscianense* Pamp.、卷叶黄精*P. cirrhifolium*（Wall.）Royle.、细根茎黄精*P. gracile* P. Y . Li.、粗毛黄精*P. hirtellum* Hand –Mzt.的根茎在产地称为"黄精"，曾以"黄精"收购，后纠正。

硬前胡

【地方名称】石防风、麝香草、雄前胡、雌前胡。

【商品名称】前胡、硬前胡。

【开发利用】清·康熙《岷州志》《静宁州志》，乾隆《成县新志》《河州志》，光绪《重修皋兰县志》；民国《新纂康县志》《清水县志》等地方志"物产·药类"收录前胡，所述不止一种。

【来源】为伞形科植物华北前胡 *Peucedanum harry-smithii* Fedd. ex Wolff 和少毛北前胡 *Peucedanum harry-smithii* Fedd. ex Wolff var. *subglabrum*（Shan et. Oheb）Shan et. Sheb 的干燥根。

【原植物】（1）华北前胡　多年生草本。根圆锥形，木质化。基生和茎下部叶二至三回羽状分裂或全裂，裂片菱状倒圆形、长卵形以至卵状披针形；叶腹面疏生短毛，背面叶脉

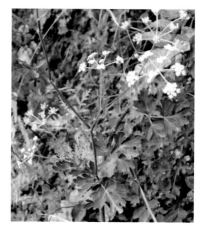

图2-1-311　华北前胡原植物(武都)

显著突起，疏生毛；叶片干后灰蓝色，具1～3钝齿或圆锐齿；茎生叶二回羽状分裂，裂片较小。复伞形花序顶生或侧生；伞幅8～20朵；具短毛；小总苞片6～10；小伞形花序具花12～20朵，花白色；萼齿狭三角形。双悬果椭圆形或卵形，密被短毛，每棱槽内油管3～4，合生面6～8。花期8～9月，果期9～10月（图2-1-311）。

（2）少毛北前胡　茎、叶、花序等毛较少，有时近于无毛，果实通常有毛。

【生境与分布】生于海拔1000～2400 m向阳的山坡草丛中。分布于平凉、天水、陇南、定西、甘南等地。

【采收加工】冬季茎叶枯萎或春季未抽花茎时采挖，除去茎叶及须根，洗净，晒干。

【产地】主产于陇南（康县、徽县、两当、西和、武都、文县），平凉（华亭、灵台、庄浪）、天水（清水、北道）、定西（临洮）等地亦产。

【产量】2017年各地收购量，武都区为5万kg、礼县为3万kg、徽县为1.5万kg、两当为0.5 kg。

【药材性状】呈圆锥形，不分枝或有1～4个分枝，长3～16 cm，直径0.4～1.3 cm。表面棕褐色、灰褐色或黄棕色，有细纵纹，并有少数支根痕，顶端残留坚硬茎基及纤维状叶鞘。质坚硬，难折断，折断面木部宽广，呈黄白色或浅黄色，强烈木化，或质地稍硬，木质部木化较弱。气微香，味淡，久嚼微苦辛（图2-1-312）。

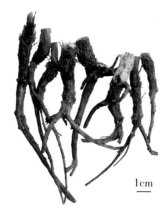

1cm

图2-1-312　硬前胡药材(清水)

【商品规格】统货。早期认为抽薹的前胡，根严重木质化，习称雄前胡，质次，而未抽薹的前胡，根木质化很软，习称雌前胡，可供药用。

【品质要求】以身长、外皮黑褐、断面木化弱、油点明显、气味香者为佳。

【功能与主治】降气化痰，散风清热。用于风热咳嗽，痰稠痰多，胸闷气喘。

【贮藏】置阴凉干燥处，防霉变，防虫蛀。

【附注】早年，甘肃地产前胡来源比较复杂，伞形科8种植物误做"前胡"，商品中发现的有伞形科植物葛缕子 *Carum carvi*

L.（庆阳、兰州），尤以田葛缕子 *Carum buriaticum* Turcz. 涉及地域广（临夏、定西、兰州、甘南、庆阳等），硬阿魏 *Ferula bungeana* kitagawa（河西）80年代后已无商品流通。目前，商品来源于华北前胡和少毛北前胡，产量较大，销往省内外。

2018年文县引进白花前胡试种300亩，长势良好。西和县试种的前胡原植物为地方习用品种华北前胡。

藁 本

【地方名称】西芎藁本。

【商品名称】藁本。

【开发利用】唐《新修本草》载"藁本茎叶根与芎䓖小别，今以宕州（今甘肃南部宕昌、舟曲一带）者佳"。清·乾隆《陇西县志》等地方志"物产·药类"收录。

【来源】为伞形科植物藁本 *Ligusticum sinense* Oliv. 的干燥根茎和根。

【原植物】多年生草本，高1 m。根状茎呈不规则的团块。基生叶三角形，长8～15 cm，二回羽状全裂，最终裂片3～4对，卵形，长3～5.5 cm，宽1～2.5 cm，上面脉上有乳头状突起，边缘不整齐羽状深裂；叶柄长9～20 cm；茎上部叶具扩展叶鞘。复伞形花序有乳头状粗毛；总苞片数个，狭条形；伞幅15～23，不等长；小总苞片数个，丝状条形；花梗多数；花白色。双悬果宽卵形，长2 mm，宽1 mm，平滑无毛，具5棱，两侧稍扁。花期9月，果期11月（图2-1-313）。

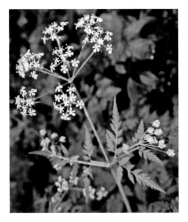

图2-1-313　藁本原植物（康县）

【生境与分布】生于山地草丛中。甘肃分布于陇南、天水、定西、甘南、临夏、平凉和庆阳。近年，渭源等地试种（图2-1-314）。

【采收加工】秋季茎叶枯萎或次春出苗时采挖，除去泥沙，晒干或烘干。

【产地】主产于陇南（康县、文县、武都）、甘南（舟曲、卓尼）、定西（岷县、临洮）、临夏（和政、临夏县、康乐）、平凉（华亭）、庆阳（宁县、合水）等地。

【产量】2017年临夏市收购量为0.4万 kg。

【药材性状】根茎呈不规则结节状圆柱形，稍扭曲，有分枝，长3～10 cm，直径1～2 cm。表面棕褐色或暗棕色，粗糙，有纵皱纹，上侧残留数个凹陷的圆形茎基，下侧有多数点状突起的根痕和残根。体轻，质较硬，易折断，断面黄色或黄白色，纤维状。气浓香，味辛、苦、微麻（图2-1-315）。

【商品规格】统货。

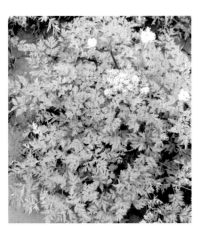

图2-1-314　人工种植藁本（渭源）

【品质要求】以粗壮、整齐、香味浓郁，残茎基少者为佳。

【功能与主治】祛风，散寒，除湿，止痛。用于风寒感冒，巅顶疼痛，风湿痹痛。

【贮藏】置阴凉干燥处，防潮，防蛀。

【附注】在陇南（康县、徽县、礼县）民间有采集藁本嫩叶食用的习惯，一般是拌凉菜、炖肉。

省内栽培的川芎 *Ligusticum chuanxiong* Hort，其根茎发生变异，外观酷似"藁本"，历史上一直误作"藁本"，屡禁不止。

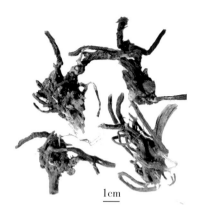

图2-1-315　藁本药材(康乐)

紫丹参

【地方名称】鼠尾草、赤参、山参、密罐罐。

【商品名称】甘肃丹参、丹参、紫丹参。

【开发利用】清·康熙《岷县志》、乾隆《狄道州志》"物产·药类"收录丹参。《甘肃中药手册》（1959年）收录的丹参，为甘西鼠尾草 *Saliva przewalskii* 类的植物。

【来源】为唇形科植物甘西鼠尾草 *Salvia przewalskii* Maxim. 或褐毛甘西鼠尾草 *Saliva przewalskii* Maxim. var. *mandarinorum*（Diels）Stib. 的干燥根。

【原植物】（1）甘西鼠尾草　多年生草本。根肥厚，红褐色。茎丛生，密被长柔毛。叶具长柄；叶片三角状或椭圆状戟形，稀心状卵形，长8～20 cm，腹面微被毛，背面被白色绒毛，先端锐尖，基部心形至戟形。轮伞花序组成总状或圆锥花序；花冠紫红色，苞片卵形或椭圆形，两面被长柔毛；花二唇形，外密被腺毛，筒内具毛环；花丝长 4.5 mm；药隔长 3.5 mm。小坚果倒卵形。花期6～8月，果实花后渐次成熟（图2-1-316）。

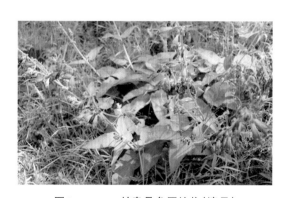

图2-1-316　甘肃丹参原植物(漳县)

（2）褐毛甘西鼠尾草　唯其叶背面密被褐色或污黄色柔毛。

【生境与分布】生于海拔2100～4000 m的山坡、草丛或灌丛。分布于定西、临夏、甘南、天水、兰州、武威、张掖等地。庆阳（正宁、宁县）、定西（陇西、渭源、临洮）、临夏（康乐、和政）等地种植（图2-1-317、318）。

【采收加工】春、秋二季采挖，除去地上部分、须根及泥沙，干燥。

【产地】主产于甘南、临夏、定西、兰州及武威等地。

【产量】2017年各地收购量，陇西为0.7万kg、临夏市为0.5万kg、临洮为0.3万kg。

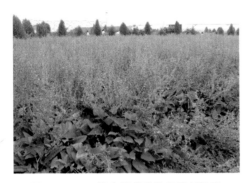

图2-1-317 甘肃丹参种植基地(陇西)

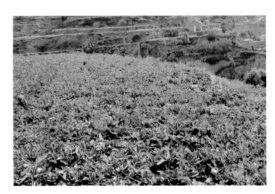

图2-1-318 甘肃丹参种植基地(临洮)

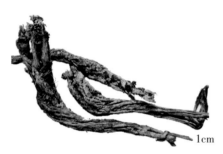

1cm

图2-1-319 野生紫丹参药材(渭源)

【药材性状】(1)野生品 根呈圆锥形，长10～25 cm，直径1～6 cm。表面暗棕色、棕褐色，外皮常有部分剥落而呈红褐色，外表粗糙，具不规则纵沟纹，根头单一或数个合生，根部由多数细根呈辫子状或扭曲状。质松脆，易折断，断面疏松，不平坦，可见黄白色的木质部。气微，味微苦涩（图2-1-319）。

（2）栽培品 外观与野生品相近，外皮色较红；种植年限越长，细根的辫子状越明显（图2-1-320）。

【商品规格】统货。

【品质要求】以根条粗壮、色紫红、无须根及泥土者为佳。

【功能与主治】活血调经，祛瘀止痛，清心除烦。用于月经不调，经闭痛经，癥瘕积聚，胸腹刺痛，热痹疼痛，心烦不眠，痈肿疮毒。

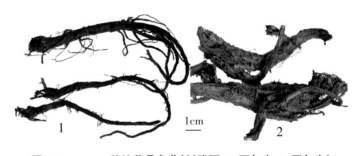

1cm

图2-1-320 种植紫丹参药材(陇西，1-两年生，2-四年生)

【贮藏】置干燥避光处。

【附注】20世纪80年代，永登将毛茛科植物西伯利亚乌头 Aconitun barbatum Pers. var. hispidum（DC.）Seringe 的根误以为"丹参"收购，所幸医药公司发现及时制止，避免一场严重的质量事故。本品根部特征确与紫丹参相似，容易混淆。

紫　菀

【地方名称】紫小辫。

【商品名称】紫菀。

【开发利用】清·康熙《岷州志》《静宁州志》，光绪《礼县新志》，清光绪《阶州直隶州续志》等地方志"物产·药类"收录紫菀，原植物不详。民国33年《甘肃经济丛书》中记录的紫菀，据形态特征应为紫菀 *Aster tataricus*。《甘肃中草药手册（第四册）》（1974年）收录紫菀有两种来源，其中之一为紫菀 *Aster tataricus*。

【来源】为菊科植物紫菀 *Aster tataricus* L.F.的干燥根及根茎。

【原植物】多年生草本，根状茎斜升。基部叶长圆状或椭圆状匙形。下部叶匙状长圆形；中部叶长圆形或长圆披针形，无柄，全缘或有浅齿。头状花序多数，在茎和枝端排列成复伞房状。总苞半球形；总苞片3层，线形或线状披针形，边缘宽膜质，且带紫红色。舌状花约20余个；管部长3 mm，舌片蓝紫色，有4至多脉；管状花长6～7 mm；花柱附片披针形。瘦果倒卵状长圆形，紫褐色。冠毛污白色或带红色。花期7～9月，果期8～10月（图2-1-321）。

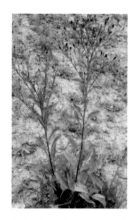

图2-1-321　紫菀原植物（宕昌）

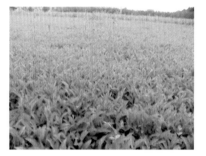

图2-1-322　紫菀种植基地（崇信）

【生境与分布】生于海拔700～2500 m的山坡、草丛或灌丛。分布于兰州、定西、临夏、甘南、天水、陇南等地。庆阳（镇原、正宁）、平凉（崇信）、定西（陇西）、陇南（宕昌）、天水（清水）等地间或有零星种植（图2-1-322）。

【采收加工】春、秋二季采挖，除去地上部分及泥沙，干燥。

【产地】近年产于庆阳（镇原、正宁）、平凉（崇信）等地。

【产量】2017年崇信产量0.5万kg。

【药材性状】根茎呈不规则块状，大小不一，顶端有茎、叶的残基；质稍硬。根茎簇生多数细根，长3～15 cm，直径0.1～0.3 cm。表面紫红色或棕红色，有纵皱纹。质较柔韧。气微香，味甜、微苦（图2-1-323）。

【商品规格】统货。

【品质要求】以细根肥长、色紫红、柔软者为佳。

【功能与主治】润肺下气，消痰止咳。用于痰多喘咳，新久咳嗽，劳嗽咳血。

【贮藏】置干燥处。

【附注】早年，菊科植物兔儿伞 *Syneilesis aconitifolia*（Bge.）Maxim. 的根（榆中）误为"紫菀"；毛茛科植物驴蹄草 *Caltha palustris* L.的根（定西）误为"紫菀"，又称为"土紫菀"；菊科锈毛风毛菊 *Saussurea dutaillyana* Franch 的根（康县）、蛛毛蟹甲草 *Cacalia roborowskii*（Maxim.）Ling.的根（陇南）误称为"紫菀"；菊科植物阿尔泰紫菀 *Aster aetaicus* 的根（天水）作"紫菀"入药。

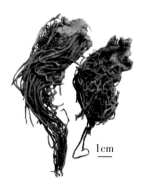

1cm

图2-1-323　紫菀商品药材（崇信）

葛　根

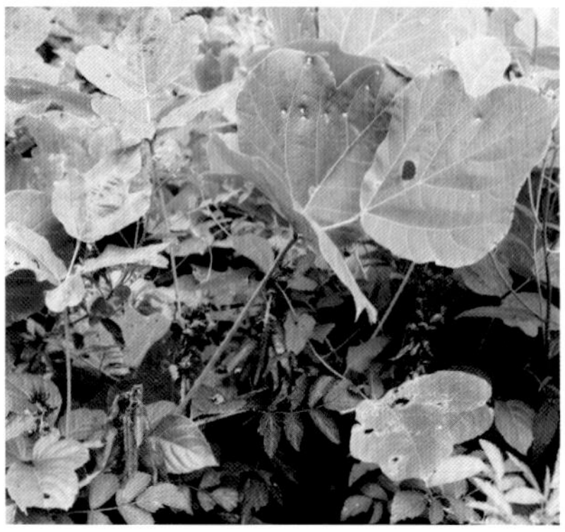

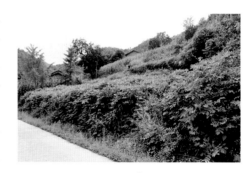

图 2-1-324　野葛原植物（康县）

【地方名称】葛藤、野扁葛、麻葛根、黄金。

【商品名称】葛根。

【开发利用】清·乾隆《成县新志》，光绪《文县新志》；民国《徽县新志》《天水县志》《康县要览》等地方志"物产·药类"收录。

【来源】为豆科植物野葛 *Pueraria lobata*（Willd.）Ohwi. 的干燥块根。

【原植物】多年生藤本。块根肥厚。小叶 3，顶生小叶菱状卵形，长 5～19 cm，宽 4～18 cm，先端渐尖，基部圆形，有时浅裂，下面有粉霜，两面有毛，侧生小叶宽卵形，有时有裂片，基部斜形；托叶盾形，小托叶针状。总状花序腋生，花密；小苞片卵形或披针形；萼钟形，萼齿 5，披针形，上面 2 齿合生，下面一齿较长，内外面均有黄色柔毛；花冠紫红色。荚果条形，长 5～10 cm，密生黄色长硬毛。花期 4～8 月，果期 8～10 月（图 2-1-324）。

【生境与分布】生于山坡、路边草丛中较阴湿的地方（图 2-1-325）。分布于陇南、天水、平凉、庆阳等地；平凉（华亭）、陇南（武都）等地栽培。2017 年华亭县有关部门在马峡镇结合精准扶贫项目种植 250 余亩，作为提取原料供应深圳制药企业。

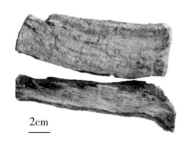

图 2-1-325　野葛生境（康县）

【采收加工】秋、冬二季采挖，多于冬季叶片枯黄后到发芽前采挖，栽培品需 3～4 年，洗净泥土，刮去粗皮，趁鲜切成厚片（斜片）或切成 1.5～2 cm 厚的小块，晒干或烘干。

【产地】产于陇南（武都、康县、两当）、庆阳（正宁）、平凉（华亭）等地。

【产量】2017 年两当野生产量约 3 万 kg。2017 年华亭鲜品产量 37.5 万 kg。

【药材性状】完整的多呈圆柱形。商品常为斜切、纵切、横切的片块，大小不等。表面褐色，具纵皱纹，可见横向皮孔和不规则的须根痕。质坚实，断面粗糙，黄白色，隐约可见 1～3 层同心环层。纤维性强，略具粉性。气微、味微苦涩或微甜（图 2-1-326）。

【商品规格】统货。

【品质要求】以块肥大、质坚实、色白、粉性足、纤维少者为佳。

【功能与主治】解肌退热，生津止渴，透疹，升阳止泻，

2cm

图 2-1-326　葛根药材（康县）

通经活络，解酒毒。用于外感发热头痛，项背强痛，口渴，消渴，麻疹不透，热痢，泄泻，眩晕头痛，中风偏瘫，胸痹心痛，酒毒伤中。

【贮藏】置通风干燥处，防蛀。

黑柴胡

【地方名称】柴胡。

【商品名称】柴胡、黑柴胡。

【开发利用】清·乾隆《岷州志》《狄道州志》《武威县志》《永昌县志》等地方志"物产·药类"收录柴胡。从现代地产柴胡的商品分析，临夏、定西、武威和甘南是黑柴胡主要产地，上述柴胡的植物来源应包括现代黑柴胡。

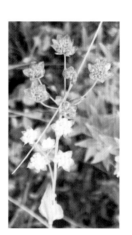

图2-1-327 黑柴胡
原植物(临洮)

【来源】为伞形科植物小叶黑柴胡 *Bupleurum*、黑柴胡或黄花鸭跖柴胡 *Bupleurum co mmelynoideum de Boiss*. var. flaviflorum Shan et Y. Li，的干燥根。

【原植物】（1）黑柴胡　多年生草本。根黑褐色。数茎直立或斜升，常丛生。基部叶狭长圆形或长圆状披针形或倒披针形，叶脉7～9；中部的茎生叶狭长圆形或倒披针形，下部较窄成短柄或无柄，顶端短渐尖，基部抱茎，叶脉11～15；序托叶长卵形，基部扩大，叶脉21～31；总苞片1～2或无；伞辐4～9，挺直，不等长；小总苞片6～9，卵形至阔卵形，黄绿色，长过小伞形花序半倍至一倍；花瓣黄色；花柱基干燥时紫褐色。果卵形，棱狭翼状；每棱槽内油管3，合生面3～4。花期7～8月，果期8～9月（图2-1-327）。

（2）小叶黑柴胡　茎丛生更密，茎细而微弯成弧形，下部微触地。叶变窄，变小，长6～11 cm，宽3～7 mm。小伞形花序小，直径8～11 mm；小总苞有时减少至5片，长3～6 mm，宽2.5～3.5 mm，稍稍超过小伞形花序（图2-1-328）。

（3）黄花鸭跖柴胡　基部叶长线形，顶端渐尖，不收缩，无叶柄而抱茎；茎中部叶卵状披针形，下半部扩大，至基部略收缩，抱茎，顶端渐尖，往往呈长尾状；茎上部叶基部广楔形或圆楔形。花黄色，伞辐挺直或成弧形；小总苞片7～9，超过小伞不到一倍。

【生境与分布】（1）黑柴胡及小叶黑柴胡　生于海拔1800～3200 m山坡草地、山谷。分布于张掖、武威、白银、兰州、定西、临夏、甘南等地。

（2）黄花鸭跖柴胡　分布于定西、兰州、甘南等地。

【采收加工】（1）采收　春、秋二季采挖，抖掉泥土，晒干。

（2）加工　除去残茎、叶，晾晒，不断用小木棒敲打，抖净泥土，晒干。

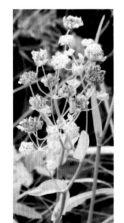

图2-1-328 小叶
黑柴胡原植物
（临洮）

【产地】主产于甘南、临夏、张掖及定西等地。

【产量】2017年各地收购量，甘南为0.5万kg、临夏为0.3万kg。

【药材性状】黑柴胡和小叶黑柴胡根呈圆柱形或圆锥形，常弯曲，稀有分枝，长3～7 cm，直径0.2～0.7 cm。根头增粗，有数个分枝根茎，具芽痕，顶端残留数个茎基，基部少有或无膜质叶基。表面黑褐色或棕褐色，粗糙，有多数疣状突起及须根断痕。质较松脆，易折断。断面略平坦，皮部浅棕色，具多数裂隙，木部黄白色，有放射状裂隙。气微香，味微苦。黄花鸭跖柴胡根较细小，根茎细长或无（图2-1-329）。

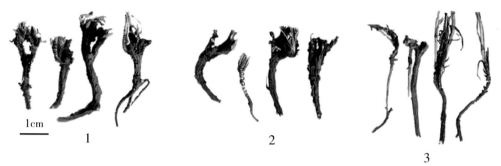

1.小叶黑柴胡　2.黑柴胡　3.黄花鸭跖柴胡

图2-1-329　黑柴胡药材图（甘肃商品）

【商品规格】统货。

【品质要求】传统以根粗长，外皮浅棕色或棕褐色，整齐，无残留茎基、叶及须根者为佳。

【功能与主治】疏散退热，疏肝解郁，升举阳气。用于感冒发热，寒热往来，胸胁胀痛，月经不调，子宫脱垂，脱肛。

【贮藏】置通风干燥处，防蛀。

【附注】黑柴胡为甘肃传统的习用药材，收载于《甘肃省中药材标准》（2020年版）。

瑞香狼毒

【地方名称】红狼毒、断肠草、打碗花、绵大戟。

【商品名称】瑞香狼毒、狼毒。

【开发利用】清·康熙《岷州志》，乾隆《西和县新志》《河州志》《狄道州志》，光绪《通渭县新志》；民国《重修定西县志》等地方志"物产·药类"收录狼毒。民国《清水县志》称为"狼毒草"。

【来源】为瑞香科植物狼毒 *Stellera chamaejasme* L. 的干燥根。

【原植物】多年生草本，高20～40 cm。具粗大圆柱形或纺锤形的宿根。茎直立，丛生。叶常互生，无柄，披针形至椭圆状披针形，长1.2～2.3 cm，宽1.5～3.5 mm，全缘。头状花序顶生，具绿色叶状总苞；花被筒细瘦，长8～12 cm，外表面为红色或紫红色，具明显纵纹，内表面为白色；顶端5裂；雄蕊10，两轮，花丝极短；子房上部被淡黄色细柔毛。果实圆锥形，为花被管基部所包。种子一枚。花期5～6月，果期6～8月（图2-1-330）。

【生境与分布】生于海拔1200～3600 m的干燥向阳坡地、草原、河滩。分布于兰州、定西、白银、平凉、天水及甘南等地。

【采收加工】春、秋二季采挖，除去杂质及泥土，晒干。

【产地】产于定西、兰州及甘南等地的个别县。

【产量】各地零星收购。

【药材性状】呈圆锥形、纺锤形，有的具分枝，略弯曲，长 7～30 cm，直径 1.5～7 cm。表面红棕色或棕褐色，有扭曲纵皱及横长皮孔，根头部有数个地上茎残基，尾部分枝或已切除。体轻质松而韧，不易折断，断面纤维性，呈类白色或微黄色，木质部具黄色环纹 2～3 轮及黄色星点，皮层多绵毛状纤维。气微，味微甘而辛（图 2-1-331）。

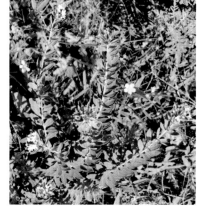

图 2-1-330 瑞香狼毒原植物（渭源）

【商品规格】统货。

【品质要求】以体肥、色棕褐、质重、韧性强者为佳。

【功能与主治】峻下逐水，破积，杀虫，止痛。用于胸腹积水，水肿喘满，心腹疼痛。外用治疥癣，恶疮，杀蝇蛆。

【贮藏】置阴凉干燥处。

【附注】历史上，大戟科植物钩腺大戟 *Euphorbia sieboldiana* Morr. & Decne. 和甘肃大戟 *Euphorbia kansuensis* Prokh. 的根曾以"狼毒"收购外销。

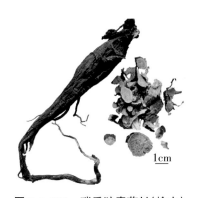

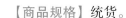

图 2-1-331 瑞香狼毒药材（榆中）

薤　白

【地方名称】野薤、野小蒜。

【商品名称】薤白。

【开发利用】清·康熙《文县志》《静宁州志》，乾隆《西和县新志》，光绪《重修皋兰县志》等地方志"物产·蔬菜类"收录。《甘肃中草药手册（第二册）》（1971年）收录。

【来源】为百合科植物小根蒜 *Allium macrostemon* Bge. 的干燥鳞茎。

【原植物】多年生草本。鳞茎近球形，旁侧常有 1～3 个小鳞茎附着，外有白色膜质鳞被。叶互生，叶苍绿色，半圆柱状狭线形，中空，长 20～40 cm，宽 2～4 mm，先端渐尖，基部鞘状抱茎。花茎单一，高 30～70 cm，伞形花序顶生，球状，下有膜质苞片，卵形，先端长尖；花梗长 1～2 cm，有的花序只有很少小花；而间以许多肉质小珠芽，甚则全变为小株芽；花被片 6，粉红色或玫瑰色；雄蕊 6，花丝细长；子房上位。蒴果倒卵形。花期 5～6 月，果期 8～9 月（图 2-1-332）。

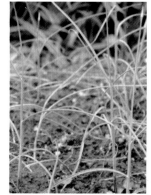

图 2-1-332 薤白原植物
（临洮）

【生境与分布】生于海拔 1500 m 以下的山坡、丘陵、山谷或草地。分布于陇南、天水、平凉、庆阳、定西等地。

【采收加工】野生品夏、秋二季采挖，栽培后第二年5～6月采收，洗净，除去叶苗、须根，蒸透或置沸水中烫透，取出，晒干。

【产地】产于陇南、庆阳（镇原、宁县、正宁）、平凉（泾川、华亭）。

【产量】陇南年产量约1500 kg。

【药材性状】呈不规则卵圆形，长0.5～2.0 cm，直径0.5～1.8 cm。表面黄白色或淡黄棕色，皱缩，半透明，有纵沟及皱纹或有类白色膜质鳞片包被，顶端有残存茎基或茎痕，基部有突起的鳞茎盘。质坚硬，角质样，不易破碎，断面黄白色。微有蒜气，味微辣（图2-1-333）。

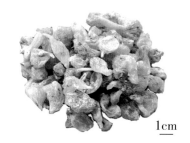

1cm

图2-1-333 薤白药材(武都)

【商品规格】统货。

【品质要求】以个大、饱满、质坚、黄白色、半透明，无残茎者为佳。

【功能与主治】通阳散结，行气导滞。用于胸痹心痛，脘腹痞满胀痛，泻痢后重。

【贮藏】置干燥处，防蛀。

藏木香

【地方名称】土木香。

【商品名称】藏木香。

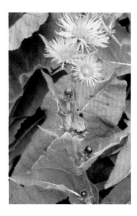

图2-1-334 藏木香原
植物(卓尼)

【开发利用】菊科植物总状土木香 *Inula racernosa* Hook.f.，原分布于新疆，甘南等地引种栽培。

【来源】为菊科植物总状土木香 *Inula racernosa* Hook.f.的干燥根。

【原植物】多年生草本。茎高60～160 cm。茎常有分枝。叶大，椭圆状披针形至卵状披针形，边缘具齿或重齿，下面被白色厚茸毛。头状花序少数或较多数，径5～8 cm，无或有长0.5～4 cm的花序梗，排列成总状花序。总苞宽2.5～3 cm，总苞片5～6层，草质，被茸毛，内层干膜质，背面有疏毛，长于外层；舌状花黄色，舌片顶端有3小齿；筒状花长约1 cm。瘦果4或5面形，有肋和细沟，无毛；冠毛污白色。花期7～8月，果期8～9月（图2-1-334）。

【生境与分布】甘南（临潭、卓尼、迭部）、武威（天祝）等地栽培，平凉（静宁）试种（图2-1-335）。

【采收加工】一般3年栽培期，在9～10月霜降

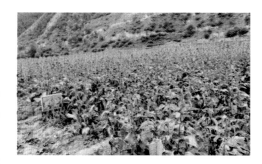

图2-1-335 藏木香种植基地(卓尼)

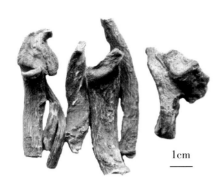

图2-1-336 藏木香药材（卓尼）

后，地上部分枯萎时采挖。除去茎叶，挖出抖掉泥土，切成小段，稍晒干，装在麻袋中，撞去须根、粗皮等，再晒干。

【产地】甘南（卓尼、临潭、迭部）等地。

【产量】2017年甘南产量约10万kg。

【药材性状】呈圆锥形，略弯曲，长5～20 cm。表面黄棕色或暗棕色，有纵皱纹及须根痕。根头粗大，顶端有凹陷的茎痕及叶鞘残基，周围有圆柱形支根。质坚硬，不易折断。断面略平坦，

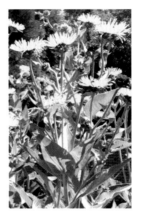

图2-1-337 土木香原植物（陇西）

黄白色至浅灰黄色，有凹点状油室。气微香，味苦、辛（图2-1-336）。

【商品规格】统货。

【品质要求】以质坚实、气味芳香昂、油性大者为佳。

【功能与主治】健脾和胃，调气解郁，止痛安胎。用于胸胁、脘腹胀痛，呕吐泻痢，胸胁挫伤，岔气作痛，胎动不安。

【贮藏】置阴凉干燥处。

【附注】《甘肃中草药手册（第二册）》（1971年）收录土木香，为土木香 *Inula helenium* L.，本品头状花序有6～12 cm的长梗，排列成疏伞房花序；茎常不分枝。我国仅分布于新疆，国内其他地方引种栽培，商品为土木香。在陇西药用植物园示范种植（图2-1-337）。

二、种子果实类

大　枣

【地方名称】枣子、干枣、小枣、香枣。

【商品名称】红枣、大枣。

【开发利用】大枣在甘肃地方志作为食用果实记载。明·嘉靖《秦安县志》；清·顺治《重刊甘镇志》，康熙《巩昌府志》，乾隆《环县志》《庄浪志略》《武威县志》《镇番县志》《永昌县志》，道光《两当县新志》，光绪《礼县新志》《重修皋兰县志》《肃州新志》；民国《创修临泽县志》《靖远县新志》《重修敦煌县志》《康县要览》《徽县新志》等地方志"物产·果树类"收录。

【来源】为鼠李科植物枣 Ziziphus jujuba Mill. 的干燥成熟果实。

【原植物】灌木或乔木，高达10 m。小枝有细长的刺，刺直立或钩状。叶卵圆形到卵状披针形，长3～7 cm，宽2～3.5 cm，有细锯齿，基生三出脉。聚伞花序腋生；花小黄绿色。核果大，卵形或矩圆形，长1.5～5 cm，深红色，味甜，核两端锐尖。花期5～7月，果期8～9月（图2-2-1）。

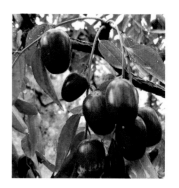

图2-2-1　大枣原植物（民勤）

【生境与分布】全省除嘉峪关市外，其余各市州均有栽培，主要栽培于张掖（甘州、临泽）、武威（民勤）、白银（景泰、靖远）和临夏（永靖）。

【采收加工】秋季果实成熟时采收，晒干（图2-2-2），或热风干燥（图2-2-3）。

【产地】全省大枣产区（县、区）共47个，主产于张

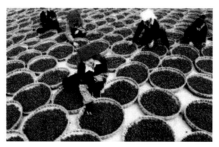

图2-2-2　晾晒大枣（临泽）

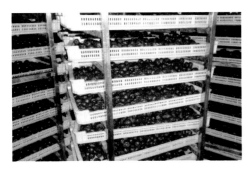

图2-2-3　热风干燥大枣(民勤)

掖（甘州、临泽）、武威（民勤）、白银（景泰、靖远）、酒泉（敦煌、金塔）、庆阳（宁县）和临夏（永靖）；此外，兰州（西固）、庆阳（庆城）、金昌、平凉、定西、陇南等部分地方亦产。

【产量】2016年全省大枣产量为7260万kg，其中十大主产区依次为，甘州为4825万kg、民勤为2490万kg、景泰为2070.7万kg、临泽为1645.8万kg、靖远为1404.9万kg、敦煌为645.1万kg、宁县为601.4万kg、永靖为544.5万kg、金塔为481万kg和西固为419.1万kg。

【药材性状】呈椭圆形或球形，长2～3.5 cm，直径1.5～2.5 cm。表面暗红色，略带光泽，有不规则皱纹。基部凹陷，有短果梗。外果皮薄，中果皮棕黄色或淡褐色，肉质，柔软，富糖性而油润。果核纺锤形，两端锐尖，质坚硬。气微香，味甜（图2-2-4）。

【商品规格】统货。

【品质要求】以色红、个大、肉厚、核小、油润而味甜者为佳。

【功能与主治】补中益气，养血安神。用于脾虚食少，乏力便溏，妇人脏躁。

【贮藏】置干燥处，防蛀。

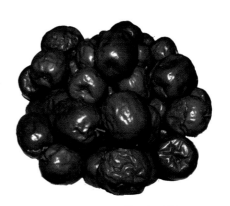

图2-2-4　大枣药材(民勤)

女贞子

【地方名称】冬青（陇南）、蜡树。

【商品名称】女贞子。

【开发利用】民国《天水县志》"物产·药类"收录。

【来源】为木犀科植物女贞 *Ligustrum lucidum* Ait. 的干燥果实。

【原植物】常绿灌木或乔木。单叶对生；叶片革质，卵形、长卵形或椭圆形至宽椭圆形，长6～17 cm，宽3～8 cm，先端锐尖至渐尖或钝，基部圆形。圆锥花序顶生；花无梗或近无梗；花萼长1.5～2 mm，齿不明显或近截形；花冠长4～5 mm，裂片长2～2.5 mm；花丝长1.5～3 mm，花药长1～1.5 mm；花柱长1.5～2 mm，柱头棒状。果肾形或近肾形，长7～10 mm，径4～6 mm，深蓝黑色，成熟时呈红黑色，被白粉。花期5～7月，果期10月至翌年2月（图2-2-5）。

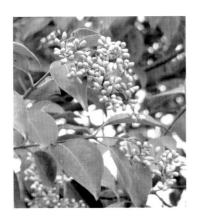

图2-2-5　女贞子原植物(两当)

【生境与分布】生于海拔600～1500 m的林缘或疏林中，分布于陇南、天水、甘南等地，陇南（徽县、两当、成县等地）多栽培于庭院或路旁绿化树种（图2-2-6）。

【采收加工】12月果实变黑而有白粉时打下，除去梗、叶及杂质，晒干或置热水中烫过后晒干。

【产地】产于陇南（徽县、两当、武都、康县、文县）、甘南（舟曲）等地。

【产量】2017年各地收购量，两当为0.5kg、康县为0.4kg。

【药材性状】果实呈卵形、椭圆形或肾形，长6～8.5 mm，直径3.5～5.5 mm。表面黑紫色或棕黑色，皱缩不平，基部有果梗痕或具宿萼及短梗。

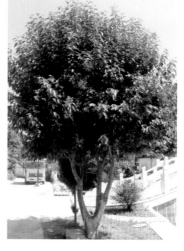

图2-2-6 绿化栽种女贞子(徽县)

外果皮薄，中果皮稍厚而松软，内果皮木质，黄棕色，有数条纵棱，破开后种子通常1粒，椭圆形，一侧扁平或微弯曲，紫黑色，油性。气微，味微酸、涩（图2-2-7）。

【商品规格】统货。

【品质要求】以粒大、饱满、色黑紫者为佳。

【功能与主治】补益肝肾，清虚热，明目。主治头昏目眩，腰膝酸软，遗精，耳鸣，须发早白，骨

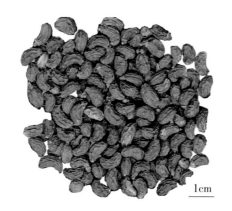

图2-2-7 女贞子药材(武都)

蒸潮热，目暗不明。

【贮藏】置通风干燥处。

【附注】（1）早年，冬青科植物冬青 *Ilex chinensis* Sims 的果实（陇南、天水、庆阳）误称为"女贞子"，个别误作为"女贞子"药用。

（2）甘肃陇南的女贞子果实从10月开始成熟，至翌年2月，果实的成熟期较长，掌握适时采收和加工非常重要（图2-2-8为12月底拍摄）。

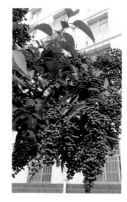

图2-2-8 女贞子成熟期(两当)

小茴香

【地方名称】八月珠、香丝菜、怀香。

【商品名称】大茴香（民勤）、小茴香。

【开发利用】小茴香在甘肃做为中药材引种，清代乾隆《重修肃州新志》谓"园圃中多种之，入药佳"。清·康熙《静宁州志》，乾隆《伏羌县志》《陇西县志》《永昌县志》《镇番县志》《平番县志》，道光《两当县新志》《会宁县志》，光绪《文县新志》《金县新志稿》《通渭县新志》《肃州新志》；民国《徽县新志》《新纂康县县志》《清水县志》《重修定西县志》《天水县志》等

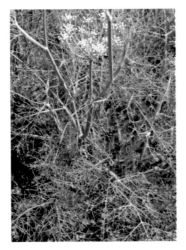

图2-2-9　小茴香原植物(秦州)

地方志"物产·药类"有收录。此外，亦作为蔬菜收载于康熙《靖远县志》。

光绪《肃州新志》称"小茴香种出宁夏，但种一年后，再种则形小而味变"。连续栽培品质出现退化现象

【来源】为伞形科植物茴香 *Foeniculum vulgare* Mill.的干燥成熟种子。

【原植物】多年生草本。高0.6~2 m，全体无毛，有粉霜，具强烈香气；茎直立，上部有分枝。茎生叶圆卵形至宽三角形，长30 cm，宽40 cm，三至四回羽状细裂，最终裂片丝状，长4~40 mm，宽约0.5 mm；下部叶柄长7~15 cm，上部的叶柄部或全部成鞘。复伞形花序大，直径达15 cm；总花梗长4~25 cm；无总苞和小总苞；伞幅8~30，长2~8 cm不等长，开展伸长；花梗5~30，开展；花小，金黄色。双悬果矩圆形，果棱尖锐。花期6~9月，果期10月（图2-2-9）。

【生境与分布】清代本省已广为栽培，但面积均不大。建国以后主要栽培于庆阳、平凉、天水等地，现时主要种植于酒泉、武威，天水、庆阳等地亦有零星栽培。

2017年民勤种植面积为5万亩，玉门种植面积为2千亩。

【采收加工】秋季果实初熟时采割植株，晒干，打下果实，除去杂质。

【产地】主产于武威（民勤、景泰）、酒泉（玉门、金塔）；庆阳（正宁、合水、镇原、宁县）、天水（秦州）、白银（靖远）、平凉（泾川）、兰州（皋兰）等地亦产。民勤县成为全国主产区之一。

【产量】2017年各地产量，民勤为200万kg、玉门为75万kg、山丹为20万kg。

【药材性状】为双悬果，呈圆柱形，有的稍弯曲，长4~8 mm，直径1.5~2.5 mm。表面黄绿色或淡黄色，两端略尖，顶端残留有黄棕色突起的柱基，基部有时有细小的果梗。分果呈长椭圆形，背面有纵棱5条，接合面平坦而较宽。横切面略呈五边形，背面的四边约等长。有特异香气，味微甜、辛（图2-2-10）。

【商品规格】统货。

【品质要求】以颗粒肥大、色黄绿、香气浓郁，无秕粒、无杂质者为佳。

民勤出口小茴香为精选品，颗粒均匀、绿色颗粒在50%~70%、杂质不得过1%、水分不得过9%。

【功能与主治】散寒止痛，理气和胃。用于寒疝腹痛，睾丸偏坠，痛经，少腹冷痛，脘腹胀痛，食少吐泻。

【贮藏】置阴凉干燥处。

【附注】茎叶在省内普遍作蔬菜食用。

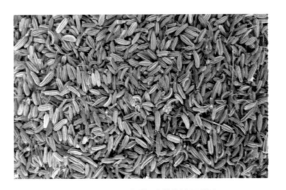

图2-2-10　小茴香药材(民勤)

山茱萸

【地方名称】枣皮、山萸肉。

【商品名称】山茱萸。

【开发利用】1966年武都县从河南引进，并在全县推广栽培，后发展到康县、舟曲等周边县。

【来源】为山茱萸科植物山茱萸 *Cornus officinalis* Sieb. et Zucc.的干燥成熟果肉。

【原植物】落叶灌木或乔木。枝黑褐色。叶对生；叶柄长0.6～1.2 cm，上面有浅沟；叶片纸质，卵形至椭圆形、稀卵状披针形，长5～12 cm，先端渐尖，基部楔形，上面疏生平贴毛，下面毛较密；侧脉6～8对，脉腋具黄褐色髯毛。伞形花序先叶开花，腋生，下具4枚小型的苞片，苞片卵圆形，褐色；花黄色；花萼4裂，裂片宽三角形；花瓣4，卵形；花盘环状，肉质；子房下位。核果椭圆形，成熟时红色。花期3～4月，果期9～10月（图2-2-11）。

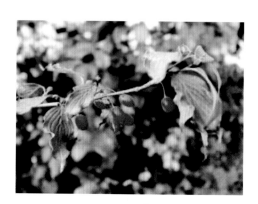

图2-2-11 山茱萸原植物(武都)

【生境与分布】生于海拔500～1500 m，稀达2100 m的林缘或林中。本省东南部有栽培，尤其陇南栽培较广（图2-2-12）。

【采收加工】山茱萸育苗到结果需培育6～7年，15～20年为盛果期。9～11月上旬果实呈红色时成熟，分批采摘（图2-2-13），用文火烘或置沸水中略烫后，及时除去果核，干燥（图2-2-14）。

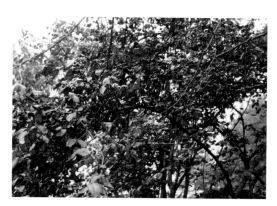

图2-2-12 房前屋后栽培山茱萸(武都)

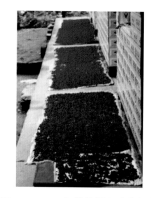

图2-2-13 山茱萸鲜品(武都)

【产地】主产于陇南（武都、康县、文县、徽县、礼县、成县、两当），甘南（舟曲）、庆阳（华池）、平凉（泾川）等地亦产。商品来自栽培品。

【产量】2017年各地收购量，武都为6万kg、康县为2万kg、礼县为1万kg、两当为1万kg。

【药材性状】果肉呈不规则片状或囊状，长1～1.5 cm，宽0.5～1 cm。表面紫红色至紫黑

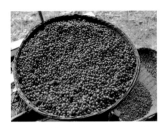

图2-2-14　晾晒山茱萸
（武都）

色，皱缩，有光泽。顶端有的有圆形宿萼痕，基部有果梗痕。质柔软。气微，味酸、涩、微苦。

【商品规格】统货。

【品质要求】以无核、果肉厚、色红、柔润者为佳。

【功能与主治】补益肝肾，收敛固脱。用于眩晕耳鸣，腰膝酸痛，阳痿遗精，遗尿尿频，崩漏带下，大汗虚脱，内热消渴。

【贮藏】置干燥处，防蛀。

【附注】早年，蔷薇科植物齿叶扁核木 *Prinsepia uniflora Batal. var. serrata Rehd.* 的果实（临夏）个别地方误以为"山茱萸"。

山　楂

【地方名称】红果、山里果、野山楂。

【商品名称】山楂。

【开发利用】甘肃开发利用山楂的记载较晚，民国《新纂康县县志》《天水县志》等地方志"物产·药类"收录。

【来源】为蔷薇科植物山楂 *Crataegus pinnatifida* Bge.、山里红 *Crataegus pinnatifida* Bge.var. major N.E.Br. 的干燥成熟果实。

【原植物】（1）山楂　落叶乔木，高达6m。小枝紫褐色，无毛或近无毛，有刺或无刺。叶宽卵形或三角状卵形，长5～10cm，宽4～7.5cm，基部截形至宽楔形，有3～5片羽状深裂，边缘有尖锐重锯齿，下面沿叶脉有疏柔毛；叶柄长2～6cm，无毛。伞房花序有柔毛；花白色，直径约1.5cm。梨果近球形，直径1～1.5cm，深红色。花期4～5月，果期9～10月。

（2）山里红　叶片大，分裂较浅。果实较大，直径可达2.5cm，深亮红色（图2-2-15、16）。

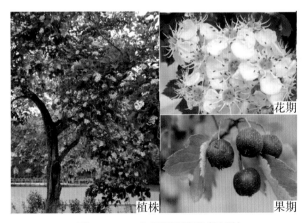

图2-2-15　山里红原植物(泾川)

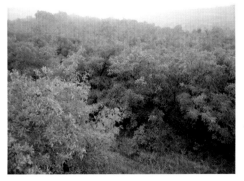

图2-2-16　人工山里红树林(泾川)

【生境与分布】（1）山楂　生于海拔600～2500m的山坡林缘或灌丛。天水、陇南等地野生，间有栽培。

（2）山里红　本省东南部广为栽培。

【采收加工】秋季果实成熟时采摘，采后切横片，晒干，或纵切两半。

【产地】主产于陇南（两当、康县、徽县、武都、成县、武都），平凉（华亭、泾川、灵台）、庆阳（合水、正宁、庆城、镇原、华池）等地亦产（图2-2-17）。

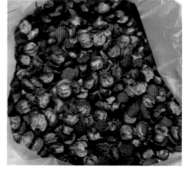

图2-2-17　种植山楂药材
（正宁收购站）

【产量】2017年各地收购量，两当为4万kg、康县为3万kg、徽县为1.4万kg、崆峒区为0.6万kg。商品来自栽培品，陇南（两当、徽县、成县、康县）亦有少量野生品。

【药材性状】（1）山楂　果实圆形或长圆形，直径1～1.4cm。表面棕红色至暗棕色，疏生白色圆形斑点。顶端有宿存萼，萼筒深凹，基部有果柄痕。商品多加工成横切或纵切片，厚2～6mm，皱缩不平。种子（果核）3～5粒或已脱落，质硬，长肾形，背部略拱起，中央有一条沟和两条棱脊。气微香，味酸（图2-2-18）。

（2）山里红　果实大，圆形，直径1.5～1.8cm。表面红色或暗红色，密布较大的白色斑点，果肉厚。种子5粒，较大，长肾形，常有一条凹沟（图2-2-19）。

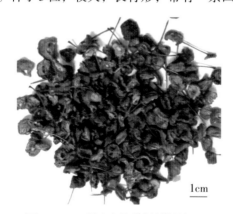

图2-2-18　野生山楂药材(徽县)

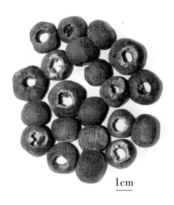

图2-2-19　种植山楂药材(两当)

【商品规格】统货。

【品质要求】以片大、皮红、肉厚、核小、身干、无虫蛀者为佳。

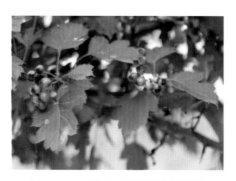

图2-2-20　甘肃山楂原植物(临洮)

【功能与主治】消食健胃，行气散瘀，化浊降脂。用于肉食积滞，胃脘胀满，泻痢腹痛，瘀血经闭，产后瘀阻，心腹刺痛，胸痹心痛，疝气疼痛，高血脂症。

【贮藏】放置阴凉处，防蛀。

【附注】（1）历史上，平凉、天水、陇南地产的山楂尚有甘肃山楂 *Crataegus kansuensis* Wils. 或华中山楂 *Crataegus wilsonii* Sarg. 的干燥成熟果实。当地习称为面担子，近年商品量很少，多在民间使用（图2-2-20）。

（2）早年，蔷薇科植物湖北海棠 *Malus hupehensis* (Pamp.) Rehd. 的果实（文县）个别地方习称土山楂，未见商品。

川楝子

【地方名称】金玲子。

【商品名称】川楝子。

【开发利用】清·光绪《文县新志》"物产·药类"收录。

【来源】为楝科植物川楝 *Melia toosendan* Sieb.et Zucc. 的干燥成熟果实。

【原植物】乔木。树皮灰褐色；幼嫩部分密被星状鳞片。二回单数羽状复叶，小叶窄卵形，长4～10 cm，宽2～4 cm，全缘或少有疏锯齿。圆锥花序腋生；花萼灰绿色，萼片5～6；花瓣5～6。淡紫色；雄蕊10或12，花丝合生成筒。核果大，椭圆形或近球形，长约3 cm，单质黄色或棕色，内果皮为坚硬木质，有棱。花期3～4月，果期10～11月（图2-2-21、22）。

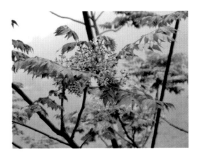

图2-2-21　川楝花期原植物(武都)

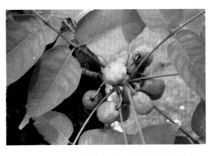

图2-2-22　川楝果期原植物(武都)

【生境与分布】生于疏林、山坡，常栽培于村旁附近或公路边。分布于陇南、甘南等地。

【采收加工】冬季果实成熟时采收，除去杂质，干燥。

【产地】产于陇南（武都、康县、文县）等地。

【产量】陇南年产量约800 kg。

【药材性状】呈类球形，直径2～3 cm。表面金黄色至棕黄色，微有光泽，少数四陷或皱缩，具深棕色小点。顶端有花柱残痕，基部凹陷，有果梗痕。外果皮革质，与果肉间常成空隙，果肉松软，淡黄色，遇水润湿显黏性。果核球形或卵圆形，质坚硬，两端平截，有6～8条纵棱，内分6～8室，每室含黑棕色长圆形的种子1粒。气特异，味酸、苦（图2-2-23）。

【商品规格】统货。

【品质要求】以粒大、均匀、色深、肉质厚者为佳。

【功能与主治】疏肝泄热，行气止痛，杀虫。用于肝郁化火，胸胁、脘腹胀痛，疝气疼痛，虫积腹痛。

【贮藏】置通风干燥处，防蛀。

【附注】甘肃尚有苦楝子，为楝科植物楝 *Melie azedarach* L.的干燥成熟果实。具有行气止痛，杀虫功效。呈长圆形至近球形，长1.2～2 cm，直径1.2～1.5 cm。外表面棕黄色至灰棕色，微有光泽，干皱。先端偶见花柱残痕，基部有果梗痕。果肉较松软，淡黄色，遇水浸润显黏性。果核卵圆形，坚硬，具4～5棱，内分4～5室，每

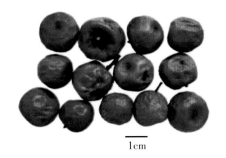

图2-2-23　川楝子药材图(康县)

室含种子1颗。气特异，味酸、苦（图2-2-24）。

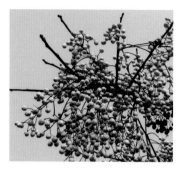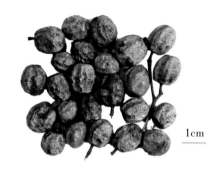

1cm

图2-2-24　苦楝子药材(武都)

马兜铃

【地方名称】茶叶包。

【商品名称】马兜铃。

【开发利用】清·康熙《静宁州志》，道光《两当县新志》，光绪《通渭县新志》；民国《新纂康县县志》《天水县志》《重修定西县志》《徽县新志》等地方志"物产·药类"均收录。

【来源】为马兜铃科植物马兜铃 *Aristolochia debilis* Sieb.et Zucc. 或北马兜铃 *Aristolochia contorta* Bge.的干燥成熟果实。

【原植物】（1）马兜铃　多年生攀援草本，全株无毛。叶互生，三角状矩圆形至卵状披针形或卵形，长3~8 cm，宽2~4 cm，顶端短渐尖或钝，基部心形，两侧具圆的耳片；叶柄长1~2 cm。花单生或2朵聚生于叶腋，花被喇叭状，笔直，长3~4 cm，基部急剧膨大呈球状，上端逐渐扩大成向面偏的侧片，侧片卵状披针形，带暗紫色，顶端渐尖；雄蕊6，贴生于粗而短的花柱体周围；柱头6。蒴果近球形，6瓣裂开。花期5~7月，果期8~10月（图2-2-25）。

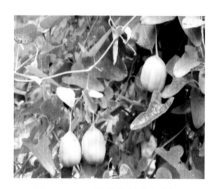

图2-2-25　马兜铃植物(武都)

（2）北马兜铃　叶卵状心形或三角状心形。总状花序有花2~8朵或有时仅一朵生于叶腋。蒴果宽倒卵形或椭圆状倒卵形。

【生境与分布】（1）马兜铃　生于山谷，沟边阴湿处或山坡灌丛中。分布于陇南、天水等地。

（2）北马兜铃　生于山野林缘，溪流两岸，路旁及山坡灌丛中。分布于除河西地区以外的地区。

【采收加工】秋季果实由绿变黄时采收，干燥。

【产地】产于陇南（文县、武都、成县、康县、徽县、两当）、庆阳（镇原、宁县、正宁）等地。

【产量】陇南年产量300～600 kg。

【药材性状】呈卵圆形，长3～7 cm，直径2～4 cm。表面黄绿色、灰绿色或棕褐色，有纵棱线12条，由棱线分出多数横向平行的细脉纹。顶端平钝，基部有细长果梗。果皮轻而脆，易裂为6瓣，果梗也分裂为6条。果皮内表面平滑而带光泽，有较密的横向脉纹。果实分6室，每室种子多数，平叠整齐排列。种子扁平而薄，钝三角形或扇形，边缘有翅，淡棕色。气特异，味微苦（图2-2-26）。

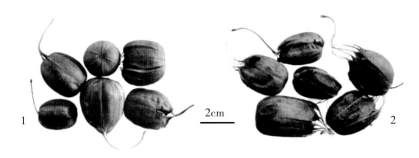

图2-2-26　马兜铃药材(1.马兜铃　2.北马兜铃)

【商品规格】统货。

【品质要求】以个大、饱满、色黄绿、不破裂者为佳。

【功能与主治】清肺降气，止咳平喘，清泄大肠。主治肺热咳嗽，痰壅气促，肺虚久咳，肠热痔血，痔疮肿痛，水肿。

【注意】本品含马兜铃酸，可引起肾脏损害等不良反应：儿童及老年人慎用；孕妇、婴幼儿及肾功能不全者禁用。

【贮藏】置干燥通风处。

【附注】马兜铃 Aristolochia debilis Sieb.et Zucc. 或北马兜铃 Aristolochia contorta Bge. 的干燥地上部分，习称天仙藤，具有行气活血，利水消肿，解毒功效。产地亦有收购。清·康熙《岷州志》《静宁州志》收载青木香，又名独行根，所述似马兜铃的根。

凤眼草

【地方名称】臭椿子、凤眼子。

【商品名称】凤眼草。

【开发利用】清·乾隆《陇西县志》《狄道州志》，道光《两当县新志》，光绪《重修皋兰县志》等地方志"物产·药类"收录。

【来源】为苦木科植物臭椿 Ailanthus altissima（Mill.）Swingle 的干燥成熟果实。

【原植物】落叶乔木，高可达20 m。树皮平滑有直的浅裂纹，嫩枝赤褐色，被疏柔毛。单数羽状复叶互生，长45～90 cm；小叶13～25，揉搓后有臭味，具柄，卵状披针形，长7～12 cm，宽2～4.5 cm，基部斜截形，顶端渐尖，全缘，仅在近基部通常有1～2对粗锯齿，齿顶端下面有1腺体。圆锥花序顶生；花杂性，白色带绿；雄花有雄蕊10枚；子房为5心皮，柱头5

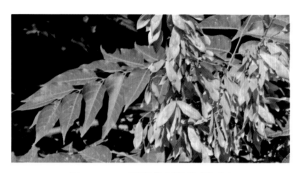

图2-2-27 凤眼草原植物(清水)

裂。翅果矩圆状椭圆形，长3～5 cm。花期4～5月，果期8～10月（图2-2-27）。

【生境与分布】全省大多数地区常为行道树栽培，东南部或半野生状态。

【采收加工】秋季果实成熟时采收，除去果柄和杂质，晒干。

【产地】产于庆阳（镇原、合水）等地。

【产量】各地零星收购。

【药材性状】呈菱状的长椭圆形，扁平，两端稍卷曲，长3～4.5 cm，宽1～1.5 cm。表面棕色、淡黄褐色，有细密的纵脉纹，膜质，微具光泽；中部具一条横向的凸纹，中央隆起呈扁球形，内含种子一枚，少数翅果有残存的果柄。种子扁圆形，长约5 mm，宽约4 mm，种皮黄褐色，子叶2，黄绿色，油性。气微，味苦（图2-2-28）。

【商品规格】统货。

【品质要求】以干燥、饱满、色黄棕、无杂质者为佳。

【功能与主治】清利湿热，止痢止血，疏风止痒。用于痢疾，便血，尿血，崩漏，白带，阴道滴虫，湿疹。

【贮藏】置阴凉干燥处。

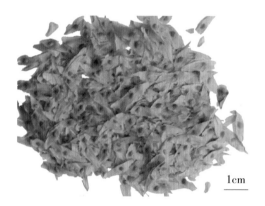

图2-2-28 凤眼草药材(合水)

木 瓜

【地方名称】皱木瓜。

【商品名称】木瓜、皱皮木瓜。

【开发利用】甘肃的木瓜在宋代已发掘利用。清·康熙《文县志》，乾隆《成县新志》《西和县新志》《陇西县志》；民国《康县要览》等地方志"物产·药类"收录。乾隆《伏羌县志》、道光《两当县新志》等地方志"物产·果树类"收录。

【来源】为蔷薇科植物贴梗海棠 Chaenomeles speciosa（Sweet）Nakai 的干燥近成熟果实。

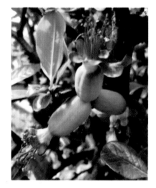

图2-2-29 木瓜原植物
（武都）

【原植物】落叶灌木。枝具刺，小枝幼时紫红色或紫褐色。叶椭圆状卵形或椭圆状矩圆形、稀倒卵形，长5～8 cm，宽1.5～5.5 cm，边缘带刺芒状尖锐锯齿，齿尖有腺，幼时有绒毛；叶柄长5～10 mm，微生柔毛，有腺体。花单生叶腋，花梗短粗，长5～10 mm，无毛；花淡粉色，直径2.5～3 cm；萼筒钟状，外面无毛；雄蕊多数；花柱

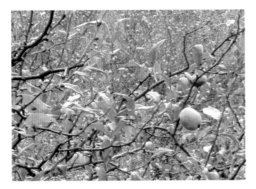

图2-2-30　徽县木瓜种植基地（王斌）

3～5，基部合生，有柔毛。梨果长椭圆形，长10～15 cm。5室，种子多数。花期3～5月，果期6～10月（图2-2-29）。

【生境与分布】陇南（徽县、成县、武都、康县、两当、西和等地）野生或在房前屋后广为栽培。徽县作为药用资源大面积推广，现有种植面积6000余亩，并在乡村周边广泛栽种（图2-2-30）。

【采收加工】夏、秋二季果实绿黄时采收。纵切成对、4瓣或成厚片，置沸水中烫至外皮灰白色，稍变软时取出，晒干。

【产地】产于陇南（主产于徽县、成县、两当，康县、西和、武都亦产）等地（图2-2-31、32、33）。

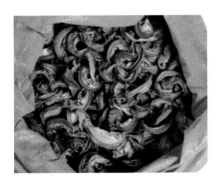

图2-2-31　收购站木瓜药材（徽县）

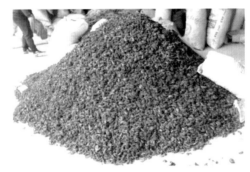

图2-2-32　收购站木瓜药材（成县）

【产量】2017年各地收购量，徽县为8万kg、成县1.5万kg、两当为1万kg。

【药材性状】呈长圆形，多纵剖成两半，长4～9 cm，宽2～5 cm，厚1～2.5 cm。外表面紫红色或红棕色，有不规则的深皱纹；剖面边缘向内卷曲，果肉红棕色，中心部分凹陷，棕黄色；种子扁长三角形，多脱落。质坚硬。气微清香，味酸（图2-2-34）。

【商品规格】统货。

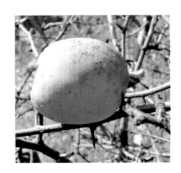

图2-2-33　鲜品木瓜（徽县）

【品质要求】以个大、色紫红、味酸，无虫蛀者为佳。

【功能与主治】舒筋活络，和胃化湿。用于湿痹拘挛，腰膝关节酸重疼痛，暑湿吐泻，转筋挛痛，脚气水肿。

【贮藏】置阴凉干燥处，防潮，防蛀。

【附注】甘肃东南部零星家种毛叶木瓜（狭叶木瓜）Chaenomeles cathayensis (Hemsl.) Schneid. 及滇楂（光皮木瓜）Chaenomeles sinensis (Thouin) Koehne，干燥近成熟果实民间作为木瓜使用，曾经形成少量商品。

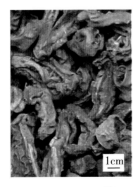

1cm

图2-2-34　木瓜药材
（徽县）

（1）毛叶木瓜　果实呈卵球形或近圆柱形，先端有突起，多纵剖为宽2～4瓣。长8～12 cm，宽6～7 cm。表面棕色或棕褐色，有不规则的深皱纹或皱褶，少有无皱纹。外表皮易破碎，断面果肉较薄，疏松，厚约0.5 cm，每室种子20～30粒。残存花柱基部具白色茸毛。体轻，质松脆。气微，味酸涩（图2-2-35、36）。

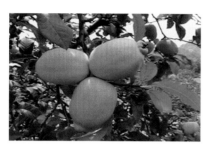

图2-2-35　毛叶木瓜原植物图（武都）

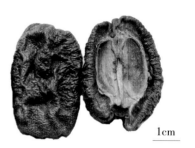

图2-2-36　毛叶木瓜药材图（崇信）

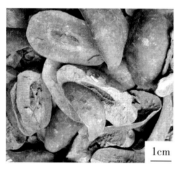

图2-2-37　光皮木瓜药材（武都）

（2）光皮木瓜　果实呈长椭圆形或卵圆形，多纵剖为2～4瓣。长4～9 cm，宽3.5～4.5 cm。外表面红棕色或棕褐色，光滑无皱纹，或稍带粗糙。剖面果肉粗糙，显颗粒性。种子多数，密集，每子房室内40～50粒，通常多数脱落。种子扁平三角形。气微，味微酸涩，嚼之有砂粒感（图2-2-37）。

（3）历史上，无患子科植物文冠果 *Xanthoceras sorbifolia* Bunge 的果实（平凉、庆阳）部分地方做"木瓜"入药。

火麻仁

【地方名称】麻子、大麻、火麻、花麻、大麻子、白麻仁。

【商品名称】大麻仁、火麻仁。

【开发利用】清代火麻仁已在甘肃广为栽培，乾隆《西和县新志》《伏羌县志》，道光《两当县新志》；民国《靖远县新志》《康县要览》《成县要览》《礼县县志》《清水县志》《天水县志》《洮沙县志》等大多数地方志，作为"麻类"资源收载。本品也榨油食用，康熙《靖远县志》《巩昌府志》，乾隆《环县志》，道光《重修金县志》，光绪《重修皋兰县志》等少数地方志作为"油料类"资源收载。

作为药用资源，仅有清·乾隆《重修肃州新志》，民国《重修敦煌县志》《新纂高台县新志》以火麻仁收载。民国《洮沙县志》称"火麻仁入药，近年麻价昂贵，种者渐多"。

【来源】为桑科植物大麻 *Cannabis sativa* L. 的干燥成熟果实。

【原植物】一年生草本。茎高1～3 m，密生短柔毛。叶互生或下部对生，掌状全裂，裂片3～11，披针形至条状披针形，上面有糙毛，下面密被灰白色毡毛，边缘具粗锯齿；叶柄长4～15 cm，被短绵毛。花单性，雌雄异株；雄花排列成长而疏散的圆锥花序，黄绿色，花被片和雄

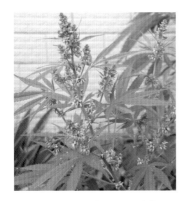

图2-2-38　火麻仁原植物
（徽县）

蕊各5；雌花丛生叶腋，绿色，每朵花外具一卵形苞片花被退化，膜质，紧包子房。瘦果扁卵形，为宿存的黄褐色苞片所包裹。花期7～9月，果期8～10月（图2-2-38）。

【生境与分布】火麻仁在省内多数地区是零星种植。现时主要栽培于天水、陇南、定西等地（图2-2-39）。

【采收加工】秋季果实成熟时采收，晒干，打下果实，除去杂质，晒干。

【产地】产于正宁、庆城、清水、徽县、武都等地。

【产量】2017年各地收购量，正宁为0.1万kg、庆城为0.1万kg。

【药材性状】呈卵圆形，长4～5.5 mm，直径 2.5～4 mm。表面灰绿色或灰黄色，有微细的白色或棕色网纹，两边有棱，顶端略尖，基部有1圆形果梗痕。果皮薄而脆，易破碎。种皮绿色，子叶2，乳白色，富油性。气微，味淡。

【商品规格】统货。

【品质要求】以颗粒饱满、富油性者为佳。

【功能与主治】润肠通便。用于血虚津亏，肠燥便秘。

【贮藏】置阴凉干燥处，防热，防蛀。

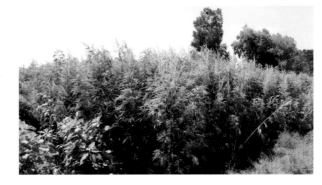

图2-2-39　火麻仁种植基地（清水）

牛蒡子

【地方名称】然然子、鼠粘子、大力子。

【商品名称】牛子、大力子。

【开发利用】清·乾隆《狄道州志》《重修肃州新志》《武威县志》《镇番县志》《平番县志》《永昌县志》《甘州府志》，道光《会宁县志》《山丹县志》《重修金县志》，光绪《礼县志》等地方志"物产·药类"收录，遍及全省各地。民国年间各地普遍出产。

【来源】为菊科植物牛蒡 *Arctium lappa* L.的干燥成熟果实。

【原植物】二年生草本；根肉质。茎粗壮，带紫色，有微毛，上部多分枝。基生部叶丛生，茎生叶互生，宽卵形或心形，长40～50 cm，宽30～40 cm，上面绿色，无毛，下面密被灰白色绒毛，全缘，波状或有细锯齿，顶端圆钝，基部心形，上部叶渐小。头状花序丛生或排成伞房状，直径3～4 cm；总苞球形；总苞片披针形；花全部筒状，淡紫色，顶端5齿裂，

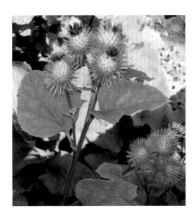

图2-2-40　牛蒡子原植物（礼县）

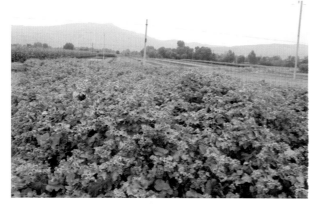

图2-2-41　牛蒡子种植基地(临洮)

裂片狭。瘦果椭圆形或倒卵形，灰黑色；冠毛短刚毛状。花期7～8月，果期8～10月（图2-2-40）。

【生境与分布】生于海拔600～2500 m的山坡路旁、草地、沟边或林缘。本省各地均有分布。庆阳、平凉、天水、定西、临夏等地栽培（图2-2-41）。

【采收加工】（1）采收　种子成熟期在8～9月，当总苞变黑时应分期分批将果枝剪下，随熟随采，一般分2～3次便可采收完，应晾晒在通风干燥处。

（2）加工　果枝干燥后可直接搓揉或用木棒等敲打脱取种子，再用网筛去除枝叶、果柄等杂质，晒干。

【产地】主产于定西（临洮、陇西、渭源）、陇南（礼县、成县、西和、康县、两当、武都）、天水（清水）、庆阳（正宁、镇原、庆城、合水）。庆阳、定西为栽培商品，陇南主要是野生品间有栽培品。

【产量】2017年各地收购量，西和为2.1万kg、华亭为1.6万kg、两当为1.5万kg、康县为0.7万kg、合水为0.5万kg、庆城为0.3万kg、临夏市为0.2万kg、宁县为0.2万kg。

【药材性状】呈长倒卵形，略扁，微弯曲，长5～7 mm，宽2～3 mm。表面灰褐色，带紫黑色斑点，有数条纵棱，通常中间1～2条较明显。顶端钝圆，稍宽，顶面有圆环，中间具点状花柱残迹；基部略窄，着生面色较淡。果皮较硬，子叶2，淡黄白色，富油性。气微，味苦后微辛而稍麻舌（图2-2-42）。

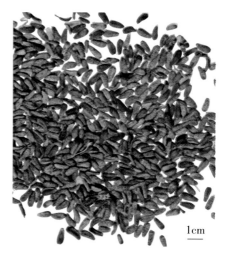

图2-2-42　牛蒡子药材(陇西)

【商品规格】统货。

【品质要求】以颗粒饱满、色灰褐、质重、无杂质者为佳。

【功能与主治】具疏散风热，宣肺透疹，解毒利咽功效。用于风热感冒，咳嗽痰多，麻疹、风疹、咽喉肿痛，痄腮丹毒，痈肿疮毒。

【贮藏】置通风干燥处。

【附注】（1）20世纪60年代省内曾收购牛蒡根。

（2）80年代末，菊科植物钟苞麻花头 *Serratula cupuliformis* Nakai et Kitag. 的果实（宕昌）个别地方误以牛蒡子收购，并外销。

王不留行

【地方名称】禁宫花、剪金花、金盏银台、大麦牛。

【商品名称】王不留、不留行。

【开发利用】清·康熙《岷州志》《河州志》，乾隆《永昌县志》《伏羌县志》《陇西县志》，道光《两当县新志》，光绪《通渭县新志》等地方志中"物产·药类"有收录。

【来源】为石竹科植物麦蓝菜 *Vaccaria segetalis*（Neck.）Garcke 的干燥成熟种子。

【原植物】一年生草本。全株无毛。叶卵状椭圆形至卵状披针形，长 2～9 cm，宽 1.5～2.5 cm，无柄，粉绿色。聚伞花序有多数花；花梗长 1～4 cm；萼筒长 1～1.5 cm，直径 5～9 mm，具 5 条绿色脉，并稍具 5 棱，花后基部稍膨大，顶端明显狭窄；花瓣 5，粉红色，倒卵形，先端具不整齐小齿，基部具长爪；雄蕊 10；花柱 2。蒴果卵形，4 齿裂；种子多数，暗黑色，球形，有粒状突起。花期 5～7 月，果期 6～8 月（图 2-2-43）。

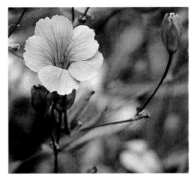

图 2-2-43　王不留行原植物（清水）

【生境与分布】生于山地、路旁、田埂边和丘陵地带，过去尤以麦田中生长最多，现代化肥、农药的大量使用，现很难见到。近几年，民乐、合水等地大面积种植，形成药材商品产区。

【采收加工】夏季果实成熟、果皮尚未开裂时采割植株，晒干，打下种子，除去杂质，再晒干。

【产地】主产于张掖（民乐），已成为国内主产区之一；平凉（泾州、灵台、华亭）、庆阳（宁县、合水）、天水（甘谷）等地亦零星生产。

【产量】2015 年民乐产量为 10 万 kg。2017 年合水产量为 1.2 万 kg、甘谷产量为 0.1 万 kg。

【药材性状】呈球形，直径约 2 mm。表面黑色，少数红棕色，略有光泽，有细密颗粒状突起，一侧有 1 凹陷的纵沟。质硬。胚乳白色，胚弯曲成环，子叶 2。气微，味微涩、苦（图 2-2-44）。

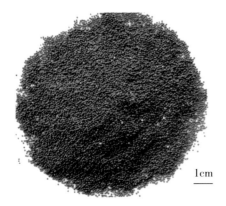

1cm

图 2-2-44　王不留行药材（清水）

【商品规格】统货。

【品质要求】以颗粒均匀、籽粒饱满、色黑者为佳。

【功能与主治】活血通经，下乳消肿，利尿通淋。用于经闭，痛经，乳汁不下，乳痈肿痛，淋证涩痛。

【贮藏】置干燥处。

【附注】早年，省内曾将石竹科女娄菜 *Silene aprica* Turcx. ex Fisch. et Mey. 的果实（河西）民间称"王不留"，未见药用。

车前子

【地方名称】当道子、鞋底片子、车轮菜子。

【商品名称】小粒车前子、大粒车前子。

【开发利用】清·康熙《静宁州志》，乾隆《成县新志》《镇番县志》《永昌县志》《陇西县志》，道光《重修金县志》，光绪《肃州新志》；民国《徽县新志》《靖远县志》《清水县志》《重修定西县志》等地方志"物产·药类"收录。

【来源】为车前科植物车前 *Plantago asiatica* L.、平车前 *Plantago depressa* Willd.的干燥成熟种子。

【原植物】(1) 车前　多年生草本，有须根。基生叶直立，卵形或宽卵形，长 4~12 cm，宽 4~9 cm，顶端圆钝，边缘近全缘、波状，或有疏钝齿至弯缺；叶柄长 5~22 cm。花葶数个，直立，长 20~45 cm，有短柔毛；穗状花序占上端 1/3-1/2 处，具绿白色琉生花；苞片宽三角形，较萼裂片短，二者均有绿色宽龙骨状突起；花萼有短柄，裂片倒卵状椭圆形至椭圆形，长 2~2.5 mm；花冠裂片披针形，长 1 mm。蒴果椭圆形，周裂；种子 5~6 矩圆形，黑棕色。花期 5~9 月。果期 6~10 月（图 2-2-45）。

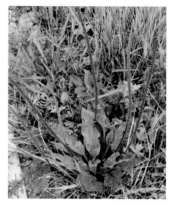

图 2-2-45　车前原植物(岷县)

(2) 平车前　一年生草本。有圆柱状直根，叶椭圆形、椭圆状披针形或卵状披针形（图 2-2-46）。

【生境与分布】生于山坡、路旁、田埂及河边。分布于全省各地。

【采收加工】夏、秋二季种子成熟时采收果穗，晒干，用木棒敲打果穗或用手搓出种子，除去杂质。

【产地】产于庆阳（正宁、庆城、镇远）、平凉（庄浪）、陇南（两当、成县、武都、西和、康县）、天水（甘谷）、临夏（临夏县、康乐）、白银（靖远）、兰州（永登）等地。

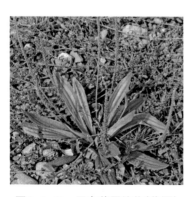

图 2-2-46　平车前原植物(临潭)

【产量】2017 年各地收购量，两当为 0.5 万 kg、甘谷为 0.2 万 kg、正宁为 0.1 万 kg。

【药材性状】呈椭圆形、不规则长圆形或三角状长圆形，略扁，长约 2 mm，宽约 1 mm。表面黄棕色至黑褐色，有细皱纹，一面有灰白色凹点状种脐。质硬。气微，味淡（图 2-2-47）。

【商品规格】统货。

【品质要求】以颗粒大、饱满、色棕褐，无杂质者为佳。

【功能与主治】清热利尿，通淋，渗湿止泻，明目，祛痰。

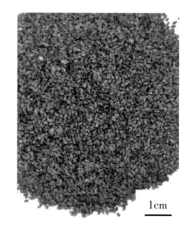

图 2-2-47　车前子药材(两当)

用于热淋涩痛，水肿胀满，暑湿泄泻，目赤肿痛，痰热咳嗽。

【贮藏】置通风干燥处，防潮。

瓜　蒌

【地方名称】栝楼、金瓜蒌、地蒌。

【商品名称】瓜蒌。

【开发利用】民国《新纂高台县志》《天水县志》"物产·药类"收录。

【来源】为葫芦科植物栝楼 *Trichosanthes kirilowii* Maxim. 或双边栝楼 *Trichosanthes rosthornii* Harms 的干燥成熟果实。

【原植物】【生境与分布】见天花粉。

【采收加工】秋季果实成熟时，连果梗剪下，置通风处阴干。

【产地】产于陇南（康县、成县、两当、徽县）、天水（秦安、清水、甘谷）等地，野生或家种商品（图2-2-48）。

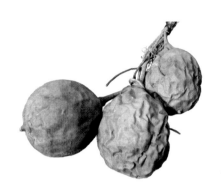

图2-2-48　瓜蒌药材（两当收购站）

【产量】2017年收购量，两当为1万kg、甘谷为0.5万kg。

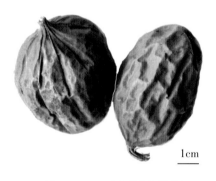

图2-2-49　瓜蒌药材（甘谷）

【药材性状】呈类球形或宽椭圆形，长7～15 cm，直径 6～10 cm。表面橙红色或橙黄色，皱缩或较光滑，顶端有圆形的花柱残基，基部略尖，具残存的果梗。轻重不一。质脆，易破开，内表面黄白色，有红黄色丝络，果瓤橙黄色，黏稠，与多数种子黏结成团。具焦糖气，味微酸、甜（图2-2-49）。

【商品规格】统货。

【品质要求】以个大、色金黄、籽仁饱满者为佳。

【功能与主治】清热涤痰，宽胸散结，润燥滑肠。用于肺热咳嗽，痰浊黄稠，胸痹心痛，结胸痞满，乳痈，肺痈，肠痈，大便秘结。

【贮藏】置阴凉干燥处，防霉，防蛀。

瓜蒌子

【地方名称】瓜蒌仁、栝楼子。

【商品名称】瓜蒌子。

【开发利用】清·康熙《文县志》，道光《两当县新志》；民国《徽县新志》等地方志"物

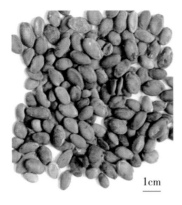

图2-2-50 瓜蒌子药材(两当)

产·药类"收录瓜蒌仁(子)。民国《新纂康县县志》谓"瓜蒌子为康县之名产药材内之最贵品也"。

【来源】为葫芦科植物栝楼 *Trichosanthes kirilowii* Maxim. 或双边栝楼 *Trichosanthes rosthornii* Harms 的干燥成熟种子。

【原植物】【生境与分布】见天花粉。

【采收加工】秋季采摘成熟果实，剖开，取出种子，洗净，晒干。

【产地】产于陇南（康县、成县、两当、徽县）、天水（秦安、清水、甘谷）等地，野生或家种商品。

【产量】2017年收购量，两当为0.3万kg、康县为0.2万kg。

【药材性状】呈扁平椭圆形，长12～15 mm，宽6～10 mm，厚约3.5 mm。表面浅棕色至棕褐色，平滑，沿边缘有1圈沟纹。顶端较尖，有种脐，基部钝圆或较狭。种皮坚硬；内种皮膜质，灰绿色，子叶2，黄白色，富油性。气微，味淡（图2-2-50）。

【商品规格】统货。

【品质要求】以均匀、饱满、油足、无败油味者为佳。

【功能与主治】润肺化痰，滑肠通便，用于燥咳痰黏，肠燥便秘。

【贮藏】置明凉干燥处，防霉，防蛀。

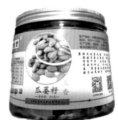

图2-2-51 瓜蒌子食品（两当）

【附注】两当县有关企业根据当地习惯，将人工种植瓜蒌子作为食用品开发（图2-2-51）。

白 果

【地方名称】白果树、公孙树。

【商品名称】白果。

【开发利用】清·康熙《文县志》"物产·果树类"谓"白果、银杏，尤为绝少"。作为药用《甘肃中药手册》（1959年）收录。

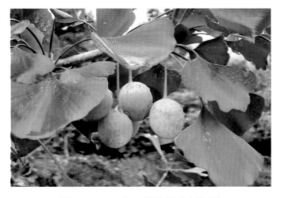

图2-2-52 人工栽培银杏(徽县)

【来源】为银杏科植物银杏 *Ginkgo biloba* L. 的干燥成熟种子。

【原植物】落叶乔木，高可达40 m。叶在长枝上螺旋状散生，在短枝上3～5（～8）簇生；柄长3～10 cm；叶片扇形，淡绿色，无毛，有多数2叉状并列的细脉，上缘宽5～8 cm，浅波状，有时中央浅裂或深裂。雌雄异株，花单性，稀同株；球花生于短枝顶端的鳞片状叶的腋内；雄球花成柔荑花序状，下垂；雌球花有长梗，梗端常分2叉，每叉顶生一盘状珠座，每珠座生一胚珠，仅一个发育成种子。种子核果状，椭圆形至近球形；外种皮肉质，有白粉，熟时淡黄色或橙黄色；中种皮骨质，白色，具2～3棱；内种皮膜质，胚乳丰富。花期3～4月，果期9～10月（图2-2-52）。

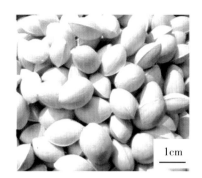

图2-2-53　白果药材（徽县）

【生境与分布】生于海拔600～1500 m的酸性土壤，排水良好地带的天然林地。野生或栽培于陇南市各地，省内其他市州亦见栽培。2017年徽县雅龙银杏产业发展有限公司推广种植面积达1.6万亩。

【采收加工】自然生产的一般17～18年挂果，人工嫁接的4～5年挂果。秋末果实成熟，由绿变黄后采收，堆在地上或投入水中，使肉质外种皮腐烂，撞去外种皮，洗净种子，晒干或稍蒸后烘干。

【产地】主产于陇南（徽县），陇南（两当、康县、成县）等地亦产。

【产量】2017年陇南（徽县）产量约20万kg。

【药材性状】呈卵形或椭圆形，长1.5～3 cm，宽1～2.2 cm。外壳骨质，光滑，表面黄白色或淡棕黄色，基部有一圆点状突起，边缘各有1条棱线，偶见3条棱线。内种皮膜质，红褐色或淡黄棕色。种仁扁球形或椭圆形，淡黄色或淡黄绿色，胚乳肥厚，粉质，中间有空隙；胚极小。气微，味甘、微苦（图2-2-53）。

【商品规格】统货。

【品质要求】以种子大、壳色黄白、种仁饱满、色黄白、无破碎、霉变者为佳。

【功能与主治】敛肺定喘，止带缩尿。用于哮喘痰嗽，带下白浊，遗尿尿频。

【贮藏】置通风干燥处。

【附注】陇南徽县嘉临镇自然生长着千年银杏103株，最长的树龄约3000年，树高23 m，胸围385 cm，胸径123 cm，东西冠幅10 m，南北冠幅12 m（图2-2-54、55）。

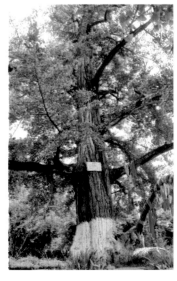

图2-2-54　约3000年银杏树（徽县）

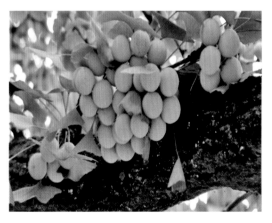

图2-2-55　约3000年银杏树的果实（徽县）

地肤子

【地方名称】地肤、扫帚菜。

【商品名称】地肤子。

【开发利用】清·康熙《静宁州志》《宁远县志》，道光《会宁县志》等地方志"物产·药类"收录。

【来源】为藜科植物地肤 *Kochia scoparia*（L.）Schrad.的干燥成熟果实。

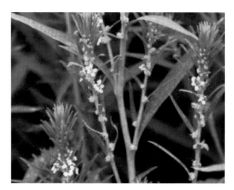

图2-2-56 地肤子原植物(兰州)

【原植物】一年生草本，高50～100 cm。茎多分枝，淡绿色或浅红色，生短柔毛。叶互生，披针形或条状技针形，长2～5 cm，宽3～7 mm，两面生短柔毛。花两性或雌性，通常单生或2个生于叶腋，集成稀疏的穗状花序；花被片5，基部合生，果期自背部生三角状横突起或翅；雄蕊5；花柱极短，柱头2，线形。胞果扁球形，包于花被内；种子横生，扁平。花期7～9月。果期8～10月（图2-2-56）。

【生境与分布】生于路边、田边、荒地或房前屋后栽培。

【采收加工】秋季果实成熟时采收植株，晒干，打下果实，除去杂质。

【产地】产于陇南（西和、武都、成县）、庆阳（镇原、华池）、天水（甘谷、清水）、兰州（永登）等地。

【产量】2017年各地收购量，甘谷为0.5万kg、两当为0.3万kg、正宁为0.2万kg、合水为0.2万kg。

【药材性状】呈扁球状五角星形，直径1～3 mm。外被宿存花被，表面灰绿色或浅棕色，周围具膜质小翅5枚，背面中心有微突起的点状果梗痕，放射状脉纹5～10条；剥离花被，可见膜质果皮，半透明。种子扁卵形，长约1 mm，黑色。气微，味微苦（图2-2-57）。

【商品规格】统货。

【品质要求】以色灰绿、饱满、无杂质者为佳。

【功能与主治】清热利湿，祛风止痒。用于小便涩痛，阴痒带下，风疹，湿疹，皮肤瘙痒。

【贮藏】置通风干燥处，防蛀。

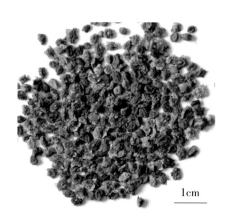

图2-2-57 地肤子药材(甘谷)

【附注】历史上，藜科植物藜 *Chenopodium album* L.的果实（兰州、白银）误作为"地肤子"药用。

吴茱萸

【地方名称】吴芋、茶辣、茱萸。

【商品名称】吴茱萸。

【开发利用】民国《新纂康县县志》"物产·药类"收录茱萸。

【来源】为芸香科植物吴茱萸 *Euodia rutaecarpa*（Juss.）Benth. 的干燥近成熟果实。

【原植物】灌木或小乔木，高 3～10 m。小枝紫褐色；幼枝，叶轴及花序轴均被锈色长柔毛，裸芽密被褐紫色长茸毛。单数羽状复叶，对生，长 16～32 cm；小叶 5～9 对生，椭圆形至卵形，长 6～15 cm，宽 3～7 cm，全缘或有不明显的钝锯齿，下面密被长柔毛，有粗大腺点。聚伞状圆锥花序顶生，花雌雄异株，白色，5 枚；雌花的花瓣较雄花的大，内面被长柔毛，退化雄蕊鳞片状。蓇葖果紫红色，有粗大腺点，顶端无喙；种子卵球形，黑色，有光泽。花期 6～8 月，果期 9～10 月（图 2-2-58）。

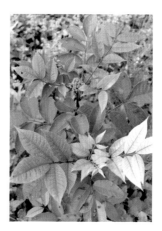

图 2-2-58　吴茱萸原植物
（康县试种）

【生境与分布】生于低海拔向阳的疏林下或林缘旷地。陇南野生，近年康县试种约 150 余亩。

【采收加工】早熟品种 7 月上旬，晚熟品种 8 月上旬，待果实呈茶绿色而心皮未分离时采收。剪下果枝，晒干或低温干燥，除去枝、叶、果梗等杂质。

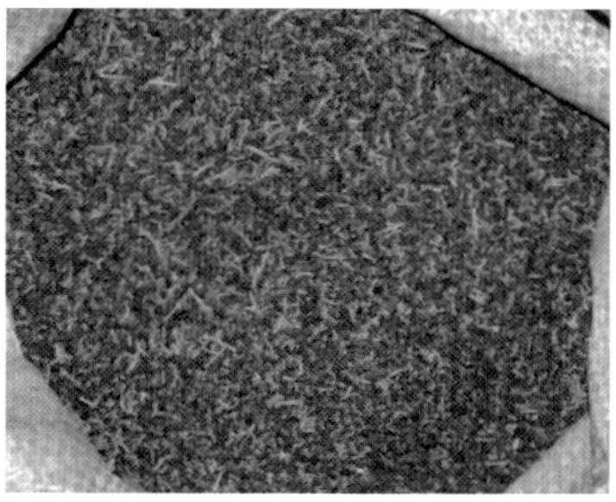

【产地】产于陇南（文县、武都、康县、两当）等地（图 2-2-59）。

【产量】早年陇南年产量约 0.7 万 kg。2017 年各地收购量，两当为 0.2 万 kg、康县为 0.1 万 kg。

【药材性状】果实类球形或略呈五角状扁球形，直径 2～5 mm。表面暗绿黄色至褐色，粗糙，有多数点状突起或凹下油点。顶端有五角星状的裂隙，

图 2-2-59　吴茱萸（两当收购站）

基部有花萼及果柄，被有黄色茸毛。质硬而脆。气芳香浓郁，味辛辣而苦（图 2-2-60）。

【商品规格】分大粒和小粒两种，分别称为大吴芋和小吴芋，均为统货。大粒统货：呈五棱扁球形，表面黑褐色，顶部五瓣多裂口，香气浓郁。小粒统货：呈圆球形，裂瓣不明显，表面绿色或灰绿色，香气较淡。

【品质要求】以颗粒肥大、饱满、色绿褐、香气浓郁，无枝梗者为佳。

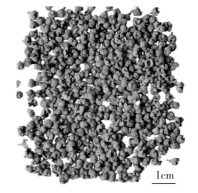

1cm

图 2-2-60　吴茱萸药材（康县）

【功能与主治】散寒止痛，疏肝下气，温中燥湿。用于脘腹冷痛，头痛，疝痛，痛经，脚气肿痛，呕吐吞酸，寒湿泄泻。

【贮藏】置阴凉干燥处，防潮。

【附注】吴茱萸 *Evodia rutaecarpa*（Juss.）Benth.的干燥根或根皮，亦入药。

李 仁

【地方名称】野李子、山李、玉皇子。

【商品名称】郁李仁、李仁。

【开发利用】清·康熙《文县志》《岷州志》"物产·药类"收录。

【来源】为蔷薇科植物李 *Prunus salicina* Lindl.的干燥成熟种子。

【原植物】落叶小乔木。枝红褐色，小枝无毛。叶互生，叶柄顶端有腺体，叶长圆状倒卵形或圆形，长5～10 cm，宽3～4 cm，先端渐尖，基部楔形，边缘具细锯齿，表面绿色，无毛；叶柄长1～2 cm。花两性，常3朵簇生，花梗长1～1.5 cm；萼筒杯状，萼片5；花瓣5花白色；雄蕊多数。核果卵圆形，直径3.5～5 cm，呈绿色、黄色或紫红色。花期4～5月，果期7～8月（图2-2-61）。

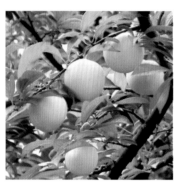

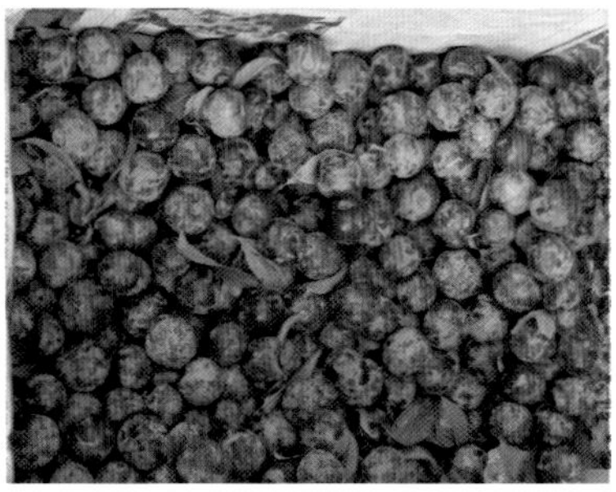

图2-2-61　李仁原植物（临洮）

【生境与分布】生于海拔800～2500 m的山坡林缘或山谷。分布或栽培于陇南、天水、定西、平凉和庆阳等地。

【采收加工】秋季果实成熟时采收，除去果肉，洗净，砸破果壳取其种子，晒干（图2-2-62）。

【产地】产于清水、成县、徽县、华亭等地。

【产量】主要做为食用水果，药用种子产地零星收购。

【药材性状】呈卵圆形，长0.5～0.8 cm，宽0.3～0.7 cm。表面黄棕色至深棕色，上部尖端及基部合点常偏向一侧，合点圆形，其外表散出多数维管束纹理，种皮薄。内有子叶2，乳白色，富油性。气微，味淡微苦（图2-2-63）。

图2-2-62　李子鲜果实（徽县）

【商品规格】统货。

【品质要求】以粒饱满、完整、色黄白，不泛油者为佳。

【功能与主治】润燥滑肠，下气，利水，祛瘀。用于津枯肠燥，食积气滞，腹胀便秘，水肿，脚气，小便不利，血瘀疼痛，跌打损伤。

【贮藏】置通风干燥处，防霉，防蛀。

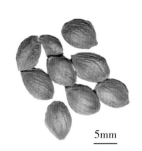

5mm

图2-2-63　李仁药材

（徽县）

沙　棘

【地方名称】酸果。

【商品名称】沙棘、黑刺。

【开发利用】甘肃开发利用具体时间未曾考证，《甘肃中草药手册（第四册）》（1974年）收录。现代作为医药、食品和轻工领域的原料广泛应用，是发展生态产业、大健康产业的重要资源。

【来源】为胡颓子科植物沙棘 *Hippophae rhamnoides* L.的果实。

【原植物】落叶灌木或乔木，高1～5 m。棘刺较多；嫩枝密被银白色而带褐色鳞片或有时具白色星状柔毛；芽金黄色或锈色。单叶通常近对生，与枝条着生相似，纸质，狭披针形或矩圆状披针形，长30～80 mm，宽4～10 mm，两端钝形或基部近圆形，基部最宽，上面绿色，初被白色盾形毛或星状柔毛，下面银白色或淡白色，被鳞片，无星状毛；叶柄极短。果实圆球形，直径4～6 mm，橙黄色或桔红色；种子阔椭圆形至卵形，黑色或紫黑色。花期4～5月，果期9～10月（图2-2-64）。

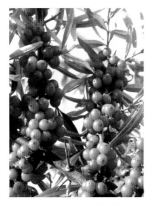

图2-2-64　沙棘果实
（渭源）

【生境与分布】生于海拔800～3600 m的山坡、谷地、砾石沙地或干涸河床上。分布于全省各地，据2004年报道，全省沙棘林面积416万亩，其中天然林193万亩，人工林223万亩。庆阳、甘南、定西和张掖是主要的自然分布地（图2-2-65）。

近二十年以来，沙棘产业成为省内大力扶持发展的农林产业，也是脱贫致富的重要经济植物资源，有关部门在陇西、临洮、岷县、静宁、康乐、民乐、华池和永登等地建立优质沙棘原料基地。

【采收加工】秋、冬二季果实成熟或冻硬时采收，除去杂质，干燥或蒸后干燥。

【产地】产于天水、陇南、庆阳、平凉、临夏和武威等地。

【产量】据2004年报道，全省沙棘果产量3668.6万kg，其中采收加工约500万kg。

【药材性状】呈类球形或扁球形，有的数个粘连，单个直径5～8 mm。表面橙黄色或棕红色，皱缩，顶端有残存花柱，基部具短小果梗或果梗痕。果肉油润，质柔软。种子斜卵形，长约4 mm，宽约2 mm；表面褐色，有光泽，中间有一纵沟；种皮较硬，种仁乳白色，有油性。气微，味酸、涩（图2-2-66、67）。

【商品规格】统货。

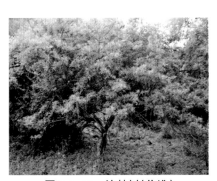

图2-2-65　沙棘树（临洮）

【品质要求】以颗粒饱满、色棕红，无破皮及虫蛀者为佳。

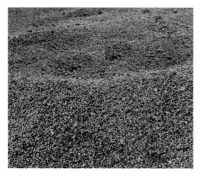

图 2-2-66　沙棘药材（合水）

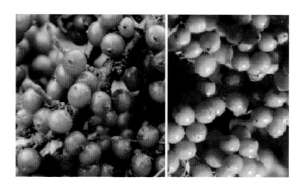

图 2-2-67　鲜沙棘（渭源）

【功能与主治】止咳祛痰，消食化滞，活血散瘀。用于咳嗽痰多，消化不良，食积腹痛，瘀血经闭，跌扑瘀肿。

【贮藏】置通风干燥处，防霉，防蛀。

【附注】沙棘是重要的经济植物，甘肃在食品、医药、饲料添加和提取物等方面得到发掘利用，2011年漳县被中国特产之乡推荐暨宣传活动组织委员会正式命名为"中国沙棘之乡"。近年兰州西北寒旱药用植物园研发成沙棘红茶、沙棘绿茶、食品添加剂和饲料添加剂等系列产品，取得良好的社会经济效益（图2-2-68）。

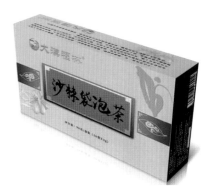

图 2-2-68　沙棘茶（兰州）

芥　子

【地方名称】黄芥子、苦芥子、芥菜籽、胡芥子。

【商品名称】白芥子、芥子。

【开发利用】清·康熙《文县志》，乾隆《武威县志》《永昌县志》，光绪《通渭县新志》；民国《天水县志》《重修古浪县志》等地方志"物产·药类"收录。清·嘉靖《秦安县志》，清·康熙《靖远县志》《宁远县志》，乾隆《平番县志》《巩昌府县志》《成县新县志》等地方志"物产·蔬菜类"亦收录。

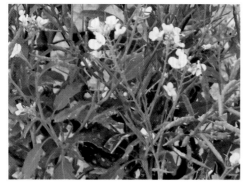

图 2-2-69　芥子原植物（靖远）

【来源】为十字花科植物芥 *Brassica juncea* （L.） Czern. et Coss.的干燥成熟种子。

【原植物】一年生草本。基生叶宽卵形至倒卵形，顶端圆钝，基部楔形，大头羽裂，具2～3对裂片或不裂，边缘均有缺刻或牙齿；茎下部叶较小，边缘有缺刻或牙齿，有时具圆钝锯齿，不抱茎；茎上部叶窄披针形，边缘具不明显疏齿或全缘。总状花序顶生，花黄色。萼片淡黄色，长圆状椭圆形；花瓣倒卵形。长角果线形，长3～5 cm，宽2～3 mm，

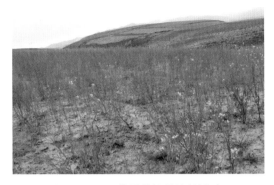

图2-2-70　芥子种植基地(靖远)

果瓣具1突出中脉；喙长6～12 mm。种子球形，紫褐色。花期4～5月，果期5～6月（图2-2-69）。

【生境与分布】省内多数地区栽培（图2-2-70）。

【采收加工】夏、秋二季果实即将成熟时采收，晒干，除去果皮和杂质。

【产地】产于天祝、永登、靖远等地。

【产量】以经济作物收购。

【药材性状】呈球形，直径1～2.5 mm。表面黄色至棕黄色，少数红棕色。具细微的网纹，有明显的点状种脐。种皮薄而脆，破开后内有白色折叠的子叶，有油性。气微，味辛辣，加水研磨，产生特异臭气（图2-2-71）。

【商品规格】统货。

【品质要求】以种子粒大、完整者为佳。

【功能与主治】温肺豁痰利气，散结通络止痛。用于寒痰咳嗽，胸胁胀痛，痰滞经络，关节麻木、疼痛，痰湿流注，阴疽肿毒。

【贮藏】置通风干燥处，防潮。

【附注】本省尚有芥菜 Brassica juncea（L）Czern. et Coss，亦见种植。

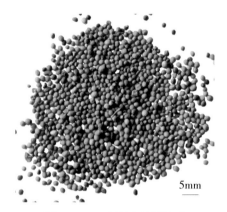

5mm

图2-2-71　芥子药材(靖远)

花　椒

【地方名称】大红袍、秦椒、六月椒等。

【商品名称】花椒。

【开发利用】花椒为甘肃乡土树种，南北朝时期已经家种。清·乾隆《西和县志》《庄浪志略》《狄道州志》《陇西县志》《秦州直隶州新志》，道光《两当县新志》等地方志"物产·药类"收录。据史载，清代省内已广为栽培，长期以来多在房前屋后、庭院及地埂栽植，连片栽成椒园的较少。

20世纪80年代后，省内许多地区作为重要的经济果树发展，人工花椒进入快速发展期，形成集中连片栽植于田间、地埂及低浅山坡。我国五大花椒之乡，甘肃就有武都、秦安两家入围。

【来源】为芸香科植物花椒Zanthoxylum bungeanum Maxim.的干燥成熟果实。

【原植物】落叶灌木或小乔木。具香气，茎干通常有增大的皮刺。单数羽状复叶，叶柄两侧常有一对扁平基部特宽的皮刺；小叶5～11，对生，近于无柄，纸质，卵形或卵状矩圆形；长1.5～7 cm，宽1～3 cm，边缘有细钝锯齿，齿缝处有粗大透明的腺点，下面中脉基部两侧常被一簇锈褐色长柔毛。聚伞状圆锥花序顶生；花单性，花被片4～8，一轮，子房无柄。蓇葖果球形，红色至紫红色，密生疣状突起的腺体。花期4～5月，果期8～10月（图2-2-72）。

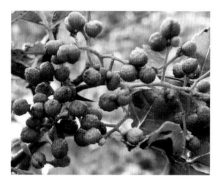

图2-2-72 花椒原植物（秦安）

【生境与分布】生海拔1200～3600 m的山坡、路旁、河边、灌丛或房前屋后。陇南、天水及甘南等地的林区有野生分布。2018年全省花椒种植面积250多万亩，有33个花椒栽培县（区），以陇南、天水、平凉、庆阳和临夏为普遍，甘南、兰州、定西、武威、白银亦有家种。

【采收加工】秋季采收成熟果实，晒干，除去种子及杂质。目前，国内开发出花椒采摘机，电动采摘机都得到了广泛的应用，为椒农节省了大量的人力物力。

【产地】主产于陇南（武都、康县、文县、成县、西和、礼县、宕昌）、天水（秦安、北道、甘谷）和庆阳（宁县、正宁、镇源、合水），临夏（临夏县、积石山、永靖、东乡）、平凉（崇信）、甘南（舟曲）等县（区）亦产（图2-2-73）。陇南（两当、康县）尚有零星野生药材。

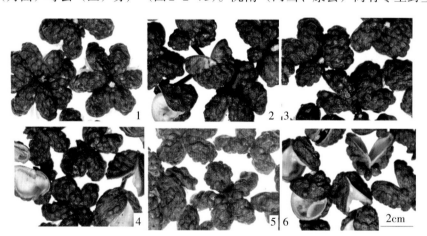

（1.秦安 2.秦州 3.文县 4.武都 5.永靖 6.镇源）

图2-2-73 甘肃部分产地花椒药材

【产量】全省花椒产量逐年稳步提高，2000年为793.9万kg，2010年为2837.1万kg，2018年达到4100万kg。

【药材性状】蓇葖果多单生，直径4～5 mm。外表面紫红色或棕红色，散有多数疣状突起的油点，直径0.5～1 mm，对光观察半透明；内表面淡黄色。香气浓，味麻辣而持久（图2-2-74）。

【商品规格】甘肃的地方花椒品种资源30余种，各具生产、品质优势。主要地方品种有：①大红袍：农历六月采收又称六月椒、秦椒、油椒；果皮色丹红、肉厚、粒大饱满、油腺突出、香味浓郁、麻味醇厚、精油含量高；产于武都、文县、麦积区、秦安等地，品质最优，享誉全国。②二红椒：又称七月椒、二红袍，果皮淡红。③长把椒：果皮红、香味浓、麻味醇，果柄较长。④八月椒：又称狗椒、小花椒；颗粒大、果皮暗红、味略带膻；产于武都、秦安。⑤梅花椒：又称大红椒，蓇葖果成熟时三瓣开裂状如梅花；果色红、油重、香味浓、麻味醇；产于

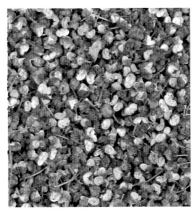

图2-2-74　花椒药材（康县）

武都。⑥秦安1号：颗粒大、色泽艳、麻味醇；产于秦安。⑦刺椒：果稍小、紫红色、味浓；产于临夏。⑧绵椒：果大红色，产量高；产于临夏。

【品质要求】以果皮厚、色泽红亮、油性足、香气浓郁、麻味重者为佳。

【功能与主治】温中止痛，杀虫止痒。用于脘腹冷痛，呕吐泄泻，虫积腹痛，蛔虫症；外治湿疹，瘙痒。

【贮藏】置通风干燥处。

【附注】20世纪50-60年代，芸香科植物川陕花椒 *Zanthoxylum piasezkii* Maxim.、狭叶花椒 *Z. stenophyllum* Hemsl.或竹叶椒 *Z. armatum* DC. 的果实（天水、陇南）曾代"花椒"，以后因其气味臭称"臭椒子、狗椒子"，随着正品花椒大量栽培而淘汰。

苍耳子

【地方名称】草粘子、羊粘子、鼠粘子。

【商品名称】苍耳子。

【开发利用】清·康熙《岷州志》《静宁州志》，乾隆《庄浪志略》《伏羌县志》，道光《会宁县志》，光绪《肃州新志》《通渭县新志》；民国《靖远县志》《重修定西县志》《天水县志》等地方志"物产·药类"有收录。

【来源】为菊科植物苍耳 *Xanthium sibiricum* Patr. 的干燥成熟带总苞的果实。

【原植物】一年生草本，高达90 cm。叶三角状卵形或心形，长4～9 cm，宽5～10 cm，基出三脉，两面被贴生的糙伏毛；叶柄长3～11 cm。雄头状花序球形，密生柔毛；雌头状花序椭圆形，内层总苞片结成囊状。成熟的瘦果总苞变坚硬，苞刺长1～1.5 cm，喙长1.5～2.5 cm；瘦果2，倒卵形。花期7～8月，果期9～10月（图2-2-75）。

【生境与分布】生于海拔1000～2800 m的荒地、路旁、田埂、山坡草地和河边。分布于全省各地。

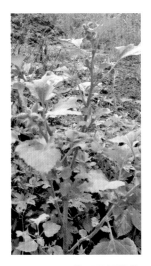

图2-2-75　苍耳子原植物（渭源）

【采收加工】秋季果实成熟时，采割全株，晒干，打下果实，除去梗、叶等杂质。

【产地】历史上各地均产，现产于平凉（泾川、庄浪、华亭）、庆阳（镇原、华池、正宁）、天水（清水、甘谷）、陇南（西和）、兰州（永登）、白银（靖远）等地。

【产量】2017年各地收购量，甘谷为0.5万kg、正宁为0.2万kg、镇原为0.2万kg。

【药材性状】呈纺锤形或卵圆形，长1～1.5 cm，直径0.4～0.7 cm。表面黄棕色或黄绿色，全体有钩刺，顶端有2枚较粗的刺，分离或相连，基部有果梗痕。质硬而韧，横切面2室，各有

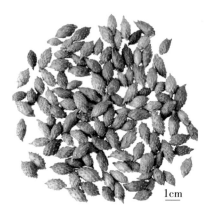

图2-2-76 苍耳子药材(镇原)

1枚瘦果,瘦果略呈纺锤形,一面较平坦,顶端具1突起的花柱基,果皮薄,灰黑色,具纵纹。种皮膜质,浅灰色,子叶2,有油性。气微,味微苦(图2-2-76)。

【商品规格】统货。

【品质要求】以个大、色黄绿、颗粒饱满、完整无破壳者为佳。

【功能与主治】散风寒,通鼻窍,祛风湿。用于风寒头痛,鼻塞流涕,鼻衄,鼻渊,风痃瘙痒,湿痹拘挛。

【贮藏】置干燥处。

【附注】苍耳子的变种近无刺苍耳子 *Xanthium sibiricum* Patr.var. *sbinerme*(Winkl.)Widder.本省亦见分布。该品总苞较小,全体有钩刺稀疏或几无刺为特征。

赤小豆

【地方名称】赤豆。

【商品名称】赤小豆。

【开发利用】清·乾隆《成县新志》《伏羌县志》"物产·豆类"收录赤豆。

【来源】为豆科植物赤豆 *Vigna angularis* Ohwi et Ohashi 的干燥成熟种子。

【原植物】一年生直立草本。小叶3,顶生小叶卵形,长4~10 cm,宽2.5 cm,先端渐尖,基部圆形或宽楔形,侧生小叶偏斜,全缘或浅3裂,两面有白色微柔毛;托叶斜卵形,有长硬毛小托叶条形。总状花序腋生,小苞片条形;萼斜钟状,萼齿4,卵形,具缘毛;花冠黄色,长约1.3 cm,旗瓣近圆形,具短爪,翼瓣宽矩形,龙骨瓣上部卷曲;子房无毛,花柱拳曲,有髯毛。荚果圆柱形,长5~8 cm,无毛。种子6~10粒,矩圆形,赤红色。花期5~8月,果期8~9月(图2-2-77)。

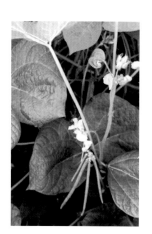

图2-2-77 赤豆原植物
(华池)

【生境与分布】栽培植物。分布于天水、武都、平凉、庆阳等地。

【采收加工】秋季果实成熟而未开裂时拔取全株,晒干,打下种子,除去杂质,再晒干。

【产地】主产于庆阳(华池、正宁、合水)、平凉(泾川)等地(图2-2-78)。

【产量】各地零星收购。

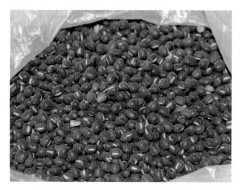

图2-2-78 赤豆药材(合水收购站)

【药材性状】呈短圆柱形，两端较平截或钝圆，直径4～6 mm。表面暗棕红色，有光泽，种脐不突起，另侧有1条不明显的棱脊。质硬，不易破碎。子叶2，乳白色。气微，味微甘（图2-2-79）。

【商品规格】统货。

【品质要求】以颗粒饱满、色赤、有光泽者为佳。

【功能与主治】利水消肿，解毒排脓。用于水肿胀满，脚气浮肿，黄疸尿赤，风湿热痹，痈肿疮毒，肠痈腹痛。

【贮藏】置干燥处，防蛀。

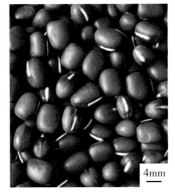

图2-2-79　赤豆药材（合水）

连　翘

【地方名称】金钟花、燕麦花。

【商品名称】连翘。

【开发利用】清·康熙《巩昌县志》，光绪《金县新志稿》"物产·药类"收录。

【来源】为木犀科植物连翘*Forsythia suspensa*（Thunb.）Vahl的干燥果实。

【原植物】灌木。小枝土黄色或灰褐色，节间中空。叶通常为单叶，或3裂至三出复叶；叶片卵形、宽卵形或椭圆状卵形至椭圆形，长2～10 cm，宽1.5～5 cm，先端锐尖，基部圆形、宽楔形至楔形，叶缘除基部外具锐锯齿或粗锯齿。花通常单生或2至数朵着生于叶腋，先于叶开放；花萼绿色，裂片长圆形或长圆状椭圆形；花冠黄色，裂片倒卵状长圆形或长圆形。果卵球形、卵状椭圆形，先端喙状渐尖。花期3～4月，果期7～9月（图2-2-80）。

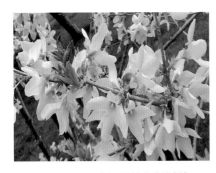

图2-2-80　连翘原植物（兰州）

【生境与分布】生于海拔1200～2200 m山谷、山沟疏林中。野生分布于天水、陇南等地，省内多数地区作为绿化栽培。近年天水（秦州、清水）、陇南（徽县、成县、两当）等地作为药材推广种植，秦州的种植面积达3万亩（图2-2-81）。

【采收加工】秋季果实初熟尚带绿色时采收，除去杂质，晒干，习称"青翘"；果实熟透变黄时打落，收集过筛，除去杂质、种子，晒干，习称"老翘"。产地多以采收"青翘"为主。

【产地】产于天水（秦州、清水、甘谷）、陇南（两当、徽县、成县）等地（图2-2-82）。

【产量】2017年各地收购量，秦州为0.6万kg、甘谷为0.5

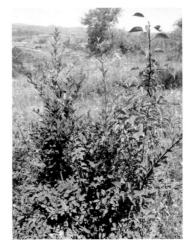

图2-2-81　连翘种植基地（秦州）

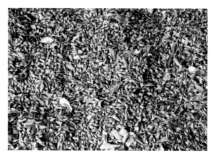

图2-2-82 连翘鲜药材(秦州收购站)

万kg、两当为0.5万kg。

【药材性状】果实呈卵球形、卵状椭圆形或长椭圆形。长1～2.5 cm，直径0.5～1.2 cm。表面有不规则凸起的纵皱纹及多数淡黄色瘤点，基部瘤点较少近无。顶端锐尖，基部钝圆；果皮两瓣，外表面中央有一条纵凹沟，内表面浅黄色，平滑，中央有一纵隔。青翘多不开裂，表面棕绿、绿褐色，瘤点较少；质硬；种子多数。老翘多自顶端开裂，向外反曲或裂成两瓣，外表面棕褐色，瘤点较多；质脆；种子披针形，一侧有翼，表面黄棕色，常脱落。气微香，味微苦（图2-2-83）。

【商品规格】商品有青翘和老翘两种规格，近年以加工青翘为主。

【品质要求】青翘以身干、色棕绿、不开裂者为佳；老翘以色较黄、瓣大、壳厚、无种子者为佳。

【功能与主治】清热解毒，消肿散结，疏散风热。用于痈疽，瘰疬，乳痈，丹毒，风热感冒，温病初起，温热入营，高热烦渴，神昏发斑，热淋涩痛。

【贮藏】置干燥处。

【附注】（1）民国《靖远县志》收录小连翘，不知何物。

（2）早年，木犀科植物秦岭连翘 Forsythia giraldiana Lingelsh. 的果实（西和、清水）部分地方作"连翘"药用，又称小连翘。

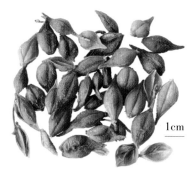

图2-2-83 连翘药材(秦州)

陈 皮

【地方名称】贵老。

【商品名称】橘皮。

【开发利用】清·康熙《文县志》"物产·药类"收录橘红、橘核，在"物产·果树类"称"柑、橙、橘、柚，皆邻郡县所无也"。乾隆《清水县志》"土产"亦见收录橘。

【来源】为芸香科植物橘 Citrus reticulata Blanco. 及其栽培变种的干燥成熟果皮。

【原植物】常绿小乔木或灌木。枝多有刺。叶互生；叶柄长有窄翼，顶端有关节；叶片披针形或椭圆形，长4～11 cm，宽1.5～4 cm，先端渐尖微凹，基部楔形，全缘或为波状，具不明显的钝锯齿，有半透明油点。花单生或数朵丛生于枝端或叶腋；花萼5裂；花瓣5，白色或带淡红色；雄蕊长短不一，花丝常

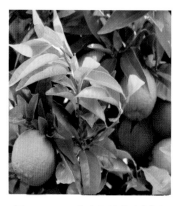

图2-2-84 陈皮原植物(武都)

3～5个连合成组；雌蕊1。柑果近圆形或扁圆形，果皮容易剥离，囊瓣7～12。种子卵圆形，白色，数粒至数十粒或无。花期3～4月，果期10～12月（图2-2-84）。

【生境与分布】栽培于陇南（文县、武都、康县）等地。

【采收加工】11～12月果实成熟时采摘，剥取果皮，晒干或低温干燥。

【产地】产于陇南（文县、武都、康县、两当）。

【产量】早年陇南年产量约0.3万kg。作为水果副产品，各地有零星收购。

【药材性状】常剥成数瓣，基部相连，有的呈不规则的片状，厚1～4 mm。外表面橙红色或红棕色，有细皱纹及凹下的油点；内表面浅黄白色，粗糙，附黄白色或黄棕色筋络状维管束。质稍硬而脆。气香，味辛、苦（图2-2-85）。

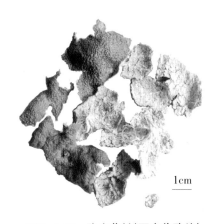

图2-2-85　陈皮药材（两当收购站）

【商品规格】统货。

【品质要求】以片大、香气浓者为佳。

【功效与主治】理气健脾，燥湿化痰。用于脘腹胀满，食少吐泻，咳嗽痰多。

【贮藏】置阴凉干燥处，防霉，防蛀。

【附注】橘 *Citrus reticulata* Blanco.及其栽培变种的幼果或未成熟果实的果皮（青皮）、果实白色内层果皮（橘白）、外层红皮（橘红）、果皮内的筋络（橘络）、种子（橘核）、叶（橘叶）在历史上也有收购，根亦可入药。甘肃用成熟果加蜜糖渍制而成（橘饼）食用。

麦　芽

【地方名称】大麦芽。

【商品名称】麦芽。

【开发利用】民国《康县要览》"物产·药类"收录。

【来源】为禾本科植物大麦 *Hordeum vulgare* L.的成熟果实经发芽干燥的炮制加工品。

【原植物】一年生植物。秆高50～100 cm。叶鞘松弛抱茎，多无毛或基部具柔毛；两侧有两披针形叶耳；叶舌膜质；叶片长9～20 cm，宽7～20 mm，扁平。穗状花序长3～8 cm（芒除外），小穗稠密，每节着生三枚发育的小穗；小穗均无柄，长1～1.5 cm（芒除外）；颖线状披针形，外被短柔毛，先端常延伸为8～14 mm的芒；外稃具5脉，先端延伸成芒，芒长8～15 cm，边棱具细刺；内稃与外稃几等长。颖果熟时黏着于稃内，不脱出（图2-2-86）。

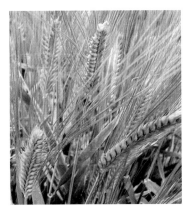

图2-2-86　麦芽原植物（合作）

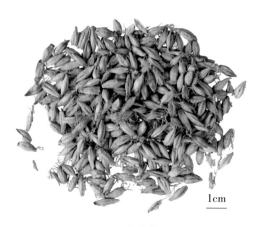

图2-2-87　麦芽药材（合作）

【生境与分布】多生于湿地、田间、溪边。甘南、陇南部分地方栽培。

【采收加工】将麦粒用水浸泡后，保持适宜温、湿度，待幼芽长至约5 mm时，晒干或低温干燥。

【产地】甘南、陇南部分地方。

【产量】各地以粮食作物收购，以药材零星有收购。

【药材性状】呈梭形，长8～12 mm，直径3～4 mm。表面淡黄色，背面为外稃包围，具5脉；腹面为内稃包围。除去内外稃后，腹面有1条纵沟；基部胚根处生出幼芽和须根，幼芽长披针状条形，长约5 mm。须根数条，纤细而弯曲。质硬，断面白色，粉性。气微，味微甘（图2-2-87）。

【商品规格】统货。

【品质要求】以色淡黄、颗粒大、有胚芽者为佳。

【功能与主治】行气消食，健脾开胃，回乳消胀。用于食积不消，脘腹胀痛，脾虚食少，乳汁郁积，乳房胀痛，妇女断乳，肝郁胁痛，肝胃气痛。

【贮藏】置通风干燥处，防蛀。

苦　瓜

【地方名称】苦瓜。

【商品名称】苦瓜。

【开发利用】清·光绪《重修皋兰县志》等地方志"物产·蔬菜类"收录。

【来源】为葫芦科植物苦瓜 *Momordica charantia* L.的果实。

【原植物】一年生攀缘草本。卷须不分枝。叶片为卵状椭圆状或近圆形，长宽均约为4～12 cm，5～7深裂，裂片卵状长圆形，边缘具粗锯齿或者不规则的小裂片，叶脉掌状。雌雄同株；雄花单生，萼筒钟形，5裂，花冠黄色，5裂，雄蕊3；雌花单生基部有苞片，子房纺锤形，花柱细长，柱头3枚。果实为长椭圆形、卵形，全体具钝圆不整齐的瘤状突起，成熟时橘黄色。种子椭圆形扁平。花期6～7月，果期9～10月（图2-2-88）。

【生境与分布】为常见蔬菜，陇南、平凉、兰州、白银、酒泉等地栽培。

【采收加工】秋季采收果实，切片晒干或鲜用。

【产地】陇南、平凉、兰州、白银、酒泉等的种植基地。

【产量】各地作为蔬菜收购，以药材零星收购。

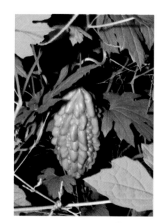

图2-2-88　苦瓜原植物
（成县）

【药材性状】呈条形或不规则片形，常弯曲，边缘向外略卷曲，长2～10 cm，宽0.4～1.2 cm，厚0.2～0.5 cm。外表面灰绿色或浅黄棕色，皱缩不平，有皱缩的瘤状突起及深沟纹。内表面黄白色，可见种子脱落后残留的浅黄色孔痕。质硬脆，断面不整齐，外层灰绿色或浅黄棕色，内层黄白色。气微，味苦。

【商品规格】统货。

【品质要求】以青边、肉质、片薄、子少者为佳。

【功效与主治】祛暑涤热，明目，解毒。主治暑热烦渴，消渴。赤眼疼痛，痢疾，疮痈肿毒。

【贮藏】置通风干燥处，防霉变，防虫蛀。

【附注】苦瓜 *Momordica charantia* L.的花、叶、根、藤、根和种子亦入药。

苦杏仁

【地方名称】家杏仁、杏子仁、野杏仁。

【商品名称】杏仁、苦杏仁。

【开发利用】清·康熙《静宁县志》《庄浪志略》，乾隆《泾州志》《永昌县志》《重修肃州新志》，光绪《文县志》等地方志"物产·药类"收录。民国年间各地普遍作为中药材收录。

【来源】为蔷薇科植物杏 *Prunus armeniaca* L.、野杏 *Prunus armeniaca* L.var.*ansu* Maxim. 或西伯利亚杏（山杏）*Prunus sibirica* L. 的干燥成熟种子。

【原植物】（1）杏　乔木。叶卵形至近圆形，长5～9 cm，宽4～8 cm，先端有短尖头或渐尖，基部圆形或渐狭，边缘有圆钝锯齿，两面无毛或在下面叶脉交叉处有髯毛。花单生，先于叶开放；萼裂片5，卵形或椭圆形，花后反折；花瓣白色或稍带红色，圆形至倒卵形；雄蕊多数；心皮1，有短柔毛。核果球形，直径不超过2.5 cm，黄白色或黄红色，常有红晕，成熟时不开裂，有沟，果肉多汁；核平滑，沿腹缝有沟。种子扁圆形味苦或甜。花期3～4月，果期6～7月（图2-2-89）。

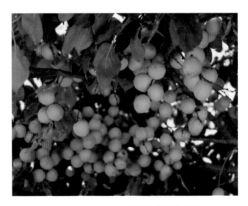

图2-2-89　杏树原植物(临洮)

（2）野杏　叶片基部楔形或宽楔形；花常2朵，淡红色。果实近球形，红色。核卵球形，离肉，表面粗糙而有网纹，腹棱常锐利。

（3）西伯利亚杏　灌木或小乔木。叶卵形或近圆形，先端长渐尖至长尾尖，基部圆形、截形或心形，外边缘有细钝齿，两面无毛，下面叶腋间具稀短毛。叶柄无毛。果实扁圆形，直径1.4～2.9 cm，黄色或橘红色，有时具红晕，被短柔毛；果肉干燥，成熟时开裂。核棱锐利，基部不对称。

【生境与分布】（1）杏　杏树适应性强，不论是河滩、平川、沟谷、丘陵，还是黄土高原到

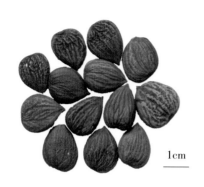

图2-2-90　家种苦杏仁药材（兰州）

沙漠的绿洲边缘均可栽种，生长良好。广布于本省东南部，各地普遍栽培。

（2）野杏　分布于陇南、天水、平凉、庆阳、兰州（兴隆山）、甘南（迭部）等地的林缘和次生林区；东南部已有栽培。

（3）西伯利亚杏　分布于陇南、天水等地。

【采收加工】夏季果实成熟后采摘，将运回的果实除去果肉，击破果核，取出种子，晒干。

【产地】甘肃药用苦杏仁以野杏、山杏为主要来源，野生的山杏产量较少。主产于庆阳，定西、平凉、酒泉、天水、陇南、白银等地有一定产量，其他地区亦见收购。

【产量】2018年各地收购量，泾川为9万kg、甘谷为8万kg、合水为3万kg、两当为0.5万kg、武都为0.5万kg、宁县为0.4万kg、临夏市为0.3万kg、庆城为0.2万kg、崆峒区为0.2万kg、张家川为0.2万kg。

【药材性状】（1）杏仁　呈扁心形，长1～1.9 cm，宽0.8～1.5 cm，厚0.4～0.8 cm。表面黄棕色至深棕色，有细微的颗粒状突起，顶端尖，基部钝圆而肥厚，顶端和基部均呈左右略不对称。尖端一侧有短线形种脐，基部有圆形合点，自合点处向上发散出多数深棕色的维管束脉纹，形成纵向不规则的凹纹。种皮薄，子叶2，乳白色，富油性。气微，味苦（图2-2-90）。

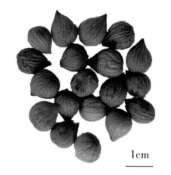

图2-2-91　野生苦杏仁药材
（清水）

（2）山杏仁　表面黄棕色，顶端渐尖，稍不对称，基部圆形，略不对称。边缘圆钝，中部扁平（图2-2-91）。

【商品规格】统货。

【品质要求】传统以粒大、饱满、均匀、完整者、色棕黄、种仁白色、富油性、苦味浓者为佳。古今的药用杏仁包括苦杏仁与甜杏仁两种，近代以来以苦杏仁为主。现代家种的杏树（*P. armeniaca*）中甜杏仁居多，而野生的山杏（*P. armeniaca* L. var. *ansu*）、西伯利亚杏（*P. sibirica*）和东北杏（*P. mandshurica*）的杏仁为苦杏仁。

【功能与主治】降气止咳平喘，润肠通便。用于咳嗽气喘，胸满痰多，肠燥便秘。

【贮藏】置阴凉干燥处，防蛀。

【附注】（1）李广杏 *Prunus armeniaca var. glabra* Sun. X. S 与原变种的主要区别是本品果实光滑无毛。敦煌市的栽培面积0.75万亩，近年，酒泉大量推广栽培，果实食用，种子亦药用（图2-2-92）。

（2）历史上，本省尚有收购甜杏仁的习惯，除药用外，陇东等地常作为加工早茶的原料（图2-2-93）。

（3）近年，本省的苦杏仁多由河南、河北、安徽等地的药商收购果实后，运输到外省加工。

（4）历史上，蔷薇科蒙古扁桃 *Amygdalus mongolica*（Maxim.）Ricker的种子（河西）曾作

"杏仁"药用。

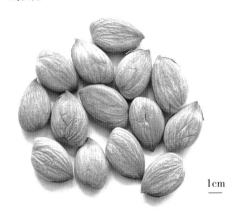

图2-2-92 李广杏仁（敦煌）

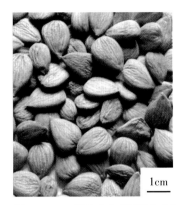

图2-2-93 甜苦杏仁药材（东乡）

青葙子

【地方名称】野鸡冠。

【商品名称】青葙子。

【开发利用】清·光绪《文县新志》"物产·药类"收录。

【来源】为苋科植物青葙 Celosia argentea L. 的干燥成熟种子。

【原植物】一年生草本，高30～100 cm。茎直立，有分枝。叶矩圆状披针形至披针形，长5～8 cm，宽1～3 cm。穗状花序长3～10 cm；苞片、小苞片膜质，光亮；花被片膜质，初为白色或顶端淡红色，或全部粉红色，后为白色；雄蕊花丝下部合生成杯状。胞果卵形，长3～3.5 mm，盖裂。种子肾状圆形，黑色，光亮。花期5～8月，果期6～9月（图2-2-94）。

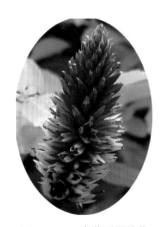

图2-2-94 青葙子原植物
（灵台）

【生境与分布】生于荒野、路旁及山沟。省内东南部有分布，或绿化栽培。

【采收加工】秋季果实成熟时采割植株或摘取果穗，晒干，收集种子，除去杂质。

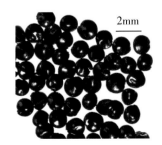

图2-2-95 青葙子药材
（灵台）

【产地】产于平凉（灵台）、陇南（徽县、康县）等地。

【产量】陇南年产量0.1万kg。

【药材性状】呈扁圆形，直径1～1.5 mm。表面黑色、红黑色，光亮，中间隆起，边缘凹处有种脐。种皮薄而脆。气微，味淡（图2-2-95）。

【商品规格】统货。以饱满、色黑光亮者为佳。

【品质要求】以色黑、光亮、饱满，无杂质者为佳。

【功能与主治】清肝泻火，明目退翳。用于肝热目赤，目生翳膜，视物昏花，肝火眩晕。

【贮藏】置阴凉干燥处。

【附注】历史上，苋科植物鸡冠花 *Celosia cristata* L.、反枝苋 *Amaranthus retroflexus* L. 的种子（天水、定西、兰州）部分地方混作"青葙子"。

南五味子

【地方名称】土五味子、西五味子。

【商品名称】南五味子、五味子。

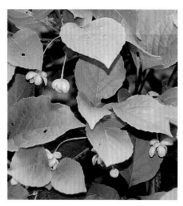

图 2-2-96　南五味子原植物（康县）

【开发利用】康熙《岷州志》《河州志》，乾隆《西和县新志》《伏羌县志》，道光《两当县新志》，光绪《文县新志》；民国《新纂康县县志》《天水县志》和《徽县新志》等地方志"物产·药类"收录的"五味子"即南五味子。

【来源】为木兰科植物华中五味子 *Schisandra sphenanthera* Rehd.et Wils. 的干燥成熟果实。

【原植物】落叶木质藤本。枝细长，红褐色。叶互生，椭圆形、倒卵形或卵状披针形，长 4～11 cm，宽 2～6 cm，顶端渐尖或短尖，基部楔形或圆形，边有疏锯齿；叶柄长 1～3 cm。花单性，雌雄异株，单生或 1～2 朵生于叶腋，橙黄色；花梗细长，长 2～4.5 cm；花被片 5～9，排成 2～3 轮；雄蕊柱倒卵形，雄蕊 10～15；雌蕊群近球形，心皮 30～50。聚合果长 6～9 cm；浆果近球形，长 6～9 mm，红色，肉质；种子肾形。花期 4～7 月，果期 7～9 月（图 2-2-96）。

【生境与分布】生于海拔 600～2400 m 的密林中或溪沟边。分布于陇南、天水、平凉、甘南等地。

【采收加工】秋季果实呈紫红色时采摘，晒干，遇雨天可用微火炕干，除去果梗和杂质。

【产地】主产于陇南（康县、文县、武都、成县、两当），甘南（舟曲）、天水（清水、张家川）、平凉（华亭）等地过去亦产（图 2-2-97、98）。

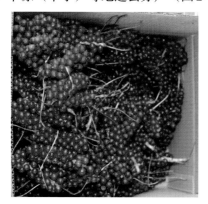

图 2-2-97　鲜品南五味子(康县农贸市场)

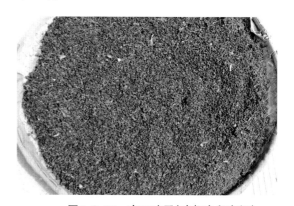

图 2-2-98　南五味子(武都农贸市场)

【产量】早年陇南年产量 2～2.5 万 kg。2017 年各地收购量，武都为 5 万 kg、礼县为 4 万 kg、两当为3万kg、康县为2万kg。

【药材性状】呈球形或扁球形，直径4～6 mm。表面棕红色至暗棕色，干瘪，皱缩，果肉常紧贴于种子上。种子1～2，肾形，表面棕黄色，有光泽，种皮薄而脆。果肉气微，味微酸（图2-2-99）。

【商品规格】统货，一般干瘪粒不超过10%。

【品质要求】以色暗红、粒大、肉厚、有油性者为佳。

【功能与主治】收敛固涩，益气生津，宁心安神。主治久咳虚喘，梦遗滑精，尿频遗尿，久泻不止，自汗盗汗，津伤口渴，心悸失眠。

【贮藏】置通风干燥处，防霉。

【附注】早年，小檗科植物匙叶小檗 *Berberis vernae* Schneid. 的果实（西固、永登）、蒺藜科植物白刺 *Nitraria tangutorum* Bobr.（酒泉）个别地方的民间误作"五味子"入药。历史上，五味子科铁箍散 *Schisandra propinqua*（Wall.）*Baill. var.sinensis* Oliv.是果实（陇南）民间误作"五味子"入药。

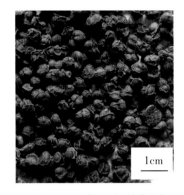

图2-2-99　南五味子（康县）

南瓜子

【地方名称】南瓜仁、白瓜子、金瓜子。

【商品名称】南瓜子。

【开发利用】甘肃现代作为中药材收购。

【来源】为葫芦科植物南瓜 *Cucurbita moschata*（Duch.ex Lam.）Duch.ex Poirte.的干燥成熟种子。

【原植物】一年生蔓生草本。单叶互生；叶片宽卵形或卵圆形，有5角或5浅裂，长12～25 cm，宽20～30 cm，先端尖，基部深心形，两面均被刚毛和茸毛，边缘有小而密的细齿，卷须稍粗壮，3～5歧。花单性，雌雄同株；雄花单生，花萼筒状钟形，裂片条形，花冠黄色，钟状，5中裂，裂片边缘反卷；雄蕊3；雌花单生，花柱短，柱头3，先端2裂，果梗有棱槽，瓜蒂扩大成喇叭状。瓠果形状多样。种子多数。花期6～7月，果期8～9月（图2-2-100）。

【生境与分布】省内各地作为蔬菜栽培。2018年庆阳市种植面积达到15.8万亩。

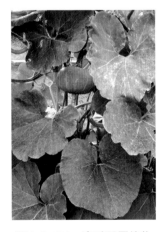

图2-2-100　南瓜子原植物
（靖远）

【采收加工】夏、秋季食用南瓜时，收集种子，除去瓤膜，洗净，晒干。

【产地】产于庆阳、白银等地

【产量】各地零星收购。

【药材性状】呈扁平椭圆形，长1.0～2.0 cm，宽0.5～1.5 cm。表面淡黄白色至淡黄色，光滑或粗糙,两面平坦而微隆起,边缘稍有棱,一端略尖,先端有珠孔,种脐位于尖的一端,种脐稍突起或不明显。种皮薄或稍厚,除去种皮,可见绿色薄膜状的胚乳,子叶2,黄色,肥厚,富油性。气微香,味淡(图2-2-101)。

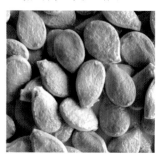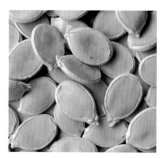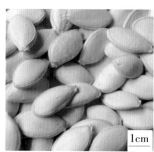

图2-2-101 不同栽培品系南瓜子药材

【商品规格】统货。

【品质要求】以饱满、油性足、无败油味者为佳。

【功能与主治】驱虫,消肿,下乳。用于绦虫、蛔虫、钩虫、蛲虫、血吸虫病,四肢浮肿,痔疮,产后缺乳。

【贮藏】置阴凉干燥处,防蛀。

急性子

【地方名称】凤仙子、指甲花、胭脂花。

【商品名称】急性子。

【开发利用】《甘肃省中草药手册(第二册)》(1971年)收载急性子。

【来源】为凤仙花科植物凤仙花 *Impatiens balsamina* L.的干燥成熟种子。

【原植物】一年生草本。茎肉质。叶互生,叶片披针形、狭椭圆形或倒披针形,长4~12 cm,宽1.5~3 cm,先端尖或渐尖,基部楔形,边缘有锐锯齿,常有黑色腺体;叶柄上面有浅沟。花单生或2~3朵簇生于叶腋,花序无总花梗;白色、粉红色或紫色,单瓣或重瓣;苞片线形;萼片卵形或卵状披针形;唇瓣深舟状,基部急尖成长内弯的距;旗瓣圆形,兜状,先端微凹,翼瓣具短柄。蒴果宽纺锤形,密被柔毛。种子多数,圆球形。花期7~10月(图2-2-102)。

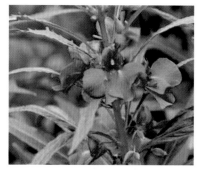

图2-2-102 凤仙花原植物(兰州)

【生境与分布】各地作为观赏植物广为栽培。近年张掖(山丹)已作为药用资源在大面积推广。

【采收加工】夏、秋二季果实即将成熟时采收,晒干,除去果皮和杂质。

【产地】主产于张掖(山丹)等地,2018年种植面积600亩。

【产量】2018年张掖产量6万kg。

【药材性状】呈椭圆形、扁圆形或卵圆形,长2~3 mm,

宽1.5～2.5 mm。表面棕褐色或灰褐色，粗糙，有稀疏的白色或浅黄棕色小点，种脐位于狭端，稍突出。质坚实，种皮薄，子叶灰白色，半透明，油质。气微，味淡、微苦（图2-2-103）。

【商品规格】统货。

【品质要求】以粒大、饱满者为佳。

【功能与主治】破血，软坚，消积。用于癥瘕痞块，经闭，噎膈。

【贮藏】置通风干燥处。

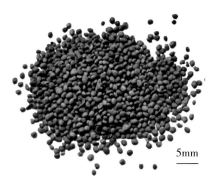

5mm

图2-2-103　急性子药材(山丹)

枸杞子

【地方名称】西枸杞、甘枸杞、甘肃枸杞。

【商品名称】枸杞子。

【开发利用】清·顺治《重刊甘镇志》，乾隆《重修肃州新志》《镇番县志》《岷州志》《庄浪志略》《西和县新志》《陇西县志》《环县志》《山丹县志》《泾州志》，道光《重修金县志》，光绪《肃州新志》等地方志"物产·药类"收录。另外，清代民勤、永昌、酒泉等地方志记载当地所产枸杞子的品质与张掖产者相媲美。

20世纪50年代，甘肃开始重视枸杞的生产，特别是近十年以来，景泰、靖远、玉门、瓜州、民勤、古浪、环县等县区相继引种栽培，成为甘肃省种植枸杞最大的县区并形成产业。甘肃枸杞质量优良，种植面积仅次于宁夏，现已发展成为全国枸杞子商品基地之一，商品畅销国内外。

【来源】为茄科植物宁夏枸杞 *Lycium barbarum* L. 的干燥成熟果实。

【原植物】蔓生灌木或小乔木。枝条细长，外皮灰色，通常具短棘。叶互生或数片簇生；叶长圆披针形或长椭圆状披针形，长2～6 cm，宽0.6～2.5 cm，栽培时变大，先端尖或钝，基部狭楔形，全缘。花腋生，通常单生或数花簇生；花萼钟状，通常2中裂，或顶端又2～3齿裂；花冠漏斗状，先端5裂，紫堇色；雄蕊5，雌蕊1；子房长圆形，柱头头状。浆果长卵形、椭圆形或近球形，长0.8～2 cm，直径4～10 mm，深红色或橘红色。种子多数，棕黄色。花、果期5～10月（图2-2-104）。

【生境与分布】生于山坡、田埂及宅边。分布于省内大部分地区。主要栽培于酒泉、张掖、武威、白银和金昌，兰州、庆阳有栽培或试种（图2-2-105）。

2012年全省枸杞种植面积约35万亩，约占全国种植面积的25%，位居全国第二。2015年全省枸杞子种植面积50多万亩。2017年玉门种植面积7.3万

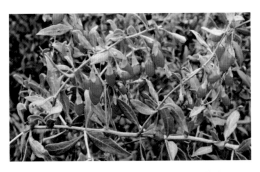

图2-2-104　宁夏枸杞原植物(民勤)

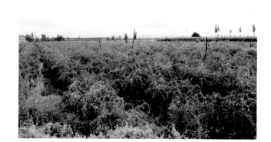

图2-2-105　宁夏枸杞种植基地(景泰)

亩、瓜州种植面积5万亩。2018年种植面积60万亩左右，白银、酒泉、武威3市种植面积占全省90%以上。

【采收加工】（1）采收　枸杞果实成熟后分批分期、一粒一粒从枸杞树上采摘，本省采摘时间在6月20日至8月底，一年采收5～8茬。在生产中需把握正确的采摘间隔期，一般采摘初期，气温相对不高不低，间隔期7～8天；采摘盛期正是夏季，气温高，间隔天5～7天；采摘后期已是秋季，气温低，间隔期9～10天采摘一次。采收方法为"三轻、二净、三不采"，即轻采、轻拿、轻放，树上采净，地上捡净，成熟度不足不采、早晨有露水不采、喷过农药不到安全间隔期不采。采鲜果应不带果柄和叶片。一手抓果枝，一手轻捏果实，轻采、轻拿、轻放入果筐。果筐中不宜过多，一般以5～7 kg为宜，以免把下层果压破。采收时在不损伤果实的情况下，最好不带果把，更不能采下青果和叶片。雨后或早晨露水未干时不宜采果，以免引起霉烂。

（2）加工　①自然晒干法　药农普遍采用此法（图2-2-106、107）。晾晒场地要求地面平坦，空旷通风，卫生条件好。铺鲜果用的果栈多做成长1.8～2 m，宽0.9～1 m的木框，中间夹竹帘用铁钉钉制而成。将采摘的鲜果用食用碱进行脱蜡处理后，平摊在果栈上，果实铺的厚度2～3 cm，要求厚薄均匀。反复晒至外皮干硬，果肉柔软，不能翻动。除去果柄，即得。为了防止灰土，有的采用简易的塑料温室晾晒。

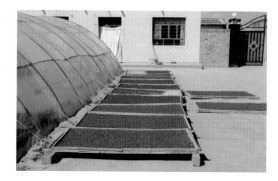

图2-2-106　晾晒枸杞子(靖远)

②热风干燥法　鲜果经脱蜡处理后均匀轻轻摊铺在果栈上，厚度2～3 cm，果栈再叠放在平板车上，把平板车和果栈推烘道进口处稍里，开动风机，把热风送入烘道进行烘干。整个烘干温度分为3个阶段，第一阶段温度40～50 ℃，鲜果失水率50%左右；第二阶段温度50～55 ℃，鲜果失水率60%～70%；第三阶段温度55～65 ℃。烘干速度取决于烘干时持续温度和果实表面水分的蒸发速度。因热风烘干是连续性流水作业，鲜果昼夜不停地由烘道进口处推进，从出口拉出，进口温度低，出口温度高，在正常的连续操作情况下，只需控制出口处的进风温度在65 ℃，在正常运转的情况下36～48 h达到烘干标准（图2-2-108）。

【产地】主产于酒泉（瓜州、玉门）、白银（靖远、景泰）、武威（凉州区、民勤、古浪）、金昌（永昌）、庆阳（合水、环县）和临夏（东乡县）有一定的种植规模，提供少量商品。

【产量】2015年全省枸杞子总产量5000万 kg，甘肃成为我国第二大枸杞产区。

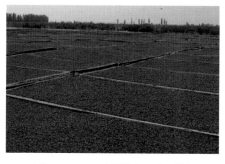

图2-2-107　晾晒枸杞子(民勤)

【药材性状】果实呈类纺锤形、椭圆形，偶有卵圆形、类球形，略扁，长6～21 mm，直径3～10 mm。果皮红色、枣红色或暗红色，顶端有小凸起的花柱痕，基部有白色的果梗痕。果皮皱缩，果肉饱满，肉质，柔润而具黏性。种子多数，为20～50粒，表面淡黄色至黄色，类肾形或类长方形，边缘较薄，近脐点处常微凹陷。气微，味甜（图2-2-109）。

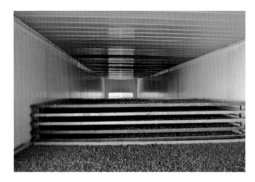

图2-2-108　热风干燥枸杞子（民勤）

【商品规格】《枸杞子GB/T18632-2002》是根据果实大小，用不同孔径的分果筛进行筛选分级。枸杞质量分为四级，即特优、特级、甲级和乙级，其中粒数为每50 g分别在280粒、370粒、580粒和900粒以内；百粒重分别不得少于17.8 g、13.5 g、8.6 g和5.6g。

目前，甘肃产区枸杞子的商品规格，分为一等、二等、三等和四等共四个等级，每50 g分别在180粒、280粒、380粒和450粒以内。

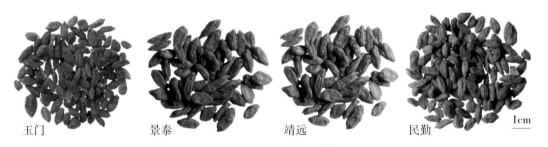

玉门　　　　　　景泰　　　　　　靖远　　　　　　民勤　　　　　1cm

图2-2-109　枸杞子商品药材（主产地）

【品质要求】以果实个大、皮薄肉厚、色红、油润、籽少、味甘者为佳。瓜州、靖远、玉门等地枸杞子质量优良，是我国枸杞子出口的主要原产地之一。

【功能与主治】滋补肝肾，益精明目。用于治疗肾虚骨痿，阳痿遗精，久不生育，早老早衰，须发早白，血虚萎黄，产后乳少，目暗不明，内外障眼，内热消渴，劳热骨蒸，虚痨咳嗽，干咳少痰等病症。

【贮藏】置阴凉干燥处，防闷热，防潮防蛀。

【附注】枸杞子 *Lycium chincnse* Mill.、新疆枸杞 *Lycium dasystemum* Pojark.和截萼枸杞 *Lycium truncatum* Y. C. Wang的果实是古代"枸杞子"药用品种，省内在20世纪70年代之前，民间还视为"枸杞子"药用。

柿　蒂

【地方名称】尖尖柿、四棱柿。

【商品名称】柿蒂。

【开发利用】清·乾隆《成县县志》，道光《两当县新志》；民国《新纂康县县志》《徽县新

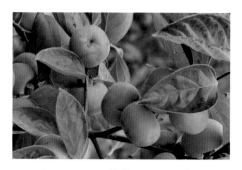

图 2-2-110　柿蒂原植物(武都)

志》等地方志"物产·果树类"收录。

【来源】为柿科植物柿 *Diospyros kaki* Thunb. 的干燥宿存花萼。

【原植物】乔木，高达 15 m。叶椭圆状卵形、矩圆状卵形或倒卵形，长 6～18 cm，宽 3～9 cm，基部宽楔形或近圆形，下面淡绿色，有褐色柔毛；叶柄长 1～1.5 cm，有毛。花雌雄异株或同株，雄花成短聚平花序，雌花单生叶腋；花萼 4 深裂，果熟时增大；花冠白色，4 裂，有毛；雌花中有 8 个退化雄蕊，子房上位。浆果卵圆形或扁球形，直径 3.5～8 cm，橙黄色或鲜黄色，花萼宿存。花期 5 月，果期 9～10 月（图 2-2-110）。

【生境与分布】野生或栽培于陇南（徽县、成县、康县、武都）、平凉（泾川、灵台）、庆阳（宁县、合水）、天水（麦积）和甘南（舟曲）等地。

【采收加工】冬季果实成熟时采摘，食用时收集果蒂，洗净，晒干。

【产地】产于陇南（康县、成县、徽县）、天水（清水）等地。

【产量】2016 年全省柿子产量为 2442.7 万 kg。陇南年收购量 0.2 万 kg。

【药材性状】呈扁圆形，直径 1.5～2.5 cm。外表面黄褐色或红棕色，内表面黄棕色，密被细绒毛。中央较厚，微隆起，有果实脱落后的圆形疤痕，边缘较薄，4 裂，裂片宽三角形，多向外反卷或破碎不完整，具纵脉纹。基部有果梗或圆孔状的果梗痕。裂片质脆，易碎，萼筒坚硬木质。质轻。气微，味涩（图 2-2-111）。

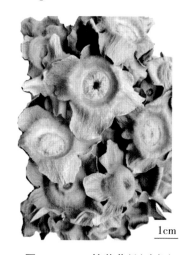

图 2-2-111　柿蒂药材(武都)

【商品规格】统货。

【品质要求】以个大而厚、质硬、色黄褐者为佳。

【功能与主治】降逆止呃。用于呃逆。

【贮藏】置通风干燥处，防蛀。

【附注】柿 *Diospyros kaki* Thunb. 的果实（柿子）、果实加工品（柿饼）、柿饼上生出白色粉霜（柿霜）、未成熟果实的加工品（柿漆）、外果皮（柿皮）、花（柿花）、树皮（柿木皮）、根或根皮（柿根）和柿叶均可入药。

牵牛子

【地方名称】草金铃、黑牵牛、白牵牛、黑丑、白丑、喇叭花子。

【商品名称】二丑，牵牛子。

【开发利用】清·康熙《静宁州志》，乾隆《伏羌县志》；民国《天水县志》《徽县新志》等地方志"物产·药类"收录。

【来源】为旋花科植物裂叶牵牛 *Pharbitis nil*（L.）Choisy 或圆叶牵牛 *Pharbitis purpurea*（L.）

Voigt 的干燥成熟种子。

【原植物】（1）裂叶牵牛　一年生缠绕草本，全株被粗硬毛。叶互生，近卵状心形，长8～15 cm，常裂，裂口宽而圆，顶端尖，基部心形；叶柄长5～7 cm。花序有花1～3朵，总花梗稍短于叶柄；萼片5，基部密被展开的粗硬毛，裂片条状披针形，长约2～2.5 cm，顶端尾尖；花冠漏斗状，白色、蓝紫色或紫红色，长5～8 cm，顶端5浅裂；雄蕊5；子房3室，柱头头状。蒴果球形；种子5～6个，卵圆形，无毛。花期6～10月，果期7～10月。

（2）圆叶牵牛　叶心形，全缘。花序有花1～5朵，总花梗与叶柄近等长（图2-2-112）。

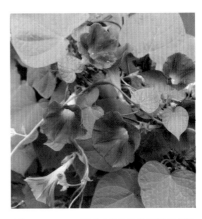

图2-2-112　牵牛子原植物图（兰州）

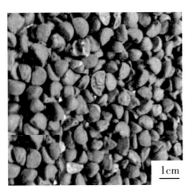

图2-2-113　牵牛子药材（永登）

【生境与分布】全省各地均有栽培。

【采收加工】秋末果实成熟、果壳未开裂时采割植株，晒干，打下种子，除去杂质。

【产地】天水、兰州、陇南等地。

【产量】部分地方零星收购。

【药材性状】形似橘瓣状，长4～8 mm，宽3～5 mm。表面灰黑色或淡黄白色，背面有一条浅纵沟，腹面棱线的下端有一点状种脐，微凹。质硬，横切面可见淡黄色或黄绿色皱缩折叠的子叶，微显油性。气微，味辛、苦，有麻感（图2-2-113）。

【商品规格】统货。

【品质要求】商品牵牛子分黑丑、白丑两种，一般不分等级。药用以黑丑较多、白丑较少。

【功能与主治】泻水通便，消痰涤饮，杀虫攻积。用于水肿胀满，二便不通，痰饮积聚，气逆喘咳，虫积腹痛。

【贮藏】置干燥通风处。

胡芦巴

【地方名称】苦豆、香豆子、香草子、苦草子、芦巴子。

【商品名称】苦豆子、胡芦巴。

【开发利用】民国《重修定西县志》"物产·豆类"收录。民国《新纂高台县志》"物产·药类"收录。

【来源】为豆科植物胡芦巴 *Trigonella foenum-graecum* L.的干燥成熟种子。

【原植物】草本，高30～80 cm。茎、枝有疏毛。叶具3小叶；中间小叶倒卵形或倒披针形，长1～3.5 cm，宽0.5～1.5 cm，先端钝圆，两面均疏生柔毛，侧生小叶略小；叶柄长1～4 cm；托叶与叶柄连合，宽三角形。花1～2朵生于叶腋，无梗；萼筒状，长约7 mm，有白色柔毛，萼

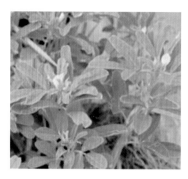

图2-2-114 葫芦巴原植物(民乐)

齿披针形；花冠白色，基部稍带堇色，长约为花萼2倍。荚果条状筒形，长5.5~11 cm，直径约0.5 cm，先端成尾状，直或稍弯，有疏柔毛，具明显的纵网脉；种子多数，棕色，不光滑。花期4~7月，果期7~9月（图2-2-114）。

【生境与分布】全省多数地区种植，以河西走廊比较普遍。

【采收加工】夏季果实成熟时采割植株，晒干，打下种子，除去杂质。

【产地】主产于张掖（民乐）、酒泉（金塔）。

【产量】以农作物收购，中药材零星收购。

【药材性状】略呈斜方形或矩形，长3~4 mm，宽2~3 mm，厚约2 mm。表面黄绿色或黄棕色，平滑，两侧各具一深斜沟，相交处有点状种脐。质坚硬，不易破碎。种皮薄，胚乳呈半透明状，具黏性；子叶2，淡黄色，胚根弯曲，肥大而长。气香，味微苦。

【商品规格】统货。

【品质要求】以色黄棕、粒大、饱满，无杂质者为佳。

【功能与主治】温肾助阳，祛寒止痛。用于肾阳不足，下元虚冷，小腹冷痛，寒疝腹痛，寒湿脚气。

【贮藏】置干燥处。

茺蔚子

【地方名称】益母子、双肾子。

【商品名称】茺蔚子。

【开发利用】清代及民国年间地方志未见记载，现代商品。

【来源】为唇形科植物益母草 *Leonurus japonicus* Houtt.的干燥成熟果实。

【原植物】一年生或二年生草本。茎多分枝，高30~120 cm，钝四棱形，微具倒向糙伏毛。茎下部叶轮廓为卵形，基部宽楔形，掌状3裂，裂片上再分裂，上面绿色，下面淡绿色，被疏柔毛及腺点；茎中部叶轮廓为菱形，通常分裂成3个或偶有多个长圆状线形的裂片，基部狭楔形。花序最上部的苞叶近于无柄，线形或线状披针形，全缘或具稀少锯齿。轮伞花序腋生，花淡紫红色，多数远离而组成长穗状花序；小苞片刺状，比萼筒短。小坚果长圆状的三棱形。花期5~9月，果期9~10月（图2-2-115）。

【生境与分布】生于海拔1000~3400 m的荒地、路旁、田埂、山坡草地和河边。分布于省内各地。

【采收加工】秋季果实成熟时采割地上部分，晒干，打下果实，除去杂质。

【产地】陇南（徽县、成县、文县）、定西部分地方。

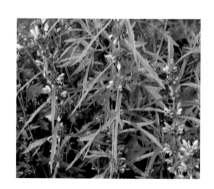

图2-2-115 茺蔚子原植物(渭源)

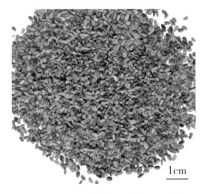

图2-2-116　茺蔚子药材(文县)

【产量】各地零星收购。

【药材性状】呈三棱形，长2～3 mm，宽约1.5 mm。表面灰棕色至灰褐色，有深色斑点，一端稍宽，平截状，另一端渐窄而钝尖。果皮薄，子叶类白色，富油性。气微，味苦（图2-2-116）。

【商品规格】统货。

【品质要求】以个大、饱满，无杂质者为佳。

【功能与主治】活血调经，清肝明目。用于月经不调，经闭痛经，目赤翳障，头晕胀痛。

【贮藏】置通风干燥处。

韭菜子

【地方名称】韭子。

【商品名称】韭菜子。

【开发利用】清·康熙《巩昌府志》《宁远县志》《靖远县志》《静宁州志》，乾隆《成县新志》《西和县新志》，道光《两当县新志》和民国年间等地方志"物产·蔬菜类"收录。《甘肃中药手册》（1959年）收载。

【来源】为百合科植物韭菜 *Allium tuberosum* Rottler. ex Sprengel. 的干燥成熟种子。

【原植物】多年生草本。具根状茎，鳞茎狭圆锥形。叶基生，条形，扁平，长15～30 cm，宽1.5～7 mm。总苞2裂，比花序短；伞形花序簇生状或球状，多花；花梗为花被的2～4倍长，具苞片；花白色或微带红色；花被片6，狭卵形至矩圆状披针形，长4.5～7 mm；花丝基部合生并与花被贴生，长为花被片的4/5，狭三角状锥

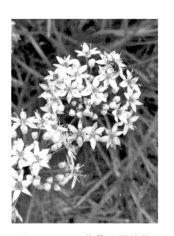

图2-2-117　韭菜子原植物
（皋兰）

形；子房外壁具细的疣状突起。蒴果具倒心形的果瓣。花期6～8月，果期8～9月（图2-2-117）。

【生境与分布】省内各地区种植。

【采收加工】秋季果实成熟时采收果序，晒干，搓出种子，除去杂质。

【产地】兰州、天水、陇南部分地方。

【产量】以药材零星收购。

【药材性状】呈半圆形或半卵圆形，略扁，长2～4 mm，宽1.5～3 mm。表面黑色，一面突起，粗糙，有细

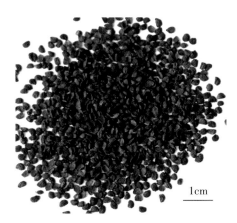

图2-2-118　韭菜子药材(榆中)

密的网状皱纹，另一面微凹，皱纹不甚明显。顶端钝，基部稍尖，有点状突起的种脐。质硬。气特异，味微辛（图2-2-118）。

【商品规格】统货。

【品质要求】以颗粒饱满、深黑色者为佳。

【功能与主治】温补肝肾，壮阳固精。用于肝肾亏虚，腰膝酸痛，阳痿遗精，遗尿尿频，白浊带下。

【贮藏】置干燥处。

娑罗子

【地方名称】梭罗果、七叶树。

【商品名称】娑罗果。

【开发利用】民国《天水县志》《新纂康县县志》"物产·树木类"收录娑罗树。甘肃现代作为医药资源收购。

【来源】为七叶树科植物七叶树 *Aesculus chinensis* Bunge. 的干燥成熟种子。

【原植物】落叶乔木。掌状复叶对生；小叶5～7片，纸质，长倒披针形或矩圆形，长9～16 cm，宽3～5.5 cm，边缘具钝尖的细锯齿，背面基部仅幼时有疏柔毛，侧脉13～17对；小叶柄长5～10 mm。圆锥花序，总花梗长25 cm，有微柔毛；花杂性，白色；花萼5裂；花瓣4，不等大；雄蕊6；子房在雄花中不发育。蒴果球形，顶端扁平略凹下，直径3～4 cm，密生疣点；种子近球形，种脐淡白色，约占种子的1/2。花期4～5月，果期10月（图2-2-119）。

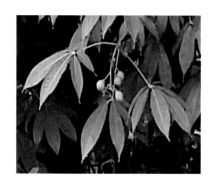

图2-2-119　娑罗子原植物(康县)

【生境与分布】生于海拔1000～1800 m的阔叶林、沟边。分布于陇南、天水等地，陇南、兰州等地村旁或绿化栽培（图2-2-120）。

【采收加工】10月间采收成熟果实，晒7～8天后，再用文火烘至足干，烘前用针在果皮上刺扎，以防爆破，且易干燥。亦可直接晒干或剥除果皮晒干。

【产地】产于陇南（康县、武都、两当）等地（图2-2-121）。

【产量】2018年康县收购量约2万kg。

【药材性状】呈扁球形或类球形，似板栗，直径1.5～4 cm。表面棕色或棕褐色，多皱缩，凹凸不平，略具光泽；种脐色较浅，近圆形，约占种子面积的1/4至1/2；其一侧有1条突起的种脊，有的不甚明显。种皮硬而脆，子叶2，肥厚，坚硬，形似栗仁，黄白色或淡棕色，粉性。气微，味先苦后甜（图2-2-122）。

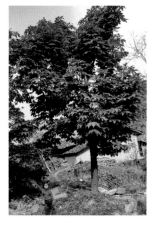

图2-2-120　娑罗子原植物
（文县）

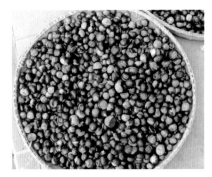

图2-2-121　鲜品娑罗子（康县农贸市场）

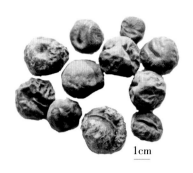

1cm

图2-2-122　娑罗子药材（康县）

【商品规格】统货。

【品质要求】以大小均匀、饱满、断面色黄白色者为佳。

【功能与主治】疏肝理气，和胃止痛。用于肝胃气滞，胸腹胀闷，胃脘疼痛。

【贮藏】置干燥处，防霉，防蛀。

核桃仁

【地方名称】胡桃仁。

【商品名称】核桃仁。

【开发利用】清·乾隆《成县县志》《西和县新志》，道光《两当县新志》等地方志"物产·果树类"收录。

20世纪90年代陇南各地大力推广核桃树的种植，其中康县和成县分别获得""中国核桃仁之乡"荣誉。2014年"成县核桃"成为国家地理标志保护产品。

【来源】为胡桃科植物胡桃 *Juglans regia* L. 的干燥成熟种子。

【原植物】乔木。奇数羽状复叶，小叶通常5～9枚，稀3枚，椭圆状卵形至长椭圆形，顶端钝圆或急尖、短渐尖，基部歪斜、近于圆形，边缘全缘或在幼树上者具稀疏细锯齿，腋内具簇短柔毛，具极短小叶柄或近无柄。雄性葇荑花序下垂。雌性穗状花序通常具1～4雌花。果实近于球状，直径4～6 cm；隔膜较薄。花期5月，果期10月（图2-2-123）。

【生境与分布】主要栽培于陇南、天水、平凉、庆阳、定西等地。2017年康县、成县种植面积分别达到63万亩、51万亩。2018年全省核桃种植面积300万亩。

【采收加工】秋季果实成熟时采收，除去肉质果皮，晒干，取出种子。

【产地】主产于陇南（成县、康县、徽县、两当、武都），庆阳、天水等亦产。

【产量】2018年成县产量达到2510万kg。

【药材性状】完整者呈扁椭圆形，多数破碎，为不规则的

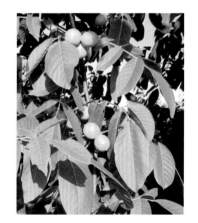

图2-2-123　核桃仁原植物
（成县）

块状，有皱曲的沟槽，大小不一；完整者类球形，直径2～3 cm。种皮淡黄色或黄褐色，膜状，维管束脉纹深棕色。子叶类白色。质脆，富油性。气微，味甘；种皮味涩、微苦（图2-2-124）。

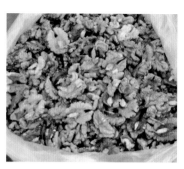

图2-2-124　核桃仁药材(徽县)

【商品规格】统货。

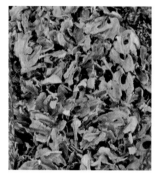

图2-2-125　分心木药材
（徽县农贸市场）

【品质要求】以颗粒大、肥厚、色淡黄，无败油及虫蛀者为佳。

【功能与主治】补肾，温肺，润肠。用于腰膝酸软，阳痿遗精，虚寒喘嗽，大便秘结。

【贮藏】置阴凉干燥处，防蛀。

【附注】核桃的果实种膈（分心木）及肉质果皮（青龙衣）亦药用（图2-2-125）。

主产区陇南市核桃品质优良，核仁饱满，壳薄易取仁，出仁率高，粗脂肪含量高，已研发出核桃油、核桃乳等系列产品30多个。

桃　仁

【地方名称】毛桃仁、山桃仁。

【商品名称】野桃仁、家桃仁。

【开发利用】清·康熙《静宁县志》《庄浪志略》，乾隆《重修肃州新志》，光绪《文县志》等地方志"物产·药类"收录。

【来源】为蔷薇科植物桃 *Prunus persica*（L.）Batsch 或山桃 *Prunus daridiana*（Carr.）Franch. 的干燥成熟种子。

【原植物】（1）桃　落叶小乔木。叶卵状披针形或矩圆状披针形，长8～12 cm，宽3～4 cm，边缘具细密锯齿，叶下面脉腋间有少数短柔毛或稀无毛；叶柄长，无毛，有腺

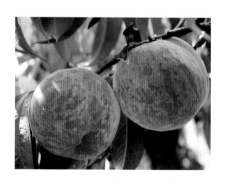

图2-2-126　桃仁原植物(秦安)

点。花单生，先叶开放；萼筒钟状，裂片卵形；花瓣粉红色，倒卵形或矩圆状卵形；雄蕊多数；心皮1（2），有毛。核果卵球形，果肉厚而多汁，有沟，有绒毛，离核或粘核，不开裂；核表面具沟孔和皱纹，两侧扁平，顶端渐尖。花期3～4月，果期通常为8～9月（图2-2-126）。

（2）山桃　叶片基部楔形，边缘具细锐锯齿，叶片下面无毛；花萼外面无毛；果实近球形，肉薄而干燥；核两侧通常不扁平，顶端圆钝（图2-2-127）。

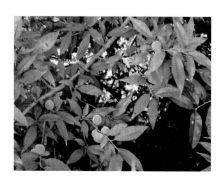

图2-2-127　山桃仁原植物(华亭)

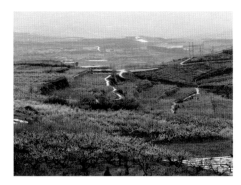

图 2-2-128　桃种植基地（秦安）

【生境与分布】（1）桃　桃树有很强的适应性，在本省广为分布，各地栽培（图 2-2-128）。

（2）山桃　分布于陇南、天水、平凉、庆阳、定西、甘南及兰州等地林区分布；多用于荒山造林，公园路边亦见绿化栽培。

【采收加工】（1）采收　每年于 7～8 月间采摘成熟的果实，或直接利用果品厂加工副产品果核，运回加工。

（2）加工　将运回的果实除去果肉，用锤子敲桃核侧面，使壳与种子分离，除去核壳，取出种子，阴干。产量大时也可采用桃仁脱壳筛选机脱壳。

【产地】产于兰州、天水、庆阳、酒泉、陇南、平凉和张掖等地。商品主要为野桃仁，少数为家桃仁；家桃仁主产于兰州、天水，野桃仁主产于陇南、平凉和天水（图 2-2-129）。

【产量】2017 年各地收购量，静宁为 0.7 万 kg、甘谷为 0.5 万 kg、两当为 0.5 万 kg、合水为 0.4 万 kg、宁县为 0.3 万 kg、庆城为 0.3 万 kg、镇原为 0.3 万 kg、崆峒区为 0.2 万 kg、张家川为 0.2 万 kg。

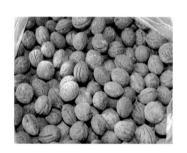

图 2-2-129　山桃仁
（宁县收购站）

【药材性状】（1）桃仁　呈椭圆形或长卵形，常扁平，长 1.2～1.8 cm，宽 0.8～1.2 cm，厚 0.2～0.5 cm。表面黄棕色至红棕色，密布颗粒状突起。顶端具尖，中部膨大，基部钝圆扁斜，边缘较薄。尖端一侧有棱线形种脐，圆端有颜色略深的合点，自合点处散出多数纵向维管束。种皮薄，子叶 2，类白色，富油性。气微，味微苦。

（2）山桃仁　呈类卵圆形，长 0.9～1.5 cm，宽 0.7～1.0 cm，厚 0.5～0.6 cm。常肥厚而饱满，边缘较厚（图 2-2-130）。

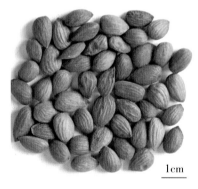

1cm

图 2-2-130　山桃仁（两当）

【商品规格】商品分为家桃仁与野桃仁（又称山桃仁、毛桃仁），均为统货。

【品质要求】以颗粒饱满、均称、色棕黄、富油性、无虫蛀、无霉变者为佳。粒小、色暗、瘦小者次之。

【功能与主治】活血祛瘀，润肠通便。用于经闭，痛经，癥瘕痞块，跌扑损伤，肠燥便秘。

【贮藏】置阴凉干燥处，防蛀。

【附注】（1）本省的桃仁主要来自山桃仁。近年，河南、陕西、安徽等地的药商收购果实后，运输到外省采用机械加工，省内加工较少。

（2）桃胶为桃或山桃等植物树皮中分泌出来的树脂，又名桃油、桃脂、桃花泪、桃树胶。呈类白色、浅黄色、淡红色或深棕色不规则块状物，透明或半透明，质地坚硬。气微，味淡（图 2-2-131）。

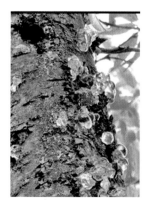

图 2-2-131　桃胶（秦安）

桑 椹

【地方名称】桑椹。

【商品名称】桑椹。

【开发利用】清·康熙《静宁州志》《巩昌府志》，乾隆《成县新志》《西和县新志》《伏羌县志》，道光《两当县新志》，光绪《通渭县新志》；民国《天水县志》等地方志"物产·果树类"收录。

【来源】为桑科植物桑 *Morus alba* L .的干燥果穗。

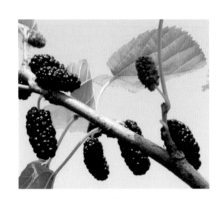

图2-2-132　桑椹原植物(武都)

【原植物】落叶灌木或小乔木。叶卵形或宽卵形，长5～10（20）cm，宽4～8 cm，先端急尖或钝，基部近心形，边缘有粗锯齿，有时不规则分裂。花单性，雌雄异株，均排成腋生穗状花序；雄花序长1～2.5 cm，雌花序长5～10 mm；雄花花被片4，雄蕊4，中央有不育雌蕊；雌花花被片4，无花柱或花柱极短，柱头2裂，宿存。聚花果（桑椹）长1～2.5 cm，黑紫色、红色或白色。花期4～5月，果期5～6月（图2-2-132）。

【生境与分布】生于丘陵、山坡、村旁、田野等处。本省东南部分布或庭院栽培，在陇南（康县、徽县）主要为桑蚕业而大面积栽培。

【采收加工】5～6月果实变红时采收，晒干，或略蒸后晒干。

【产地】产于陇南（成县、西和、武都）、庆阳（环县、正宁、宁县、镇原）等地（图2-2-133）。

【产量】各地主要做为鲜果零星销售，陇南年产量约0.2万kg。

【药材性状】为聚花果，由多数小瘦果集合而成，呈长圆形，长1～2 cm，直径0.5～0.8 cm。黄棕色、棕红色或暗紫色，有短果序梗。小瘦果卵圆形，稍扁，长约2 mm，宽约1 mm，外具肉质花被片4枚。气微，味微酸而甜（图2-2-134、135）。

【商品规格】统货。

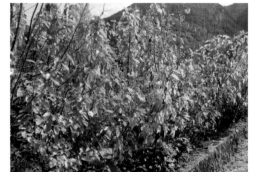

图2-2-133　桑树基种植地(康县)

【品质要求】以果穗完整、成熟、饱满者为佳。

【功能与主治】滋阴补血，生津润燥。用于肝肾阴虚，眩晕耳鸣，心悸失眠，须发早白，津伤口渴，内热消渴，肠燥便秘。

【贮藏】置通风干燥处，防蛀。

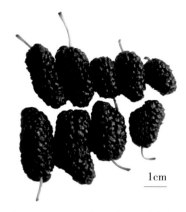

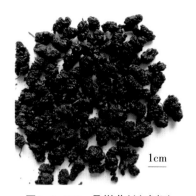

图 2-2-134　桑椹鲜药材(武都)　　　　　图 2-2-135　桑椹药材(武都)

浮小麦

【地方名称】瘪麦子。

【商品名称】浮小麦。

【开发利用】《甘肃中药手册》（1959 年）收录浮小麦。

【来源】为禾本科植物小麦 *Triticum aestivum* L. 的干燥轻浮瘪瘦的颖果。

【原植物】一年生或越年生草本。秆高 60～100 cm。叶鞘松弛包茎；叶舌膜质；叶片长披针形。穗状花序直立，长 5～10 cm（芒除外），宽 1～1.5 cm；小穗含 3～9 小花，上部者不发育；颖卵圆形，主脉于背面上部具脊，于顶端延伸为齿，侧脉的背脊及顶齿均不明显；外稃长圆状披针形，长 8～10 mm，顶端具芒或无芒；内稃与外稃几等长。颖果长圆形或近卵形，长约 6 mm，浅褐色。花期 4～5 月，果期 5～6 月（图 2-2-136）。

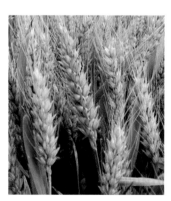

图 2-2-136　浮小麦原植物
（榆中）

【生境与分布】省内各地广泛栽培。

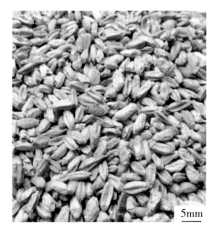

图 2-2-137　浮小麦药材(榆中)

【采收加工】收获小麦时，扬起其轻浮干瘪者，或以水淘之，取浮起者，晒干。

【产地】产于定西、兰州、天水等地。

【产量】各地零星收购。

【药材性状】呈长圆形，两端略尖。长约 7 mm，直径 2.6 mm。表面黄白色，皱缩。有时尚带有未脱净的外稃。腹面有一深陷的纵沟，顶端钝形，带有浅黄棕色柔毛，另一端成斜尖形，有脐。质硬而脆，易断，断面白色，富粉性。无臭，味淡（图 2-2-137）。

【商品规格】统货。

【品质要求】以粒瘦小、均匀、轻浮、无杂质为佳。

【功能与主治】止虚汗,退痨热。用于自汗盗汗,虚痨发热等症。

【贮藏】置阴凉干燥处。

菟丝子

【地方名称】无根草、豆寄生、金缘草、天碧草。

【商品名称】菟丝子、小菟丝子。

【开发利用】清·乾隆《武威县志》《永昌县志》《平番县志》《镇番县志》《伏羌县志》《环县志》,光绪《肃州新志》;民国《重修古浪县志》《靖远县志》《金塔县志》《新纂高台县志》等地方志"物产·药类"均收录。

【来源】为旋花科植物南方菟丝子 *Cuscuta australis* R.Br. 或菟丝子 *Cuscuta chinensis* Lam. 的干燥成熟种子。

【原植物】(1)菟丝子 一年生寄生草本。茎细,缠绕,黄色,无叶。花多数,簇生,花梗粗壮;苞片2;花萼杯状,5裂,裂片卵圆形或矩圆形;花冠白色,壶状或钟状,长为花萼的2倍,顶端5裂,裂片向外反曲;雄蕊5,花丝短,与花冠裂片互生;鳞片5,近矩圆形,边缘流苏状;子房2室,花柱2,柱头头状,宿存。蒴果近球形,稍扁,成熟时被花冠全部包住,长约3 mm,成熟时整齐裂。种子2~4个,淡褐色。花期7~8月(图2-2-138)。

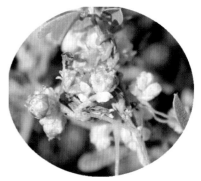

图2-2-138 菟丝子原植物(渭源)

(2)南方菟丝子与菟丝子相近,主要区别在于前者雄蕊着生于花冠裂片弯缺处。蒴果成熟时仅下半部被宿存花冠包住,成熟时不规则裂(图2-2-139)。

【生境与分布】生于海拔800~3000 m的田边、山坡阳处和路边灌丛。通常寄生于豆科、菊科和藜科等植物。

菟丝子分布于省内各地,南方菟丝子分布于河西、兰州、定西和甘南等地;河西种植的亚麻、黄豆上所寄生的主要是南方菟丝子,近年产地为了提高产量常与亚麻、黄豆套种,有的亚麻、黄豆成为副产品。

【采收加工】秋季果实成熟时采收植株,晒干,打下种子,除去杂质。

【产地】主产于白银(靖远、景泰),酒泉(玉门),庆阳(合水、庆城)、陇南(西和、文县、两当、成县、徽县)、兰州(永登)等地亦产。河西所产南方菟丝子是本省菟丝子的主要商品来源。

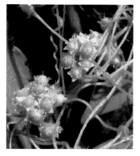

图2-2-139 南方菟丝子
(靖远)

【产量】2015年全省年产量约50万kg,主产于玉门(约25万kg)、武威(约13万kg)、景泰(约5万kg)和靖远(约7万kg)。

【药材性状】呈类球形，直径1～2 mm。表面灰棕色至棕褐色，粗糙，种脐线形或扁圆形。质坚实，不易以指甲压碎。气微，味淡（图2-2-140）。

【商品规格】统货。

【品质要求】以颗粒饱满、色深、有吐丝，无杂质者为佳。

【功能与主治】补益肝肾，固精缩尿，安胎，明目。用于肝肾不足，腰膝酸软，阳痿遗精，遗尿尿频，肾虚胎漏，胎动不安，目昏耳鸣，脾肾虚泻。

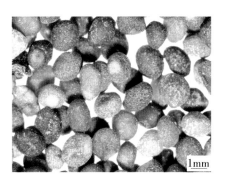

图2-2-140　南方菟丝子药材（靖远）

【贮藏】置通风干燥处。

【附注】（1）金灯藤 Cuscuta japonica Choisy，分布于陇南、天水、临夏和兰州等地；康县、徽县、武都是其传统产地，至今收购，又名大菟丝子（图2-2-141）。康县等地尚以土特产品外销。

（2）20世纪80年代，省内曾将十字花科绵果芝麻菜 Eruca sativa Mill var. eriocarpa Boiss. 的种子（酒泉）误作"菟丝子"药用。

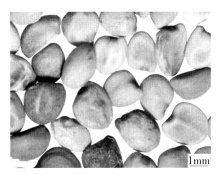

图2-2-141　大菟丝子药材（徽县）

莳萝子

【地方名称】臭茴香、土茴香、小茴香、药茴香（民勤）。

【商品名称】莳萝子。

【开发利用】清·康熙《靖远县志》"物产·蔬菜类"有收录莳萝。民国《皋兰县志》《红水县志》《古浪县志》"物产·药类"有收录大粒茴香、小粒茴香两种，后者疑似莳萝子；《重修敦煌县志》"物产·药类"有"莳萝，俗名小茴香"。

【来源】为伞形科植物莳萝 Anethum graveolens L. 的干燥成熟果实。

【原植物】一年生草本，稀为二年生，有强烈香味。茎单一，光滑，有纵长细条纹。基生叶片轮廓宽卵形，3～4回羽状全裂，末回裂片丝状；茎上部叶较小，分裂次数少，无叶柄。复伞形花序常呈二歧式分枝；伞辐10～25；小伞形花序有花15～25；花瓣黄色，长圆形或近方形；花柱短；萼齿不显。分生果卵状椭圆形，成熟时褐色，背部扁压状，背棱细但明显突起，侧棱狭翅状，灰白色；每棱槽内油管1，合生面油管2。花期5～8月，果期7～9月（图2-2-142）。

【生境与分布】现时主要栽培于武威（民勤、景泰）等地。2017年民勤种植面积为750亩。

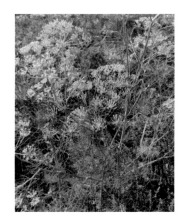

图2-2-142　莳萝子原植物（民勤）

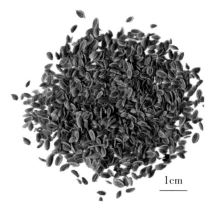

图 2-2-143　莳萝子药材（民勤）

【采收加工】秋季果实初熟时采割植株，晒干，打下果实，除去杂质。

【产地】主产于武威（民勤、景泰）等地。

【产量】2017年民勤产量25万kg。

【药材性状】分果呈扁平广卵形，长3～4 mm，宽2～3 mm，厚1～2 mm。表面黄棕色、棕黑色，背面有3条不甚明显的肋线，两侧向外延伸作翅状。半分离的双悬果基部有残存的果柄。气芳香，味辛、麻舌（图2-2-143）。

【商品规格】统货。

【品质要求】以颗粒饱满、色黄棕、香气浓郁者为佳。

【功能与主治】温脾开胃，散寒暖肝，理气止痛。主治腹中冷痛，胁肋胀满，呕逆食少，寒疝。

【贮藏】置阴凉干燥处。

预知子

【地方名称】拿子、八月瓜、木通子。

【商品名称】八月札。

【开发利用】20世纪70年代医药公司收购。

【来源】为木通科植物木通 Akebia quinata （Thunb.） Decne.、三叶木通 Akebia trifoliata （Thunb.） Koidz.或白木通 Akebia trifoliata （Thlmb.） Koidz.var.austalis （Diels）Rehd.的干燥近成熟果实。

【原植物】（1）木通　落叶木质缠绕藤本。掌状复叶，簇生于短枝顶端；小叶片5，倒卵形或椭圆形，长3～6 cm，先端圆常微凹至具一细短尖，基部圆形或楔形，全缘。花单性，雌雄同株；花序基部着生1～2朵雌花，上部着生密而较细的雄花；花被3片；雄花具雄蕊6个；雌花有离生雌蕊2～13。果肉质，长椭圆形，或略呈肾形，熟后紫色，柔软，沿腹缝线开裂。种子长卵形而稍扁，黑褐色。花期4～5月，果期8月（图2-2-144）。

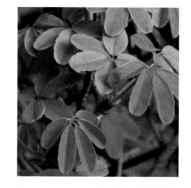

图 2-2-144　木通原植物（武都）

（2）三叶木通　三出复叶；小叶卵圆形、宽卵圆形或长卵形，长宽变化很大，顶端钝圆、微凹或具短尖，基部圆形或宽楔形，有时微呈心形，边缘浅裂或呈波状。雌花花被片紫红色，具6个退化雄蕊，心皮3～12。果实长卵形，成熟后沿腹缝线开裂（图2-2-145）。

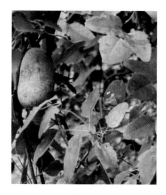

图 2-2-145　三叶木通原植物（武都）

（3）白木通　本变种形态与三叶木通相近，但小叶全缘，质地较厚。

【生境与分布】生于海拔700～2000 m山坡、山沟、溪旁或林边灌木丛中。分布于陇南、天水等地。

【采收加工】夏、秋二季果实绿黄色、未开裂时采收，晒干，或置沸水中略烫后晒干。

【产地】产于陇南（康县、徽县、成县、文县）等地（图2-2-146）。

【产量】陇南（徽县、康县等地）有零星收购量。

【药材性状】呈肾形或长椭圆形，稍弯曲，长3～9 cm，直径1.5～3.5 cm。表面黄棕色或黑褐色，有不规则的深皱纹，顶端钝圆，基部有果梗痕。质硬，破开后，果瓤淡黄色或黄棕色；种子多数，扁长卵形，黄棕色或紫褐色，具光泽，有条状纹理。气微香，味苦（图2-2-147）。

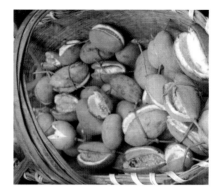

图2-2-146　鲜品八月瓜
（康县农贸市场）

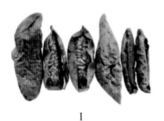 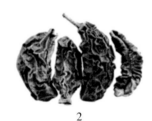 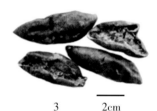

图2-2-147　药材预知子图（1.木通　2.三叶木通　3.白木通）

【商品规格】统货。

【品质要求】以个大、色黄棕、肉厚者为佳。

【功能与主治】疏肝理气，活血止痛，散结，利尿。用于脘胁胀痛，痛经经闭，痰核痞块，小便不利。

【贮藏】置通风干燥处。

猪牙皂

【地方名称】皂荚、牙皂。

【商品名称】皂角。

【开发利用】民国《新纂康县县志》收录。

【来源】为豆科皂荚属植物皂荚 *Gleditsia sinensis* Lam. 的干燥不育果实。

【原植物】乔木，高达15 m。刺粗壮，通常有分枝，长可达16 cm。羽状复叶簇生，具小叶6～14枚；小叶长卵形，长椭圆形至卵状披针形，长3～8 cm，宽1.5～3.5 cm，先端钝或渐尖，基部斜圆形或斜楔形，边缘有细锯齿，无毛。花杂性，排成总状花序，腋生；萼钟状，有4枚披针形裂片；花瓣4，白色；雄蕊6～8；子房条形，沿缝线有毛。荚果条形，不扭转，长12～

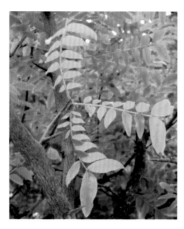

图 2-2-148 猪牙皂原植物(西和)

30 cm，宽2～4 cm，黑棕色，被白色粉霜。花期4～5月，果期9～10月（图2-2-148）。

【生境与分布】生于路边、沟旁、住宅附近。分布于庆阳、平凉、天水、陇南、甘南等地。

【采收加工】秋末采摘不育果实，晒干。

【产地】主产于陇南（文县、徽县、康县、成县、西和）、天水（甘谷、清水）和平凉（泾川）等地。

【产量】2017年各地产量，康县为0.2万kg、徽县为0.2万kg、甘谷为0.1万kg（大皂角）。

【药材性状】略呈圆柱形，多弯曲作新月形，长5～11 cm，宽0.7～1.5 cm。表面紫棕色或紫褐色，被灰白色蜡质粉霜，擦去后有光泽，并有细小的疣状突起和线状或网状的裂纹。顶端有鸟喙状花柱残基，基部具果梗残痕。质硬而脆，易折断。断面棕黄色，中间疏松，有淡绿色或淡棕黄色的丝状物，有发育不全的种子。气微，有刺激性，味先甜而后辣（图2-2-149）。

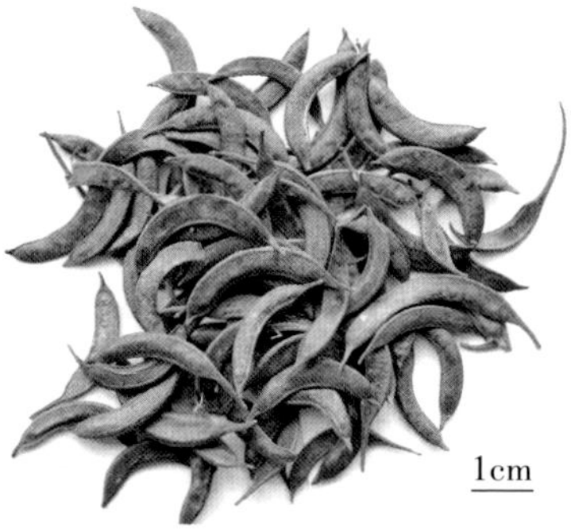

【商品规格】统货。

【品质要求】以个小、饱满、色紫黑、有光泽、无果柄者为佳。

【功能与主治】祛痰开窍，散结消肿。用于中风口噤，昏迷不醒，癫痫痰盛，关窍不通，喉痹痰阻，顽痰喘咳，咯痰不爽，大便燥结，外治痈肿。

【贮藏】置干燥处，防蛀。

图 2-2-149 猪牙皂药材(西和)

【附注】皂角为皂荚 Gleditsia sinensis Lam. 的干燥成熟果实。秋末果实成熟变黑时采摘，晒干。产地多有收购。果实扁长呈剑鞘状而略弯曲，长15～20 cm，宽2～3.5 cm，厚0.8～1.5 cm。表面深紫色至黑棕色，被灰色粉霜，种子所在处隆起，基部渐狭而略弯，有短果柄或果柄断痕，两侧有明显的纵棱线。质硬，果皮断面黄色，纤维性。种子扁椭圆形，黄棕色，光滑。气特异，有强烈刺激性，嗅其粉末则打喷嚏，微辛辣。

莱菔子

【地方名称】萝卜子、菜头子。

【商品名称】莱菔子。

【开发利用】清·乾隆《平番县志》《重修肃州新志》《永昌县志》《镇番县志》，民国《重修古浪县志》等地方志"物产·药类"收录。

清·康熙《宁远县志》，乾隆《武威县志》《成县新志》《西和县志》等地方志"物产·蔬菜类"亦收录。

【来源】为十字花科植物萝卜 *Raphanus sativus* L．的干燥成熟种子。

【原植物】二年或一年生草本。直根粗，肉质，形状和大小多变化。茎分枝。基生叶和下部叶大头羽状分裂，长8～30 cm，宽3～5 cm，顶生裂片卵形，侧生裂片4～6对，向基部渐缩小，矩圆形，边缘有钝齿，疏生粗毛；上部叶矩圆形，有锯齿或近全缘。总状花序顶生；花淡紫红色或白色。长角果肉质，圆柱形，在种子间缩细，并形成海绵质横隔，先端渐尖成喙；种子卵形，红褐色。花期4～5月，果期5～6月（图2-2-150）。

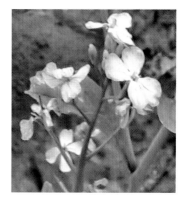

图2-2-150　莱菔子原植物（靖远）

【生境与分布】省内各地普遍作为蔬菜栽培。张掖（民乐、临泽）形成规模化的药材种植，2017年种植面积350余亩。

【采收加工】夏季果实成熟时割取植株，晒干，打出种子，除去杂质，再晒干。

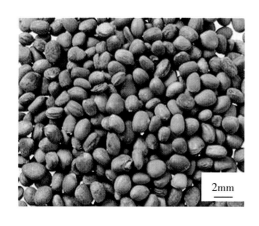

2mm

【产地】主产于张掖（民乐、临泽），陇南（西和、成县）、平凉（华亭、泾川、庄浪）、天水（甘谷）、兰州（永登）、庆阳（庆城、镇原）亦产。

【产量】2017年张掖（民乐、临泽）的产量为0.6万kg、庆城为0.1万kg。

【药材性状】呈类卵圆形或椭圆形，稍扁，长2.5～4 mm，宽2～3 mm。表面黄棕色、红棕色或灰棕色。一端有深棕色圆形种脐，一侧有数条纵沟。种皮薄而脆，子叶2，黄白色，有油性。气微，味淡、微苦辛（图2-2-151）。

【商品规格】统货。

【品质要求】以色红棕、粒大、饱满、油性足者为佳。

【功能与主治】消食除胀，降气化痰。用于饮食停滞，脘腹胀痛，大便秘结，积滞泻痢，痰壅喘咳。

【贮藏】置通风干燥处，防蛀。

紫苏子

【地方名称】赤苏、水苏、野荏、黑苏子。

【商品名称】苏子、紫苏子。

【开发利用】清·康熙《静宁州志》《岷州志》，乾隆《成县新志》《武威县志》《甘州府志》《平番县志》《永昌县志》《陇西县志》《狄道州志》《庄浪志略》，道光《两当县新志》，光绪《文县新志》《重修金县志》《通渭县新志》《徽县新志》；民国《天水县志》《重修古浪县志》《重修皋兰县志》《创修临泽县志》《创修渭源县志》《新纂高台县志》《东乐县志》等地方志"物产·

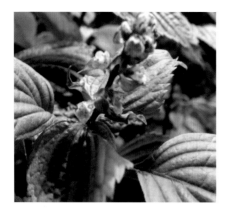

图 2-2-152 紫苏子原植物(泾川)

药类"收录紫苏。

乾隆《重修肃州新志》称为"苏叶,园圃中多种之,入药最良"。民国《金塔县志》称"紫苏,种园中"。

历史上甘肃的紫苏产地较为广泛,栽培历史悠久。

【来源】 为唇形科植物紫苏 *Perilla frutescens* (L.) Britt.的干燥成熟果实。

【原植物】一年生草本,有特异芳香。茎绿色或紫色,钝四棱形,具四槽,密被长柔毛。叶对生,阔卵形或圆形,先端短尖或突尖,基部圆形或阔楔形,边缘有粗锯齿,两面绿色或紫色,或仅背面呈紫色,疏生柔毛。轮伞花序组成长 2～15 cm 的顶生或腋生总状花序。苞片宽卵圆形或近圆形;花萼钟形,结果时增大;花冠白色至紫红色,2唇形;雄蕊4,花丝扁平;花柱2浅裂。小坚果近球形,灰褐色,具网纹。花期8～10月,果期9～12月(图2-2-152)。

【生境与分布】生于海拔 1000～2800 m 的山坡、路旁或溪边。分布于全省东南部。庆阳、平凉、天水和陇南普遍作为油料作物栽培(图2-2-153)。

【采收加工】秋季果实成熟时采收,除去杂质,晒干。

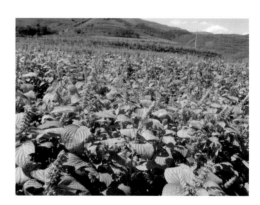

图2-2-153 紫苏子原植物(泾川)

【产地】栽培品主产于庆阳(镇原、合水、庆城)、平凉(泾川)、天水(清水)、陇南(两当、徽县);野生品早年产于陇南、定西、白银、兰州等地的部分地方。

【产量】2017年各地收购量,两当为 0.2 万 kg、庆城为 0.1 万 kg、镇原为 0.1 万 kg。

【药材性状】(1)野生品 呈卵圆形或类球形,直径约1.5 mm。表面灰棕色或灰褐色,有微隆起的暗紫色网纹,基部稍尖,有灰白色点状果梗痕。果皮薄而脆,易压碎。种子黄白色,种皮膜质,子叶2,类白色,有油性。压碎有香气,味微辛。

(2)栽培品 直径1.5～2.5 mm(图2-2-154)。

【商品规格】统货。

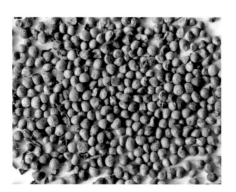

图2-2-154 紫苏子药材(镇原)

【品质要求】以颗粒小、饱满、色灰棕,无破碎、无杂质者为佳。

【功能与主治】降气化痰,止咳平喘,润肠通便。用于痰壅气逆,咳嗽气喘,肠燥便秘。

【贮藏】置通风干燥处,防蛀。

【附注】(1)甘肃历史上出产的紫苏子主要为野生品。东南部作为油料作物的紫苏,当地俗称"荏或白苏",花白色、叶绿,一般不作为中药材使用,但省外药商常来收购。在镇原等地种植花紫色、叶紫或叶上面绿色，下面紫苏，当地称为紫苏。

（2）早年，唇形科植物黏毛鼠尾草 *Salvia roborowskii* Maxim.的种子（靖远）民间误称"紫苏"，别名黑苏子；香薷 *Elsholtzia ciliata*（Thunb.）Hyland.的种子（平凉）有称野荏子，均未见药用。

葶苈子

【地方名称】辣辣子（独行菜）、米米蒿（播娘蒿）。

【商品名称】葶苈子。

【开发利用】清·康熙《静宁州志》，光绪《重修皋兰县志》。民国《东乐县志》《新纂高台县志》《靖远县志》等地方志"物产·药类"收录。民国《重修定西县志》称"有苦、甜两种"。甘肃药用的葶苈子品种不止一种。

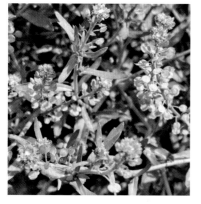

图2-2-155　独行菜原植物(榆中)

【来源】为十字花科植物播娘蒿 *Descurainia* Sophia（L.）Webb. ex Prantl.或独行菜 *Lepidium apetalum* Willd.的干燥成熟种子。

【原植物】（1）独行菜　两年生草本。主根垂直，有辛辣味。茎多分枝，被头状腺毛。叶互生，无柄，茎下部叶倒披针形，疏生齿状缺刻或成羽状浅裂，上部叶线型，全缘或有疏齿。总状花序顶生。花小；萼片4，背部疏生长毛；花瓣4或退化，白色；雄蕊2；蜜腺4，位于雄蕊基部两侧。短角果卵状椭圆形，幼时暗紫色，后变黄绿色。种子细小，淡黄棕色。花期4～6月，果实渐次成熟（图2-2-155）。

（2）播娘蒿　茎分枝多，叶2～3回羽状深裂，末端裂片条形或长圆形，下部叶具柄，上部叶无柄。花序伞房状，萼片早落；花黄色，雄蕊6，长圆状倒卵形。长角果圆筒状。种子多数（图2-2-156）。

【生境与分布】多生于湿地、田间、溪边和路旁。分布于全省各地，20世纪60年代省内部分地方曾经栽培。

【采收加工】夏季果实成熟时采割植株，晒干，搓出种子，除去杂质。

【产地】产于庆阳（宁县、合水、西峰）、平凉（泾川、庄浪）、天水（甘谷）、陇南（西和、武都、两当）、兰州（永登）、白银（靖远）等地。本省所产为南葶苈子。

【产量】2017年各地收购量，两当为0.35万kg、甘谷为0.2万kg。

【药材性状】（1）南葶苈子　呈长圆形略扁，长约0.8～1.2 mm，宽约0.5 mm。表面棕色或红棕色，微有光泽，具纵沟2条，其中1条较明显。一端钝圆，另端微凹或较平截，种脐类白色，位于凹入端或平截处。气微，味微辛、苦，略带黏性（图2-2-157）。

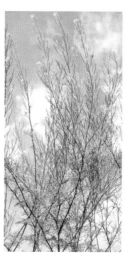

图2-2-156　播娘蒿原
植物(陇西)

（2）北葶苈子　呈扁卵形，长1～1.5 mm，宽0.5～1 mm。一端钝圆，另端尖而微凹，种脐位于凹入端。味微辛辣，黏性较强。

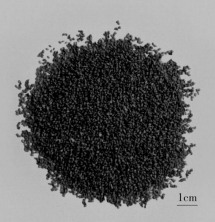

图2-2-157　南葶苈子药材（甘谷）

【商品规格】统货。播娘蒿习称"南葶苈子"，独行菜习称"北葶苈子"。

【品质要求】以色红黄、饱满、无杂质者为佳。

【功能与主治】泻肺平喘，行水消肿。用于痰涎壅肺，喘咳痰多，胸胁胀满，不得平卧，胸腹水肿，小便不利。

【贮藏】置干燥处。

【附注】历史上，十字花科植物荠菜 Capsella bursa-pastoris（L.）Medic 的种子（定西）、菥蓂 Thlaspi arvense L. 的种子（武都）混作"葶苈子"。

黑　豆

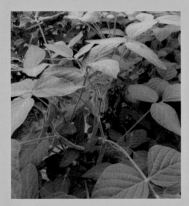

图2-2-158　黑原植物豆（秦州）

【地方名称】黄豆。

【商品名称】黑豆。

【开发利用】清·乾隆《重修肃州新志》称"出产有限，堪入药"。民国《新纂高台县志》"物产·药类"收录。

【来源】为豆科植物大豆 Glycine max（Linn.）Merr. 的干燥成熟种子。

【原植物】一年生草本。全体密生黄色长硬毛。3出复叶；小叶3片，卵形、广卵形或狭卵形，通常两侧的小叶为斜卵形，长6～13 cm，宽4～8.5 cm，先端钝或急尖，基部圆形、阔楔形或近于截形。总状花序短阔，腋生，有2～10朵花；花白色或紫色；花萼钟状；花冠蝶形；雄蕊10，2体；子房线状椭圆形，花柱短。荚果长方披针形，褐色。种子卵圆形，种皮黄色、绿色或黑色。花期8月，果期10月（图2-2-158）。

【生境与分布】省内大多数地方有栽培。

【采收加工】秋季采收成熟果实，晒干，打下种子，除去杂质。

【产地】省内各地产，主产于庆阳（镇原、庆城、合水、环县）等地。

【产量】作为粮食作物收购，药用零星采购。

【药材性状】呈椭圆形或类球形，稍扁，长6～12 mm，直径5～9 mm。表面黑色或灰黑色，光滑或有皱纹，具光泽，一侧有淡黄白色长椭圆形种脐。质坚硬。种皮薄而脆，子叶2，肥厚，黄绿色或淡黄色。气微，味淡，嚼之有豆腥味（图2-2-159）。

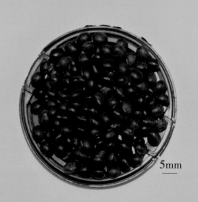

图2-2-159　黑豆药材（镇原）

【商品规格】统货。

【品质要求】以色黑、饱满、豆腥味浓者为佳。

【功能与主治】益精明目，养血祛风，利水，解毒。用于阴虚烦渴，头晕目昏，体虚多汗，肾虚腰痛，水肿尿少，痹痛拘挛，手足麻木，药食中毒。

【贮藏】置通风干燥处，防蛀。

蒺　藜

【地方名称】刺蒺藜、拖儿刺。

【商品名称】白蒺藜。

【开发利用】清·康熙《静宁州志》，乾隆《环县志》《永昌县志》《武威县志》，道光《狄道州志》《山丹县志》，光绪《文县新志》《通渭县新志》；民国《新纂康县志》《红水县志》《重修古浪县志》《靖远县志》《天水县志》《新纂高台县志》《金塔县志》《东乐县志》等地方志"物产·药类"收录。

【来源】为蒺藜科植物蒺藜 *Tribulus terrestris* L.的干燥成熟果实。

【原植物】一年生草本。茎平卧，被长柔毛或长硬毛，枝长20～60 cm，偶数羽状复叶，长1.5～5 cm；小叶对生，3～8对，矩圆形或斜短圆形，长5～10 mm，宽2～5 mm，先端锐尖或钝，基部稍偏斜，被柔毛，全缘。花腋生，花梗短于叶，花黄色；萼片5，宿存；花瓣5；雄蕊10，生于花盘基部，基部有鳞片状腺体，子房5棱，柱头5裂，每室3～4胚珠。果有分果瓣5，无毛或被毛，中部边缘有锐刺2枚，下部常有小锐刺2枚，其余部位常有小瘤体。花期5～8月，果期6～9月（图2-2-160）。

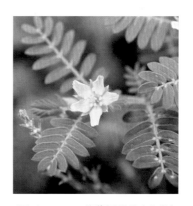

图2-2-160　蒺藜原植物（凉州）

【生境与分布】生于沙地、山坡、田野、路旁及河边。分布本省各地。

【采收加工】秋季果实成熟时采割植株，晒干，打下果实，除去杂质。

【产地】产于庆阳（合水、宁县、庆城）、平凉（泾川）、天水（甘谷）等地。

【产量】2017年各地收购量，甘谷为0.2万kg、宁县为0.1万kg。

【药材性状】果实由5个分果瓣组成，呈放射状排列，直径7～12 mm。常裂为单一的分果瓣，分果瓣呈斧状，长3～6 mm；背部黄绿色，隆起，有纵棱和多数小刺，并有对称的长刺和短刺各1对，两侧面粗糙，有网纹，灰白色。质坚硬。气

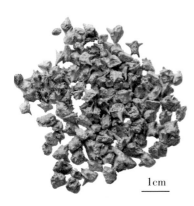

图2-2-161　蒺藜药材（甘谷）

微，味苦、辛（图2-2-161）。

【商品规格】统货。

【品质要求】以颗粒均匀、饱满、完整、色黄绿，无杂质者为佳。

【功能与主治】平肝解郁，活血祛风，明目，止痒。用于头痛眩晕，胸胁胀痛，乳闭乳痈，目赤翳障，风疹瘙痒。

【贮藏】置通风干燥处。

【附注】历史上，藜科植物中亚滨藜 *Atrilex centralasiatica* Iljin 的果实（甘南、临夏、兰州）、西伯利亚滨藜 *A. sibirica* L 的果实（河西）伪充刺蒺藜，前者又称"旱蒺藜""软蒺藜"。

酸枣仁

【地方名称】酸枣核、枣仁、山枣仁。

【商品名称】酸枣仁。

【开发利用】清·乾隆《庄浪志略》《环县志》，光绪《文县新志》《通渭县新志》；民国《徽县新志》等地方志"物产·药类"收录。

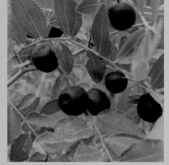

【来源】为鼠李科植物酸枣仁 *Ziziphus jujuba* Mill. var. *spinosa* (Bunge) Hu ex H.F.Chou 的干燥成熟种子。

【原植物】落叶灌木或小乔木，高1～2 m。老枝光滑，灰褐色，枝上有两种刺，一为针形刺，一为反曲刺；小枝幼时被柔毛，红黑色，后无毛。叶椭圆形、卵形或卵状披针形，长1.5～4 cm，宽0.6～2 cm，先端钝或有时微凹，基部圆形，叶缘具刺状锯齿，上面绿色，下面淡绿色，基出脉3；叶柄短。聚伞花序腋生，花小，两性，5基数，黄绿色。核果近球形，红褐色，味酸；核两端钝。花期6～7月，果期8月（图2-2-162）。

图2-2-162 酸枣仁原植物（华池）

【生境与分布】生于海拔850～1200 m的干燥山坡、山谷沟边、路旁。分布于庆阳、平凉、天水、陇南和定西等地。

【采收加工】秋末冬初采收成熟果实，除去果肉和核壳，收集种子，晒干。

【产地】产于庆阳（合水、华池、镇原、庆城）、平凉（华亭）等地。当地主要收购果核，销外地进一步加工（图2-2-163）。

【产量】2017年各地收购量（果核），合水为6万kg、宁县为0.6万kg、正宁为0.3万kg、庆城为0.2万kg。

【药材性状】呈扁圆形或扁椭圆形，长5～9 mm，宽5～7 mm，厚约3 mm。表面紫红色或紫褐色，平滑有光泽，有的具裂纹。有的两面均呈圆隆

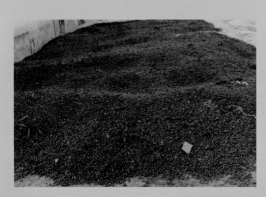

图2-2-163 收购酸枣果核（合水）

状突起，有的一面较平坦，中间有1条隆起的纵线纹；另一面稍突起。一端凹陷，可见线形种脐；另端有细小突起的合点。种皮较脆，胚乳白色，子叶2，浅黄色，富油性。气微，味淡（图2-2-164）。

【商品规格】统货。

【品质要求】以粒大、饱满、外皮色紫红、不破壳、种仁色黄白、无虫蛀者为佳。

【功能与主治】养心补肝，宁心安神，敛汗，生津。用于虚烦不眠，惊悸多梦，体虚多汗，津伤口渴。

【贮藏】置阴凉干燥处，防蛀。

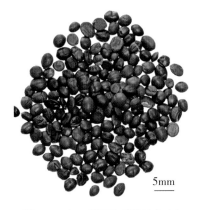

图2-2-164　酸枣仁药材（合水）

蕤　仁

【地方名称】马力子、芮仁。

【商品名称】蕤仁、蕤核。

【开发利用】清·康熙《静宁州志》、光绪《文县新志》"物产·药类"收录

【来源】为蔷薇科植物蕤核 *Prinsepia uniflora* Batal. 或齿叶扁核木 *Prinsepia uniflora* Batal. var. serrata Rehd. 的干燥成熟果核。

【原植物】（1）蕤核　灌木。小枝有枝刺。叶片条状矩圆形至狭矩圆形，长2.5～5 cm，宽约7 mm，先端圆钝有短尖头，基部宽楔形，全缘或有浅细锯齿；叶柄短或近无叶柄。花单生或2～3簇生；花梗长5～15 mm；萼筒杯状，萼裂片三角状卵形，全缘或具浅齿，果期反折；花瓣白色，倒卵形；雄蕊10，花丝短，着生于萼筒上。核果球形，直径1～1.5 cm，红褐色或暗紫红色，有蜡粉。花期4～5月（图2-2-165）。

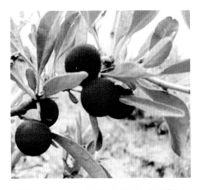

图2-2-165　蕤仁原植物（华亭）

（2）齿叶扁核木　本变种叶片边缘有明显锯齿，不育枝上叶片卵状披针形或卵状长圆形；花枝上叶片长圆形或窄椭圆形；花梗长5～15 mm。

【生境与分布】生于海拔1100～1600 m山坡阳处或山脚下。分布于庆阳、平凉等地。

【采收加工】夏、秋间采摘成熟果实，除去果肉，洗净，晒干。

【产地】主产于庆阳（环县、宁县、合水、庆城）等地（图2-2-166）。

【产量】2017年合水收购量为1.2万kg

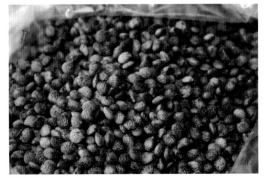

图2-2-166　收购站蕤仁药材（合水）

（果核）。

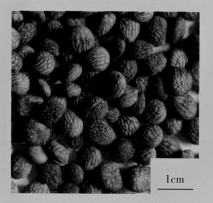

图2-2-167　蕤仁药材（合水）

【药材性状】呈类卵圆形，稍扁，长7～10 mm，宽6～8 mm，厚3～5 mm。表面淡黄棕色或深棕色，有明显的网状沟纹，间有棕褐色果肉残留，顶端尖，两侧略不对称。质坚硬。种子扁平卵圆形，种皮薄，浅棕色或红棕色，易剥落；子叶2，乳白色，有油脂。气微，味微苦（图2-2-167）。

【商品规格】统货。

【品质要求】以完整、色黄棕、颗粒肥大、种子饱满者为佳。

【功能与主治】疏风散热，养肝明目。用于目赤肿痛，睑弦赤烂，目暗羞明。

【贮藏】置干燥处。

三、全草类

大　蓟

【地方名称】马刺草。

【商品名称】大蓟。

【开发利用】清·康熙《静宁州志》"物产·药类"收录"大小蓟"。

【来源】为菊科植物蓟 *Cirsium japonicum* Fisch.ex DC .的干燥地上部分。

【原植物】多年生草本。根纺锤形或长圆锥形，淡紫褐色。茎直立，密被白色绵毛。叶片倒卵状披针形，羽状深裂，裂片具缺刻状齿及针刺，叶两面绿色，被稀疏的多细胞的长节毛或无毛；茎生叶无柄。头状花序单生枝顶；总苞片约6层，背面有黑色黏腺，覆瓦状排列，向内层渐长，外层与中层卵状三角形至长三角形，顶端长渐尖，有长1～2 mm的针刺；花紫红色，小花檐部与细管部几乎等长。瘦果偏斜楔状倒披针状，冠毛浅褐色，多层，基部联合成环。花果期7～8月（图2-3-1）。

【生境与分布】多生于山坡、路旁等地。分布天水、陇南、平凉等地。

【采收加工】夏、秋二季花开时采割地上部分，除去杂质，晒干。

【产地】产于陇南（康县、徽县、武都、文县）、甘南（舟曲）等地。

【产量】各地零星收购。

【药材性状】茎呈圆柱形；表面绿褐色或棕褐色，有数条纵棱，被丝状毛；断面灰白色，髓部疏松或中空。叶皱缩，多破碎，完整

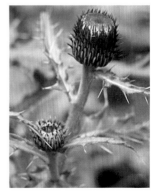

图2-3-1　大蓟原植物
（康县）

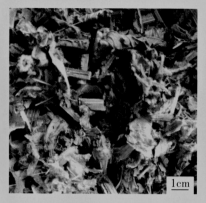

图2-3-2 大蓟药材(康县)

叶片展平后呈倒披针形或倒卵状椭圆形，羽状深裂，边缘具不等长的针刺；上表面灰绿色或黄棕色，下表面色较浅，两面均具灰白色丝状毛。头状花序顶生，球形或椭圆形，总苞黄褐色，羽状冠毛灰白色。气微，味淡（图2-3-2）。

【商品规格】统货。

【品质要求】以色灰绿、质嫩、叶多，无根、无杂质者为佳。

【功能与主治】凉血止血，散瘀，解毒消痈。用于衄血，吐血，尿血，便血，崩漏，外伤出血，痈肿疮毒。

【贮藏】置通风干燥处。

【附注】历史上，省内使用的大蓟品种比较混乱，菊科植物飞廉 *Carduus crispus* L.（陇南、定西）、烟管蓟 *Cirsium pendulum* Fisch. ex DC 的地上部分（天水）和魁蓟 *Cirsium leo* Nakai et Kitag.（漳县、和政、华亭）称为"小蓟"，并在商品中发现上述品种。

小　蓟

【地方名称】小刺儿菜、刺芥。

【商品名称】小蓟。

【开发利用】清·康熙《岷州志》《静宁州志》，乾隆《武威县志》等地方志"物产·药类"收录。

【来源】为菊科植物刺儿菜 *Cirsium setosum*（Willd.）MB. 的干燥地上部分。

【原植物】多年生草本。茎直立无毛或被蛛丝状毛。叶椭圆形或长椭圆状披针形，长7～10 cm，宽1.5～2.5 cm，顶端钝尖，基部狭或钝圆，全缘或有齿裂，有刺，两面被疏或密蛛丝状毛，无柄。头状花序，单生于茎端，雌雄异株，雄株头状花序较小，总苞长18 mm，雌株头状花序较大，总苞长23 mm；总苞片多层，外层较短，矩圆状披针形，内层披针形，顶端长尖，具刺；雄花花冠长17～20 mm，雌花花冠长26 mm，紫红色。瘦果椭圆形或长卵形，略扁平；冠毛羽状。花果期7～9月（图2-3-3）。

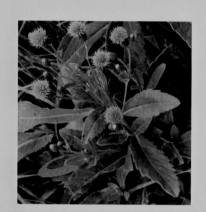

图2-3-3 小蓟原植物(甘谷)

【生境与分布】生于海拔1250～2400 m的田间、荒地、路旁。分布于全省各地。

【采收加工】夏、秋二季花开时采割，除去杂质，切断晒干或鲜用。

【产地】主产于平凉（泾川）、庆阳（镇原、合水、庆城）、天水（通渭）、陇南（成县、武都）等地。

【产量】2017年各地收购量，合水为0.6万kg、通渭为0.2万kg。

【药材性状】茎呈圆柱形，上部有的分枝，长5～30 cm，直径0.2～0.5 cm。表面灰绿色或带紫色，具纵棱及白色柔毛。质脆，易折断，断面中空。叶互生，无柄或有短柄，叶片皱缩或破碎，完整者展平后呈长椭圆形或长圆状披针形，长3～12 cm，宽0.5～3 cm；全缘或微齿裂至羽状深裂，齿尖具针刺；上表面绿褐色，下表面灰绿色，两面均具白色柔毛。头状花序单个或数个顶生；总苞钟状，苞片5～8层，黄绿色；花紫红色。气微，味微苦（图2-3-4）。

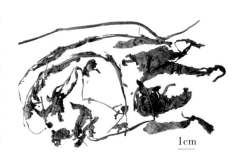

图2-3-4　小蓟药材(徽县)

【商品规格】统货。

【品质要求】以色绿、茎叶俱全，无泥土等杂质为佳。

【功能与主治】凉血止血，散瘀解毒，消痈。用于衄血、吐血、尿血、血淋、便血、崩漏，外伤出血，痈肿疮毒。

【贮藏】置通风干燥处。

【附注】历史上，甘肃使用的小蓟品种比较混乱，菊科植物飞廉 *Carduus crispus* L.（陇南）、烟管蓟 *Cirsium pendulum* Fisch. ex DC.（天水、定西）和魁蓟 *Cirsium leo* Nakai et Kitag. 的地上部分（漳县、和政、华亭）曾称为"大蓟"，并发现商品。苦苣菜 *Sonchus oleraceus* L.（平凉）、长裂苣荬菜 *Sonchus brachyotus* DC.的全草（临夏、兰州）个别地方误做"小蓟"，自产自售。

马齿苋

【地方名称】马齿菜、马苋菜。

【商品名称】马齿苋。

【开发利用】清·乾隆《武威县志》，民国《重修敦煌县志》等地方志"物产·药类"收录。

【来源】为马齿苋科植物马齿苋 *Portulaca oleracea* L.的干燥地上部分。

【原植物】一年生肉质草本。茎平卧或斜上。枝淡绿色或带暗红色。叶互生，叶片扁平，肥厚，长1～2.5 cm，宽0.5～1.5 cm，上面暗绿色，下面淡绿色或带暗红色；叶柄粗短。花无梗，直径4～5 mm，常3～5朵簇生枝端；苞片叶状；萼片绿色，盔形；花瓣黄色，倒卵形；雄蕊花药黄色；子房无毛。蒴果卵球形。种子细小，黑褐色。花期5～8月，果期6～9月（图2-3-5）。

【生境与分布】多生于菜园、农田、路旁。分布于全省各地。

【采收加工】夏、秋二季采收，除去残根和杂质，洗净，略蒸或烫后晒干。

【产地】产于陇南（礼县、徽县、康县）等地。

【产量】各地零星收购。

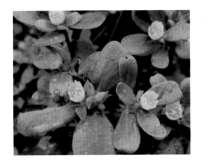

图2-3-5　马齿苋原植物

【药材性状】多皱缩卷曲，常结成团。茎圆柱形，长可达30 cm，直径0.1～0.2 cm，表面黄褐色，有明显纵沟纹。叶对生或互生，易破碎，完整叶片倒卵形，绿褐色，先端钝平或微缺，全缘。花瓣黄色。蒴果圆锥形，长约5 mm，内含多数细小种子。气微，味微酸（图2-3-6、7）。

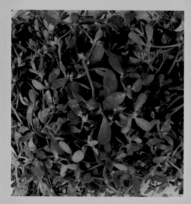

图2-3-6 马齿苋药材（陇西）

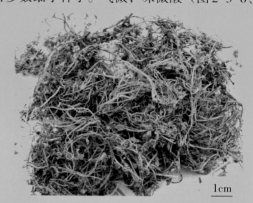

图2-3-7 马齿苋鲜药材（礼县）

【商品规格】统货。

【品质要求】以色褐绿、植株小、质嫩、叶多者为佳。

【功能与主治】清热解毒，凉血止血，止痢。用于热毒血痢，痈肿疔疮，湿疹，丹毒，蛇虫咬伤，便血，痔血，崩漏下血。

【贮藏】置通风干燥处，防潮。

【附注】清·康熙《巩昌府志》中记载马齿苋作为蔬菜食用。至今在陇南、天水、定西等地民间有采集幼苗食用的习惯（图2-3-8）。

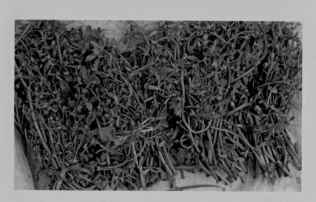

图2-3-8 集贸市场销售马齿苋（徽县）

凤仙透骨草

【地方名称】胭脂花、指甲花。

【商品名称】透骨草。

【开发利用】民国《重修敦煌县志》称"透骨草，即海纳"。过去省内多有购进。近年，山丹等地大面积种植凤仙花，种子作为急性子，茎秆以凤仙透骨草购销。

【来源】为凤仙花科植物凤仙花 *Impatiens balsamina* L. 的干燥茎。

【原植物】花期6～8月，果期8～9月。

【原植物】【生境与分布】见急性子条。

【采收加工】夏、秋二季果实成熟时采收全草，除去根、叶及果，晒干，或趁鲜切成小段。

【产地】产于张掖（山丹），2018年种植面积约600亩，主要外销。

【产量】2018年山丹产量24万kg。

【药材性状】茎呈长圆柱形，干瘪而皱缩，有分枝，长10～50 cm，直径0.3～1.4 cm。表面黄棕色至灰棕色，具明显的纵沟，节部膨大，可见互生叶痕。质轻而脆，易折断，断面可见白色髓或中空。气微，味微酸（图2-3-9）。

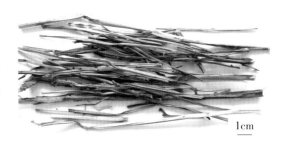

图2-3-9　凤仙透骨草药材(山丹)

【商品规格】统货。

【品质要求】以茎秆粗大、棕黄色，无霉变、无杂质者为佳。

【功能与主治】祛风除湿，活血止痛。用于风湿痹痛，跌打肿痛，闭经，痛经，痈肿等。

【贮藏】置阴凉干燥处。

木　贼

【地方名称】笔头草、锉草、管草、节节草、刷尖草。

【商品名称】木贼。

【开发利用】明·嘉靖《秦安志》；清·康熙《岷州志》，乾隆《陇西县志》《狄道州志》《镇番县志》，道光《两当县新志》《会宁县志》《重修金县志》，光绪《文县新志》《重修皋兰县志》《通渭县新志》；民国《天水县志》《创修临泽县志》《新纂高台县志》等地方志"物产·药类"收录。

【来源】为木贼科植物木贼 *Equisetum hyemale* L.的干燥地上部分。

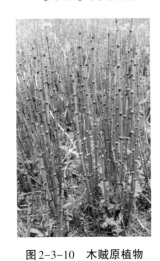

图2-3-10　木贼原植物
（武都）

【原植物】植株高达100 cm。地上茎单一，中空，粗6～10 mm，有纵棱脊20～30条，棱脊上有疣状突起2行，极粗糙。叶鞘基部和鞘齿成黑色两圈，鞘齿顶部尾头早落而成钝头，鞘片背上有两条棱脊，形成浅沟。孢子囊穗矩圆形，无柄，具小尖头，长7～13 mm，孢子一形（图2-3-10）。

【生境与分布】生于海拔650～2900 m山坡湿地或疏林下。分布于陇南、天水、平凉、庆阳、定西和甘南等地。

【采收加工】夏、秋二季采割地上部分，晒干或阴干，扎成小捆。

【产地】产于陇南（两当、成县、康县、西和）、临夏（康乐、临夏县）和平凉（庄浪）等地。

【产量】2017年各地收购量，两当为1.6万kg、成县为1万kg。

【药材性状】呈长管状，不分枝，长40～60 cm，直径0.2～0.7 cm。表面灰绿色或黄绿色，有18～30条纵棱，棱上有多数细小光亮的疣状突起；节明显，节间长2.5～9 cm，节上着生筒状鳞叶，叶鞘基部和鞘齿黑棕色，中部淡棕黄色。体轻，质脆，易折断，断面中空，周边有多数圆形的小空腔。气微，味甘淡、微涩，嚼之有沙粒感（图2-3-11）。

【商品规格】统货。

【品质要求】以茎秆粗大、色绿、完整有节者为佳。

【功能与主治】疏散风热，明目退翳。用于风热目赤，迎风流泪，目生云翳。

【贮藏】置干燥通风处。

【附注】历史上，木贼科植物问荆 *Equisetum arvense* L. 全草（甘南、临夏）、节节草 *Equisetum ramosissimum* Desf. 全草（定西、天水、兰州）产地商品中发现误作"木贼"。

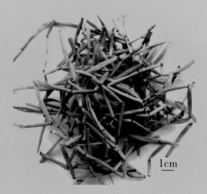

图 2-3-11　木贼药材（成县）

毛细辛

【地方名称】单叶细辛、马蹄细辛、水细辛、土细辛。

【商品名称】细辛。

【开发利用】清·康熙《岷州志》，乾隆《伏羌县志》，光绪《通渭县新志》；民国《天水县志》等地方志"物产·药类"收录细辛。民国《新纂康县志》谓"康邑出者佳，效力亦大，他处常争购之"。

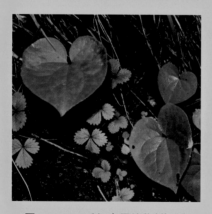

图 2-3-12　毛细辛原植物（临洮）

【来源】为马兜铃科植物单叶细辛 *Asarum himalaicum* Hook.f. et Thoms. ex Klotzsch. 的干燥全草。

【原植物】多年生草本。根状茎横走，节结上生多数细长须根。叶单生，心形或肾形，长、宽近等于 5～10 cm，先端短渐尖，基部心形，深凹成耳状，全缘，两面被贴生白色粗毛，沿脉较密，边缘毛较长；叶腹面深绿色，背面灰绿色；叶柄纤弱，长 8～25 cm。花单生于叶腋；花钟状，深紫红色，花被 3 裂，裂片呈三角形，先端反折；雄蕊 12 枚，花药、花丝长约 1.5 mm；花柱合生，柱头 6 裂。蒴果类球形，具宿存花被。花期 4～6 月，果期 7～9 月（图 2-3-12）。

【生境与分布】生于海拔 1300～2400 m 的高山林下阴湿地及腐殖土层深厚处（图 2-3-13）。分布于陇南、天水、甘南、临夏、定西、兰州、平凉及庆阳等地。

【采收加工】夏季果熟期采挖，除去泥沙等杂质，阴干。

【产地】主产于陇南（康县、徽县、武都、成县、两当），定西、临夏等地亦产。

【产量】2017 年各地收购量，两当为 0.7 万 kg、

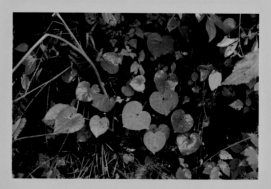

图 2-3-13　毛细辛生境（临洮）

徽县为0.6万kg、康县为0.6万kg。

【药材性状】根茎圆柱形，横走，分枝或不分枝，直径1～2 mm，表面黄棕至黄褐色；节间长2～3 cm，节结上有数条细长须根，常扭曲。叶单生于结节上。完整叶片心形，全缘薄而皱缩，纸质，长宽近等于5～10 cm，顶端短渐尖，基部心形；上面深绿色，下面灰绿色，两面均被毛茸；叶柄纤弱。偶见花或果实，花钟状，淡紫褐色；果实类球形。气微辛香，味辛、麻，微苦（图2-3-14）。

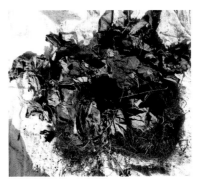

图2-3-14　收购站毛细辛（文县）

【商品规格】统货。

【品质要求】以叶色青绿、根黄棕色、入口辛辣，无杂质者为佳。

【功能与主治】祛风散寒，镇痛止咳，祛痰。用于风寒头痛，关节痛，牙痛，风湿痹痛，痰饮咳喘，脘腹胀痛。

【贮藏】置阴凉干燥处。

【附注】历史上，甘肃地产细辛来源复杂。先后发现的原植物有：铜钱细辛 *Asarum debile* Franch.（陇南）和灯笼细辛 *Asarum inflatum* C.Y.Cheng. et. C.S.Yang（甘南）民间亦称为"细辛"。此外，商品中发现误做"细辛"的有：堇菜科堇菜属（Viola）多种植物的全草、毛茛科铁破锣 *Beesia calthifolia*（Maxim.）Ulbr 的全草（定西）、蓼科支柱蓼 *Polygonum suffultum* Maxim. 的全草（天水、平凉），民间称"荞麦细辛"和金粟兰科银线草 *Chloranthus japonicus* Sieb. 的全草（天水、徽县）。萝摩科徐长卿 *Cymanchum paniculatum*（Bunge）kitag 的全草（文县）民间误称为"细辛"，又称竹叶细辛。

车前草

【地方名称】牛舌草、猪耳朵草、驴耳朵菜、车轱辘莱、荷包叶。

【商品名称】车前草。

【开发利用】清·康熙《宁远县志》，乾隆《甘州府志》《狄道州志》《武威县志》，道光《会宁县志》《山丹县志》，光绪《礼县新志》《通渭县新志》；民国《天水县志》等地方志"物产·药类"收录。

【来源】为车前科植物车前 *Plantago asiatica* L.或平车前 *Plantago depressa* Willd.的干燥全草。

【原植物】【生境与分布】见车前子。

【采收加工】夏季采挖，除去泥沙，晒干。

【产地】产于庆阳（正宁、庆城、合水、镇远）、平凉（灵台、庄浪）、天水（通渭）、陇南（成县、西和、康县）、临夏（临夏县、康乐）、兰州（永登）等地。

【产量】2017年庆阳（合水、正宁、镇原）收购量为0.6万kg、临夏市为0.3万kg。

【药材性状】（1）车前　根须状。叶基生，具长柄；叶片皱缩，展平后呈卵状圆形或宽卵形，长6～13 cm，宽2.5～8 cm；表面灰绿色或污绿色，具明显弧形脉5～7条；先端钝或短尖，基部宽楔形，全缘或有不规则波状浅齿。穗状花序数条，花茎长。蒴果盖裂，萼宿存。气微香，味微苦（图2-3-15）。

（2）平车前 主根直而长。叶片较狭，长椭圆形或椭圆状披针形，5～14 cm，宽2～3 cm（图2-3-16）。

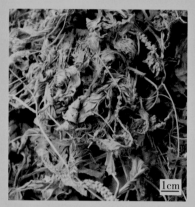

图2-3-15 车前草药材（合水）

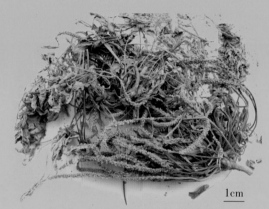

图2-3-16 平车前草药材（陇西）

【商品规格】统货。

【品质要求】以叶花及根俱全、色绿、无枯叶、杂质者为佳。

【功能与主治】清热利尿，通淋，祛痰，凉血，解毒。用于热淋涩痛，水肿尿少，暑湿泄泻，痰热咳嗽，吐血衄血，痈肿疮毒。

【贮藏】置通风干燥处。

仙鹤草

【地方名称】老金丹。

【商品名称】仙鹤草。

【开发利用】《甘肃中草药手册（第二册）》（1971年）收录。

【来源】为蔷薇科植物龙芽草 *Agrimonia pilosa* Ledeb.的干燥地上部分。

【原植物】多年生草本，高30～60 cm，全部密生长柔毛。单数羽状复叶，小叶5～7，杂有小型小叶，无柄，椭圆状卵形或倒卵形，长3～6.5 cm，宽1～3 cm，边缘有锯齿，两面均疏生柔毛，下面有多数腺点；叶柄长1～2 cm，叶轴与叶柄均有稀疏柔毛，托叶近卵形。顶生总状花序有多花，近无梗；苞片细小，常3裂；花黄色，直径6～9 mm；萼筒外面有槽并有毛，顶端生一圈钩状刺毛，裂片5；花瓣5；雄蕊10；心皮2。瘦果倒圆锥形，萼裂片宿存。花果期7～9月（图2-3-17）。

【生境与分布】生于海拔1000～2400 m的林下、草丛和沟边。分布于本省大部分地方。

【采收加工】夏、秋二季茎叶茂盛时采割，除去杂质，干燥。

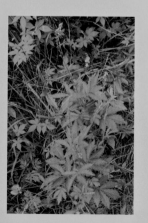

图2-3-17 仙鹤草原植物（甘谷）

【产地】产于天水（清水、甘谷）、陇南（成县、两当）、平凉（华亭、泾川）、庆阳（镇原、庆城）、兰州（永登）、临夏（临夏县）等地。

【产量】2017年各地收购量，两当为1万kg、成县为0.8万kg。

【药材性状】全体被白色柔毛。茎下部圆柱形，红棕色，上部方柱形，绿褐色，有纵沟和棱线，有节；体轻，易折断，断面中空。单数羽状复叶互生，暗绿色，皱缩卷曲；质脆，易碎；叶片有大小2种，相间生于叶轴上，顶端小叶较大，完整

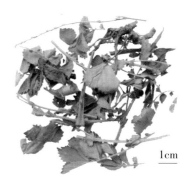

图2-3-18　仙鹤草药材（甘谷）

小叶片展平后呈卵形或长椭圆形，先端尖，基部楔形，边缘有锯齿；托叶斜卵形。总状花序细长，花萼下部呈筒状，上部有钩刺，先端5裂，花瓣黄色。气微，味微苦（图2-3-18）。

【商品规格】统货。

【品质要求】以质嫩、叶多完整、秆紫红，无地下残茎者为佳。

【功能与主治】收敛止血，截疟，止痢，解毒，补虚。用于咯血，吐血，崩漏下血，疟疾，血痢，痈肿疮毒，阴痒带下，脱力劳伤。

【贮藏】置通风干燥处。

【附注】早年，蔷薇科植物朝天委陵菜 *Potentilla Supina* L的全草（定西）部分地方误作"仙鹤草"，黄龙尾 *Agrimonia pilosa* Ldb. var. *nepalensis*（D.Don）Nakai的全草（陇南）民间普遍称为"仙鹤草"，并药用。

北刘寄奴

【地方名称】鬼油麻。

【商品名称】北刘寄奴、刘寄奴。

【开发利用】清·康熙《岷州志》《静宁州志》"物产·药类"收录刘寄奴。

【来源】为玄参科植物阴行草 *Siphonostegia chinensis* Benth.的干燥全草。

【原植物】一年生草本。茎上部多分枝，全体密被锈色短毛。叶对生，无柄或有短柄；叶片二回羽状全裂，条形或条状披针形。花对生于茎枝上部，组成疏总状花序；花有1对小苞片；萼筒长10～15 mm，有10条显著的主脉，齿5；花冠上唇红紫色，下唇黄色；上唇镰状弓曲，下唇顶端3裂；雄蕊2强，花丝基部被毛。蒴果披针状矩圆形。种子黑色。花期6～8月（图2-3-19）。

【生境与分布】生于海拔1200～2600 m山坡、林下、荒地及草丛中。分布于庆阳、平凉、定西、天水、陇南等地。

【采收加工】秋季采收，除去杂质，晒干。

【产地】产于陇南（文县、武都）、天水（甘谷、清水）等地。

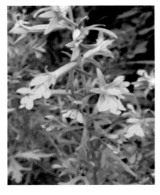

图2-3-19　北刘寄奴原植物（甘谷）

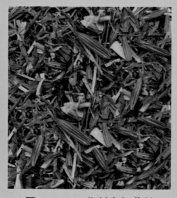

图 2-3-20　北刘寄奴药材
（武都）

【产量】各地零星收购。

【药材性状】根短而弯曲。茎圆柱形，有棱，被短毛，有的上部有分枝，表面棕褐色或黑棕色；质脆，易折断，断面黄白色，中空或有白色髓。叶对生，多脱落破碎，完整者羽状深裂，黑绿色。总状花序顶生，花有短梗，花萼长筒状，黄棕色至黑棕色，有明显10条纵棱，先端5裂，花冠棕黄色，多脱落。蒴果狭卵状椭圆形，较萼稍短，棕黑色。种子细小。气微，味淡（图2-3-20）。

【商品规格】统货。

【品质要求】以茎叶花果齐全者为佳。

【功能与主治】活血祛瘀，通经止痛，凉血，止血，清热利湿。用于跌打损伤，外伤出血，瘀血经闭，月经不调，产后麻痛，癥瘕积聚，血痢，血淋，湿热黄疸，水肿腹胀，白带过多。

【贮藏】置干燥处。

【附注】早年，曾发现藤黄科黄海棠 *Hypericum ascyron* Linn. 及贯叶连翘 *H. perforatum* Linn. 的全草（天水、陇南）、元宝草 *H.sampsoni* Hance 的全草（文县）习称刘寄奴"刘寄奴"入药，又称对月草。

北败酱草

【地方名称】苦渠、白苦渠、麻苦渠、苦苣菜、苦菜、苦苦菜。

【商品名称】败酱草、北败酱草。

【开发利用】明·嘉靖《秦安县志》；清·康熙《文县志》，乾隆《成县新志》，道光《两当县志》，光绪《通渭县新志》；民国《礼县新志》《天水县志》《清水县志》等地方志"物产·蔬菜类"收录苦苣、苦藚。古代主要作为野菜食用。清·康熙《河州志》；民国《重修定西县志》《靖远县新志》等地方志"物产·野生植物类"分别收录苦藚菜、苦苣菜（一名苦荼菜）。

《甘肃中草药手册（第三册）》（1973年）收录的败酱草为菊科苦苣菜属（Sonchus）植物。

【来源】为菊科植物全叶苦苣菜 *Sonchus transcaspicus* Nevski 或苦苣菜 *Sonchus oleroceus* L. 的干燥幼苗或全草。

【原植物】（1）全叶苦苣菜　多年生草本，全体含白色乳汁。有匍匐的根状茎。基生叶与茎生叶同形，呈长椭圆形、披针形或倒披针，灰绿色或青绿色，长4～27 cm，宽1～4 cm，先端钝或急尖，基部渐狭，无柄，边缘有刺尖、浅齿或全缘，两面无毛，茎上部叶渐小。头状花序在茎枝顶端排列成伞房状；总苞钟状，直径1.5～2；总苞片3～4层，呈三角形、椭圆披针形或长披针形，先端钝或急尖；舌状花多数，黄色；冠毛

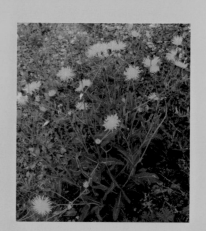

图 2-3-21　全叶苦苣菜原植物图
（秦安）

白色，单毛状。果实椭圆形，暗褐色，每面有5条细纵肋，肋间有横皱纹。花、果期6～9月（图2-3-21）。

（2）苦苣菜　茎上部有腺毛。叶大头状羽状全裂或羽状半裂，顶裂片大或顶端裂片与侧生裂片等大，少有叶不分裂的，边缘有尖齿，下部的叶柄有翅，基部扩大抱茎，中上部的叶无柄，基部宽大戟耳形。头状花序在茎端排成伞房状；舌状花黄色，两性，结实。瘦果长椭圆状倒卵形，两面各有3条纵肋（图2-3-22）。

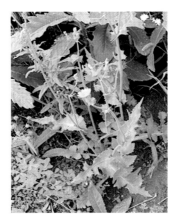

图2-3-22　苦苣菜原植物
（兰州）

【生境与分布】生于海拔600～3200 m的山坡草地、路边、田边、荒地、水边湿地。分布于本省各地。

【采收加工】春、夏二季花开前采挖，除去杂质，洗净泥土，晒干。全叶苦苣菜分幼苗（基生叶）和全草两种规格，苦苣菜为全草。

【产地】主产于天水（甘谷、秦安、通渭）、庆阳（正宁、宁县、庆城、西峰）、陇南（两当）等地。

【产量】2017年各地收购量，两当为1万kg、秦安为0.5万kg、甘谷为0.5万kg、正宁为0.3万kg、宁县为0.3万kg、临夏市为0.3万kg、庆城为0.2万kg、西峰为0.2万kg。

【药材性状】（1）全叶苦苣菜　根茎呈圆柱形，表面浅黄棕色。基生叶卷缩或破碎，完整者展平后呈长圆状披针形或广披针形，先端多圆钝或具短尖，有小尖刺，叶缘具不整齐的羽状浅裂，或不分裂，边缘有小尖齿；上表面灰绿色，下表面较浅，基部渐狭成柄；幼叶表面被毛。茎呈圆柱形。茎生叶互生，与基生叶相似，基部耳形，抱茎。可见头状花序，舌状花黄色。质脆。气微，味微苦（图2-3-23、24）。

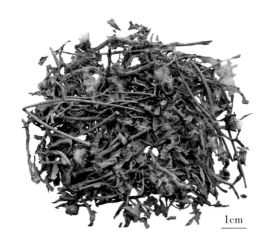

图2-3-23　全叶苦苣菜全草(西峰)

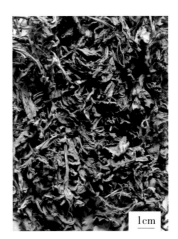

图2-3-24　全叶苦苣菜幼苗(清水)

（2）苦苣菜　茎圆柱形，断面中空。叶多茎生，完整叶呈长圆形或圆状广披针形，羽状分裂，顶裂片大，边缘有刺状尖齿，下部叶柄有翅，基部扩大抱茎，中上部叶无柄，叶基耳状。头状花序常见，花序梗和苞片外有褐色槌状腺毛（图2-3-25）。

【商品规格】统货。

【品质要求】以根茎叶俱全、色灰绿，无枯叶者为佳。

【功能与主治】清热解毒，消肿排脓，祛瘀止痛。用于疮毒痈肿，肺痈肠痈所致痢疾、肠炎，疮疔痈肿，痔疮，产后瘀血，腹痛。

【贮藏】置阴凉干燥处。

【附注】早年，曾发现罂粟科白屈菜 *Chelidonium majus* L.（皋兰）、山苦荬 *Ixeridium chinense*（Thunb.）Tzvel. 的全草（河西）和紫花莴苣 *Mulgedium tataricum*（L.）DC. 的全草（河西）的全草误做"败酱草"。

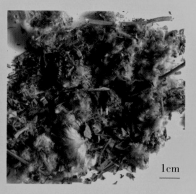

图 2-3-25　苦苣菜全草（漳县）

地丁草

【地方名称】地丁。

【商品名称】地丁草、紫花地丁。

【开发利用】甘肃地产"地丁草、紫花地丁"来源复杂，堇菜科堇菜属（Viola）植物长期以来基原不清楚。1993—1996年笔者进行专题调查，通过植物标本和商品药材的鉴定，认为在平凉、庆阳、天水及陇南收购的紫花地丁，原植物主要为早开堇菜 *Viola prionantha* Bunge。

《甘肃省中药材标准（2020年版）》以地丁草收载。

【来源】为堇菜科植物早开堇菜 *Viola prionantha* Bunge 的干燥全草。

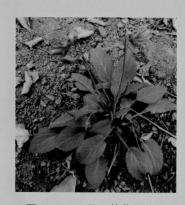

图 2-3-26　早开堇菜原植物
（兰州）

【原植物】多年生草本。根状茎粗短，根数条。叶基生；叶片在花期呈长圆状卵形、卵状披针形或狭卵形，长1～4 cm，宽0.6～2 cm，先端稍尖或钝，基部微心形、截形或宽楔形，稍下延，两面无毛，或被细毛；果期叶片显著增大；托叶2/3与叶柄合生。花大、紫堇色或淡紫色，喉部色淡并有紫色条纹，直径1.2～1.6 cm；萼片披针形或卵状披针形；花距长0.5～0.9 cm，末端钝圆且微向上弯；子房长椭圆形，花柱棍棒状。蒴果长椭圆形。种子多数，卵球形。花果期4月上中旬至9月（图2-3-26）。

【生境与分布】生于田间、荒地、山坡草丛。本省大部分地方有分布。

【采收加工】春、夏二季采收，抖去泥土，晒干。

【产地】产于天水（清水、甘谷）、陇南（两当、徽县、武都、成县）、庆阳（镇原、华池）等地。

【产量】2017年收购量，两当为0.8万kg、徽县为0.4万kg、成县为0.2万kg、镇原为0.2万kg。

【药材性状】本品叶呈长圆形或卵状长圆形，长1～5 cm，宽0.6～2 cm，先端稍尖或钝，基部微心形、截形或宽楔形，果期叶片显著增大，长可达10 cm，宽可达4 cm，长三角状卵形，

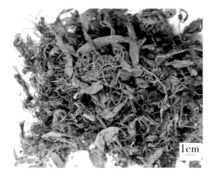

图2-3-27　早开堇菜药材(徽县)

最宽处靠近中部，基部通常宽心形。花距长5～9 mm，粗1.5～2.5 mm，末端钝圆且微向上弯。蒴果椭圆形或3裂，种子浅棕黄色。气微，味微苦（图2-3-27）。

【商品规格】统货。

【品质要求】以色黄绿、花紫，无枯叶、无杂质者为佳。

【功能与主治】清热解毒，凉血消肿。用于疔疮肿毒，痈疽发背，丹毒，毒蛇咬伤。

【贮藏】置干燥处。

百蕊草

【地方名称】麦黄草、黄草。

【商品名称】百蕊草。

【开发利用】《甘肃中草药手册（第二册）》（1971年）收录。

【来源】为檀香科植物百蕊草的 *Thesium chinense* Turcz. 干燥全草。

【原植物】多年生草本。全株多少被白粉，无毛。茎细长，簇生，基部以上疏分枝，斜升，有纵沟。叶线形，长1.5～4 cm，宽0.5～1.5 mm，顶端急尖或渐尖。花单一，花梗短或很短；苞片1枚，线状披针形；小苞片2枚，线形；花被绿白色，花被呈管状，花被裂片，顶端锐尖，内弯，内面的微毛不明显。坚果椭圆状或近球形，淡绿色，表面有隆起的网脉，顶端的宿存花被近球形。花期4～5月，果期6～7月（图2-3-28）。

【生境与分布】生于湿润山坡、林缘、草地或小溪边。分布于省内除河西外各地区。

【采收加工】夏季茎叶茂盛期采收，除去杂质，晒干。

【产地】产于庆阳（合水、宁县、镇原）、天水（清水）、陇南（徽县、成县）等地。

【产量】2018年各地收购量，合水为1.2万kg、宁县为0.8万kg、清水为0.5万kg。

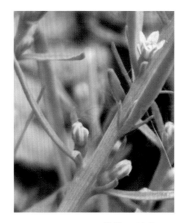

图2-3-28　百蕊草原植物

【药材性状】全草长20～40 cm。根呈圆锥形，表面黄白色。茎簇生，淡绿色或灰绿色，有细纵棱，质脆，断面中空。叶互生，近无柄，呈线形，长1.5～4 cm，宽0.5～1.5 mm，全缘，暗绿色。小花或果实单生于叶腋，坚果椭圆形或球形，直径约3 mm，表面有桃核状雕纹。气微香，味微苦、涩（图2-3-29）。

【商品规格】统货。

【品质要求】以根茎叶果俱全、色绿，无枯叶者为佳。

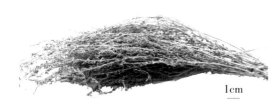

图2-3-29　百蕊草药材(合水)

【功能与主治】清热解毒，利湿，补肾虚。用于风热感冒，中暑，肺痈，乳痈，疖肿，淋证，腰痛。

【贮藏】置阴凉干燥处。

肉苁蓉

【地方名称】黑司令、甜大芸、淡大芸、咸大芸、春大芸、秋大芸。

【商品名称】苁蓉、大芸。

【开发利用】清·顺治《重刊甘镇志》，康熙《一统志》，乾隆《镇番县志》《永昌县志》《重修肃州新志》，道光《山丹县志》《镇番县志》，光绪《肃州新志》《重修皋兰新志》等地方志"物产·药类"收录。清末《甘肃通志》称"镇番（今甘肃民勤）出者佳。"

肉苁蓉作为甘肃传统的特产药材，历史给予很高的评价。《镇番县志》记载："厥惟苁蓉伏于地中，通体鳞甲，发自琐琐柴下。"据此，原植物正是肉苁蓉 Cistanche deserticola Y．C．Ma。民国《甘肃经济丛书》称："本省特产之一，以临泽、金塔、酒泉之处产量较丰，每年各产万斤，成桩外销。"

【来源】为列当科植物肉苁蓉 Cistanche deserticola Y．C．Ma 的干燥肉质茎。

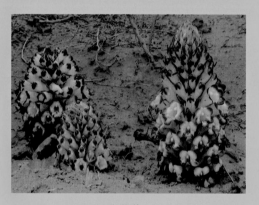

图 2-3-30　肉苁蓉原植物（民勤）

【原植物】多年生寄生草本。茎肉质。叶鳞片状，黄褐色，覆瓦状排列，卵形或卵状披针形，在下部排列较紧密。穗状花序，长 5～20 cm，密生多花；苞片卵状披针形，长 1.5 cm；小苞片 2，狭披针形，与萼近等长；花萼钟状，5 浅裂，裂片近圆形；花冠近唇形，顶端 5 裂，裂片蓝紫色，筒部白色，筒内面离轴方向具 2 条凸起的黄色纵纹；雄蕊 4。蒴果椭圆形，2 裂，花柱宿存。花期 5～6 月，果期 6～7 月（图 2-3-30）。

【生境与分布】多生于沙丘或洪积扇冲地的梭梭荒漠中。分布于酒泉（敦煌、瓜州、金塔、玉门）、张掖（高台、临泽、山丹）、武威（古浪、民勤）、嘉峪关和永昌等地。2006 年民勤开展人工种植，近年凉州、靖远、景泰等地推广种植（图 2-3-31、32）。

2018 年民勤栽种 1.5 万亩梭梭；靖远和景泰栽种 3 万亩梭梭，现接种 0.4 万亩肉苁蓉。

【采收加工】（1）采收　春、秋二季采收。春季（4 月下旬至 5 月上旬）采收称"春货"，秋季（10 中旬至 11 月上旬）采收称"秋货"。秋后由于开花后肉质茎木质化程度高而中空，

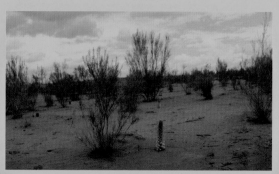

图 2-3-31　肉苁蓉基地（民勤）

营养物质消耗殆尽，故产区普遍在即将出土前采收"春货"。

随着人工培育肉苁蓉的大量集中采挖上市，产地加工显得尤为迫切，发现"秋货"加工成的药材、饮片商品外观品相较好。

一般在接种后第2年肉苁蓉即将露出地面或刚露出地面时为采收。用长10～15 cm的竹刀或塑料刀采收，采收时用铁锹在距肉苁蓉30～50 cm处挖开沙土，将干、湿沙土分开堆放，接近

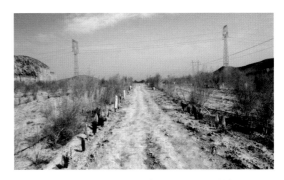

图2-3-32　肉苁蓉基地(靖远汇勤生物科技公司)

寄生吸盘时要用手刨开肉苁蓉周围沙土。选取高大粗壮的肉质茎，在寄生盘以上4～8 cm处用竹刀或塑料刀割断，再将寄生吸盘底部沙土刨出，将寄生吸盘摆正并稍稍下放，然后先覆湿沙土后覆干沙土，将土壤整平。幼小、瘦弱的肉苁蓉待下季或隔年采收，注意不要碰伤（图2-3-33、34）。

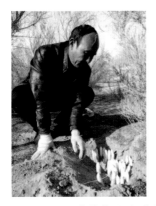

图2-3-33　采挖肉苁蓉(何得荣)

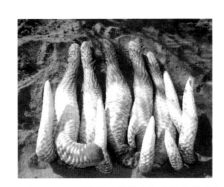

图2-3-34　鲜品肉苁蓉(武威蓉宝药业)

采收后的肉苁蓉要及时用80 ℃热水或盐水将其浸泡5 min左右，然后置通风干燥的地方晾制。肉苁蓉肉质茎含水量高达80%，在晾制过程中一定要勤翻动，防止霉烂。

（2）加工　采挖后除去花序，传统的加工有以下几种方法：①晾晒法：过去采集"春货"后，通常置沙土半埋半露进行干燥加工成甜苁蓉。现在采用白天在沙地上摊晒，晚上收集成堆遮盖起来，防止因昼夜温差大冻坏肉苁蓉。②盐渍法：采集"秋货"后，一般置于浸泡于盐池中1～3年后，取出晒，即为干咸苁蓉。本规格不仅具有咸味，入药时再用水漂去盐，而且有益成分遗失明显，质量较差，故现时基本不用。③窖藏法：在冻土层的临界线以下挖一坑，将新鲜肉苁蓉在天气冷凉时埋入沙土中，第2年出售前取出晒干。埋入时间应在冷凉之时，既不受冻害，也不霉烂。④鲜制法：近年产地普遍采用将鲜肉苁蓉直接切片晒干的加工方法（图2-3-35、36）。

【产地】主产于民勤，金塔、临泽、靖远和永昌等地亦产。近年，我国大量从蒙古、哈萨克斯坦等国家进口，以满足市场需要。

【产量】20世纪90年代金塔、民勤等地的年收购量在0.5～1万 kg。2000年全省产量不足1万 kg。2018年民勤产量达到60万 kg。人工肉苁蓉成为商品的主要来源。

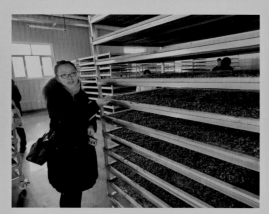

图2-3-35　肉苁蓉鲜品加工(酒泉金沙源)

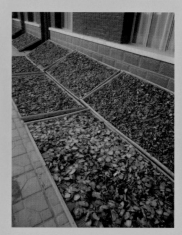

图2-3-36　晾晒鲜切肉苁蓉(武威蓉宝药业)

【药材性状】呈扁圆柱形，稍弯曲，长3～15 cm，直径2～8 cm。表面棕褐色或灰棕色，密被覆瓦状排列的肉质鳞叶，通常鳞叶先端已断。体重，肉质，稍硬，微有柔软，断面棕褐色，有淡棕色点状维管束排列成波状环纹。气微，味甜、微苦（图2-3-37、38）。

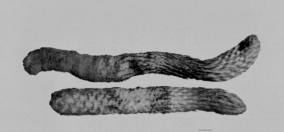

图2-3-37　肉苁蓉鲜药材(民勤)

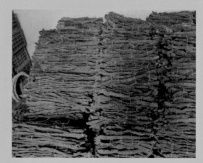

图2-3-38　肉苁蓉药材(民勤)

【商品规格】（1）历史上，甘肃的商品规格为甜苁蓉、淡苁蓉和咸苁蓉三种。划分四个等级：每块重量在300g以上者为特等品，在200～300 g之间者为一等品，在100～200 g之间者为二等品，在100g以下者为三等品。由于加工方法对质量存在影响以及加工周期较长对流通的影响，近年基本上采用甜苁蓉一种规格。商品规格为统货，一般不分等级。

（2）肉苁蓉在《七十六种药材商品规格标准》（1984年）中划分两个规格，两个等级。①甜苁蓉：为统货。呈圆柱形略扁，微弯曲。表面赤褐或暗褐色，有多数鳞片覆状排列。体重，质坚硬或柔韧。断面棕褐色，有淡棕色斑点组成的波状环纹。气微、味微甜。枯心不超过10%。去净芦头、无干梢，杂质、虫蛀、霉变。②咸苁蓉：统货。呈圆柱形或扁长条形，表面黑褐色，有多数鳞片呈覆瓦状排列，附有盐霜。质柔软。断面黑色或黑绿色，有光泽。味咸。枯心不超过10%。无干梢、杂质、霉变。

【品质要求】以条粗壮、肥厚肉质、色棕褐、密被鳞片、质柔、断面油润、味甘醇者为佳。

【功能与主治】补肾阳，益精血，润肠通便。用于阳痿，不孕，腰膝酸软，筋骨无力，肠燥便秘。

【贮藏】置通风干燥处，防蛀。

【附注】（1）历史上，酒泉、张掖等地收购使用的肉苁蓉，尚有盐生肉苁蓉 *Cistanche saisa* （C.A.Mey.）O.Beck. 和沙苁蓉 *Cistanche sinensis* G. Beck 两种植物。盐生肉苁蓉收载于《甘肃省中药材标准（2020年版）》，由于自然分布的区域很小，近年产地仅有零星收购，商品量很少（图2-3-39、40）。

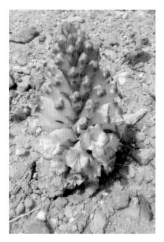

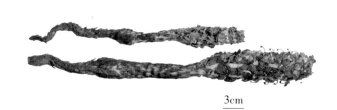

图2-3-39　盐生肉苁蓉原植物(玉门)　　　　图2-3-40　盐生肉苁蓉鲜药材(玉门)

（2）兰州肉苁蓉 *Cistanche lanzho-uensis* Z. Y. Zhang 分布于兰州及周边县区，自然分布非常狭窄，是珍稀物种。兰州肉苁蓉没有药用记录更没有标准收载，大约十年前有药商开始收购（图2-3-41），当地村民大肆采挖，进入药材市场基本按假药处理，造成资源不必要的浪费，实在痛心。

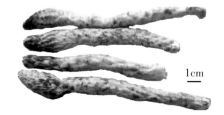

图2-3-41　兰州肉苁蓉鲜药材(永登)

贯叶金丝桃

【地方名称】野胡麻、女儿红。

【商品名称】贯叶连翘。

【开发利用】《甘肃中草药手册（第二册）》（1971年）以女儿红收录。

【来源】为藤黄科植物贯叶金丝桃 *Hypericum perforatum* L.的干燥地上部分。

【原植物】多年生草本。茎直立，多分枝；茎或枝两侧各有凸起纵脉1条。叶较密，椭圆形至条形，长1～2 cm，宽0.3～0.7 cm，基部抱茎，全缘，上面满布透明腺点。花较大，黄色，成聚伞花序；花萼、花瓣边缘都有黑色腺点；花柱3裂。蒴果矩圆形，具有水泡状突起。花期6～7月。果期7～8月（图2-3-42）。

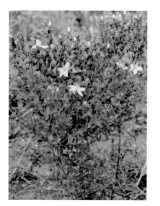

图2-3-42　贯叶金丝桃原植物(康县)

【生境与分布】生于山坡杂草间。分布于陇南、天水等地。陇南（武都、康县）实现人工种植（图2-3-43）。

【采收加工】夏、秋二季开花时采割，阴干或低温烘干。

【产地】产于陇南（武都、西和、康县、两当）、定西（漳县）等地（图2-3-44）。

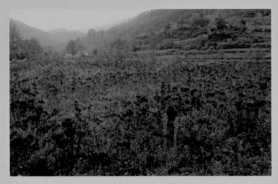

图2-3-43　贯叶金丝桃种植基地(康县)

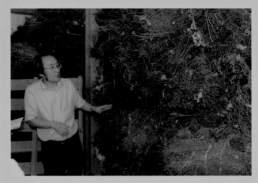

图2-3-44　贯叶金丝桃药材(西和企业)

【产量】2017年各地收购量，西和为8万kg、康县为3万kg、武都为2万kg。商品包括野生和人工栽培品。

【药材性状】茎呈圆柱形，多分枝，茎和分枝两侧各具一条纵棱，小枝细瘦，对生于叶腋。单叶对生，无柄抱茎，叶片披针形或长椭圆形，长1～2cm，宽0.3～0.7cm，散布透明或黑色的腺点，黑色腺点大多分布于叶片边缘或近顶端。聚伞花序顶生，花黄色，花萼、花瓣各5片，长圆形或披针形，边缘有黑色腺点；雄蕊多数，合生为3束，花柱3。气微，味微苦涩（图2-3-45）。

【商品规格】统货。

【品质要求】以茎叶花俱全、色黄绿者为佳。

【功能与主治】疏肝解郁，清热衬湿，消肿通乳。用于肝气郁结，情志不畅，心胸郁闷，关节肿痛，乳痛，乳少。

【贮藏】置阴凉干燥处。

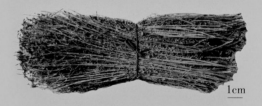

图2-3-45　贯叶金丝桃药材(康县)

金钱草

【地方名称】过路黄、对叶草、蜈蚣草。

【商品名称】金钱草。

【开发利用】《甘肃中草药手册（第二册）》（1971年）以过路黄收录。

【来源】为报春花科植物过路黄 *Lysimachia christinae* Hance. 的干燥全草。

【原植物】多年生草本。茎平卧匍匐生，节上常生根。叶对生，心形或宽卵形，长2～5cm，宽1～4.5cm，顶端锐尖或圆钝，全缘，两面有黑色腺条。花成对腋生；花梗长达叶端；花5深裂，裂片披针形，外面有黑色腺条；花冠黄色，约长于花萼一倍，裂片舌形，顶端尖，有明显的黑色腺条；雄蕊5枚，花丝基部合生成筒。蒴果球形，有黑色短腺条。花期5～7月，果期7～10月（图2-3-46）。

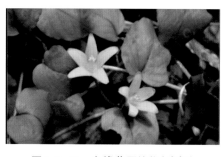

图2-3-46　金钱草原植物(武都)

【生境与分布】生于土路旁边，沟边及林缘较阴湿处。分布于陇南、天水等地。

【采收加工】夏、秋二季采收，除去杂质，鲜用或晒干。

【产地】产于陇南（康县、成县、文县、武都、徽县、两当县）等地。

【产量】2017年陇南年产量约1000 kg。

【药材性状】全草多皱缩成团，下部茎节上有时着生纤细须根。茎扭曲，直径约1 mm；表面红棕色，具纵直纹理；断面实心，灰白色。叶对生，多皱缩破碎，完整叶宽卵形或心形，全缘，上面暗绿色至棕绿色，下面色较浅，用水浸后，透光可见黑色短条纹。叶腋有时可见花或果实，花黄色，单生叶腋，具长梗。气微，味淡（图2-3-47）。

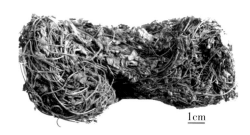

图2-3-47　金钱草药材(康县)

【商品规格】统货。

【品质要求】以茎叶完整、叶片多、色青绿，无杂质者为佳。

【功能与主治】利湿退黄，利尿通淋，解毒消肿。用于湿热黄疸，胆胀胁痛，石淋，热淋，小便涩痛，痈肿疔疮，蛇虫咬伤。

【贮藏】置干燥处。

【附注】历史上，曾将唇形科活血丹 *Glechoma longituba*（Nakai）Kupr 的全草（平凉、天水）、伞形科天胡荽 *Hydrocotyle sibthorpioides* Lam. 的全草（陇南）、报春花科聚花过路黄 *Lysimachia conegstiflora* Hemsl 的全草（陇南）民间做"金钱草"药用。

青　蒿

【地方名称】臭蒿、绿蒿。

【商品名称】青蒿。

【开发利用】清·康熙《静宁州志》，乾隆《狄道州志》；民国《重修敦煌县志》等地方志"物产·药类"收录。

【来源】为菊科植物黄花蒿 *Artemisia annua* L. 的干燥地上部分。

【原植物】一年生草本。茎多分枝，无毛。基部及下部叶在花期枯萎，中部叶卵形，三次羽状深裂，长4～7 cm，宽1.5～3 cm，裂片及小裂片矩圆形或倒卵形，开展，顶端尖，基部裂片常抱茎，下面色较浅；上部叶小，常一次羽状细裂。头状花序极多数，球形，长及宽约1.5 mm，

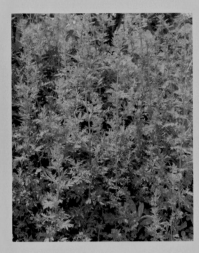

图2-3-48 青蒿原植物(兰州)

有短梗，排列成复总状或总状，常有条形苞叶；总苞片2～3层，外层狭矩圆形，绿色，内层椭圆形，除中脉外边缘宽膜质；花托长圆形；外层雌性，内层两性。瘦果矩圆形。花期6～8月，果期8～9月（图2-3-48）。

【生境与分布】生于沟边、山坡、林缘及荒地。分布于全省各地。

【采收加工】夏季花盛开时采割，选茎叶色青者，割取地上部分，阴干扎成把。

【产地】产于庆阳（合水、宁县）、临夏（康乐）、兰州（皋兰、永登）、陇南（成县、武都）等地。

【产量】2017年各地收购量，合水为0.7万kg、宁县为0.4万kg。

【药材性状】茎呈圆柱形，上部多分枝，长30～80 cm，直径0.2～0.6 cm。表面黄绿色或棕黄色，具纵棱线。质略硬，易折断，断面中部有髓。叶互生，暗绿色或棕绿色，卷缩易碎，完整者展平后为三回羽状深裂，裂片和小裂片矩圆形或长椭图形，两面被短毛。气香特异，味微苦（图2-3-49）。

【商品规格】统货。

【品质要求】以色绿、茎秆细、花茎叶俱全者为佳。

【功能与主治】清虚热，除骨蒸，解暑热，截疟，退黄。用于温邪伤阴，夜热早凉，阴虚发热，骨蒸劳热，暑邪发热，疟疾寒热，湿热黄疸。

【贮藏】置阴凉干燥处。

【附注】早年，菊科蒿属（Artemisia）植物猪毛蒿 A.scoparia Waldst. et Kit.（清水、漳县）、冷蒿 A.frigida Willd（定西、临夏）、牡蒿 A.japonica Thunb（陇南）和牛尾蒿 A.dubia Wall. ex Bess.（卓尼）误作将其全草做"青蒿"使用。紫威科角蒿 Incarvillea sinensis Lam.（康县）、百合科龙须菜 Asparagus schoberioides Kunth.（天水）的全草曾经误称为"青蒿"。

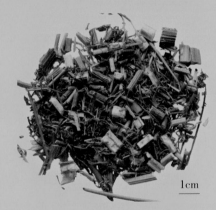

1cm

图2-3-49 青蒿药材(灵台)

鱼腥草

【地方名称】狗腥草、腥气草。

【商品名称】鱼腥草。

【开发利用】《甘肃中草药手册（第二册）》（1971年）收录。

【来源】为三白草科植物蕺菜 Houttuynia cordata Thunb.的新鲜全草或干燥地上部分。

【原植物】多年生草本，有腥臭味。茎下部伏地，节上轮生小根。叶互生，叶片卵形或阔卵形，长4～10 cm，宽3～6 cm，先端短渐尖，基部心形，全缘，上面绿色，下面常呈紫红色，两面脉上被柔毛，有腺点；叶柄长1～4 cm；托叶下部与叶柄合生为叶鞘。穗状花序生于茎；有4片白色花瓣状苞片；花小，两性，无花被；雄蕊3，花丝下部与子房合生；雌蕊3个，子房上位，花柱分离。蒴果顶端开裂。花期5～7月（图2-3-50）。

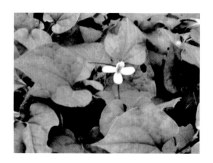

图2-3-50　鱼腥草原植物（康县）

【生境与分布】生于沟边、溪边及潮湿的疏林下。分布于陇南、天水、甘南、平凉等地。

【采收加工】夏季茎叶茂盛花穗多时采割，除去杂质，晒干；少见鲜用。多扎成小把，以个子货外销。

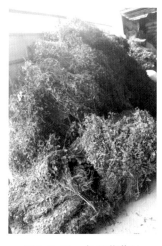

图2-3-51　鱼腥草药材
（康县收购站）

【产地】产于陇南（武都、两当、文县、康县）、甘南（舟曲）等地（图2-3-51）。

【产量】2017年各地收购量，康县为3万kg、武都为2万kg、两当为1万kg。

【药材性状】茎扁圆形，皱缩而弯曲，长20～30 cm。表面黄棕色，具纵棱，节明显，下部节处有须根残存；质脆，易折断。叶互生，多皱缩，展平后心形，长3～5 cm，宽3～4.5 cm；上面暗绿或黄绿色，下面绿褐色或灰棕色；叶柄细长，基部与托叶合成鞘状。穗状花序顶生。搓碎有鱼腥气，味微涩（图2-3-52）。

【商品规格】统货。

【品质要求】以茎叶花完整、叶多、鱼腥气浓，无杂质者为佳。

【功能与主治】清热解毒，消痈排脓，利尿通淋。用于肺痈吐脓，痰热喘咳，热痢，热淋，痈肿疮毒。

【贮藏】鱼腥草置干燥处；鲜鱼腥草置阴凉潮湿处。

【附注】（1）早年，曾发现蓼科尼泊尔蓼 *Polygonum nepalense* Meisn. 的全草（清水、徽县）误做"鱼腥草"。

（2）陇南（康县、武都等）民间有食用鲜鱼腥草的习惯（图2-3-53）。

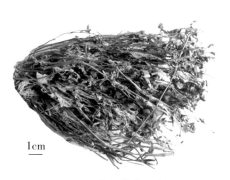

图2-3-52　鱼腥草药材（康县）

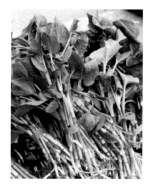

图2-3-53　鱼腥草食材（康县）

独一味

【地方名称】独一味。

【商品名称】独一味。

【开发利用】《甘肃省中草药手册（第四册）》（1974年）收录。1982年原甘肃省科委下达全省重点科研项目藏药独一味研究，由原兰州医学院药承担，经多年的基础与临床研究，完成课题的各项研究工作，并在此基础上研制出"独一味"片，由原甘肃省卫生厅（甘卫字（85）117号文）批准，该药在止血镇痛消炎方面具有较好的疗效，从此揭开了独一味的开发利用。

【来源】为唇形科植物独一味 *Lamiophlomis rotata*（Benth.）Kudo 的干燥地上部分。

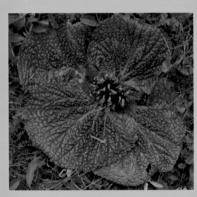

图 2-3-54 独一味原植物（康生福）

【原植物】多年生草本。叶片常4枚，辐状两两相对，菱状圆形、菱形、扇形、横肾形以至三角形，长4～13 cm，宽5～12 cm，先端钝、圆形或急尖，基部浅心形或宽楔形，下延至叶柄，边缘具圆齿，上面绿色，密被白色疏柔毛，具皱，下面仅沿脉上疏被短柔毛。轮伞花序密集排列成有短葶的头状或短穗状花序。苞片披针形、倒披针形或线形；小苞片针刺状。花萼管状，干时带紫褐色，萼齿5。花冠筒管状，冠檐二唇形，上唇近圆形，下唇3裂，裂片椭圆形。花期6～7月，果期8～9月（图2-3-54）。

【生境与分布】生于海拔2900～4000 m高山上强度风化的碎石滩中或石质高山草甸、河滩地。分布于甘南等地。甘南（合作、玛曲）等开展引种栽培。

【采收加工】秋季果期采挖，洗净，晒干。

【产地】产于甘南（合作、玛曲）等地。

【产量】2017年甘南百草药业有限公司收购量约60万kg。

【药材性状】叶莲座状交互对生，卷缩，展平后呈扇形或三角状卵形，先端钝或圆形，基部浅心形或下延成宽楔形，边缘具圆齿；上表面绿褐色，下表面灰绿色；小脉网状突起。果序略呈塔形或短圆锥状；宿萼棕色，管状钟形，萼齿5，先端具长刺尖。小坚果倒卵状三棱形。气微，味微涩、苦。

【商品规格】统货。

【品质要求】以色绿、叶片大，花叶具全者为佳。

【功能与主治】活血止血，祛风止痛，干黄水。用于跌打损伤，外伤出血，风湿痹痛，黄水病。

【贮藏】置阴凉干燥处。

珍珠透骨草

【地方名称】地构菜、地构叶。

【商品名称】透骨草、珍珠透骨草。

【开发利用】清·康熙《静宁州志》，乾隆《狄道州志》，道光《重修金县志》，光绪《礼县新志》；民国《清水县志》等地方志"物产·药类"收录透骨草。民国《重修定西县志》描述为"透骨草高尺许，茎园叶尖，有齿，抽三、四穗、花黄，实三棱，类蓖麻子"。所述正是地构叶 *Speranskia tuberculata*。

【来源】为大戟科植物地构叶 *Speranskia tuberculata*（Bunge）Baill.的干燥全草。

【原植物】多年生草本或亚灌木，全株密被柔毛。茎多分枝。叶互生，无柄或具短柄；叶片披针形至长随圆状披针形，长1.5～7 cm，宽0.5～2 cm，先端钝或渐尖，基部阔楔形或近圆形，叶片上部全缘，下部具对缺刻状钝齿，两面被白色柔毛。总状花序顶生；花单性，雌雄同株；雄花着生于花序上部，苞片内通常具1～3朵花，雄性花瓣较萼宽而稍短，雄蕊10～15，花盘腺体5；雌花花瓣小，子房上位。蒴果为三角状扁球形，被柔毛和小疣状突起。花期4～5月，果期5～6月（图2-3-55）。

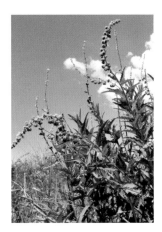

图2-3-55　珍珠透骨草原植物（镇原）

【生境与分布】野生于山坡及草地。分布于平凉、庆阳、陇南、天水、定西、兰州、威武、临夏等地。

【采收加工】春、秋二季开花结果实时采收，除去根茎及杂质，晒干。

【产地】主产于庆阳（镇原、合水、宁县）、天水（清水、甘谷）、平凉、陇南（成县、武都）、定西、临夏等地亦产（图2-3-56）。

【产量】2017年各地收购量，宁县为0.5万kg、镇原为0.4万kg，甘谷为0.3万kg。

【药材性状】根圆柱形，浅棕黄色。茎呈圆柱形，表面淡绿色至灰绿色，茎多分枝状，被白色柔毛，微有棱。叶呈灰绿色，常破碎，完整者呈披针形、椭圆状披针形，叶上部全缘、下部多具缺刻状钝齿，两面均被白色柔毛，下表面叶脉凸起。枝梢有时可见总状花序或残存果序，蒴果三棱状扁圆形，被疏毛及疣状小突。茎质脆，易折断，断面黄白色。气微，味淡而后微苦（图2-3-57）。

【商品规格】统货。

【品质要求】根茎叶果俱全，茎叶色绿。

【功能与主治】祛风除湿，消肿，舒筋通络，活血止痛。用于风湿痹痛，筋骨挛缩，寒湿脚气，疮癣，肿毒，跌打损伤。

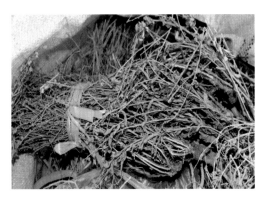

图2-3-56　珍珠透骨草（宁县收购站）

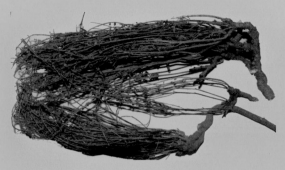

图2-3-57　珍珠透骨草（宁县）

【贮藏】置阴凉干燥处。

【附注】历史上，甘肃民间和商品"透骨草"非常复杂，共计10科15余种不同的植物来源，除珍珠透骨草、凤仙透骨草外，尚有：罂粟科紫堇属（Corydalis）植物草黄堇 C. straminea Maxim.（民勤、玉门、靖远）及紫堇 C. edulis Maxim.的全草（陇南）误做"透骨草"，灰绿黄堇 C.adunca Maxim.（定西）民间误认为"透骨草"。毛茛科铁线莲属（Clematis）、铁线莲 C. intricata Bunge、芹叶铁线莲 C. aethusiflia Turcz.（陇南）、甘青铁线莲 C. tangutica（Maxim.）Korsh.（河西）民间称"透骨草"、狗断肠，未见商品。豆科广布野豌豆 Vicia cracca L.（天水、平凉、礼县）民间所谓"透骨草"。石竹科蝇子草 Silene fortunei Vis.（康县、徽县）曾误做"透骨草"使用；石竹科蚤缀 Arenaria serphyllifolia L.（天水、陇南）曾误做"透骨草"使用。唇形科活血丹 Glechoma longituba（Nakai）Kupr（文县）民间习称"透骨草"，购进透骨草中亦发现该品。檀香科百蕊草 Thesium chinensis Turcz（天水、庆阳）曾混入"透骨草"商品中。

甘肃地产透骨草比较复杂，目前产珍珠透骨草、凤仙透骨草两种。

茵 陈

【地方名称】白蒿、黄毛蒿。

【商品名称】茵陈蒿、西茵陈。

【开发利用】清·乾隆《岷州志》《伏羌县志》，乾隆《镇番县志》《永昌县志》《环县志》《庄浪志略》《狄道州志》《陇西县志》，道光《两当县新志》《重修金县志》，光绪《重修皋兰县志》；民国《安西县采访录》《靖远县志》《红水县志》《重修古浪县志》《重修定西县志》等地方志"物产·药类"收录。

光绪《阶州直隶州续志》称"白蒿，本土皆以茵陈入药"。《肃州新志》称"茵陈，无出无之，即黄蒿草之嫩者"。民国《天水县志》称"茵陈，有名茵陈蒿"。

【来源】为菊科植物滨蒿 Artemisia scoparia Waldst. et Kit.的干燥地上部分。

【原植物】一年、二年生或多年草本。茎被微柔毛或近无毛，有时具叶较大而密集的不育枝。茎基部叶二至三回羽状全裂；中部叶长圆形或长卵形，一至二回羽状全裂，小裂片细，为狭线形、细线形或毛发状；上部叶三裂或不裂。头状花序极多数，有梗或无梗，有线形苞叶，在分枝上排成复总状或复穗状花序，组成大型开展的圆锥花序；总苞近球形，直径1~1.5 mm；总苞片2~3层，卵形，边缘宽膜质；雌花5~7个，能育，两性花4~10个。瘦果矩圆形。花果期7~10月（图2-3-58）。

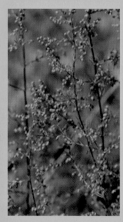

图2-3-58　茵陈原植物（兰州）

【生境与分布】生于海拔1500～2800 m山坡、路旁或山谷。分布全省各地。

【采收加工】春季幼苗高6～10 cm时采收或秋季花蕾长成至花初开时采割，除去杂质和老茎，晒干。春季采收的习称"绵茵陈"，秋季采割的称"花茵陈"。本省所产为"绵茵陈"。

精细加工：有的产地加工比较讲究，采用普通转盘式直切机对绵茵陈进一步加工。净选后切头刀，切后过二次筛，头遍过尽粉沫，二遍换大号筛过个别地下根及较长茎枝杆，过筛后再切制第二遍即可，长度0.5/1公分。成品手感绵软，色银灰者为佳。

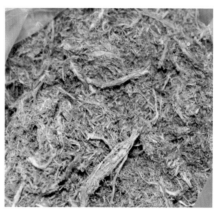

图2-3-59 茵陈药材（正宁收购站）

【产地】产于陇南（文县、两当、成县、武都、徽县）、天水（秦安、清水）、庆阳（西峰、镇原、正宁）、平凉（灵台、华亭、泾川）、定西（通渭、漳县、安定）、甘南（舟曲）、临夏（临夏县）等地（图2-3-59）。

【产量】2017年各地收购量，甘谷为24万kg、通渭为10万kg、两当为2万kg、崆峒区为0.5万kg、宁县为0.5万kg、合水为0.3万kg。

【药材性状】多卷曲成团状，灰白色或灰绿色，全体密被白色茸毛，绵软如绒。茎细小，长1.5～2.5 cm，直径0.1～0.2 cm，除去表面白色茸毛后可见明显纵纹；质脆，易折断。叶具柄，完整叶片呈一至三回羽状分裂，叶片长1～3 cm，宽约1 cm；小裂片卵形或稍呈倒披针形、条形，先端锐尖。气清香，味微苦（图2-3-60、61）。

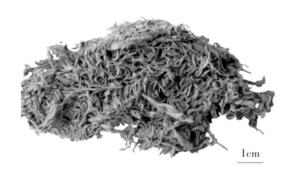

图2-3-60 绵茵陈药材（两当）

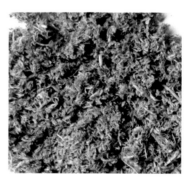

图2-3-61 精加工绵茵陈药材（甘谷）

【商品规格】统货。

【品质要求】以色绿、质嫩、绵软如绒、香气浓、无杂质者为佳。

【功能与主治】清利湿热，利胆退黄。用于黄疸尿少，湿温暑湿，湿疮瘙痒。

【贮藏】置阴凉干燥处。

【附注】历史上，曾发现菊科蒿属植物（Artemisia）多种植物混淆误用。野艾*A.lavandulaefolia* DC.（兰州、定西）、冷蒿*A.frigida* Willd（河西）、蒔萝蒿*A. anethoides* Mattf.（临夏）幼苗误做"茵陈"。20世纪80年代碱蒿*A.anethifolia* Weber ex Stechm（酒泉、张掖）、狭裂白蒿*A. kanashiroi* Kitam.（临洮）的茎叶误以"茵陈"收购外销，当时即纠正。玄参科阴行草*Siphonostegia chinensis* Benth.（文县）误做"茵陈"。

荆 芥

【地方名称】姜芥、野荆芥、裂叶荆芥。

【商品名称】荆芥。

【开发利用】早期，荆芥是甘肃的大宗药材，曾有33个地方志收录，创地方志收载中药材之最。明·嘉靖《秦安县志》；清·康熙《宁远县志》《静宁州志》《岷州志》，乾隆《成县新志》《伏羌县志》《庄浪县志》《陇西县志》《狄道州志》《西和县新志》《永昌县志》《重修肃州新志》《甘州府志》《镇番县志》，道光《两当县新志》《重修金县志》《会宁县志》《山丹县志》，光绪《礼县新志》《文县新志》《重修皋兰县志》《肃州新志》；民国《新纂康县县志》《通渭县新志》《清水县志》《天水县志》《靖远县志》《创修渭源县志》《古浪县志》《东乐县志》《创修临泽县志》《新纂高台县志》等地方志"物产·药类"均收录，古代的荆芥非一物一种。

民国《重修定西县志》谓"方茎细叶，似独帚，叶淡黄绿色，八月开小花，作穗成房，子细如葶苈"，所描述的正是荆芥 *Schizonepeta tenuifolia* Briq.的形态，现代仍有收购，但产地范围远不如过去。

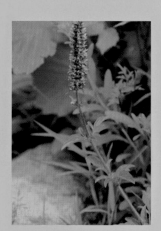

图2-3-62 荆芥原植物
（康县）

【来源】为唇形科植物荆芥 *Schizonepeta tenuifolia* Briq.的干燥地上部分。

【原植物】一年生草本，具强烈香气。茎四棱形，全株被灰白色短柔毛。叶指状3裂，偶有多裂，长1～3.5 cm，宽1.5～2.5 cm，两面被短柔毛，下面有腺点。轮伞花序多花，组成顶生长2～13 cm间断的假穗状花序；苞片叶状，小苞片条形，极小；花萼狭钟状，长约3 mm，15脉，齿5，三角状披针形，后齿较大；花冠青紫色，长约4.5 mm，筒内面无毛，下唇中裂片顶端微凹，基部爪状变狭；雄蕊4，二强。小坚果矩圆状三棱形，长约1.5毫米，有小点。花期7～9月，果期9～11月（图2-3-62）。

【生境与分布】生于海拔540～2700 m的山坡路旁或山谷，林缘。分布于全省各地。现时省内以栽培为主。

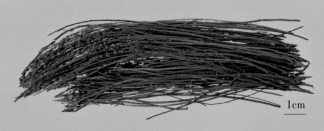

1cm

图2-3-63 荆芥药材（两当收购点）

【采收加工】秋季花开穗绿时割取地上部分，阴干。

【产地】产于陇南（两当、成县、徽县、武都、西和）、庆阳（西峰、镇原、正宁）、平凉（灵台、泾川）等地（图2-3-63）。

【产量】2017年各地收购量，宁县为

1.5万kg、两当为1万kg、崆峒区为0.4万kg、合水为0.3万kg。

【药材性状】茎呈方柱形，上部有分枝，长50～80 cm，直径0.2～0.4 cm。表面淡黄绿色或淡紫色，被短柔毛；体轻，质脆，断面类白色。叶对生，多已脱落，叶片3～5羽状分裂，裂片细长。穗状轮伞花序顶生，长2～9 cm，直径约0.7 cm。花冠多脱落，宿萼钟状，先端5齿裂，淡棕色或黄绿色，被短柔毛；小坚果棕黑色。气芳香，味微涩而辛凉（图2-3-64）。

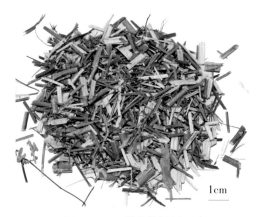

图2-3-64　荆芥药材（宁县）

【商品规格】统货。

【品质要求】以紫杆、绿叶、穗密而长、香气浓者为佳。

【功能与主治】解表散风，透疹，消疮。用于感冒，头痛，麻疹，风疹，疮疡初起。

【贮藏】置阴凉干燥处。

【附注】（1）历史上，甘肃曾经发现唇形科植物香薷 *Elsholtzia ciliata*（Thunb.）Hyland. 的花穗或全草（张掖、酒泉、天水、榆中）、牛至 *Origanum vulgare* L. 的全草（陇南）、康滇荆芥 *Nepeta prattii* Levl.（古浪）误做"荆芥"。心叶荆芥 *Nepeta cataria* L.（徽县、两当）以"荆芥"栽培，曾收购使用。

（2）荆芥 *Schizonepeta tenuifolia* Briq. 的干燥花穗（荆芥穗）亦收购。

益母草

【地方名称】野天麻、小胡麻、千层塔、九重楼。

【商品名称】益母草。

【开发利用】清·康熙《宁远县志》《河州志》《静宁州志》，乾隆《成县新志》《伏羌县志》《武威县志》《永昌县志》《镇番县志》《陇西县志》，道光《山丹县志》《重修金县志》，光绪《礼县新志》《通渭县新志》《重修皋兰县志》；民国《靖远县志》《民乐县志》《重修古浪县志》《徽县新志》《新纂高台县志》《临泽县采访录》等地方志"物产·药类"收录。

【来源】为唇形科植物益母草 *Leonurus japonicus* Houtt. 的干燥地上部分。

【原植物】【生境与分布】参见茺蔚子条。

【采收加工】夏季茎叶茂盛、花初时采割，及时摊开晒干，不能堆放，或切段晒干。

【产地】产于陇南（两当、成县、武都、西和）、平凉（华亭、泾川）、天水（清水、甘谷）、甘南（舟曲）、临夏（积石山、临夏县、靖远）、张掖（甘州）、庆阳（庆城）和永登等地。

【产量】2017年各地收购量，两当为1万kg、甘谷为0.5万kg、临夏市为0.5万kg、甘州为0.3万kg、庆城为0.1万kg。

【药材性状】茎呈四棱形，四面凹下成纵沟，长30～60 cm，直径0.2～0.5 cm。表面灰绿色

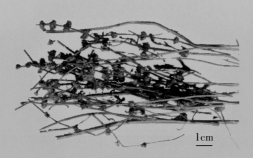

图2-3-65　益母草药材(甘谷)

或黄绿色。体轻。质韧，断面有髓。叶片灰绿色，皱缩而破碎易脱落。轮伞花序腋生，小花紫色花萼筒状，花冠二唇形。气微，味微苦（图2-3-65）。

【商品规格】统货。

【品质要求】以茎细、质嫩、色绿、花茎叶俱全，无杂质者为佳。

【功能与主治】活血调经，利尿消肿，清热解毒。用于月经不调，痛经经闭，恶露不尽，水肿尿少，疮疡肿毒。

【贮藏】置干燥阴凉处。

【附注】早年，陇南、定西收购的"益母草"中混有錾菜 *Leonurus pseudomacranthus* Kitagawa 的全草。夏至草 *Lagopsis supina*（Stephan ex Willd.）Ik.-Gal.ex Knorr 的全草（文县、陇西、定西）曾以"小益母草"收购，乾隆《静宁州志》称"有紫、白两种"，后者就是指夏至草而言。

甜地丁

【地方名称】米口袋。

【商品名称】甜地丁。

【开发利用】《甘肃中草药手册（第二册）》（1971年）收录。

【来源】为豆科植物米口袋 *Gueldenstaedtia multiflora* Bunge.的带根全草。

【原植物】多年生草本。根圆锥状。茎缩短，根颈丛生。托叶三角形，具有长柔毛；奇数羽状复叶；小叶11～21，椭圆形、卵形或长椭圆形，长6～22 mm，宽3～6 mm；伞形花序有花4～6朵；花萼钟状，上面2萼齿较大，与花梗均被有长柔毛；花冠紫色，旗瓣卵形，长约13 mm，翼瓣长约10 mm，龙骨瓣短，长5～6 mm；雄蕊10，二体；子房圆筒状，花柱内卷。荚果圆筒状，长17～22 mm。种子肾形，具凹点，有光泽。花期4月，果期5～6月（图2-3-66）。

【生境与分布】生于山坡，草地或路边旁。分布于本省大部分地方。

【采收加工】夏、秋二季采收，鲜用或扎把晒干。

【产地】产于陇南（文县、武都、康县）等地。

【产量】陇南年产量约1000kg。

【药材性状】根呈长圆锥形，表面红棕色或灰黄色，有纵皱纹、横向皮孔及细长侧根；质硬，断面黄白色，边缘绵毛状，中央浅黄色。茎短而细，灰绿色，有茸毛。单数羽状复叶，丛生，叶多皱缩、破碎，完整小叶片展平后椭圆形，

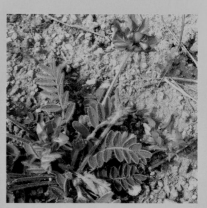

图2-3-66　甜地丁原植物(秦州)

长0.5～2 cm，宽0.2～1 cm，灰绿色，有白色茸毛。有时可见花序，花冠紫色或黄棕色。荚果圆柱形，棕色，有白色茸毛；种子黑色，细小。气微，味淡、微甜，嚼之有豆腥味（图2-3-67）。

【商品规格】统货。

【品质要求】以根长、叶花齐全、色灰绿，无枯叶、无杂质者为佳。

【功能与主治】清热解毒，凉血消肿。主治痈肿疔疮，丹毒，肠痈，瘰疬，毒虫咬伤，黄疸，肠炎，痢疾。

【贮藏】置通风干燥处。

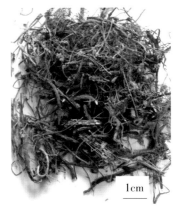

图2-3-67　甜地丁药材（文县）

鹿衔草

【地方名称】鹿含草、鹿寿茶。

【商品名称】鹿衔草。

【开发利用】《甘肃中草药手册（第四册）》（1974年）收录。

【来源】为鹿蹄草科植物鹿蹄草 *Pyrola calliantha* H. Andres 或普通鹿蹄草 *Pyrola decorata* H. Andres 的干燥全草。

【原植物】（1）鹿蹄草　常绿草本状小半灌木。根茎细长。叶4～7枚基生，革质，呈椭圆形或圆卵形，长2.5～5 cm，宽1.5～3.5 cm，先端钝头或圆钝头，基部阔楔形或近圆形，边缘近全缘或有疏齿，上面绿色，下面常有白霜，有时带紫色。花葶有鳞片状叶。总状花序有9～13花，花稍下垂，花冠直径1.5～2 cm，白色，有时稍带淡红色；萼片舌形，近全缘；花瓣倒卵状椭圆形或倒卵形；雄蕊10；花柱常带淡红色，伸出或稍伸出花冠。蒴果扁球形。花期6～8月，果期8～9月（图2-3-68）。

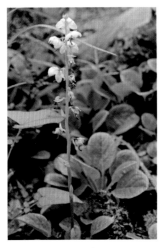

图2-3-68　鹿蹄草原植物
（康乐）

（2）普通鹿蹄草　叶长圆形、倒卵状长圆形或匙形，长3～7 cm，宽2.5～4 cm，叶上面有明显的淡绿白色脉纹，基部楔形或宽楔形。花序3～8花，花较小，直径1～1.5 cm；萼片卵状长圆形；花柱顶端有环状突起。

【生境与分布】生于海拔1000～3800 m高山灌丛、疏林下。分布于本省大部分地区。

【采收加工】全年均可采挖，除去杂质，采收后晒至叶片较软时，堆置发热，至叶片变紫褐色，晒干。

【产地】产于临夏（康乐、临夏县）、甘南（舟曲）、陇南（文县）等地。

【产量】临夏等地零星收购。

【药材性状】根茎细长。茎圆柱形或具纵棱。叶长卵圆形或近

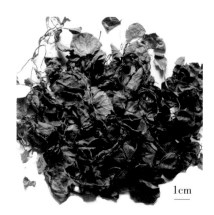

图 2-3-69　鹿蹄草原植物 (康乐)

圆形，长 2～8 cm，暗绿色或紫褐色，先端圆或稍尖，全缘或有稀疏的小锯齿，边缘略反卷，上表面有时沿脉具白色的斑纹，下表面有时具白粉。总状花序有花 4～10 余朵；萼片 5，舌形或卵状长圆形；花瓣 5，早落，雄蕊 10。蒴果扁球形，5 纵裂，裂瓣边缘有蛛丝状毛。气微，味淡、微苦（图 2-3-69）。

【商品规格】统货。

【品质要求】以茎叶全、叶片多、无杂质者为佳。

【功能与主治】祛风湿，强筋骨，止血，止咳。用于风湿痹痛，肾虚腰痛，腰膝无力，月经过多，久咳劳嗽。

【贮藏】置阴凉干燥处。

麻　黄

【地方名称】小锉草、节节草。

【商品名称】中麻黄、草麻黄、麻黄草。

【开发利用】明·嘉靖《秦安县志》始见记载。康熙《静宁县志》《宁远县志》，乾隆《岷州志》《镇番县志》《狄道州志》《庄浪志略》《陇西县志》《甘州府志》《伏羌县志》《泾州志》《重修肃州新志》《武威县志》《永昌县志》《环县志》，道光《会宁县志》《重修金县志》《山丹县志》，光绪《礼县志》《通渭县新志》《肃州新志》等 20 余个地方志 "物产·药类" 收录。

清·光绪《肃州新志》称 "肃人剟以为薪，大车捆载皆是。"《通渭县新志》有 "惟甘草、麻黄最多。" 民国《甘肃经济丛书》曾有 "多用以饲马，殊可惜矣" 的感慨，也充分说明当时甘肃的麻黄资源是何等的丰富。民国年间有麻黄记载的达到 30 余县。

【来源】为麻黄科植物草麻黄 *Ephedra sinica* Stapf、中麻黄 *Ephedra intermedia* Schrenk et C.A. Mey. 或木贼麻黄 *Ephedra equisetina* Bunge 的干燥茎。

【原植物】（1）草麻黄　草本状灌木，常无直立的木质茎，有木质茎时则横卧于地上似根状茎。节间长 3～5 cm。叶膜质鞘状，下部 1/3～2/3 合生，上部 2 裂，裂片锐三角形。雄球花有多数密集的雄花，苞片通常 4 对；雄花有 7～8 雄蕊，花丝合生或先端微分离；雌球花多顶生或侧生，有苞片 4 对，最上 1 对合生部分占 1/2 以上，雌花 2，珠被直或先端微弯。雌球花成熟时近圆球形，苞片红色的肉质，长方状卵形或近圆形。种子通常 2 粒，包藏于红色肉质苞片内。花期 5～6 月，种子 8～9 月（图 2-3-70）。

（2）中麻黄　灌木，茎直立或匍匐斜上，粗壮。叶 3 裂与 2 裂并存。球花的苞片 2 片对生或 3 片轮生。苞片的膜质边缘较明显；雌花胚珠具长而曲折的珠被管。

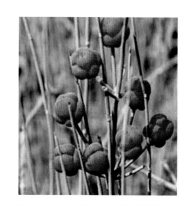

图 2-3-70　草麻黄原植物 (临洮)

（3）木贼麻黄　植株一般有直立木质茎而呈灌木状。小枝纵槽纹细浅不甚显著，节间细而较短，长1～2.5 cm；雄球花有苞片3～4对；雌球花成熟时长卵圆形或卵圆形，珠被管较长而稍弯曲；种子通常1粒，直径5～7 mm。

【生境与分布】（1）草麻黄　生于干燥的山坡、荒地、草原、河床及固定沙丘。分布于甘肃祁连山北坡、兰州、定西、临夏、陇南、天水等地；民勤、古浪、凉州和镇原等地曾经栽培。

（2）中麻黄　分布于河西（敦煌、玉门、安西、酒泉、张掖、阿克赛、古浪），兰州（榆中、皋兰、安宁区），定西（岷县、漳县）、甘南（舟曲、迭部）、临夏、白银、陇南（成县、康县）、平凉、庆阳（镇原、环县）、天水（武山、秦安）等亦有分布。古浪、张掖等地曾经栽培。

（3）木贼麻黄　生于干旱山脊、山顶、山谷及岩壁等处。分布于兰州（榆中、皋兰）、定西（岷县、陇西）、白银、武威（天祝），及祁连山北坡等地有分布。

【采收加工】（1）采收　春、夏和秋季三季均可采收。春季采收的习称"春麻黄"，茎秆颜色虽绿，草产量和生物碱含量均较低。秋季采收习称"秋麻黄"，草产量虽高，木质化程度也高，多作为提取麻黄碱的原料。霜降后植株颜色发红色，生物碱含量降低，品质降低。中药用麻黄一般在8～9月份草质茎呈绿色采收，生物碱含量较高。

采收时用镰刀或剪刀刈割，留茬高度以离根颈2 cm左右为宜。采收时注意保护根颈，否则影响生长，造成死亡或第二年减产。

（2）加工　采收后，晾晒，扎成小把在通风处晒干。

【产地】野生产于庆阳、平凉、天水、定西、武威、金昌、张掖等地。麻黄是特管药材，种植需要特批手续，种植不稳定，古浪、民勤、凉州和镇原等地曾提供人工栽培商品。商品药材中以中麻黄为主。

【产量】2017年民勤种植800余亩，凉州种植800余亩。2017年甘谷收购1万 kg，2012年合水收购2万 kg。

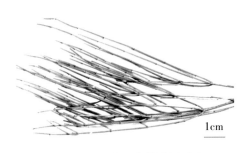

图2-3-71　中麻黄药材（合水）

【药材性状】（1）中麻黄　茎呈圆柱形，多分枝，直径1.5～3 mm，节间长2～6 cm。表面呈灰绿色或黄绿色，有粗糙感，节部鳞叶长2～3 mm，多为3裂，裂片先端锐尖；节部横切面类三角形。体轻质脆，易折断，断面外圈黄绿色，略呈纤维性，髓部黄棕色或红棕色，气微，味涩而微苦（图2-3-71）。

（2）草麻黄　茎少分枝，直径1～2 mm，节间长2～8 cm，有的带少量棕色木质茎。表面淡绿色至黄绿色，具细纵槽，节部膜质鳞叶，长3～4 mm，基部红棕色，1/4～1/2连合成筒状，先端2枚裂片对生，裂片锐三角形，先端多反卷。节部横切面类圆形（图2-3-72）。

（3）木贼麻黄　枝细而多分枝，节间短，直径1～1.5 cm，节间长1.5～3 cm，鳞叶短小，长1～2 mm，下部1/2～2/3合生，基部棕红色至棕褐色，先端裂片短三角形，先端不反卷（图2-3-73）。

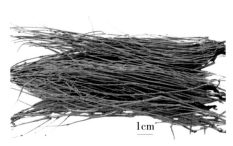

图2-3-72　草麻黄药材（临洮）

【商品规格】统货。

【品质要求】以茎粗、色青绿、断面充实、髓红棕色，无根节者为佳。

【功能与主治】发汗散寒，宣肺平喘，利水消肿。用于风寒感冒，胸闷喘咳，风水浮肿。

【贮藏】置通风干燥处，防潮。

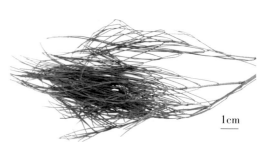

图2-3-73　木贼麻黄药材（民勤）

【附注】（1）为了加强甘草、麻黄草野生资源保护管理，保护生态环境，国务院出台了《关于禁止采集和销售发菜，制止滥挖甘草和麻黄草有关问题的通知》（国发[2000]13号）。2001年由原国家经贸委制定《甘草麻黄草实行专营和许可证管理办法》，以制止乱采滥挖甘草和麻黄草，合理利用甘草、麻黄草资源，保障市场供应。

（2）麻黄根为草麻黄 *Ephedra sinica* Stapf、中麻黄 *Ephedra intermedia* Schrenk et C.A.Mey. 的干燥根。麻黄产地有零星收购。本品固表止汗，与麻黄功效不同。

（3）20世纪70-80年代，广布于甘肃河西（张掖、酒泉）的膜果麻黄 *E. przewalskii* Stapf，曾一度作为"麻黄"药材收购，后发现总麻黄碱含量甚微，停止收购。2014年我们对产于金塔、山丹的样品采用HPLC法测定，结果麻黄碱和伪麻黄碱为痕迹量（图2-3-74、75）。

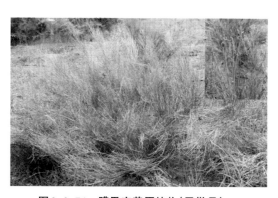

图2-3-74　膜果麻黄原植物（民勤县）

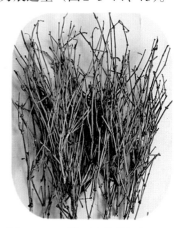

图2-3-75　膜果麻黄药材（山丹）

紫花地丁

【地方名称】地丁、梨头草。

【商品名称】地丁草、紫花地丁。

【开发利用】清·康熙《静宁州志》，乾隆《武威县志》和民国《新纂高台县志》"物产·药类"收录紫花地丁；乾隆《伏羌县志》收录地丁草；道光《两当县新志》和民国《安西县采访录》收录地丁。甘肃历史上与"地丁"有关的植物包括堇菜科堇菜属、罂粟壳科紫堇属、菊科的蒲公英、豆科的米口袋属等多种植物，上述产地的原植物不详，留后考证。从目前甘肃地产商品鉴定和药用习惯分析，东南部产地应以堇菜科堇菜属（Viola）植物为主。

【来源】为堇菜科植物紫花地丁 *Viola yedoensis* Makino 的干燥全草。

【原植物】主根较粗。叶基生，狭披针形或卵状披针形，顶端圆或钝，基部截形或稍呈心形，稍下延于叶柄，边缘具浅圆齿，长2～6 cm，两面有疏柔毛；托叶膜质，花期后叶通常增大成三角状披针形。花紫堇色或淡紫色，稀呈白色，花两侧对称，具长梗；萼片5片，卵状披针形，基部附器矩形或半圆形，顶端截形、圆形或有小齿；花瓣紫堇色，距细管状，直或稍上弯。果椭圆形，长约8 mm。花期4～5月，果期5～6月（图2-3-76）。

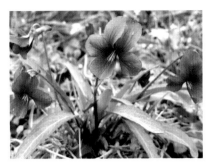

图2-3-76　紫花地丁原植物（兰州）

【生境与分布】生于田间、荒地、山坡草丛。本省大部分地方有分布。

【采收加工】春、夏二季采收，抖去泥土，晒干。

【产地】产于天水（清水、甘谷）、陇南（两当、徽县、武都、成县）、庆阳（镇原、华池）等地。

【产量】与早开堇菜同等收购（量少）。

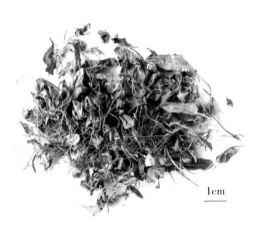

图2-3-77　紫花地丁药材（镇原）

【药材性状】主根长圆锥形，淡黄棕色，有细纵皱纹。叶基生，灰绿色，展平后叶片呈狭卵状披针形、长圆状卵形或长圆形，长1.5～6 cm，宽0.5～1 cm；先端钝，基部截形或稍心形，边缘具钝锯齿，两面有毛；叶柄细，长2～6 cm，上部具明显狭翅。花茎纤细；花瓣5，浅紫色或淡棕色；花距细管状。蒴果椭圆形，3裂，种子多数，淡棕色。气微，味微苦（图2-3-77）。

【商品规格】统货。

【品质要求】以色黄绿、叶窄、花紫，无枯叶、无杂质者为佳。

【功能与主治】清热解毒，凉血消肿。用于疔疮肿毒，痈疽发背，丹毒，毒蛇咬伤。

【贮藏】置干燥处。

【附注】历史上，甘肃"紫花地丁"的来源非常复杂，作者进行专题调查，包括堇菜科堇菜（*Viola* L.）、豆科野豌豆属（*Vicia* Linn.）、米口袋（*Gueldenstaedtia* Fisch.）罂粟科紫堇属（*Corydalis* DC.）、远志科（*Polygala* Linn.）和大戟科铁苋菜属（*Acalypha* L）15种植物在省内称为"紫花地丁"、"地丁"或"地丁草"，一些曾经形成商品。

早开有堇菜 *V.prionantha* Bunge（平凉、庆阳、天水及陇南）、戟叶堇菜 *V. betonicifolia* J.E. Smith（陇南商品混有该品种）、斑叶堇菜 *V.variegata* Fisch.ex Link（平凉）、维西堇菜 *V.monbegii* W.Beck（陇南民间称白花地丁药用）、裂叶堇菜 *V.dissecta* Ledeb.（靖远民间称花叶紫花地丁入药）、短须毛七星莲 *V. diffusa* Ging. var.brevibarbata C. J. Wang（陇南民间称白花地丁入药）、鸡腿堇菜 *V.acuminata* Ledeb.（武都民间称地丁药用）、球果堇菜 *V. collina* Bess.（武都民间称圆叶紫

花地丁入药）。

广布野豌豆 *Vicia cracca* Linn.（陇南、定西等）称"紫花地丁"入药，镰形棘豆 *Oxytropis falcata* Bunge（河西）误作"紫花地丁"，多花米口袋 *Gueldenstaedtia verna*（Georgi）*Boriss.ssp. multiflora* Bunge.（临夏、定西）；紫堇 *Corydalis edulis* Maxim.（定西、临夏）误作"紫花地丁"；瓜子金 *Polygala joponica* Houtt.（陇南）误作"紫花地丁"。以上各地曾有收购，个别形成商品，发现后均已纠正。

锁　阳

【地方名称】不老药、绣铁棒、地毛球。

【商品名称】九头锁阳、三九锁阳。

【开发利用】清·顺治《重刊甘镇志》，康熙《一统志》，乾隆《镇番县志》《永昌县志》《重修肃州新志》，道光《山丹县志》，光绪《肃州新志》等地方志"物产·药类"收录。

康熙《靖远县志》记载："锁阳切片晒乾克药用云，功力十倍。"乾隆《镇番县志》记载："和面作饼，味甘可食，入春尚可用，入夏则可以饲豕，质老而苦也，盛夏则枯，茅茨柴所发，发处地，当冬而不冻。"道光《山丹县志》记载："补阳益精，尤治虚证。"光绪《肃州新志》记载："可代苁蓉治虚证。"甘肃地方志中对锁阳的采收加工和应用等有更为深入的认识，为锁阳提供了宝贵的中医药学资料。民国《甘肃经济丛书》称"河西各县年产五千斤以上。"

【来源】为锁阳科植物锁阳 *Cynomorium songaricum* Rupr.的干燥肉质茎。

【原植物】多年生寄生草本，高10～100 cm。茎圆柱状，暗紫红色，有散生，基部膨大，藏于士中。穗状花序生于茎顶，棒状、矩圆形或狭椭圆形，长5～12 cm，直径2～4 cm，生密集的花和鳞片状苞片。花杂性，暗紫色，有香气；雄花花被裂片1～6，条形；长约3～5 mm；雄蕊1，长于花被，退化雌蕊不显著或有时呈倒卵状白色突起；雌花花被片棒状，长1～3 mm；子房下位或半下位，1室，花柱棒状。坚果球形，很小（图2-3-78）。

【生境与分布】锁阳多寄生在蒺藜科植物白刺（*Nitraria sibiric* Fall.）的根上。生于荒漠草原、草原化荒漠与荒漠地带。分布于酒泉（敦煌、瓜州、金塔、玉门）、张掖（高台、山丹、肃南、临泽）、武威（古浪、景泰、天祝）、永昌和靖远等地。目前，锁阳试种获得成功，尚无商品。

【采收加工】（1）采收　春季采收。因秋季含水分多，不易干燥，抽出花茎干后质地较硬，故以春季采者为佳。

（2）加工　采挖出后，除去花序，置沙滩中半埋半露，烫晒至干。也有除去花序后折断晒干，晒时勤翻动。

近年产区采用趁鲜切片，晒干，直接加工成饮片销售。

【产地】主产于酒泉（瓜州、玉门、金塔）、武威（民勤）和永昌等地。

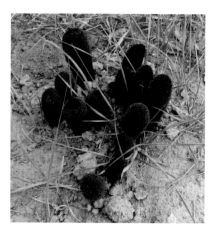

图2-3-78　锁阳原植物(景泰)

【产量】2018年酒泉产量约12万kg。

【药材性状】呈扁圆柱形，微弯曲，长5～15 cm，直径1.5～5 cm。表面红棕色或棕褐色，粗糙，具明显的不规则纵沟，有的残存三角形的黑棕色鳞片。体重，质硬，难折断，断面浅棕色或棕褐色，有浅黄棕色三角状维管束散在。气微，味甘而涩。

【商品规格】甘肃产地一般不分等级，以混装统货销售。出口时仍然采用大小、色泽进行区别，要求无霉变、无虫蛀。

【品质要求】药材以茎块饱满、体重坚实、色泽红褐色、断面显油润、无花序、不带碎块、味甜者为佳。

以春季解冻后采收者为佳，开花后质量较次。过去商品有一种品质最好的"九头锁阳"，现时不宜采集到。

【功能与主治】补肾阳，益精血，润肠通便。用于肾阳不足，精血亏虚，腰膝痿软，阳痿滑精，肠燥便秘。

【贮藏】置通风干燥处。

蒲公英

【地方名称】黄花地丁、地丁、黄花郎、婆婆丁、灯盏花、白鼓丁。

【商品名称】蒲公英、公英。

【开发利用】清·康熙《岷州志》，乾隆《庄浪志略》，道光《会宁县志》，光绪《金县新志稿》《通渭县新志》《创新皋兰县志》《礼县新志》；民国《靖远县志》《清水县志》《新纂康县县志》等地方志"物产·药类"收录。乾隆《武威县志》；民国《重修敦煌县志》收录的地丁（俗名黄色菜），《新纂高台县志》《天水县志》收录的黄花地丁，均指蒲公英而言。

【来源】为菊科植物蒲公英 *Taraxacum mongolicum* Hand.-Mazz.、碱地蒲公英 *Taraxacum borealisinense* Kitam. 或同属数种植物的干燥全草。

【原植物】蒲公英多年生草本。根垂直。叶莲座状平展，矩圆状倒披针形或倒披针形，羽状深裂，侧裂片4～5对，矩圆状披针形或三角形，羽状浅裂或仅具波状齿，基部狭成短叶柄，被疏蛛丝状毛或几无毛。花葶数个，与叶多少等长，上端被密蛛丝状毛。头状花序直径30～40 mm；总苞淡绿色，外层总苞片卵状披针形至披针形，顶端有或无小角，内层条状披针形，顶端有小角；舌状花黄色。瘦果褐色，长4 mm，上半部有尖小瘤，喙长6～8 mm；冠毛白色。花果期5～9月（图2-3-79）。

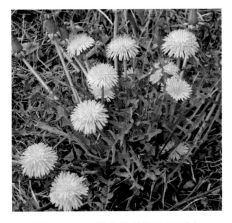

【生境与分布】生于田野、路旁。广布全省各地。庆城、合水采用果园套种，渭源等地试种（图2-3-80）。

【采收加工】春至秋季花初开时采挖，除去杂质，洗净，晒干。

图2-3-79　蒲公英原植物（正宁）

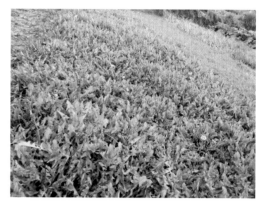

图 2-3-80 蒲公英试种大田(渭源)

【产地】主产于陇南(康县、两当、徽县、成县、武都、西和)、天水(秦州、清水、甘谷)、平凉(灵台、泾川)、庆阳(庆城、宁县、镇原)、定西(通渭)、甘南(舟曲)、临夏(临夏县、和政)、兰州(永登)、白银(靖远)、金昌和武威(天祝)等地亦产。以上为野生药材,而庆城、合水已提供种植商品。

【产量】2017年各地收购量,甘谷为10万kg、张家川为2万kg、礼县为2万kg、两当为2万kg、通渭为1.5万kg、庆城为0.5万kg、崆峒区为0.5万kg、宁县为0.6万kg、临夏市为0.4万kg。

【药材性状】呈皱缩卷曲的团块。根呈圆锥状,多弯曲,长3~7cm;表面棕褐色,抽皱;根头部有棕褐色或黄白色的茸毛,有的已脱落。叶基生,多皱缩破碎,完整叶片呈倒披针形,绿褐色或暗灰绿色,先端尖或钝,边缘浅裂或羽状分裂,基部渐狭,下延呈柄状,下表面主脉明显。花茎1至数条,每条顶生头状花序,总苞片多层,内面一层较长,花冠黄褐色或淡黄白色。具白色冠毛,瘦果长椭圆形。气微,味微苦(图2-3-81)。

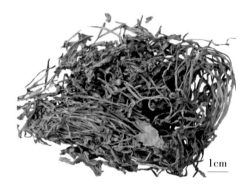

图 2-3-81 蒲公英药材(正宁)

【商品规格】统货。

【品质要求】以叶多完整、青绿、根部灰褐色,无枯叶、泥土者为佳。

【功能与主治】清热解毒,消肿散结,利尿通淋。用于疔疮肿毒,乳痈,瘰疬,目赤,咽痛,肺痈,肠痈,湿热黄疸,热淋涩痛。

【贮藏】置通风干燥处,防潮。

【附注】蒲公英是传统野菜,每年春、夏季各地采集食用(图2-3-82)。近年,陇南(礼县、徽县、宕昌)等地收购蒲公英的根,一些企业用加工蒲公英茶,外销良好(图2-3-83)。

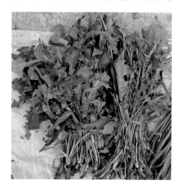

图 2-3-82 市售的蒲公英野菜(徽县)

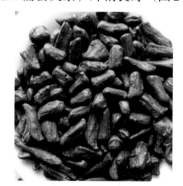

图 2-3-83 蒲公英茶(礼县)

萹蓄

【地方名称】扁竹草、道生草、铁心菜、百节草。

【商品名称】萹蓄。

【开发利用】清·康熙《静宁州志》，乾隆《武威县志》，光绪《重修皋兰县志》；民国《天水县志》《重修敦煌县志》等地方志"物产·药类"收录。

【来源】为蓼科植物萹蓄 *Polygonum aviculare* L.的干燥地上部分。

【原植物】一年生草本。茎平卧或上升，自基部分枝，有棱角。叶有极短柄或近无柄；叶片狭椭圆形或披针形，长1.5～3 cm，宽5～10 mm，顶端钝或急尖，基部楔形，全缘；托叶鞘膜质，有不明显脉纹。花腋生，1～5朵簇生叶腋；花梗细而短，顶部有关节；花被5深裂，裂片椭圆形，绿色，边缘白色或淡红色；雄蕊8；花柱3。瘦果卵形，有3棱，黑色或褐色，花期5～9月（图2-3-84）。

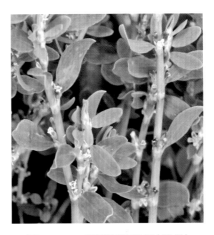

图2-3-84　萹蓄原植物图(兰州)

【生境与分布】生于田野、荒地和水边湿地。分布于全省各地。

【采收加工】夏季叶茂盛时割取地上部分，除去根和杂质，晒干。

【产地】主产于陇南（成县、武都、两当）、平凉（泾川）、庆阳（庆城）、临夏（康乐）等地。

【产量】2017年各地收购量，两当为1万kg、成县为0.6万kg。

【药材性状】茎呈圆柱形而略扁，有分枝，长15～40 cm，直径0.2～0.3 cm。表面灰绿色或棕红色，有细密微突起的纵纹；节部稍膨大，有浅棕色膜质的托叶鞘。质硬，易折断，断面髓部白色。叶互生，近无柄或具短柄，叶片多脱落或皱缩、破碎，完整者展平后呈披针形，全缘，两面均呈棕绿色或灰绿色。气微，味微苦（图2-3-85）。

【商品规格】统货。

【品质要求】以叶多、色绿、茎秆粗壮，无杂草者为佳。

【功能与主治】利尿通淋，杀虫，止痒。用于热淋涩痛，小便短赤，虫积腹痛，皮肤湿疹，阴痒带下。

【贮藏】置干燥处，防潮、防霉烂。

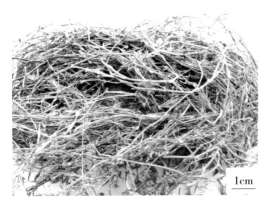

图2-3-85　萹蓄药材(成县)

1cm

薄 荷

【地方名称】番薄荷、连钱草、香荷。

【商品名称】野薄荷、家薄荷。

【开发利用】清·康熙《静宁州志》《岷州志》《宁远县志》，乾隆《狄道州志》《成县新志》《伏羌县志》《陇西县志》《武威县志》《永昌县志》《平番县志》《庄浪县志略》，道光《会宁县志》《两当县新志》，光绪《金县新志稿》《文县新志》《礼县新志》《通渭县新志》；民国《新纂康县县志》《徽县新志》《东乐县志》《天水县志》《创修临泽县志》《创修渭源县志》等地方志"物产·药类"均有收录。光绪《肃州新志》和民国《金塔县志》称"有家、野二种"。

【来源】为唇形科植物薄荷 *Mentha haplocalyx* Briq. 的干燥地上部分。

【原植物】多年生草本。茎具微柔毛。叶具柄，矩圆状披针形至披针状椭圆形，长3～7 cm，上面沿脉密生、其余部分疏生微柔毛，或除脉外近无毛，下面常沿脉密生微柔毛。轮伞花序腋生，球形，具梗或无梗；花萼筒状钟形，长约2.5 mm，10脉，齿5，狭三角状钻形；花冠淡紫，外被毛，内面在喉部下被微柔毛，檐部4裂，上裂片顶端2裂，较大，其余3裂近等大；雄蕊4，前对较长，均伸出。小坚果卵球形。花期7～9月，果期10月（图2-3-86）。

【生境与分布】多生于湿地、田间、溪边。分布于省内大部分市州；20世纪60年代省内部分地方曾作为药材推广种植；近年陇南（两当）间有种植。

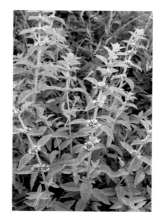

图2-3-86 薄荷原植物
（渭源）

【采收加工】夏、秋二季茎叶茂盛或花开至三轮时，选晴天，分次采割，晒干或阴干。

【产地】产于陇南（两当）、天水（甘谷）、平凉（泾川）、庆阳（正宁、镇原）、白银（靖远）等地。为野生品，间有人工种植。

【产量】2017年收购量，两当为1.5万kg、甘谷为0.5万kg。

【药材性状】茎呈四方形，长15～40 cm，直径0.2～0.4 cm；表面紫棕色或淡绿色，棱角处具茸毛，节间长2～5 cm；质脆，断面白色，髓部中空。叶对生；叶片皱缩卷曲，完整者展平后呈宽披针形、长椭圆形或卵形，长2～7 cm，宽1～3 cm；上表面深绿色，下表面灰绿色，稀被茸毛，有凹点状腺鳞。轮伞花序腋生，花萼钟状，先端5齿裂，花冠淡紫色。揉搓后有特殊清凉香气，味辛凉（图2-3-87）。

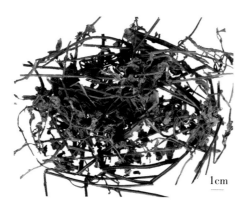

图2-3-87 薄荷药材(甘谷)

【商品规格】统货。

【品质要求】以色青绿、叶多、气味浓者为佳。

【功能与主治】疏散风热，清利头目，利咽，透疹，疏肝行气。用于风热感冒，风温初起，头痛，目赤，喉痹，口疮，风疹，麻疹，胸胁胀闷。

【贮藏】置阴凉干燥处。

【附注】早年，省内曾将唇形科植物萼果香薷 *Elsholtzia densa Banth var. calycocarpa*（Diels）C.Y.Wu. et. S.C.Huang 的全草（靖远、榆中），野苏 *Perilla frutescens*（L）Britt.var.acuta（Thunb）Kudo 的全草（定西）误做"薄荷"入药。

瞿　麦

【地方名称】稠子花（瞿麦），竹子花、石板花（石竹）。

【商品名称】瞿麦。

【开发利用】清·康熙《文县志》《河州志》，乾隆《武威县志》，道光《两当县新志》，光绪《重修皋兰县志》；民国《天水县志》《新纂高台县志》《重修定西县志》《敦煌县志》等地方志"物产·药类"收录

【来源】为石竹科植物瞿麦 *Dianthus superbus* L.或石竹 *Dianthus chinensis* L.的干燥地上部分。

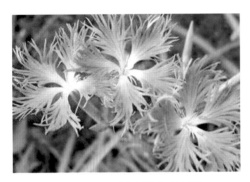

图2-3-88　瞿麦原植物（漳县）

【原植物】（1）瞿麦　多年生草本。叶片线状披针形，长5～10 cm，宽3～5 mm，基部合生成鞘状。花1或2朵生枝端；苞片2～3对，倒卵形；花萼圆筒形，常染紫红色晕，萼齿披针形；花瓣长瓣片宽倒卵形，边缘缫裂至中部或中部以上，通常淡红色或带紫色，稀白色，喉部具丝毛状鳞片。蒴果圆筒形，顶端4裂。种子卵圆形。花期6～9月，果期8～10月（图2-3-88）。

（2）石竹　叶条状披针形，长3～5 cm。苞片4；花瓣鲜红色、白色或粉红色，瓣片扇状倒卵形，边缘有不整齐浅齿裂，喉部有深色斑纹和疏生须毛，基部具长爪（图2-3-89）。

【生境与分布】生于海拔1000～2600 m的山坡、草地和灌丛。石竹各地多有栽培。

【采收加工】夏、秋二季花果期采割，除去杂质，干燥。

【产地】产于陇南（西和、武都）、平凉（华亭）等地。

【产量】各地零星收购。

【药材性状】（1）瞿麦　茎圆柱形，上部有分枝，长30～60 cm。表面淡绿色或黄绿色，光滑无毛，节明显，略膨大，断面中空。叶对生，多皱缩，展平叶片呈条形至条状披针形。枝端具花及果实，花萼筒状，长2.5～3.7 cm；苞片4～6，宽卵形，长约为萼筒的1/4；花瓣棕紫色或棕黄色，卷曲，先端深裂成丝状。蒴果长筒形。种子细小，多数。气微味淡。

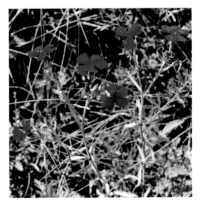

图2-3-89　石竹原植物（临洮）

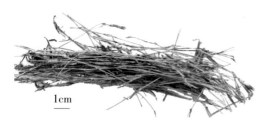

图2-3-90 石竹药材(武都)

（2）石竹 萼筒长1.4～1.8 cm，苞片长约为萼筒1/2；花瓣先端浅齿裂（图2-3-90）。

【商品规格】统货。

【品质要求】以茎短、色绿、穗多及叶密者为佳。

【功能与主治】利尿通淋，活血通经。用于热淋，血淋，石淋，小便不通，淋沥涩痛，经闭瘀阻。

【贮藏】置干燥处。

【附注】早年，省内曾将石竹科女娄菜*Silene aprica Turcz.ex.Fisch et.Mey*（定西、陇东）、蝇子草*Silene fortunei Vis.*的全草（天水）误做"瞿麦"。

藿 香

【地方名称】香薄荷。

【商品名称】土藿香、藿香。

【开发利用】清·道光《两当县新志》、民国《天水新志》"物产·药类"收录"藿香"。20世纪60年代陇南等地栽培，省内以"藿香"入药。

【来源】为唇形科植物藿香*Agastache rugosa*（Fisch. et Mey.）Q. Ktze. 的干燥地上部分。

【原植物】多年生草本。茎方形，被微柔毛和腺体。叶对生，叶片卵形或卵状椭圆形，长2.5～8 cm，宽1.5～5 cm，先端渐尖，基部微心形或圆形，腹面近无毛，有透明的腺点，背面被短柔毛。轮伞花序密集成顶生的总状花序；苞片披针形，被短柔毛；萼筒状，5裂；花冠唇形，紫色或白色，上唇顶端微凹，下唇3裂，边缘有波状细齿；雄蕊4。小坚果倒卵形，黑褐色，腹面具棱。花期6～7月，果期10～11月（图2-3-91）。

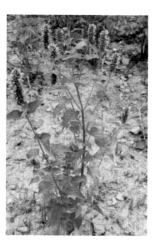

图2-3-91 藿香原植物（镇原）

【生境与分布】生于山坡、路边。庆阳（镇源）、陇南（徽县、宕昌、两当、康县）、定西（陇西、岷县）等部分地方零星栽培（图2-3-92）。

【采收加工】夏、秋二季枝叶茂盛或花初开时采割，阴干或切段阴干。

【产地】主产于陇南（两当、徽县、成县、康县）、天水（清水）、定西（陇西）、庆阳（镇源）零星种植，间有商品。

【产量】各地零星收购（图2-3-93）。

【药材性状】茎呈方柱形，长短不等，直径

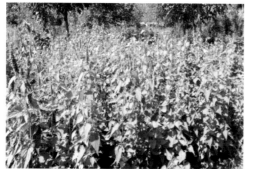

图2-3-92 藿香试种(徽县)

0.2～1 cm；表面绿色或黄绿色，四角有棱脊，四面平坦或凹入成宽沟；质脆，易折断，髓部中空。叶对生，叶片较薄，多皱缩而破碎，完整者展开后呈卵形或长卵形，长2～8 cm，宽1～6 cm，先端尖或短渐尖，基部圆形或心形，边缘有钝锯齿。穗状轮伞花序顶生。气香而特异，味淡、微凉（图2-3-94）。

【商品规格】统货。

【品质要求】以色青绿、茎细，花叶茎俱全、香气浓郁者为佳。

【功能与主治】祛暑解表，化湿和胃。用于暑湿感冒，头昏胸闷，腹痛，腹胀，呕吐泄泻，湿疹。

【贮藏】置阴凉干燥处。

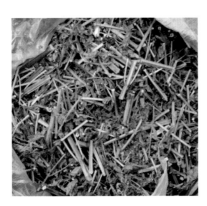

图2-3-93　藿香食材(康县农贸市场)

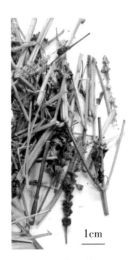

图2-3-94　藿香药材(徽县)

【附注】康县等地用全草作为食用香料。早年，省内曾将唇形科植物萼果香薷 *Elsholtzia densa* Banth var. *calycocarpa*（Diels）C.Y.Wu. et. S.C.Huang的全草（甘南）、木香薷 *E. stauneoni* Benth.（平凉）误做"藿香"入药。

四、叶类

大青叶

【地方名称】大青叶。

【商品名称】大青叶。

【开发利用】《甘肃中草药手册（第二册）》（1971年）收录。

【来源】为十字花科植物菘蓝 *Isatis indigotica* Fort. 的干燥叶。

【原植物】见板蓝根条。

【采收加工】以收大青叶为主的，一年分2～3茬采收，芒种前后采第一茬，立秋前采第二茬，处暑到白露之间还可以采第三茬。选晴天割取，除去杂质，晒干，若遇阴雨应及时烘干。

【药材性状】多皱缩卷曲，有的破碎。完整叶片展平后呈长椭圆形至长圆状倒披针形，长5～20 cm，宽2～6 cm；上表面暗灰绿色，有的可见色较深稍突起的小点；先端钝，全缘或微波状，基部狭窄下延至叶柄呈翼状；叶柄长4～10 cm，淡棕黄色。质脆。气微，味微酸、苦、涩（图2-4-1）。

【产量】2017年各地收购量，民乐为3.5万kg、甘谷为1万kg、两当为1万kg、甘州为0.3万kg。

【规格】统货。

【品质要求】以叶大、完整、色蓝黑者为佳。

【功能与主治】清热解毒，凉血消斑。用于温病高热，神昏，发斑发疹，作腮，喉痹，丹毒，痈肿。

【贮藏】置通风干燥处，防霉。

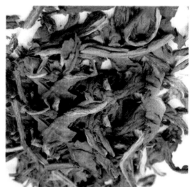

图2-4-1 大青叶药材（陇西）

石　韦

【地方名称】大叶石韦（毡毛石韦），孖石韦、小石韦（华北石韦、有柄石韦）。

【商品名称】石韦。

【开发利用】《甘肃中草药手册（第四册）》（1974年）收录。

【来源】为水龙骨科植物石韦、有柄石韦 *Pyrrosia petiolosa*（Christ）Ching、毡毛石韦 *Pyrrosia drakeana*（Franch.）Ching 或华北石韦 *Pyrrosia davidii*（Baker.）Ching 的干燥叶。

【原植物】（1）毡毛石韦　多年生附生草本，高20～40 cm。根状茎横走，密被褐色鳞片。叶具长柄，叶片革质，长三角状卵形至三角状披针形，长10～18 cm，宽3～7 cm，先端稍钝，基部呈两侧不等的耳形、圆形或偏斜，全缘。表面黄绿色，疏生星状毛，背面密被淡褐色至棕褐色星状毛，星状毛的芒呈针形或线形。孢子囊群散生叶背，无囊群盖（图2-4-2）。

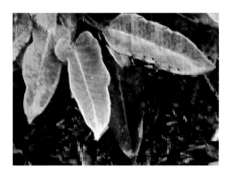

图2-4-2　毡毛石韦原植物（康县）

（2）华北石韦　叶线状披针形，向两端渐变狭，宽不及15 mm（图2-4-3）。

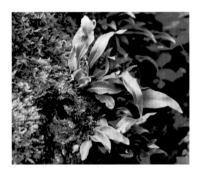

图2-4-3　华北石韦原植物（临洮）

（3）有柄石韦　叶片椭圆形，叶片具通常等于1～2倍叶片长度，常内卷，侧脉不显（图2-4-4）。

【生境与分布】（1）毡毛石韦　生于海拔1200～2500 m山坡岩石上或树干上。分布于天水、陇南、甘南等地。

（2）华北石韦　生于海拔1000～2000 m石缝中。分布于平凉、天水、陇南、定西等地。

（3）有柄石韦　分布于天水、陇南等地。

【采收加工】全年均可采收，除去根茎及根，晒干或阴干。

【产地】产于陇南（康县、武都、两当、徽县、成县）、天水（清水）等。商品主要来自毡毛石韦、有柄石韦（图2-4-5）。

【产量】2017年各地收购量，两当为1万kg、康县为0.7万kg、武都为0.5万kg。

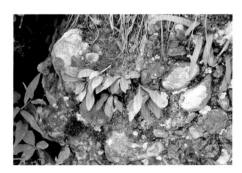

图2-4-4　有柄石韦原植物（临洮）

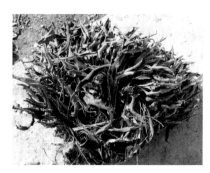

图2-4-5　收购的毡毛石韦（武都）

【药材性状】（1）毡毛石韦　展开后呈长三角状卵形至三角状披针形，长10～18 cm，宽3～7 cm；顶端钝尖，基部呈不等的耳形、圆形或偏斜；上表面黄绿色或浅棕色，下表面密生棕黄色星状毛，有的侧脉间布满孢子囊群；叶片革质。叶柄长10～30 cm。气微，味微苦涩（图2-4-6）。

（2）华北石韦　完整叶展开后呈披针形或线状披针形，长3～8 cm，宽0.6～1.5 cm；顶端渐尖，基部下延，叶片软革质；叶柄长2～5 cm。

（3）有柄石韦　完整叶展平后呈长圆形或卵状长圆形，长3～8 cm，宽1～2.5 cm。基部楔形，对称。叶柄长3～12 cm（图2-4-7）。

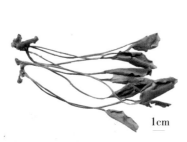
图2-4-6　毡毛石韦药材（康县）

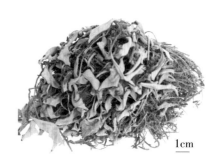
图2-4-7　有柄石韦药材（康县）

【商品规格】分为大叶石韦（毡毛石韦）、小叶石韦（华北石韦、有柄石韦）。

【品质要求】以叶完整、质厚，无杂质者为佳。

【功能与主治】清肺化痰，止咳平喘，利水通淋。用于肺热喘咳，痰多，热淋，血淋，小便不通。

【贮藏】置通风干燥处，防潮。

【附注】石韦类植物的根茎及须根攀附于岩石或树干上生长，采收时常将根茎一同采挖，加工时将根茎除去，不利于石韦生长繁殖，也与药用部位不符。建议采用剪叶保留根茎的采收方法。

艾　叶

【地方名称】炙草、大叶艾、家艾、白艾、白蒿、高原艾。

【商品名称】艾叶。

【开发利用】清代康熙《静宁州志》，乾隆《西和县新志》《狄道州志》，道光《两当县新志》《会宁县志》等地方志"物产类"收载。本省艾叶资源丰富，历史上东南部广为收购，除供应本省外，多外销。

【来源】为菊科植物艾 *Artemisia argyi* Levl.et Vant. 的干燥叶。

【原植物】多年生草本。叶有柄，茎下部叶近圆形或宽卵形，羽状深裂，上面被灰白色短柔毛，并有白色腺点与小凹点，背面密被灰白色蛛丝状密绒毛；中部叶卵形、三角状卵形或近菱形，一（至二）回羽状深裂至半裂，每侧裂片2～3枚；上部叶与苞片叶羽状半裂、浅裂或3裂，或不分裂，而为椭圆形、长椭圆状披针形、披针形或线状披针形。头状花序椭圆形，在分枝上排成小型的穗状花序或复穗状花序；花紫色。花果期7～9月（图2-4-8）。

【生境与分布】生于海拔750～2300 m的山坡、林缘、路边及河旁。分布于陇南、天水、平凉、庆阳、定西、兰州、临夏、甘南和武威等地；庆阳、平凉、天水、陇南的个别地方有在房前屋后少量栽培习惯。

【采收加工】夏季花未开时采摘，除去杂质、枯叶，晒干或阴干。民间在端午节采集艾叶的悬挂于门前的习俗（图2-4-9）。

【产地】产于陇南（康县、成县、徽县、两当、武都、西和）、天水（秦安、清水、甘谷）、平凉（泾川、华亭）、庆阳（庆城、镇原）等地。

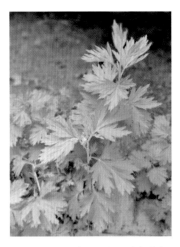

图2-4-8　艾原植物图（秦安）

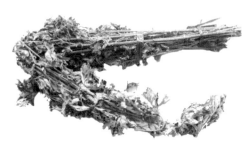

图2-4-9　艾全株图（平凉端午节）

【产量】2017年各地收购量，礼县为4万kg、康县为3万kg、成县为2万kg、甘谷为0.3万kg、两当为0.3万kg、庆城为0.2万kg。

【药材性状】叶多皱缩、破碎，有短柄。完整叶片展平后呈卵状椭圆形，羽状浅裂或深裂，裂片椭圆状披针形，边缘有不规则的粗锯齿，上部叶3裂或不分裂，而为长椭圆状披针形、披针形。上表面灰绿色或深黄绿色，有稀疏的柔毛及众多腺点，下表面密生灰白色绒毛。质柔软。气清香，味苦（图2-4-10、11）。

【商品规格】统货。

【品质要求】以色绿、气清香，无茎秆、枯叶及其他杂质。

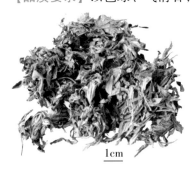

图2-4-10　艾叶商品药材（镇原）

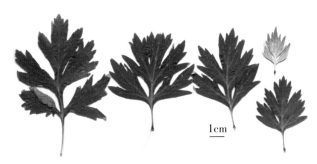

图2-4-11　艾叶不同部位的叶形（天水）

【包装】销往省外的一般打捆成2 m×1.5 m×1 m（长×宽×高）的立方体，后用竹席或纤维布包装，省内销售的直接用编织袋包装（图2-4-12）。

【功能与主治】散寒止痛，温经止血。用于少腹冷痛，经寒不调，宫冷不孕，吐血，衄血，崩漏经多，妊娠下血。

【贮藏】本品受潮或堆积，容易发黄和失味，宜置阴凉干燥处。

【附注】近年，在陇东发现当地有人采集菊科植物抗爱龙蒿 *Artemisia dracunculcs* L.var. *chan-*

gaica（Krasch.）Y.R.Ling的干燥嫩叶，加工艾绒使用的情况，未见商品流通（图2-4-13）。

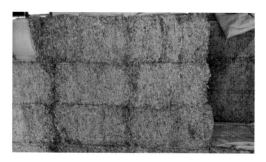

图2-4-12 外销打捆的艾叶药材图(康县)

早年，省内各地艾叶来源比较复杂，1992-1993年编者进行全省范围的调查，重点采集各产地使用或收购的植物标本（特请蒿属植物分类专家林有润研究员复核鉴定标本），结果发现11种2变种的蒿属（Artemisia）植物在各地称为或作为"艾叶"使用，有7种形成商品或混入艾叶商品。形成商品的有蒙古蒿*A.mongolica*（Fisch ex Bess.）Nakai（山丹、金昌、天祝）、白叶蒿*A.leucophylla*（Turcz. ex Bess.）C. B. Clarke（山丹、酒泉、金昌及景泰）、狭裂白蒿*A. kanaskiroi* Kitam.（临夏县、康乐、临洮）收购使用和朝鲜艾蒿*A. argyi* Levl. et Van. var. *gracilis* Pamp.（甘谷、秦安、文县、舟曲）正品艾叶中混有该品；民间习用辽东蒿*A.verbenacea*（Komar.）Kitag.（甘南、定西及兰州）、灰苞蒿*A.roxburghiana* Bess（河西、甘南）、五月艾*A.indica* Willd.（天水、陇南）、小球花蒿*A.moorcroftiana* Wall.Ex DC.（景泰）；有称谓的无毛牛尾蒿*A.dubia* Wall. var *subdigitata*（Mattf.）Y.R. Ling（甘南曾称艾叶、艾蒿）。

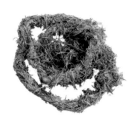

图2-4-13 艾绒图
（庆阳）

侧柏叶

【地方名称】扁柏。

【商品名称】侧柏叶。

【开发利用】清·光绪《礼县新志》，民国《重修古浪县志》等地方志"物产·药类"收录。

【来源】为柏科植物侧柏*Platycladus orientalis*（Linn.）Franco的干燥枝梢及叶。

【原植物】乔木。生鳞叶的小枝细扁平，排成一平面。叶鳞形，长1～3 mm，先端微钝，小枝中央的叶的露出部分呈倒卵状菱形或斜方形，背面中间有条状腺槽，两侧的叶船形，先端微内曲，背部有钝脊，尖头的下方有腺点。雄球花黄色，卵圆形；雌球花近球形，蓝绿色，被白粉。球果近卵圆形，成熟前近肉质，蓝绿色，被白粉，成熟后木质开裂，红褐色。种子卵圆形或近椭圆形，灰褐色或紫褐色。花期3～4月，球果10月成熟（图2-4-14）。

【生境与分布】多生于湿润山坡、沟边，现多栽培于省内各地。

【采收加工】全年可采，多在夏、秋二季采收嫩枝叶，阴干。

【产地】产于陇南（西和、成县、武都）、天水（甘谷、

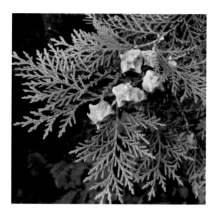

图2-4-14 侧柏叶原植物(兰州)

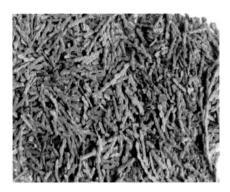

图 2-4-15　侧柏叶药材(成县)

秦州）等地。

【产量】2017年收购量，成县为0.6万kg、甘谷为0.3万kg。

【药材性状】小枝扁平，多分枝。叶细小鳞片状，交互对生，贴伏于枝上，深绿色或黄绿色。质脆，易折断。气清香，味苦涩、微辛（图2-4-15）。

【商品规格】统货。

【品质要求】以质嫩、色青绿，无老枝者为佳。

【功能与主治】凉血止血，生发乌发。用于吐血，衄血，咯血，便血，崩漏下血，血热脱发，须发早白。

【贮藏】置干燥处。

枇杷叶

【地方名称】巴叶、芦桔叶。

【商品名称】枇杷叶。

【开发利用】清·康熙《岷州志》"物产·药类"收录。民国《新纂康县县志》"物产·果树类"收录。

【来源】为蔷薇科植物枇杷 *Eriobotrya japonica*（Thunb.）Lindl.的干燥叶。

【原植物】常绿小乔木，高约10 m。小枝黄褐色，密生锈色或灰棕色绒毛。叶革质，披针形、倒披针形，倒卵形或椭圆状矩圆形，长12～30 cm，宽3～9 cm，先端急尖或渐尖，基部楔形或渐狭成叶柄，边缘缘上部有疏锯齿，上面多皱，下面及叶柄密生灰棕色绒毛，侧脉11～21对；叶柄长6～10 mm。圆锥花序顶生，总花梗、花梗及萼筒外面皆密生锈色绒毛；花白色，直径1.2～2 cm；花柱5。梨果球形或矩圆形，直径2～5 cm，黄色或桔黄色。花期9～10月（图2-4-16）。

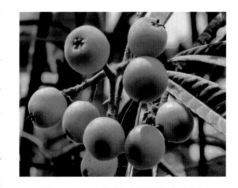

图 2-4-16　枇杷叶原植物(武都)

【生境与分布】野生或栽培于路边、庭院或山坡。分布于陇南、天水等地。

【采收加工】全年均可采收，以夏季采收为多，刷去叶背的绒毛，晒至七、八成干时，扎成小把，再晒干。

【产地】产于陇南（武都、文县）等地。

【产量】陇南年收购约0.1万kg。

【药材性状】呈长圆形或倒卵形，长12～30 cm，宽4～9 cm。先端尖，基部楔形，边缘有疏锯齿，近基部全缘。上表面灰绿色、黄棕色或红棕色，较光滑；下表面密被黄色绒毛，主脉于下表面显著突起，侧脉羽状；叶柄极短，被棕黄色绒毛。革质而脆，易折断。气微，味微苦

（图2-4-17）。

【商品规格】统货。

【品质要求】以色绿、气清香，无茎秆、无枯叶者为佳。

【功能与主治】清肺止咳，降逆止呕。用于肺热咳嗽，气逆喘急，胃热呕逆，烦热口渴。

【贮藏】本品受潮或堆积，容易发黄和失味，宜置干燥处。

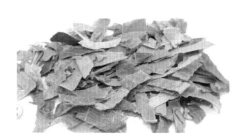

图2-4-17　枇杷叶药材（武都）

罗布麻叶

【地方名称】红麻、野麻。

【商品名称】罗布麻。

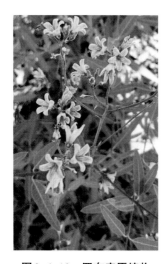

图2-4-18　罗布麻原植物
（肃州）

【开发利用】清·乾隆《镇番县志》"物产·饲料类"收录"野麻"似为本品。乾隆《甘州府志》"物产·麻类"收录"麻（少赤不佳）"。

【来源】为夹竹桃科植物罗布麻Apocynum venetum L.的干燥叶。

【原植物】直立半灌木，高1.5～4 m。具乳汁；叶对生，在分枝处为近对生；叶片椭圆状披针形至卵圆状矩圆形，长1～8 cm，宽0.5～2.2 cm，两面无毛，叶缘具细齿。花萼5深裂；花冠紫红色或粉红色，圆筒形钟状，两面具颗粒突起；雄蕊5枚；子房由2离生心皮组成。蓇葖果长角状，熟时黄褐色，成熟后沿粗脉开裂，散出种子。种子多数，黄褐色，近似枣核形，顶端簇生白色细长毛。花期6～7月。果期8～9月（图2-4-18）。

【生境与分布】生于海拔1500～2000 m的盐碱荒地、沙漠边缘及河流两岸。分布于河西地区。

【采收加工】夏季采收，除去杂质，干燥。

【产地】主产于酒泉等地。

【产量】2017年酒泉年产量约15万kg。

【药材性状】多皱缩卷曲，有的破碎，完整叶片展平后呈椭圆状披针形或卵圆状披针形，长2～5 cm，宽0.5～2 cm。淡绿色或灰绿色，先端钝，有小芒尖，基部钝圆或楔形，边缘具细齿，常反卷，两面无毛，叶脉于下表面突起；叶柄细，长约4 mm。质脆。气微，味淡（图2-4-19）。

【商品规格】统货。

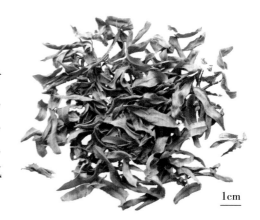

1cm

图2-4-19　罗布麻药材（肃州）

【品质要求】以叶片完整、色绿、无枝干者为佳。

【功能与主治】平肝安神，清热利水。用于肝阳眩晕，心悸失眠，浮肿尿少。

【贮藏】置阴凉干燥处。

【附注】民国《新修张掖新志》"物产·麻类"收录"白麻"，应为夹竹桃科植物白麻 *Poacynum pictum*（Schrenk）Baill. 功效同罗布麻，产地亦以罗布麻收购。

桑　叶

【地方名称】家桑。

【商品名称】桑叶、冬桑叶。

【开发利用】《甘肃中药手册》（1959年）收录。

【来源】为桑科植物桑 *Morus alba* L.的干燥叶。

【原植物】【生境与分布】见桑椹条。

【采收加工】10～11月霜降后采收经霜之叶，除去细枝及杂质，晒干。

【产地】产于陇南（康县、徽县、两当、西和、武都）、庆阳（环县、正宁、镇原）等地。

【产量】2017年各地收购量，两当为0.3万kg、成县为0.25万kg。

【药材性状】叶多皱缩、破碎。完整者有柄，叶柄长1～2.5 cm；叶片展平后呈卵形或宽卵形，长8～1.5 cm，7～13 cm，先端渐尖，基部截形、圆形或心形，边缘有锯齿或钝锯齿，有的不规则分裂。上表面黄绿色或浅黄棕色，有的有小疣状突起；下表面颜色稍浅，叶脉突出，小脉网状，脉上被疏毛，脉基具簇毛。质脆。气微，味淡、微苦涩（图2-4-20）。

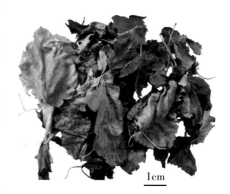

图2-4-20　桑叶药材（成县）

【商品规格】统货。

【品质要求】以叶大而厚、完整、色黄绿、无杂质者为佳。传统认为桑叶经霜杀后质量为好。

【功能与主治】疏散风热，清肺、明目。主治风热感冒，风温初起，发热头痛，汗出恶风，咳嗽胸痛或肺燥干咳无痰，咽干口渴；风热及肝阳上扰，目赤肿痛。

【贮藏】置通风干燥处。

【附注】桑 *Morus alba* L.的干燥果穗（桑葚子），陇南年产量约1000 kg，嫩枝（桑枝）少有收购。

淫羊藿

【地方名称】三支九叶草、千两金、阳藿叶。

【商品名称】淫羊藿、大叶淫羊藿、小叶淫羊藿。

【开发利用】清·康熙《文县志》、光绪《重修皋兰县志》等地方志"物产·药类"收载。

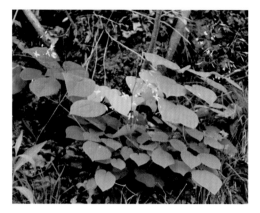

图2-4-21　淫羊藿原植物(榆中)

【来源】为小檗科植物淫羊藿 *Epimedium brevicornu* Maxim.、箭叶淫羊藿 *Epimedium sagittatum* (Sieb.et Zucc.) Maxim.或柔毛淫羊藿 *Epimedium pubescens* Maxim.的干燥叶。

【原植物】（1）淫羊藿　多年生草本。茎生叶2枚，二回三出复叶基生和茎生，具9枚小叶；小叶纸质或厚纸质，卵形或阔卵形，长3~7 cm，宽2.5~6 cm，先端急尖或短渐尖，基部深心形，顶生小叶基部裂片圆形，近等大，侧生小叶基部裂片稍偏斜，网脉显著，光滑或疏生少数柔毛，基出7脉，叶缘具刺齿。圆锥花序，序轴及花梗被腺毛；花白色或淡黄色；萼片2轮，外萼片卵状三角形，暗绿色，内萼片披针形，白色或淡黄色；花瓣远较内萼片短。宿存花柱喙状。花期5~6月，果期6~8月（图2-4-21）。

（2）箭叶淫羊藿　一回三出复叶，小叶3枚；背面被粗短伏毛或无毛。花序轴、花梗无毛。

（3）柔毛淫羊藿　一回三出复叶，小叶3枚；背面密被绒毛、短柔毛。花序轴、花梗被腺毛。

【生境与分布】（1）淫羊藿　生于海拔600~2500 m山坡疏林的阴湿处上。分布于平凉、庆阳、天水、陇南、定西、临夏、兰州（榆中）等地。武都试种。

（2）箭叶淫羊藿　生于海拔600~1750 m山坡疏林的阴湿处上。分布于陇南等地。

（3）柔毛淫羊藿　生于海拔600~1300 m山坡疏林的阴湿处上。分布于陇南等地。

【采收加工】夏、秋二季莲叶茂盛时采收，晒干或阴干。

【产地】（1）淫羊藿　产于陇南（康县、武都、徽县、两当、成县、礼县）、天水（甘谷、清水）、临夏（临夏县、康乐）、定西（岷县、临洮、漳县）、平凉（庄浪）、庆阳（镇原）等地（图2-4-22）。

（2）箭叶淫羊藿　产于陇南（武都、康县、文县）（图2-4-23）。

（3）柔毛淫羊藿　产于陇南（武都、康县）。

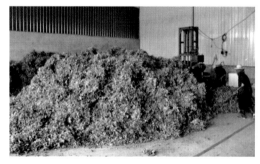

图2-4-22　淫羊藿原药材加工包装(岷县)

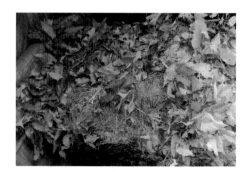

图2-4-23　柔毛淫羊藿(康县收购站)

【产量】2017年各地收购量，礼县为5万kg、康县为3万kg（包括淫羊藿、箭叶淫羊藿）、甘谷为0.5万kg、临夏市为0.4万kg。

【药材性状】（1）淫羊藿　三出复叶；小叶片卵圆形，长3~8 cm，宽2~6 cm；先端微尖，顶生小叶基部心形，两侧小叶较小，偏心形，外侧较大，呈耳状，边缘具黄色刺毛状细锯齿；

上黄绿色或灰绿色，主脉7～9条，基部有稀疏细长毛，细脉两面突起，网脉明显；小叶柄长1～5 cm。叶片近革质。气微，味微苦（图2-4-24）。

（2）箭叶淫羊藿　三出复叶，小叶片长卵形至卵状披针形，长4～12 cm，宽2.5～5 cm；先端渐尖，两侧小叶基部明显偏斜，外侧呈箭形。下表面疏被粗短伏毛或近无毛。叶片革质（图2-4-25）。

（3）柔毛淫羊藿　叶下表面及叶柄密被绒毛状柔毛。

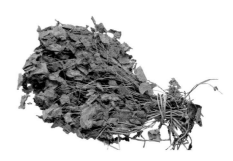

图2-4-24　淫羊藿药材（临洮收购站）

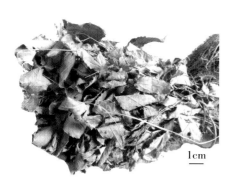

图2-4-25　箭叶淫羊藿药材
（康县收购站）

【商品规格】统货。

【品质要求】以叶多、色青绿、叶片肥大，无枝梗者为佳。

【功能与主治】补肾阳，强筋骨，祛风湿。用于肾阳虚衰，阳痿遗精，筋骨痿软，风湿痹痛，麻木拘挛。

【贮藏】置通风干燥处。

【附注】（1）早年，省内曾将虎耳草科植物黄水枝Tiarella polyphylla D.Don的全草（天水）民间误称淫羊藿。

（2）产地收购的淫羊藿为全草，企业需要进一步的加工成为合格商品。

野艾叶

【地方名称】细叶艾、水蒿、白蒿、掌叶艾、小叶艾。

【商品名称】野艾叶、艾叶。

【开发利用】甘肃历史上使用的艾叶品种十分复杂，经调查，有12种2变种，其中，野艾蒿 *Artemisia lavandulaefolia* 在本省中部及东南部的部分地方有收购使用习惯。《甘肃中草药手册（第四册）》（1974年）艾叶品名项下收录。

【来源】为菊科植物野艾蒿*Artemisia lavandulaefolia* DC. 的干燥叶。

【原植物】多年生草本。下部叶有长柄，一至二回羽状全裂或深裂，裂片常有齿；中部叶宽卵形或长圆形，一至二回羽状全裂或第一回全裂，长4～10 cm，宽2～5 cm；上部叶三全裂或不裂；叶柄基部有假托叶；叶腹面有微毛，背面被灰白色茸毛。头状花序钟形，在茎上部分枝上排列成复总状花序。总苞片短圆形，3～4层，外层渐短，边缘膜质，背面具蛛丝状毛；花红褐色，外层雌性，内层两性。瘦果长0.5～1 mm。花期7～9月，果期9～10月（图2-4-26）。

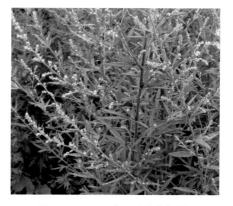

图2-4-26　野艾原植物（清水）

【生境与分布】生于海拔900～2500 m的田埂、路边、沟边或山谷灌丛中，分布于省内大部分地区。

【采收加工】在夏季野艾开花前叶正茂盛时采取，除去茎、枯叶及杂质，阴干。商品野艾叶主要来自茎中、上部的叶片。

【产地】产于甘南、临夏、定西、兰州及武威等地部分县区。

【产量】2017年各地收购量，榆中为0.2万kg、康乐为0.2万kg。

【药材性状】叶多皱缩，破碎。完整叶展开后呈卵形、长圆形，长2.5～6 cm，宽1～4 cm。上表面灰绿色至深绿色，有众多的腺点及小凹点，疏被短柔毛，下表面密被白色绒毛；常二回羽状全裂或第二回深裂，少数羽状全裂或不裂，裂片卵形、长椭圆形至披针形，边缘常无裂齿；叶柄长，常有假托叶。质柔软。气清香，味苦（图2-4-27）。

【商品规格】统货。

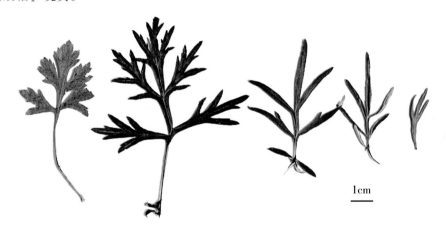

1cm

图2-4-27 野艾叶不同部位的叶形(榆中)

【品质要求】以色灰绿、气清香，无茎秆、枯叶及其他杂质者为佳。

【功能与主治】散寒止痛，温经止血。用于小腹冷痛，经寒不调、宫冷不孕，吐血，衄血，崩漏经多，妊娠下血；外治皮肤瘙痒。

【贮藏】置阴凉干燥处。

银杏叶

【地方名称】白果叶。

【商品名称】银杏叶。

【开发利用】清·康熙《文县志》、乾隆《成县新志》，民国《徽县新志》等地方志"物产·果树类"收录。民国《新纂康县县志》谓"银杏，小曰银杏，大曰白果"。

【来源】为银杏科植物银杏 *Ginkgo biloba* L.的干燥叶。

【原植物】【生境与分布】见白果条。

【采收加工】秋季叶尚绿时采摘，除去杂质，晒干或鲜用。

【产地】与白果同。

【产量】2017年徽县雅龙银杏产业发展有限公司收购达30万kg。

【药材性状】叶片多皱折或破碎，完整者呈扇形，长4～12 cm，宽5～15 cm。表面黄绿色或浅棕黄色，上缘有不规则波状缺刻，有的中央凹入，基部楔形，叶脉细密，为多数二叉状平行脉；叶柄长2～7 cm。体轻，纸质，易纵向撕裂。气微，味微苦。鲜品银杏叶，表面绿色（图2-4-28、29）。

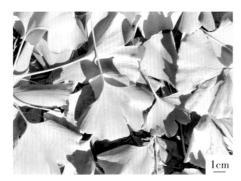

图2-4-28　银杏叶药材

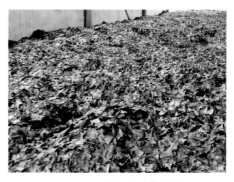

图2-4-29　鲜银杏叶药材（徽县）

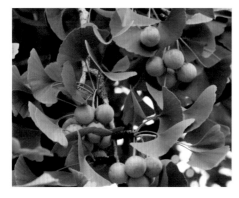

图2-4-30　雌株银杏的叶（徽县）

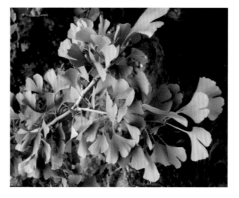

图2-4-31　雄株银杏的叶（徽县）

雌株叶片上缘有呈规则波状缺刻，中央常无凹入（图2-4-30）；雄株叶片上缘呈不规则波状缺刻，中央常凹入（图2-4-31）。

【商品规格】统货。本品主要作为提取物的原料。

【品质要求】以色黄绿、完整者为佳。自然落下的银杏叶质次。

【功能与主治】活血化瘀，通络止痛，敛肺平喘，化浊降脂。用于瘀血阻络，胸痹心痛，中风偏瘫，肺虚咳喘，高脂血症。

【贮藏】置通风干燥处。

【附注】（1）银杏 *Ginkgo biloba* L. 的根和根皮（白果根）、干燥树皮（白果皮）亦入药。

（2）甘肃徽县雅龙银杏产业开发有限公司生产白果、银杏茶、银杏提取物、银杏胶囊列产品，畅销省内外（图2-4-32）。

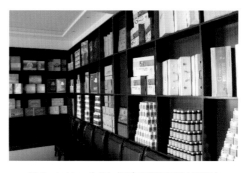

图2-4-32　白果、银杏系列产品（徽县）

紫苏叶

【地方名称】紫苏叶。

【商品名称】苏叶、紫苏叶。

【开发利用】乾隆《重修肃州新志》称为"苏叶，园圃中多种之，入药最良。"

【来源】为唇形科植物紫苏 *Perilla frutescens*（L.）Britt.的干燥叶（或带嫩枝）。

【原植物】【生境与分布】见紫苏子条（图2-4-33）。

【采收加工】在夏季叶片生长旺盛时采收，除去杂质，晒干。

【产地】产于庆阳（镇原、合水、庆城）、平凉（泾川）、天水（清水）、陇南（两当、徽县）。

【产量】各地零星收购。

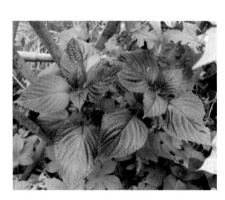

图2-4-33 野生紫苏原植物(康县)

【药材性状】叶片多皱缩卷曲、破碎，完整者展平后呈卵圆形，长4～11 cm，宽2.5～9 cm。先端长尖或急尖，基部圆形或宽楔形，边缘具圆锯齿。两面紫色或上表面绿色，下表面紫色，疏生灰白色毛，下表面有多数凹点状的腺鳞。叶柄紫色或紫绿色。质脆。带嫩枝者，枝的直径2～5 mm，紫绿色，断面中部有髓。气清香，味微辛（图2-4-34）。

【商品规格】统货。

【品质要求】以叶大、完整不碎、色紫、香气浓郁，无枝梗者为佳。

【功能与主治】解表散寒，行气和胃。用于风寒感冒，咳嗽呕恶，妊娠呕吐，鱼蟹中毒。

【贮藏】置阴凉干燥处。

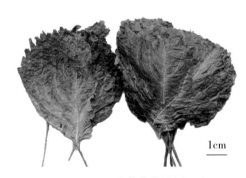

1cm
—

图2-4-34 野生紫苏药材(康县)

五、花类

红　花

【地方名称】红蓝花。

【商品名称】草红花。

【开发利用】清·顺治《重刊甘镇志》，康熙《宁远县志》《岷州志》，乾隆《陇西县志》《成县新志》《伏羌县志》《武威县志》《镇番县志》《永昌县志》《平番县志》，光绪《礼县新志》《金县新志稿》《通渭县新志》；民国《重修定西县志》《天水县志》《徽县新志》等地方志"物产·药类"收录。

【来源】为菊科植物红花 *Carthamus tinctorius* L. 的干燥花。

【原植物】一年生草本，高约 1 m。茎直立，无毛，上部分枝。叶长椭圆形或卵状披针形，长 4～12 cm，宽 1～3 cm，顶端尖，基部狭窄或圆形，无柄，基部抱茎，边缘羽状齿裂，齿端有针刺，两面无毛，上部叶渐小，成苞片状围绕着头状花序。头状花序直径 3～4 cm，有梗，排成伞房状；总苞近球形，长约 2 cm，宽约 2.5 cm；外层苞片卵状披针形，基部以上稍收缩，绿色，边缘具针刺，内层卵状椭圆形，中部以下全缘，顶端长尖，上部边缘稍有短刺；筒状花桔红色。瘦果椭圆形或倒卵形，长约 5 mm，基部部稍歪斜，具 4 棱，无冠毛，或冠毛鳞片状。花期 7～8 月（图 2-5-1）。

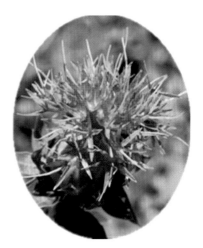

图 2-5-1　红花头状花（民勤）

【生境与分布】历史上全省多数地区有栽培，现主要栽培于河西（玉门、瓜州、民勤、民乐、靖远、景泰），省内其他地方零星引种（图2-5-2、3）。

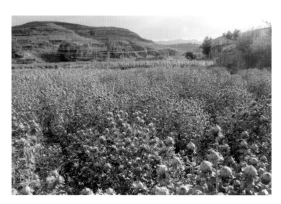

图2-5-2　红花种植基地(靖远)

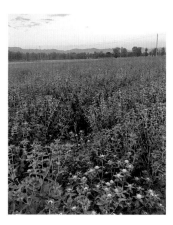

图2-5-3　红花种植基地(临泽)

2017年酒泉玉门种植面积4万亩，瓜州种植面积1万亩。

【采收加工】夏季花由黄变红时采摘，除去杂质，阴干或晒干。

【产地】主产于酒泉（玉门花海镇、瓜州）、张掖（民乐、临泽）、武威（民勤），白银（靖远）也有一定规模，而永登、正宁、庆城、泾川、清水、西和、礼县、临夏县、榆中等地零星种植。

【产量】2017年酒泉玉门花海镇产量35万kg。

【药材性状】为不带子房的管状花，长1～2 cm。表面红黄色或红色。花冠筒细长，先端5裂，裂片呈狭条形，长5～8 mm；雄蕊5，花药聚合成筒状，黄白色；柱头长圆柱形，顶端微分叉。质柔软。气微香，味微苦（图2-5-4）。

【商品规格】统货。

【品质要求】以身干、花细长、色鲜红或深红、质柔软者为佳。

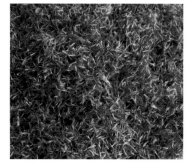

图2-5-4　红花药材(玉门)

【包装】通常用编织袋或布袋进行包装，放入木炭包或小石灰包保持干燥。如红花遇潮，可以用火烘，切忌硫磺熏，不可以用烈日晒，否则红花易褪色。

【功能与主治】活血通经，散瘀止痛。用于经闭，痛经，恶露不行，癥瘕痞块，胸痹心痛，瘀滞腹痛，胸胁刺痛，跌扑损伤，疮疡肿痛。

【贮藏】置阴凉干燥处，防潮，防蛀。

辛　夷

【地方名称】木笔花、望春花。

【商品名称】辛夷。

【开发利用】清·康熙《文县志》，民国《天水县志》《新纂康县县志》等地方志"物产·药类"收录。

【来源】为木兰科植物望春花 *Magnolia biondii* Pamp.、玉兰 *Magnolia denudata* Desr.或武当玉兰 *Magnolia sprengeri* Pamp.的干燥花蕾。

【原植物】（1）望春花　落叶乔木。顶芽密被淡黄色展开长柔毛。叶椭圆状披针形、卵状披针形至狭倒卵形，长10～18 cm，宽3.5～6.5 cm，先端急尖，基部阔楔形。花先叶开放，直径6～8 cm，3苞片脱落痕；花被9，外轮3片紫红色，近狭倒卵状条形，中内两轮近匙形，白色，外面基部常紫红色，内轮的较狭小；雄蕊长8～10 mm，花药长4～5 mm，花丝长3～4 mm，紫色；雌蕊群长1.5～2 cm。聚合果圆柱形，常因部分不育而扭曲。种子心形，外种皮鲜红色。花期3月，果熟期9月（图2-5-5）。

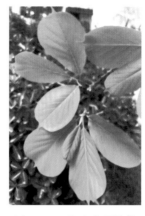

图2-5-5　望春花原植物
（康县）

（2）玉兰　一年生枝多少被毛。叶倒卵形、宽倒卵形，先端宽圆、平截或稍凹，中部以下渐狭成楔形，沿脉上被柔毛。花被片9片，白色，基部常带粉红色，近相似，长圆状倒卵形（图2-5-6）。

（3）武当玉兰　叶倒卵形，长10～18 cm，2/3以下渐狭成楔形。每花蕾具花1朵，花被片12（14），花被片外面玫瑰红色，有深紫色纵纹，倒卵状匙形或匙形。

【生境与分布】（1）望春花　生于海拔600～2400 m的山坡林中。分布于陇南市。

（2）玉兰　生于海拔1200 m以下的常绿阔叶树和落叶阔叶树混交林中，本省庭院现普遍栽培。

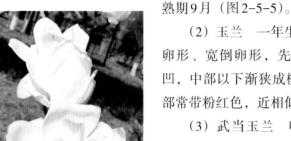

图2-5-6　玉兰原植物
（兰州引种）

（3）武当玉兰　生于海拔1300～2000 m的常绿、落叶阔叶混交林中。分布于陇南市。

【采收加工】冬末春初花未开放时采收，在花梗处剪下未开放的花蕾，白天置阳光下暴晒，晚上堆成垛发汗，使里外干湿一致。晒至五成干时，堆放1～2天，再晒至全干。如遇雨天，可烘干。

【产地】历史上，望春花产于陇南（康县、两当、成县、武都），玉兰产于陇南（武都），武当玉兰产于陇南（康县、两当、成县、武都、徽县）等地。现主产于成县、两当等地。

【产量】2017年各地收购量，成县为1.3万kg、两当为0.6万kg。

【药材性状】（1）望春花：花蕾长卵形，似毛笔头，长1.2～2.5 cm，直径0.8～1.5 cm。基部常有短梗，有类白色点状皮孔。苞片2～3层，每层2片，两层苞片间有小鳞芽，苞片外表面密被灰白色或灰绿色长茸毛，内表面棕褐色，无毛。花被片9枚，3轮，棕褐色，外轮花被片条形，约为内两轮长的1/4，呈萼片状。雄蕊和雌蕊多数，螺旋状着生于花托下部，花丝扁平，花药线形。体轻，质脆。气芳香，味辛凉而稍苦（图2-5-7）。

（2）玉兰：花蕾长1.5～3 cm，直径1～1.5 cm。基部

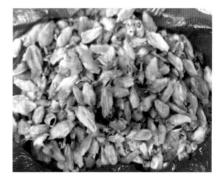

图2-5-7　辛夷药材（成县收购站）

枝梗较粗壮，皮孔浅棕色。苞片外表面密被灰白色或灰绿色茸毛。花被片9，内外轮无显著差异。

（3）武当玉兰：花蕾长3～4 cm，直径1～2 cm。枝梗粗壮，皮孔红棕色。苞片外表面密被淡黄色或淡黄绿色茸毛，有的外层苞片茸毛已脱落，呈黑褐色。花被片10～15，内外轮无显著差异（图2-5-8）。

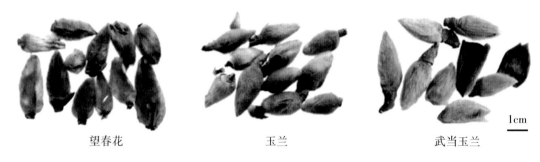

| 望春花 | 玉兰 | 武当玉兰 |

图2-5-8　辛夷药材（陇南早期商品）

【商品规格】统货。

【品质要求】以花蕾完整、内瓣紧密、香气浓郁，无枝梗者为佳。

【功能与主治】散风寒，通鼻窍。用于风寒头痛，鼻塞流涕，鼻鼽，鼻渊。

【贮藏】置阴凉干燥处。

苦水玫瑰花

【地方名称】玫瑰花。

【商品名称】苦水玫瑰花。

【开发利用】据《永登县志》记载，永登县苦水镇栽培玫瑰花有近200年的历史。在道光年间永登县苦水镇的王乃宪书生进京赶考，返回途中从西安带来几株玫瑰苗，栽在家乡院内观赏，后不断栽培并选育，形成区域性品种。我国著名的园林学家俞德俊先生和谷粹芝教授定为玫瑰杂交种，并冠以地名，为苦水玫瑰 *Rosa sertata×rugosa* Ye.et Ku.。现据甘肃植物分类专家鉴定，拉丁学名为 *Rosa rugosa plena*。

永登县及周边成为全国最大的药用食用玫瑰种植基地，形成了闻名遐迩的"苦水玫瑰"品牌，主产区永登县苦水镇享有"中国玫瑰第一乡"的美誉。经永登县玫瑰协会申报，2019年中国品牌建设促进会评价"苦水玫瑰"品牌价值为16.93亿元。

【来源】为蔷薇科植物苦水玫瑰 *Rosa rugosa plena* 的干燥花。

【原植物】灌木，高达2 m，多分枝；小枝圆柱形，细弱，无毛，散生直立皮刺或无刺。叶由7～11枚小叶组成奇数羽状复叶。小叶椭圆形，叶缘具细锯齿，叶面光滑，羽状脉。有一对托叶，托叶缘具腺齿。叶柄有刺和腺。花单生在花技

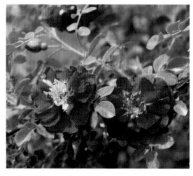

图2-5-9　苦水玫瑰花原植物（永登）

上，直径4～6 cm；每个花枝上开1～6朵花；半重瓣，紫红色，萼片五枚，雄蕊多数，花丝连结于花药底部，心皮多数。果实扁球形，少见，桔红色，萼片宿存。花期5～6月（图2-5-9）。

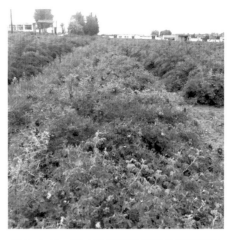

图2-5-10　苦水玫瑰花种植基地（苗西江）

【生境与分布】栽培于海拔1560～2100 m的草地、路旁、沟边。2019年种植面积11.3万亩。

【采收加工】5月中旬花初开放时采收，其中摘收期15～20天。从清晨露水干后到10点之前分批采摘鲜花，除去杂质，阴干、晒干或低温热风干燥。

【产地】产于兰州市永登县。永登县（苦水、中川、红城12个乡镇96个行政村）为苦水玫瑰的地理标志产品保护范围（图2-5-10）。现兰州市的中川镇、西固区河口、新城、红古区的张家寺、花庄及皋兰县忠和、黑石川等地均有种植。

【产量】永登县2015年鲜花生产量2000万kg、2019年产量2500万kg。

【药材性状】呈卵球形或不规则团状，直径0.5～1.2 cm。花托半球形，与花萼基部合生；萼片5，宽披针形，黄绿色，被有细柔毛；花瓣多皱缩，展平后宽卵形，呈覆瓦状排列，紫红色，基部色浅；雄蕊多数，黄褐色；花柱多数，柱头在花托口集成头状，短于雄蕊。体轻，质脆。气芳香浓郁，味微苦涩。（图2-5-11、12）

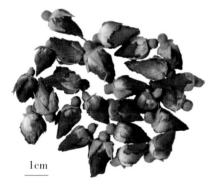

图2-5-11　苦水玫瑰花药材（永登）

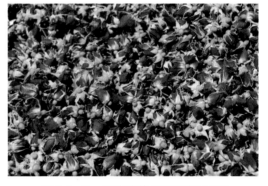

图2-5-12　采收的苦水玫瑰花（永登）

【商品规格】分为特级、一级和二级。

【品质要求】以朵大、均匀、色紫红、花瓣肥厚、香气浓郁者为佳。

【功能与主治】行气解郁，和血，止痛。用于肝胃气痛，食少呕恶，月经不调，跌扑伤痛。

【贮藏】置干燥处，防潮。

【附注】（1）2019年永登县苦水玫瑰年产值6.5亿元，年鲜品加工能力2500多万kg，年生产精油600 kg、玫瑰干花蕾120万kg、玫瑰纯露150万kg、玫瑰糖酱80万kg；种植面积和精油产量均占全国60%以上。已开发研制美容、酒饮、礼品、食品、保健等各系列产品180多个。

（2）永登苦水玫瑰产业快速发展，据报道，截至2016年永登县有市级以上玫瑰加工龙头企业12家，省级重点农业龙头企业5家，玫瑰加工厂（点）75家，全县从事玫瑰产业的农民专业合作社100多家，玫瑰销售组织20多个，玫瑰协会1家，玫瑰研究所1个，玫瑰产业管理机构1个。

金银花

【地方名称】忍冬花、银花、金花、山二花。

【商品名称】金银花、二花。

【开发利用】清·康熙《岷州志》，乾隆《成县新志》《庄浪县志略》《伏羌县志》《西和县新志》，道光《两当县新志》；民国《新纂康县县志》《徽县新志》等地方志"物产·药类"收录。

【来源】为忍冬科植物忍冬 *Lonicera japonica* Thunb.的干燥花蕾或带初开的花。

【原植物】藤本。茎中空，多分枝，小枝被柔毛及腺毛。单叶对生，叶具柄，卵形或长椭圆形，幼时具短柔毛。以后表面近光滑，背面仅脉上有疏毛。花近无柄，对生于叶腋；花冠长3～4 cm，被柔毛或腺毛，芳香，白色，花开后变为金黄色。浆果球形，成熟时变黑色而带有光泽。花期6～9月（图2-5-13、14）。

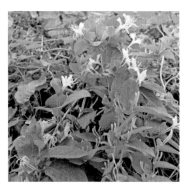
图2-5-13　金银花图(兰州)

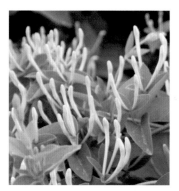
图2-5-14　金银花图(武威蓉宝药业)

【生境与分布】多生于温暖沟谷、山坡灌丛中。分布于天水、定西和陇南等地，各地常作为庭院绿化引种。近年，合水（传统品种）、武威、秦城、通渭、华亭、宁县、秦安和礼县等地作为药材引种栽培（矮灌木品种）（图2-5-15、16）。

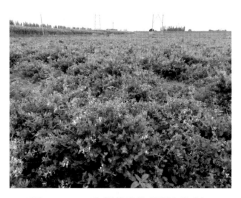
图2-5-15　金银花种植基地(武威)

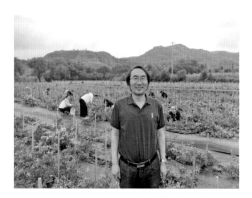
图　2-5-16金银花种植基地(通渭)

2018年通渭县种植面积达到7.8万亩，成为西北最大的金银花基地。

【采收加工】（1）采收　以花蕾上部膨大，尚未开放、呈青白色时采收。要轻采、轻拿、轻放，防止损坏花蕾，不要折断枝条。

（2）加工　采后及时摊晒在竹篮或竹筐中进行晾晒，厚度1～2 cm，晒时避免翻动和挤压，花色容易变黑，不宜连续暴晒，晒数日，晒干为止（图2-5-17）。

近年采用烘房干燥技术，将花蕾平铺在多层烘烤架上，推进自动调温控湿的烘房内保持30～55 ℃范围（逐渐升温，每隔2h升温5 ℃），直至干燥为止（图2-5-18）。

【产地】产于武威（凉州）、定西（通渭），陇南（两当、徽县、礼县、宕昌）、天水（秦州）等地亦产，两当、徽县、礼县等地为野生品（图2-5-19）。

【产量】2017年各地收购量，两当为1.2万kg、武威为0.5万kg、正宁为0.4万kg、秦州为0.3万kg。2018年通渭县产量48万kg。

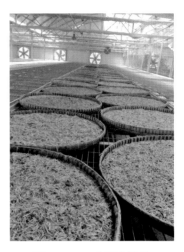

图2-5-17　晾晒金银花
（蓉宝药业）

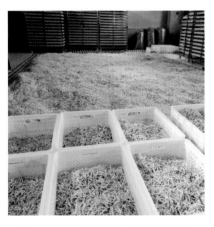

图2-5-18　机械干燥金银花（通渭）

【药材性状】呈棒状，上粗下细，略弯曲，长2～3 cm，上部直径约3 mm，下部直径约1.5 mm。表面黄白色或绿白色（贮久色渐深），密被短柔毛。偶见叶状苞片。花萼绿色，先端裂，裂片有毛，长约2 mm。开放者花冠筒状，先端二唇形；雄蕊5，黄色；雌蕊1，子房无毛。气清香，味淡、微苦（图2-5-20）。

【商品规格】甘肃早期商品以成色、花开放和残留枝叶分为一等、二等。现时规模化生产后，按不同的等级生产加工。一等：花蕾长≥2.5 cm，上部直径≥2.5 mm，开花率≤6%，杂质≤2%，褐色率≤16%。二等：花蕾长≥2.3 cm，上部直径≥2 mm，开花率≤9%，杂质≤3%，褐色率≤36%。三等：花蕾长≥2.0 cm，上部直径≥2 mm，开花率≤30%，杂质≤5%，褐色率≤56%。

【品质要求】以体肥胖、均匀、花未开放、色绿、气清香者为佳。

【功能与主治】清热解毒，疏散风热。用于痈肿疔疮，喉痹，丹毒，热毒血痢，风热感冒，温病发热。

【贮藏】置阴凉干燥处，防潮，防蛀。

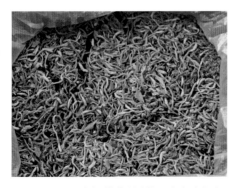

图2-5-19　金银花药材（徽县农贸市场）

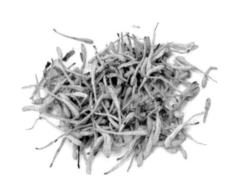

图2-5-20　公司收购金银花药材（秦州）

【附注】早年，忍冬科植物金银忍冬 *Lonicera chrysantha* Turcz.（天水）、短柄忍冬 *Lonicera pampaninii* Levl.（平凉）民间习做金银花。也曾将白花丹科植物黄花补血草 *Limonium aureum* (Linn.) Hill.（永登）误称为金银花。

夏枯草

【地方名称】夏枯球、铁色草。

【商品名称】夏枯草。

【开发利用】清·康熙《文县志》《岷州志》《巩昌府志》《静宁州志》，乾隆《环县志》《庄浪志略》，道光《两当县新志》，光绪《通渭县新志》；民国《天水县志》等地方志"物产·药类"均收录。

【来源】为唇形科植物夏枯草 *Prunella vulgaris* L.的干燥花果穗。

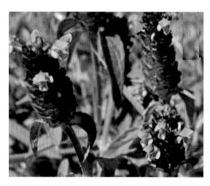

图 2-5-21　夏枯草原植物（徽县）

【原植物】多年生草本。叶片卵状矩圆形或卵形，长 1.5～6 cm。轮伞花序密集排列成顶生长 2～4 cm 的假穗状花序；苞片心形，具骤尖头；花萼钟状二唇形，上唇扁平，顶端几截平，有 3 个不明显的短齿，中齿宽大，下唇 2 裂，裂片披针形，果时花萼由于下唇 2 齿斜伸而闭合；花冠紫、蓝紫或红紫色下唇中裂片宽大，边缘具流苏状小裂片；花丝二齿，一齿具药。小坚果矩圆状卵形。花期 5～6 月，果期 6～8 月（图 2-5-21）。

【生境与分布】生于荒地，路旁及山地草丛中。分布于本省除河西外各地。

【采收加工】夏季采收半枯的花穗，除去杂质，晒干。

【产地】产于陇南（成县、两当、徽县、西和、武都）、甘南（舟曲）等地。

【产量】早年陇南年产量 1～1.5 万 kg。2018 年各地收购量，成县为 0.5 万 kg、两当为 0.3 万 kg、徽县为 0.2 万 kg。

【药材性状】呈圆棒状，略压扁，长 1.5～8 cm，直径 0.8～1.4 cm，淡棕色、棕红色或紫红色。全穗由 4～13 轮宿存苞片和花萼组成，每轮有对生苞片 2 枚，呈扇形，膜质，先端尖尾状，脉纹明显，外有白色粗毛。每一苞片内有花 2～3 朵，花冠多脱落，宿萼二唇形，上唇 3 齿裂，下唇 2 裂，闭合。小坚果 4 枚，卵圆形，尖端有白色突起。质轻柔，不易破裂。气微，味淡（图 2-5-22）。

【商品规格】统货。

【品质要求】以穗大、色紫红，无枝叶者为佳。

【功能与主治】清肝泻火，明目，散结消肿。用于目赤肿

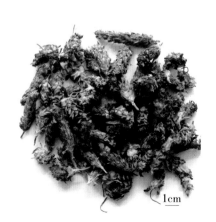

图 2-5-22　夏枯草药材（徽县）

痛，目珠夜痛，头痛眩晕，瘰疬，瘿瘤，乳痈，乳癖，乳房胀痛。

【贮藏】置通风干燥处。

【附注】白花夏枯草 *Prunella vulgaris* L.var. *leucantha* Schursec.的果穗，甘肃民间亦作为夏枯草使用。

旋覆花

【地方名称】金佛花、金钱花、黄菊花。

【商品名称】旋覆花。

【开发利用】清·康熙《岷州志》，光绪《文县新志》；民国《靖远县志》《新纂高台县志》等地方志"物产·药类"收录。

【来源】菊科植物旋覆花 *Inula japonica* Thunb.的干燥头状花序。

【原植物】多年生草本，高30～70 cm，被长伏毛。叶狭椭圆形，基部渐狭或有半抱茎的小耳，无叶柄，边缘有小尖头的疏齿或全缘，下面有疏伏毛和腺点。头状花序直径2.5～4 cm，多或少数排成疏散伞房状，梗细；总苞片5层，条状披针形；舌状花黄色，顶端有3小齿；筒状花长约5 mm。瘦果圆柱形，有10条沟，顶端截，被疏短毛；冠毛白色，有20余条微糙毛，与筒状花近等长。花期6～10月，果期9～11月（图2-5-23）。

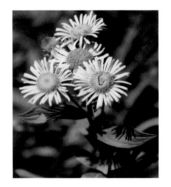

图2-5-23　旋覆花原植物（渭源）

【生境与分布】生于海拔1200～2500 m的草地、路旁、沟边。全省各地均有分布。

【采收加工】夏、秋二季花开放时采收，除去杂质，摊开晒干，还以手压平，随时装袋，防止花朵散失。

【产地】产于天水（甘谷）、陇南（两当、成县、武都、徽县）、兰州（永登）等地。

【产量】2017年收购量，成县为0.3万kg，甘谷为0.1万kg、两当为0.2万kg。

【药材性状】呈扁球形或类球形，直径1～2 cm。总苞由多数苞片组成，呈覆瓦状排列，苞片披针形或条形，灰黄色；总苞基部有时残留花梗，苞片及花梗表面被白色茸毛。舌状花1列，黄色，多卷曲，先端3齿裂；管状花多数，棕黄色，先端5齿裂；子房顶端有多数白色冠毛。有的可见椭圆形小瘦果。体轻，易散碎。气微，味微苦（图2-5-24）。

【商品规格】统货。

【品质要求】以花朵小、色黄、完整、不散碎，无枝梗者为佳。

【功能与主治】降气，消痰，行水，止呕。用于风寒咳嗽，痰饮蓄结，胸膈痞闷，喘咳痰多，呕吐噫气，心下痞硬。

【贮藏】置干燥处，防潮。

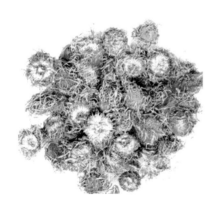

图2-5-24　旋覆花药材(甘谷)

【附注】旋复花的全草名金佛草，亦入药，光绪《礼县新志》中收录。《中国药典》收载欧亚旋覆花 *Inula britannica* L.省内未见分布。

盘叶金银花

【地方名称】叶藏花。

【商品名称】金银花、盘叶金银花。

【开发利用】原为民间药，20世纪80年代研究后推荐为地方习用药材。

【来源】本品为忍冬科植物盘叶忍冬 *Lonicera tragophylla* Hemsl.的干燥花蕾或带初开的花。夏初花开放前采收，干燥。

【原植物】落叶藤本。茎圆柱形，中空，幼枝无毛，老枝褐色至赤褐色。叶对生，纸质，短圆形、长卵形或椭圆形，长3～10 cm，顶端尖、急尖至渐尖，基部楔形，全缘；腹面绿色无毛，背面粉白色，密被短柔毛；最上一对叶片基部合生成圆形或椭圆盘状，向下1～2对叶基部结合。聚伞花序，头状集生于分枝顶端，具短梗，具花6～16朵；萼齿小；花冠长3.5～7 cm，黄色至橙黄色；裂片唇形，上唇直立而顶端稍反转，下唇反转。雄蕊5，伸出花冠之外。浆果红色，近球形。花期6～7月，果期9～10月（图2-5-25）。

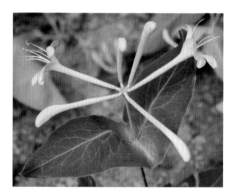

图2-5-25 盘叶忍冬花期图（榆中）

【生境与分布】生于海拔700～3100 m的山坡、沟谷及灌丛中（图2-5-26）。分布于陇东、天水、定西、甘南、陇南及榆中等地。

【采收加工】于花蕾呈黄绿色、未开放时适时采集，置芦席上摊开于通风处干燥，为防止色泽变深，干燥应及时进行，不宜多翻动，不得水洗。

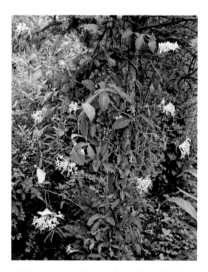

图2-5-26 盘叶忍冬生境图（临洮）

【产地】主产于陇南、天水、平凉、庆阳等地的部分县。

【产量】各地零星收购。

【药材性状】本品呈长棒状，上粗下细，略弯曲，长3～5 cm，上部膨大部分直径3～5 mm，下部直径1～3 mm。表面黄白色或黄绿色，贮久色渐深，稀被短柔毛。基部常附有绿色萼筒，先端5裂，无毛；初开放者花冠呈筒状，先端二唇形，冠筒长为唇瓣的2～3倍；雄蕊5枚，黄色；雌蕊1枚，子房无毛。气微香，味微苦（图2-5-27、28）。

【商品规格】现为统货。

【品质要求】以个体大、花未开放、色黄绿、气清香者为佳。

【功能与主治】清热解毒，凉散风热。用于痈肿疔疮，喉痹，丹毒，血热毒痢，风热感冒，温病发热。

【贮藏】置阴凉干燥处，防潮，防虫蛀。

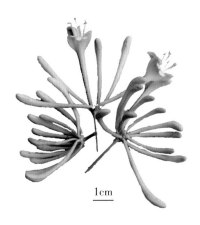

图2-5-27　盘叶金银花鲜品

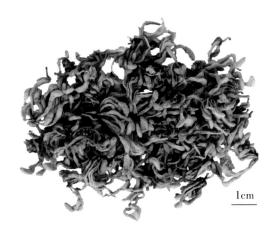

图2-5-28　盘叶金银花药材（兰州）

菊　花

【地方名称】甘菊、药菊、黄菊花。

【商品名称】菊花。

【开发利用】清·康熙《静宁州志》《文州志》，乾隆《环县志》《西和县新志》《陇西县志》；民国《新纂高台县志》等地方志"物产·药类"收录甘菊。民国《天水县志》"物产·药类"收录菊花，结合花卉中的记录，所述为中药菊花 *Dendranthema morifolium*（Ramat.）Tzvel.。

【来源】为菊科植物菊花 *Dendranthema morifolium*（Ramat.）Tzvel. 的干燥头状花序。

【原植物】花期9～10月，果期10～11月（图2-5-29）。

【生境与分布】生于山野坡地、路旁、灌丛及河边水湿地。分布于天水、陇南、定西、平凉等地。

【采收加工】秋、冬二季花初开放时采摘，晒干，或蒸后晒干。

【产地】产于天水（清水）、陇南（两当、成县）、庆阳（庆城、华池）等地。

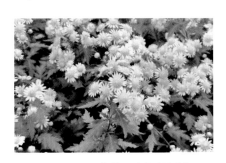

图2-5-29　菊花原植物（甘谷）

【产量】2017年各地收购量，清水为0.6万kg、庆城为0.3万kg。

【药材性状】呈不规则的扁球形，直径1.5～3 cm；总苞片3～4层，卵形或椭圆形，黄绿色或褐绿色，边缘膜质。舌状花数层，位于外围，类白色，散生金黄色腺点；管状花多数，位于中央，黄色，顶端5齿裂。瘦果不发育。体轻，质柔润，干时松脆。气清香，味甘、微苦（图2-5-30）。

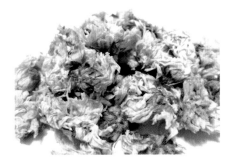

图2-5-30　菊花药材（甘谷）

【商品规格】统货。

【品质要求】以花朵未全开、完整、色黄、气清香、无梗叶者为佳。

【功能与主治】散风清热，平肝明目，清热解毒。用于风热感冒，头痛眩晕，目赤肿痛，眼目昏花，疮痈肿毒。

【贮藏】置阴凉干燥处，防潮，防蛀。

野菊花

【地方名称】黄菊花。

【商品名称】野菊花。

【开发利用】乾隆《永昌县志》"物产·药类"收录"黄菊花"，《重修肃州新志》谓"黄菊花，气味重浊，入药不胜佳"。本省野生的黄菊花包括野菊 *Dendranthema indicum*（L.）Des Moul.或甘菊 *Dendranthema lavandulifolium*（Fisch. ex Trautv.）Ling & Shih，野菊在《甘肃中药手册》（1959年）中收录。

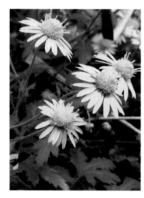

图 2-5-31　野菊花原植物（甘谷）

【来源】为菊科植物野菊 *Dendranthema indicum*（L.）Des Moul. 的干燥头状花序。

【原植物】多年生草本，高达1 m。茎直立，绿色，多分枝，表面有细纵槽，被细毛。单叶互生，有柄，叶片卵状三角形，羽状分裂裂片再作羽状浅裂，先端尖，基部楔形，向叶柄渐狭，表面深绿色，背面淡绿色，两面均有细柔毛。头状花序呈伞房状排列，花黄色；总苞卵形，边缘半透明。果具5棱，无冠毛。花期9～10月，果期10～11月（图2-5-31）。

【生境与分布】生于山野坡地、路旁、灌丛及河边水湿地。分布于天水、陇南、定西、平凉等地。

【采收加工】秋、冬二季花初开放时采摘，晒干，或蒸后晒干。

【产地】产于天水（甘谷、清水）、陇南（两当、成县）、庆阳（正宁、宁县）等地。

【产量】2017年各地收购量，甘谷为0.5万kg、两当为0.3万kg、宁县为0.1万kg。

【药材性状】呈类球形，直径0.3～1 cm，棕黄色。总苞由4～5层苞片组成，外层苞片卵形或条形，外表面中部灰绿色或浅棕色，通常被白毛，边缘膜质；内层苞片长椭圆形，膜质，外表面无毛。总苞基部有的残留总花梗。舌状花1轮，黄色至棕黄色，皱缩卷曲；管状花多数，深黄色。体轻。气芳香，味苦（图2-5-32）。

【商品规格】统货。

【品质要求】以花朵未全开、完整、色黄、气清香、无梗叶者为佳。

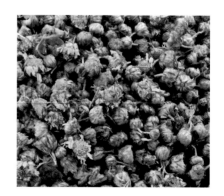

图 2-5-32　野菊花药材（甘谷）

【功能与主治】清热解毒，泻火平肝。用于疔疮痈肿，目赤肿痛，头痛眩晕。

【贮藏】置阴凉干燥处，防潮，防蛀。

【附注】历史上，菊科植物甘菊 *Dendranthema lavandulifolium*（Fisch. ex Trautv.）Ling et Shih 的花（定西）、灰枝紫菀 *Aster poliothamnus* Diels 的花（夏河）和灌木亚菊 *Ajania fruticulosa*（Ledeb.）Poljak. 的花（临夏）民间曾经作为野菊花药用。

款冬花

【地方名称】看冬花、看灯花、九九花、连三朵、金五朵、五佛手。

【商品名称】冬花、灵冬。

【开发利用】明·嘉靖《秦安县志》始载。清·康熙《一统志》，乾隆《岷州志》《庄浪志略》《陇西县志》《伏羌县志》《泾州志》，嘉庆《徽县志》，道光《两当县新志》，光绪《文县新志》《通渭县新志》《礼县志》《重修皋兰县志》等地方志"物产·药类"收录。《秦州直隶州志》称"款冬最多。"清《甘肃通志》记载"款冬花主产于静宁州的庄浪县。"

【来源】为菊科植物款冬花 *Tussilago farfara* L.的干燥花蕾。

【原植物】多年生草本。根状茎褐色，横生地下。早春先抽出花葶数条，高5～10 cm，被白茸毛。叶阔心形，长3～12 cm，宽4～14 cm，边缘有波状顶端增厚的黑褐色的疏齿，下面密生白色茸毛，具掌状网脉，主脉5～9条；叶柄被白色绵毛。头状花序直径2.5～3 cm，顶生；总苞片1～2层；边缘有多层雌花，舌状，黄色；柱头2裂；中央筒状花顶端5裂，雄蕊5，花药基部尾状，柱头头状，通常不结实。瘦果长椭圆形，具5～10棱；冠毛淡黄色。花期3～4月（图2-5-33）。

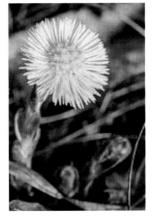

图2-5-33　款冬花原植物(陇西)

【生境与分布】生于海拔1100～2500 m山谷、沟旁、路边。分布于庆阳、平凉、天水、陇南、定西、甘南、临夏及兰州等地；定西、临夏、陇南、天水、平凉等地广为种植。

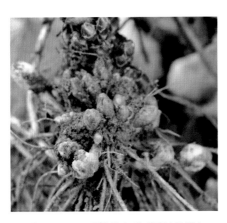

图2-5-34　采挖款冬花药材(临洮)

【采收加工】（1）采收　栽培当年地下根茎即可生长花蕾，当茎叶枯萎，花苞出现紫色、花蕾未出土时采收。一般在立冬前后的土壤冻结之前摘取，过早采挖，则花蕾瘦小泛白，过迟采挖，则花蕾出土而开放。采收时挖出全部根茎，抖掉泥土（勿用水洗），仔细摘下花蕾，放在筐里运回。花蕾较小的连同根茎埋入土壤，第二年早春发芽后再次采挖（图2-5-34）。

（2）加工　将摘下的鲜花蕾最好摊置于竹席上，薄薄摊开，用木棍搅匀，放在通风、背阴地方，晾干（勿用手抓，且忌太阳光晒及受潮湿）。现在也有用木炭或无

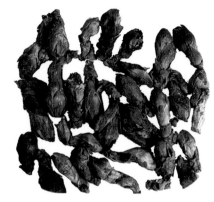

图2-5-35 款冬花药材(陇西)

烟煤火的热风烘干，烘时花蕾摊放不宜过厚，一般以7 cm左右为宜，烘炕时间不能过久，干透即止，要少翻动，尤其是即将干燥的花蕾，以免撞破外层苞片。干燥方法不当会使花色变绿或发黑，药材质量下降，生产中尤其要重视。

【产地】主产于定西、临夏等地，平凉、天水（通渭、秦州）、陇南（两当、徽县）甘南等地亦产。商品主要来自人工种植，天水、陇南间有野生品。

【产量】2017年收购量，陇西为6万kg、西和为2万kg、两当为0.5万kg。

【药材性状】花蕾呈圆棒状，常2～3朵花序相连，有时达5朵，长1～2.5 cm，直径0.5～1 cm。基部具浅紫色的鳞片状叶。花头外面被有多数鱼鳞状苞片，苞片外表面呈紫红色或淡红色，内表面有白色绵毛状物。舌状花及管状花细小，长约2 mm，子房下位。将花头折断有白色丝状绵毛。气清香，味微苦而辛（图2-5-35）。

【商品规格】（1）早期甘肃商品款冬花分正手攀花、副手攀花、顶冬花和上冬花。后来以花朵多少、色泽及是否连花梗分档，一般分为净冬花、混冬花和杆冬花。①净冬花：花蕾肥大，色泽鲜艳，呈紫红色或粉红色，花蕾黑头不超3%，无花梗、无霉变、无虫蛀。②混冬花：花蕾色泽略暗，呈紫褐色或暗紫色，有少量花梗。③杆冬花：花蕾带有较多的花梗。也有根据采收时间不同，分黄、紫两种颜色规格，一般认为色紫者为佳。

（2）款冬花在《七十六种药材商品规格标准》（1984年）中划分为两个等级。①一等：干货。呈长圆形，单生或2～3个基部连生，苞片呈鱼鳞状，花蕾肥大，个头均匀，色泽鲜艳。表面紫红或粉红色，体轻，撕开可见絮状毛茸。气微香，味微苦而辛。黑头不超过3%。花柄长不超过0.5 cm。无开头、枝杆，杂质、虫蛀、霉变。②二等：开头、黑头均不超过10%，花柄长不超过1 cm。

【品质要求】以花蕾肥大、数朵相连、色紫红鲜艳，无花梗、虫蛀者为佳。

甘肃产地习惯将2～3朵花蕾连生一起，俗称"连三朵"或"三星花"；达4～5朵花蕾，俗称"金五朵"或"五佛手"，认为品质更优（图2-5-36）。产于灵台县的"灵冬"色红、花蕾大、花柄短，一般一枝根结5朵花蕾，一株产量高达100多克，所结花蕾和株产量均比全国其他地方高出4倍之多。

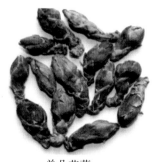

单朵花蕾

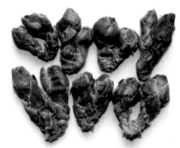

双朵花蕾

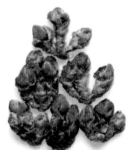

三朵花蕾

图2-5-36 款冬花商品药材(灵台)

【功能与主治】润肺下气，止咳化痰。用于咳嗽，喘咳痰多，劳嗽咳血。

【贮藏】置干燥处，防潮，防蛀。

【附注】款冬花中一般残留花梗，这是造成质量不合格的主要原因，应提高产地加工的技术要求，除去花梗，以保证重量。

槐　花

【地方名称】槐米。

【商品名称】槐花、槐米。

【开发利用】清·乾隆《重修肃州新志》《重修古浪县志》《新纂高台县志》等地方志"物产·药类"收录槐花；民国《重修敦煌县志》则以槐米收录。

【来源】为豆科植物槐 *Sophora japonica* L.的干燥花及花蕾。

【原植物】落叶乔木。奇数羽状复叶；小叶7～15，小叶片卵状长圆形，长2.5～7.5 cm，宽1.5～3 cm，先端渐尖具细突尖，基部宽楔形，全缘，背面优生白色短毛。圆锥花序顶生，长15～30 cm；萼钟状，5浅裂；花冠蝶形，乳白色，旗瓣阔心形，有短爪，脉微紫，翼瓣和龙骨瓣均为长方形；雄蕊10，分离，不等长；子房筒状，花柱弯曲。荚果肉质，串珠状，长2.5～5 cm，黄绿色，不开裂，种子间极细缩。种子1～6颗，肾形，深棕色。花期7～8月，果期10～11月（图2-5-37）。

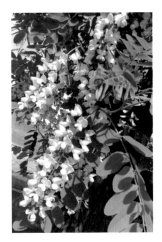

图2-5-37　槐花原植物
（兰州）

【生境与分布】全省各地普遍绿化栽培。

【采收加工】夏季花开放或花蕾时采收，晒干，除枝、梗杂质。前者习称"槐花"，后者习称"槐米"。

【产地】产于平凉（泾川、灵台、庄浪）、庆阳（宁县、庆城）、天水（清水、甘谷）、陇南（两当、西和、文县）、定西（临洮、渭源）、甘南（舟曲）、白银（靖远）和兰州（永登）等地（图2-5-38）。

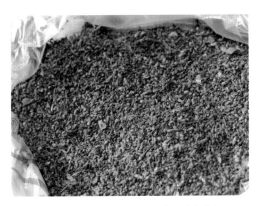

图2-5-38　收购的槐米药材（合水）

【产量】2017年各地收购量，合水槐米为0.3万kg、甘谷收购槐花、槐米均为500 kg，两当收购槐米500 kg。

【药材性状】（1）槐花　皱缩而卷曲，花瓣多散落。完整者花萼状，黄绿色，先端5浅裂；花瓣5，黄色，1片大，近圆形，先端微凹，其余4片长圆形。雄蕊10，其中9个基部连合，花丝细长。雌蕊圆柱形。体轻。气微，味微苦（图2-5-39）。

（2）槐米　呈卵形或圆形，长2～6 mm，直径2

mm。花萼下部有数条纹。萼的上方为黄白色未开放的花瓣。花梗细小。体轻，手捻即碎（图2-5-40）。

【商品规格】统货。

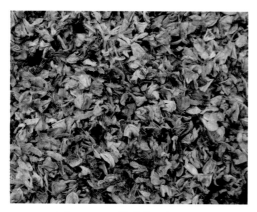

图2-5-39　槐花药材(甘谷)

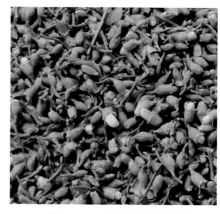

图2-5-40　槐米药材(甘谷)

【品质要求】以花完整、花苞未开发、色黄、肥大，无杂质者为佳。

【功能与主治】凉血止血、清肝泻火。用于便血，痔血，血痢，崩漏，吐血，衄血，肝热目赤、头痛眩晕。

【贮藏】置干燥处，防潮、防蛀。

【附注】民国《新纂康县县志》《重修古浪县志》"物产·药类"尚收录槐实（槐子）（图2-5-41、42）。

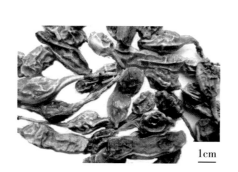

图2-5-41　槐角药材(兰州)

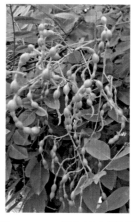

图2-5-42　槐角果实(兰州)

蒲　黄

【地方名称】水烛、蒲包草。

【商品名称】蒲黄

【开发利用】清·光绪《重修皋兰县志》；民国《靖远县志》《重修敦煌县志》《临泽县采访录》等地方志"物产·药类"均收录。

【来源】为香蒲科植物水烛香蒲 *Typha angustifolia* L.、东方香蒲 *Typha orientalis* Presl 或同属植物的干燥花粉。

【原植物】多年生草本，高1.5～3 m。根茎匍匐，须根多。叶狭线形，宽5～8 mm，稀达10 mm。花小，单性，雌雄同株；穗状花序长圆柱形，褐色；雌雄花序离生，雄花序在上部，长20～30 cm，雌花序在下部，长9～28 cm，具叶状苞片，早落；雄花具雄蕊2～3，基生毛较花药长，先端单一或2～3分叉，花粉粒单生；雌花具小苞片，匙形，较柱头短，茸毛早落，约与小苞片等长，柱头线形或线状长圆形。果穗直径10～15 mm，坚果细小，无槽，不开裂，外果皮不分离。花期6～7月，果期7～8月（图2-5-43）。

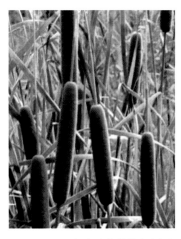

图2-5-43　水烛香蒲植物（武都）

本省尚有东方香蒲、长苞香蒲、宽叶香蒲、小香蒲等同属植物。

【生境与分布】于湖泊、河流、池塘浅水处、沼泽、沟渠常见。分布于陇南、天水、平凉、庆阳、甘南、张掖、武威等地。

【采收加工】夏季采收蒲棒上部的黄色雄花序，晒干后碾轧，筛取花粉。剪取雄花后，晒干，成为带有雄花的花粉，即为草蒲黄。

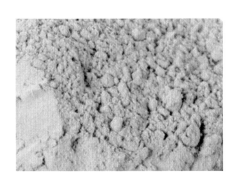

图2-5-44　蒲黄药材（武都）

【产地】历史上，张掖、天水和陇南为主产区。现时陇南（武都、文县、康县、徽县）等地间有生产。

【产量】陇南年产量约500 kg。

【药材性状】为黄色细粉。质轻松，易飞扬，放水中则飘浮水面。手捻有滑腻感，易附着手指上。气微，味淡（图2-5-44）。

【商品规格】统货。

【品质要求】以色鲜黄、润滑感强、纯净者为佳。

【功能与主治】止血，化瘀，通淋。用于吐血，衄血，咯血，崩漏，外伤出血，经闭痛经，胸腹刺痛，跌扑肿痛，血淋涩痛。

【注意】孕妇慎用。

【贮藏】置通风干燥处，防潮，防蛀。

【附注】本省尚有草蒲黄规格，即带有部分花药、花丝的花粉，与蒲黄同等入药。筛选蒲黄后剩下的花蕊、毛茸等亦供药用，称蒲黄滓。

锦灯笼

【地方名称】红姑娘、挂金灯、野辣子、灯笼草。

【商品名称】锦灯笼。

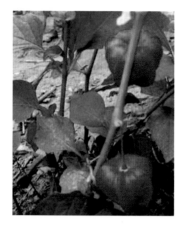

图2-5-45 锦灯笼原植物
（康县）

【开发利用】《甘肃中草药手册（第二册）》（1971年）收录。

【来源】 为茄科植物酸浆 *Physalis alkekengi L. var. franchetii* (Mast.) Makino. 的干燥宿萼或带果实的宿萼。

【原植物】多年生草本。叶在茎下部者互生，在上部者成假对生，长卵形、宽卵形或菱状卵形，长5～15 cm，宽2～8 cm，顶端渐尖，基部偏斜，全缘、波状或有粗齿，有柔毛。花单生于叶腋；花萼钟状，长6 mm，有柔毛，5裂；花冠辐状，白色，直径15～20 mm，外面有短柔毛。浆果球形，橙红色，直径10～15 mm，被膨大的宿萼所包；宿萼卵形，远较浆果为大，长3～4 cm，直径2.5～3.5 cm，基部稍内凹，橙红色。花期5～9月，果期6～10月（图2-5-45）。

【生境与分布】生于山坡，村旁，路边，旷野及林缘等处。分布于本省东南部。

【采收加工】果实成熟，宿萼呈红色时采摘，晒干。

【产地】产于陇南（文县、武都、康县）等地。

【产量】陇南年产量约550kg。

【药材性状】宿萼膨大而薄，略呈灯笼状，多皱缩或压扁，长2.5～4.5 cm，直径2～4 cm。表面橘红色或淡绿色，有5条明显的纵棱，棱间具网状细脉纹，先端渐尖，微5裂，基部内凹，有细果柄。体轻，质韧，中空，或内有类球形浆果，橘黄色或橘红色，表面皱缩，内含多数种子。种子细小，扁圆形，黄棕色。气微，宿萼味苦，果实微甜、微酸（图2-5-46）。

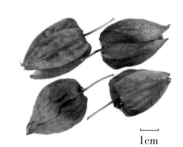

1cm

图2-5-46 锦灯笼药材(康县)

【商品规格】统货。

【品质要求】以个大、整齐、洁净、色鲜红者为佳。

【功能与主治】清热解毒，利咽化痰，利尿通淋。用于咽痛音哑，痰热咳嗽，小便不利，热淋涩痛；外治天疱疮，湿疹。

【贮藏】置通风干燥处，防蛀。

六、皮类

白鲜皮

【地方名称】野花椒、白藓皮。

【商品名称】白鲜皮。

【开发利用】《甘肃中药手册》（1959年）收录。

【来源】为芸香科植物白鲜 *Dictamnus dasycarpus* Turcz.的干燥根皮。

【原植物】多年生宿根草本。根肉质，淡黄白色；幼嫩部分密被白色的长毛并着生水泡状凸起的腺点。高可达1 m，全株有强烈香气，基部木质。单数羽状复叶；小叶9～13，纸质，卵形至卵状披针形，长3～9 cm，宽1.5～3 cm，顶端渐尖或锐尖，基部宽楔形，边缘有锯齿，沿脉被毛。总状花序顶生，花柄基部有条形苞片1；花大型，白色或淡紫色；萼片5，宿存；花瓣5，长2～2.5 cm，下面一片下倾并稍大；雄蕊10，伸出于花瓣外。蒴果5

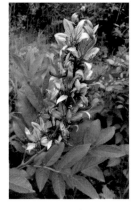

图2-6-1　白鲜皮原植物(徽县)

室，裂瓣顶端呈锐尖的喙，密被棕黑色腺点及白色柔毛。花期5～6月，果期6～7月（图2-6-1）。

【生境与分布】生于海拔1800 m以下的山坡草丛或山谷疏林下。分布于平凉、定西、天水、陇南等地。

【采收加工】春、秋二季采挖根部，洗净泥沙，除去细根和粗皮，用刀纵向划开，抽去木心，剥取根皮，晒干。

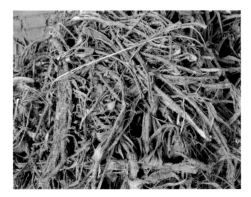

图2-6-2　白鲜皮药材(宁县收购点)

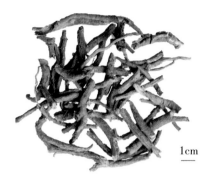

图2-6-3 白鲜皮饮片(华池)

【产地】产于陇南（文县、两当、成县）、临夏（临夏县、康乐）、定西（临洮）、天水（清水、甘谷）、庆阳（华池、宁县）、甘南（舟曲）等地（图2-6-2）。

【产量】2017年各地收购量，两当为0.3万kg、临夏市为0.2万kg、甘谷为0.1万kg。

【药材性状】呈卷筒状，长5～15 cm，直径1～2 cm，厚0.2～0.5 cm；或切片。外表面灰白色或淡灰黄色，具细纵皱纹和细根痕，常有突起的颗粒状小点；内表面类白色，有细纵纹。质脆，折断时有粉尘飞扬，断面不平坦，略呈层片状，剥去外层，迎光可见闪烁的小亮点。有羊膻气，味微苦（图2-6-3）。

【商品规格】统货。

【品质要求】以色黄白、条长肥厚、粉质强者为佳。

【功能与主治】清热燥湿，祛风解毒。用于湿热疮毒，黄水淋漓，湿疹，风疹，疥癣疮癞，风湿热痹，黄疸尿赤。

【贮藏】置通风干燥处。

合欢皮

【地方名称】绒花树、马缨花。

【商品名称】合欢皮。

【开发利用】明·嘉靖《直隶秦州新志》，清·道光《两当县新志》等地方志"物产·花卉类"收录。

【来源】为豆科植物合欢 *Albizia julibrissin* Durazz. 的干燥树皮。

【原植物】乔木。二回羽状复叶，具羽片4～12对；小叶10～30对，矩圆形至条形，两侧极偏斜，中脉偏于上边缘，长6～12 mm，宽1～4 mm，先端急尖，基部圆楔形，除叶缘外无毛；托叶早落。花序头状，多数呈伞房状排列，腋生或顶生。花淡红色，连雄蕊长25～40 mm，具短花梗；萼与花冠疏生短柔毛。荚果条形，扁平，长9～15 cm，宽12～25 mm。花期6～7月，果期9～10月（图2-6-4）。

【生境与分布】生于山谷、沟边。天水、武都、平凉、兰州等地常栽培于庭园中或为行道树。

【采收加工】夏、秋二季剥取，晒干。

【产地】产于临夏（康乐）、庆阳（正宁）、陇南（康县）等地。

【产量】各地零星收购。

【药材性状】呈卷曲筒状或半筒状，长40～80 cm，厚0.1～0.3 cm。外表面灰棕色至灰褐色，稍有纵皱纹，

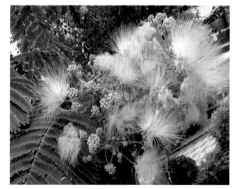

图2-6-4 合欢皮原植物(秦州绿化)

有的成浅裂纹，密生明显的椭圆形横向皮孔，棕色或棕红色，偶有突起的横棱或较大的圆形枝痕，常附有地衣斑；内表面淡黄棕色或黄白色，平滑，有细密纵纹。质硬而脆，易折断。断面呈纤维性片状，淡黄棕色或黄白色。气微香，味淡、微涩、稍刺舌，有不适感（图2-6-5）。

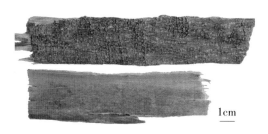

图2-6-5　合欢皮药材（康乐）

【商品规格】统货。

【品质要求】以皮黄、细嫩、绵性少、有香气、刺舌感明显者为佳。

【功能与主治】解郁安神，活血消肿。用于心神不安，忧郁失眠，肺痈，疮肿，跌扑伤痛。

【贮藏】置通风干燥处。

地骨皮

【地方名称】枸杞根皮。

【商品名称】地骨皮。

【开发利用】明·嘉靖《秦安县志》始载。清·乾隆《镇番县志》《清水县志》《庄浪志略》《陇西县志》《狄道州志》《泾州志》《清水县志》《重修肃州新志》《平番县志》《永昌县志》，嘉庆《徽县志》，道光《会宁县志》，光绪《金县新志稿》《文县新志》等地方志"物产·药类"收录。民国《甘肃物产志》称"各地均产"，历史上的地骨皮来源不止一种。

【来源】为枸杞*Lycium chinense* Mill. 或宁夏枸杞*Lycium barbarum* L. 的干燥根皮。

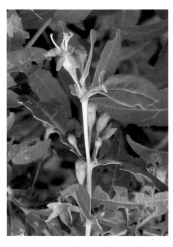

图2-6-6　枸杞原植物（礼县）

【原植物】（1）枸杞　叶卵形、卵状菱形、长椭圆形或卵状披针形。花萼通常3中裂或4～5齿裂。花冠筒漏斗状，明显短于檐部裂片；花冠裂片边缘缘毛浓密。雄蕊稍短于花冠。浆果红色，卵球状（图2-6-6）。

（2）宁夏枸杞　见枸杞子条。

【生境与分布】（1）枸杞　生长于山坡、荒地、丘陵地、盐碱地、路旁村边宅旁以及林缘、灌丛等处均见可生长。分布于庆阳、平凉、水、定西、陇南及甘南等地。

（2）宁夏枸杞　生于沟湾、路边及山阳坡。分布于张掖、武威、白银、兰州、临夏和定西等地。白银、武威、酒泉等地种植。

【采收加工】春、秋二季均可采收。割取地上部分，挖出鲜根，去净泥土。晒至七、八成干，用刀直划一裂口，木棒捶之使皮与木心脱开，抽去心，晒干。

【产地】产于庆阳（镇原、正宁）、平凉（华亭、灵台）、天水（甘谷、清水）、陇南（成县、文县、武都、徽县）、定西（通渭）等地（图2-6-7）。

【产量】2017年各地收购量，通渭为1万kg、甘谷为0.5万kg、正宁为0.2万kg，以及平凉

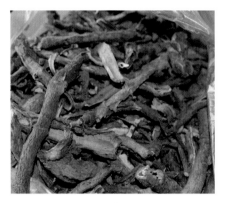

图2-6-7　地骨皮药材(合水收购站)

为0.1万kg。

【药材性状】呈筒状、槽状、呈双筒状或不规则的碎片，长3～10 cm，宽0.5～1.5 cm。外表面灰黄色至棕黄色，粗糙，有不规则纵裂纹，易成鳞片状剥落，内表面黄白色至灰黄色，较平坦，有细纵纹。体轻，质脆，易折断，断面不平坦，外层黄棕色，内层灰白色。气微，味微甘而后苦（图2-6-8）。

【商品规格】历史上，甘肃地骨皮分为四等级。一等：圆筒形，皮厚，长10～12 cm，直径2～2.5 cm，大小均匀而整齐。二等：皮亦厚，长约6 cm以上者，约占25%。三等：皮薄，长3 cm以上者，约占5%。四等：为破碎者，又称统货。

现代商品不再分等级，按统货经销。

【品质要求】以肉厚、片大、筒粗，无泥土、无木心、无碎渣者为佳。

【功能与主治】凉血除蒸，清肺降火。用于阴虚潮热，骨蒸盗汗，肺热咳嗽，咯血，衄血，内热消渴。

【贮藏】置干燥处。

【附注】历史上，枸杞属（*Lycium*）多种植物的根皮曾作为"地骨皮"收购，20世纪50年代有截萼枸杞 *L. truncatum* Y. C. Wang、和北方枸杞 *L. chincnse* Mill. var. *potaninii*（Pojark.）A. M. Lu（河西），80年代以来，曾发现将黑果枸杞 *L. ruthenicum* Murr.的根皮（河西）误作地骨皮，均已发函纠正。也曾有胡颓子科植物沙棘 *Hippophae rhamnoides* Linn. 的根皮（武威）误作为地骨皮个例情况。

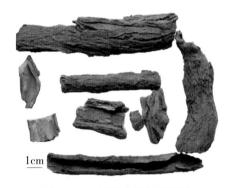

图2-6-8　地骨皮药材(通渭)

红毛五加皮

【地方名称】刺五加、野五加。

【商品名称】五加皮。

【开发利用】20世纪60年代以来，文县、武都、舟曲、榆中称"刺五加"，迭部、武山、榆中又称"五加"，80年代以其根皮或茎枝皮做"五加皮"的原植物，实际为红毛五加 *Acanthopanax giraldii* Harms等近缘植物，本品今以红毛五加皮收录。

【来源】为五加科植物红毛五加 *Acanthopanax giraldii* Harms等近缘植物的干燥枝皮。

【原植物】灌木。小枝灰棕色，密生细长针直刺，稀无刺。叶有小叶5（3）；叶柄长3～7 cm；小叶片薄纸质，倒卵状长圆形，稀卵形，长2.5～6 cm，宽1.5～2.5 cm，先端尖或短渐尖，基部狭楔形，两面均无毛，边缘有不整齐细重锯齿，网脉不明显；无小叶柄或几无小叶柄。伞形花序单个顶生，有花多数；总花梗粗短，有时几无总花梗；花梗长5～7 mm；花白色；萼边缘近全缘；花瓣5，卵形；花柱基部合生。果实球形呈黑色，有5棱。花期6～7月，果期8～10月（图2-6-9）。

【生境与分布】生于海拔1000～2800 m的灌木丛林。分布于陇南、天水、定西、兰州等地。

【采收加工】春、秋二季采挖，剥取枝皮，晒干。

【产地】产于陇南(武都、成县)等地。

【产量】自产自销。

【药材性状】呈卷筒状或片状，长6～25 cm，直径0.5～2 cm，厚1～2 mm。外表面灰黄色或黄棕色，密生黄棕色、红棕色或棕黑色的皮刺，细长弯曲；节部有芽痕及叶柄痕；内表面灰黄色或淡棕黄色。体轻质脆。折断面纤维性。气微，味淡（图2-6-10）。

【商品规格】统货。

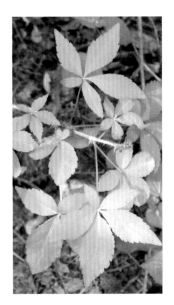

图2-6-9　红毛五加皮原植物

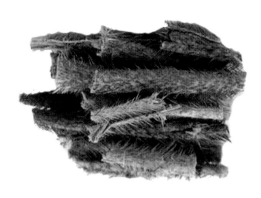

图2-6-10　红毛五加皮药材

【品质要求】以皮厚、外皮黄棕、刺密者为佳。

【功能与主治】祛风湿，强筋骨，活血利水。用于风寒湿痹，拘挛疼痛，筋骨痿软，足膝无力，心腹疼痛，疝气，跌打损伤，骨折，体虚浮肿。

【贮藏】置阴凉干燥处。

【附注】省内作为红毛五加皮收购的尚包括同属毛叶红毛五加 *A. giraldii* Harms var. *pilosulus* Rehd.(岷县、临洮)、毛梗红毛五加 *A. giraldii* Harms var. *hispidus* Hoo（迭部、舟曲）。

杜　仲

【地方名称】丝棉树、丝连木、明久久。

【商品名称】杜仲。

【开发利用】清·乾隆《成县新志》《秦州志》《西和县志》，嘉庆《徽县志》，道光《两当县新志》，光绪《文县新志》等地方志"物产·药类"收录。

20世纪70年代，甘肃省陇南等地林业部门开展杜仲人工栽培，利用荒山坡地植树造林。近二十余年来，陇南的两当、徽县、成县、武都和康县大力发展生态杜仲林，培育出资源优势，因而区域优势进一步显现。

【来源】为杜仲科植物杜仲 *Euco mmia ulmoides* Oliver的干燥树皮。

【原植物】落叶乔木。树皮灰色，折断有银白色细丝。叶椭圆形或椭圆状卵形，长6～18 cm，宽3～7.5 cm，边缘有锯齿，下面脉上有毛；叶柄长1～2 cm。花单性，雌雄异株，无花被，

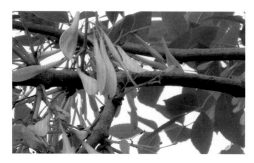

图2-6-11 杜仲原植物(合水)

常先叶开放，生于小枝基部；雄花具短梗，长约9 mm，雄蕊6～10，花药条形，花丝极短；雌花具短梗，长约8 mm；子房狭长，顶端有2叉状花柱，1室，胚珠2。翅果狭椭圆形，长约3.5 cm。花期7～8月（图2-6-11）。

【生境与分布】生于海拔600～2000 m的山地林中、村旁和道旁。武都、康县、徽县、成县、舟曲及小陇山等地林缘发现成林的野生分布群；主要栽培于陇南、庆阳，定西、临夏、兰州和平凉等地亦有零星栽培。两当、徽县等地大力推广人造树林，徽县人工种植面积超过2.5万亩。

【采收加工】（1）采收　杜仲定植后一般生长10年以上才可剥皮。选择5～6月的多云或小雨天气，韧皮部与木质部容易分离，也有利于新皮的再生。采用环状和条状剥皮法，在树干基部环割（不超过树周长的1/3），直达木质部，向上70～80 cm处再环割，在环割带中纵向切割两刀，用竹刀或铁刀撬起一边角，顺着树干方向，将其慢慢、完整向下剥下，采用分段错位方式剥皮。一次剥皮应该不超过树皮的一半，新生树皮要生长3年以上才能再次剥皮。剥皮后应对创面及时用稻草或薄膜保护处理，以确保正常生长（图2-6-12）。

（2）加工　杜仲皮采回后，如为主杆剥下的树皮，

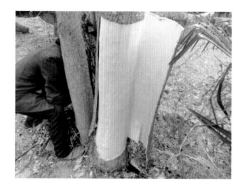

图2-6-12 采收杜仲(康县)

先趁鲜刮去粗皮，用沸水烫后，再将树皮内面相对一层一层叠放，上面用木板重物压实，四周用麻袋或草帘围住进行"发汗"，约6～7天后，内皮呈黑褐色时，取出用石板等重物压平，以免卷折，再晒干。

【产地】主产于陇南（康县、两当、文县、武都、徽县、西和），此外，庆阳（正宁）、平凉（泾川、华亭、庄浪）亦有零星商品。

【产量】2017年各地收购量，两当为10万kg、武都为8万kg、康县为3万kg、正宁为0.1万kg。

【药材性状】呈板片状或两边稍向内卷、大小不一，厚3～7 mm。外表面淡棕色或灰褐色，有明显的皱纹或纵裂槽纹，有的树皮较薄，未去粗皮，可见明显的皮孔。内表面暗紫色，光滑。质脆，易折断，断面有细密、银白色、富弹性的橡胶丝相连。气微，味稍苦（图2-6-13）。

【商品规格】（1）甘肃早期有厚杜仲（老树皮）和薄杜仲（枝皮）之商品分。

（2）杜仲在《七十六种药材商品规格标准》（1984年）中划分为1个规格4个等级。①特等：平板状，两端切齐，去净粗皮，外表面灰褐色，内表面黑褐色；质脆，断处有胶丝相连；味微苦。整张

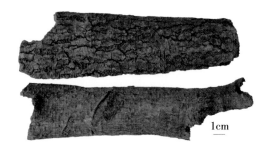

图2-6-13 杜仲药材(康县)

长70～80 cm，宽50 cm以上，厚7 mm以上，碎块不超过10%；无卷形、杂质、霉变。②一等：整张长40 cm以上，宽40 cm以上，厚5 mm以上，碎块不超过10%。③二等：板片状或卷曲状，外表面灰褐色，内表面青褐色；整张长40 cm以上，宽30 cm以上，碎块不超过10%。④三等：厚不小于2 mm，包括枝皮、根皮、碎块。

【品质要求】传统以皮张宽大、肉厚、去净粗皮、外呈灰褐色、内呈紫红色、断面银白丝多者为佳。

【功能与主治】补肝肾，强筋骨，安胎。用于肝肾不足，腰膝酸痛，筋骨无力头晕目眩，妊娠漏血，胎动不安。

【贮藏】置通风干燥处。

【附注】杜仲叶亦采收。在定植后4～5年便可采摘杜仲叶，药用叶多在秋季落叶前采收，捡去枯叶杂质，及时摊开晾干或晒干，避免暴晒，影响成色；而用于提取杜仲胶的叶，以收集秋末的落叶为好。

牡丹皮

【地方名称】丹皮、百两金、木芍药。

【商品名称】牡丹皮。

【开发利用】清·康熙《岷州志》《静宁州志》，乾隆《成县新志》《陇西县志》，道光《两当县新志》，光绪《文县新志》；民国《天水县志》《通渭县新志》等地方志"物产·药类"均收录。自古，甘肃各地有栽培观赏、药用牡丹习惯，所述以观赏牡丹 *Paeonia suffruticosa* Andr 为主；而光绪《文县新志》花卉类称文县山中有各色野牡丹，应指野生的紫斑牡丹 *Paeonia rockii* 而言。

【来源】为毛茛科植物牡丹 *Paeonia suffruticosa* Andr.的干燥根皮。

【原植物】落叶灌木。叶纸质，通常为二回三出复叶，顶生小叶长达10 cm，3裂近中部，裂片上部3浅裂或不裂，侧生小叶较小，斜卵形，不等2浅裂，上面绿色，下面有白粉。花单生枝顶，大，直径12～20 cm；萼片5，绿色；花瓣5，或为重瓣，白色，红紫色或黄色，倒卵形，先端常2浅裂；雄蕊多数，花丝狭条形，花药黄色；花盘杯状，红紫色，包住心皮，在心皮成熟时开裂；心皮5，密生柔毛。蓇葖果卵形，密生褐黄色毛。花期4～5月，果期6～7月（图2-6-14）。

【生境与分布】全省各地作为庭院观赏栽培；天水、定西、陇南等地部分地方曾以药用、油用或花卉资源引种栽培。

【采收加工】种子播种生长4～6年，分株繁殖3～4年收获，10月下旬至11月上旬地上部枯萎将根挖起，除去泥土，须根，用木棒轻敲，使皮木分离，

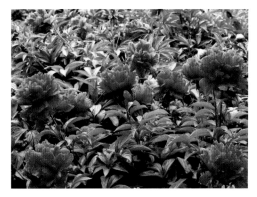

图2-6-14　种植牡丹皮原植物（武都）

趁鲜抽出木心，顺手除去须根，晒干即为"原丹皮"；或用竹刀刮去外皮，除去木心者，称"刮丹皮"（亦称粉丹皮）。

【产地】产于陇南（两当、成县、徽县、武都、文县）、平凉（灵台、泾川、庄浪）、庆阳（合水、正宁）等地，陇南（两当、文县等）多为野生商品。

【产量】早年陇南年产量曾达2万kg。2018年两当野生品收购量不足0.1万kg，现时省内为零星收购。

【药材性状】（1）原丹皮　根皮呈筒状、半筒状或破碎成片状，有纵剖开的裂隙，两面多向内卷曲，长5～20 cm，直径0.1～1.5 cm，厚0.1～0.4 cm。外表面灰褐色或紫褐色，粗皮脱落处显粉红色，有微突起的长圆形横生皮孔及支根除去后的残迹；内表面棕色或淡灰黄色，有细纵纹，常见发亮的银星（牡丹酚结晶）。质硬而脆，易折断。断面较平坦，显粉性，外层灰褐色，内层粉白或淡粉红色，略有圆形环纹。有特殊浓厚香气，味微苦凉，嚼之发涩，稍有麻舌感。

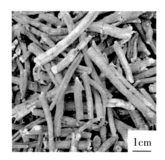

图2-6-15　刮丹皮药材图(武都)

（2）刮丹皮　外表有刀刮伤痕，表面红棕色或粉黄色，有多数色浅的横生疤痕及支根残迹，并有极少数灰褐色斑点，系未去净之粗皮（图2-6-15）。

【商品规格】历史上甘肃加工原丹皮、刮丹皮两种规格，刮丹皮后来又形成三个等级，一等：呈卷曲的筒状，去心刮皮，直径1.5～3 cm；二等：直径1～1.4 cm；三等：直径1 cm以下。现多以统货为主。

【品质要求】以条粗长、皮厚、无木心、断面粉白色、粉性足、亮星点多、香气浓者为佳。

【功能与主治】清热凉血，活血散瘀。主治温热病热入、发斑、吐衄，热病后期热伏阴分发热，阴虚骨蒸潮热，血滞经闭，痛经，痈肿疮毒，跌扑损伤风湿热痹。

【贮藏】置阴凉干燥处。

【附注】（1）紫斑牡丹 *Paeonia suffruticosa* Andr.var.*papaveracea*（Andr.）Kemer. 的干燥根皮，习称野牡丹，是甘肃特有的观赏植物。清末编纂的《甘肃新通志》曾载："各州府都有，惟兰州较盛，五色俱备"。（图2-6-16）。

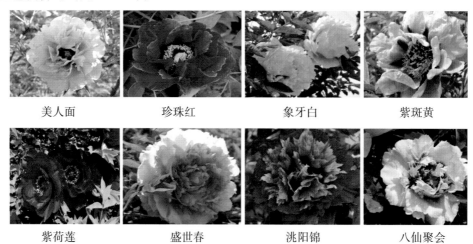

| 美人面 | 珍珠红 | 象牙白 | 紫斑黄 |

| 紫荷莲 | 盛世春 | 洮阳锦 | 八仙聚会 |

图2-6-16　紫斑牡丹各不同花色品种(临洮)

历史上陇南（文县、武都）亦作牡丹皮（丹皮）。定西（临洮）、临夏（永靖、临夏县）、兰州（榆中、城关、新区）等地大量种植；一些地方曾有因品种改良等原因采挖后根皮药用。

根皮呈槽状，长4～18 cm，直径0.3～0.8 cm，厚0.1～0.3 cm。外表棕褐色、灰褐色，有横向皮孔及细根痕（栓皮常不刮去）；内表面暗棕色、灰黄色。质较硬而脆，折断面略显粉性，呈淡红色、浅棕色。气香，味微苦而涩（图2-6-17）。

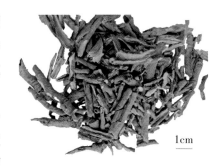

图2-6-17　紫斑牡丹药材（临洮）

（3）早年，曾经把野生的川赤芍*Paeonia veitchii* Lynch.根和根茎的皮加工成牡丹皮。川赤芍皮薄、稍有弹性，去皮后的空心部分明显大。

苦楝皮

【地方名称】楝皮。

【商品名称】苦楝皮。

【开发利用】《甘肃中草药手册（第二册）》（1971年）收录

【来源】为楝科植物川楝*Melia toosendan* Sieb.et Zucc.或楝*Melia azedarach* L.的干燥树皮和根皮。

【原植物】（1）川楝　见川楝子。

（2）楝　叶为2-3回奇数羽状复叶；小叶对生，卵形、椭圆形至披针形，顶生一片通常略大；长3～7 cm，宽2～3 cm，先端短渐尖，基部楔形或宽楔形，多少偏斜，边缘有钝锯齿。花序常与叶等长。子房5～6室；果较小，长通常不超过2 cm。

【生境与分布】生于疏林、山坡，常栽培于村旁附近或公路边。分布于陇南、甘南等地。

【采收加工】春、秋二季采收，剥取干皮或根皮，或除去粗皮，晒干。

【产地】产于陇南（武都、康县、文县）等地。

【产量】陇南年产量约1000kg。

【药材性状】干皮呈不规则块片状、槽状或半卷筒状，长宽不一，厚3～7 mm。外表面粗糙，灰棕色或灰褐色，有交织的纵皱纹及点状灰棕色皮孔。除去粗皮者淡黄色；内表面类白色或淡黄色。质韧，不易折断。断面纤维性，呈层片状，易剥离成薄片，黄白相间，每层薄片均可见极细的网纹。无臭，味苦（图2-6-18）。

根皮呈不规则片状或卷曲，厚1～5 mm。外表面灰棕色或棕紫色，微有光泽，粗糙，多裂纹。

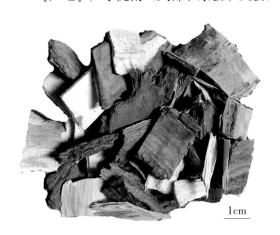

图2-6-18　苦楝皮药材

【商品规格】统货。

【品质要求】干皮以皮细、皮孔多、幼嫩树皮为佳；根皮以皮厚、粗糙栓皮少者为佳。

【功能与主治】杀虫，疗癣。用于蛔虫病，蛲虫病，虫积腹痛；外治疥癣瘙痒。

【贮藏】置通风干燥处，防潮。

【附注】川楝 *Melia toosendan* Sieb.et Zucc. 或楝 *Melia azedarach* L. 的干燥花（苦楝花）、干燥叶（苦楝叶）均药用。

厚　朴

【地方名称】根朴、枝朴。

【商品名称】厚朴。

【开发利用】清·光绪《文县新志》"物产·药类"收录。

【来源】为木兰科植物厚朴 *Magnolia officinalis* Rehd.et Wils. 凹叶厚朴 *Magnolia officinalis* Rehd. et Wils. var. biloba Rehd. et Wils. 干燥干皮、根皮及枝皮。

【原植物】（1）厚朴　落叶乔木，高5～15 m。树皮紫褐色，小枝淡黄色或灰黄色。叶柄粗壮，托叶痕长约为叶柄的2/3。叶近革质，叶片7～9集生枝顶，长圆状倒卵形，长22～46 cm，宽15～24 cm，先端短尖或钝圆，基部渐狭成楔形，上面绿色。花单生，直径10～15 cm，花被9～12或更多，外轮3片绿色，盛开时向外反卷，内两轮白色，倒卵状匙形；雄蕊多数，花丝红色；雌蕊多数，分离。聚合果长圆形。种子三角状倒卵形。花期4～5月，果期9～10月（图2-6-19）。

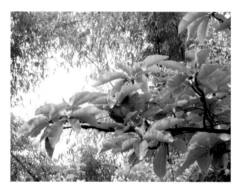

图2-6-19　厚朴原植物(武都)

（2）凹叶厚朴　叶先端凹缺，呈浅裂状。聚合果基部较狭窄（图2-6-20）。

【生境与分布】生于海拔1000～1700 m的山地林间。分布陇南、天水，陇南等地栽培于庭院、村庄和路边。

【采收加工】一般定植20年以上即可砍树剥皮，宜在4～8月生长盛期进行。根皮和枝皮直接阴干或卷筒后干燥，称根朴和枝朴，干皮可环剥或条剥后，卷筒置沸水中烫软后，埋置阴湿处发汗。待皮内侧或横断面都变成紫褐色或棕褐色，并现油润或光泽时，将每段树皮卷成双筒，用竹篾扎紧，削齐两端，暴晒干燥即成。

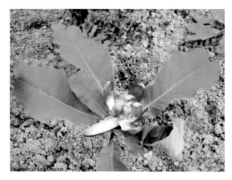

图2-6-20　凹叶厚朴原植物(武都)

【产地】产于陇南（康县、武都、两当、文县）等地。

【产量】早年陇南年产量约0.5万kg。2018年两当收购量约0.1万kg、成县收购量约0.2万kg。

【药材性状】（1）干皮　呈卷筒状或双卷筒状，长

30～35 cm，厚2～7 mm，习称"筒朴"；近根部的干皮一端展开如喇叭口，习称"靴筒朴"。外表面灰棕色或灰褐色，粗糙，栓皮呈鳞片状，较易剥落，有明显的椭圆形皮孔和纵皱纹，刮去栓皮者显黄棕色；内表面紫棕色或深紫褐色，具细密纵纹，划之显油痕。质坚硬，不易折断。断面颗粒性，外层灰棕色，内层紫褐色或棕色，有油性，有的可见多数小亮星。气香，味辛辣，微苦。

（2）枝皮（枝朴）　呈单筒状，长10～20 cm，厚1～2 mm。外表面灰褐色，内表面黄棕色。质脆，易折断，断面纤维性。

【商品规格】卷成单筒或双筒状，两端平齐。表面黄棕色，有细密纵纹，内面紫棕色，平滑，划之显油痕。断面外侧黄棕色，内面紫棕色，显油润，纤维少。一、二等筒长40～43 cm，重分别为500 g以上、200 g以上；三等筒长40 cm，重不少于100 g；四等为不符合以上规格者，以及碎片、枝朴。

【品质要求】以皮厚、肉细、油性大，断面、紫棕色、有小亮星、气味浓厚者为佳。

【功能与主治】燥湿消痰，下气除满。用于湿滞伤中，脘痞吐泻，食积气滞，腹胀便秘，痰饮喘咳。

【贮藏】置通风干燥处。

【附注】（1）厚朴 *Magnolia officinalis* Rehd.et Wils. 或凹叶厚朴 *Magnolia officinalis* Rehd. et Wils. var. *biloba* Rehd. et Wils.的干燥花蕾（厚朴花）、干燥果实（厚朴果）亦入药。

（2）姜朴是甘肃历史延续的地方药材，原植物主要为武当玉兰 *Magnolia sprengeri* Pamp.的树皮。自20世纪60年代以来，陇南、天水收购至今，2017年康县收购量有1.4万 kg，由于临床应用很少，销路不畅。调查发现，产地采收的姜朴尚有望春花 *Magnolia biondii* Pampan.（天水、小陇山、成县、徽县）、武当玉兰 *Magnolia sprengeri* Pampan.（徽县、成县、康县、武都），该品种是中药辛夷的植物来源，剥去树皮对野生资源破坏很大，建议今后开发辛夷资源。

祖师麻

【地方名称】祖司麻、麻药子、祖丝麻、狗皮柳。

【商品名称】祖师麻。

【开发利用】民国《重修定西县志》"物产·药类"收录。《甘肃中草药手册（第三册）》（1973年）收录。

【来源】为瑞香科植物黄瑞香 *Daphne giraldii* Ntcsche.或唐古特瑞香 *Daphne tangutica* Maxim.的干燥根皮及茎皮。

【原植物】（1）黄瑞香　落叶灌木，高40～70 cm。茎灰色至灰绿色。叶互生，厚纸质，常集生于小枝顶端，近无柄；叶片倒披针形，长3～6 cm，宽0.7～1.2 cm，顶端圆或钝，基部楔形，全缘，腹面绿色，背面灰白色，两面均无毛。花黄色，常3～8朵簇生于小枝顶端，无苞片，无花序梗；花梗短，无毛；花被筒状，长1.1～1.3 cm，裂片4，近卵形，顶端渐尖；雄蕊8，2轮，插生于花被筒上部；雌蕊1，子房球状，花柱极短，柱头头状。核果卵圆形，成熟时

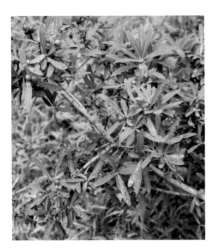

图2-6-21 黄瑞香原植物(临洮)

鲜红色。花期6月，果期7月（图2-6-21）。

（2）唐古特瑞香 常绿灌木。一年生枝几无毛或散生粗柔毛。叶披针形、长圆形披针状，先端常钝，稀凹下。花序下面有苞片，其边缘及顶端具丝状纤毛；花外面紫色或紫红色，内面白色。

【生境与分布】（1）黄瑞香 生于海拔1600～2800 m的山坡林缘、草甸或疏林下。分布于庆阳、平凉、天水、陇南、定西、兰州（榆中）、临夏、甘南等地。

（2）唐古特瑞香 分布于定西、兰州（榆中）、临夏、甘南、武威等地。近年，甘肃泰康制药在天祝人工栽培70余亩，长势良好（图2-6-22）。

【采收加工】秋季采收，连根挖出或拔出后，洗净泥土，剥取根、茎皮，捆成小把，晒干。山区群众常将根、茎皮编成绳索状，系于腰间，令汗浸渍百日后，取下晒干，备用。

【产地】主产于陇南（武都、两当、康县、徽县、文县）、甘南（舟曲）、武威（天祝）等地。

【产量】2018年各地收购量，武都为3.5万kg、成县为2万kg、康县为2万kg、徽县为1.5万kg、两当为0.2万kg。武威企业年收购量3万kg

【药材性状】根皮呈不规则长条状，卷曲，长10～60 cm，宽0.5～2 cm，厚0.1～0.3 cm。外表面棕黄色或灰黄色，粗糙或有落皮层呈剥落状，具多数突起的横长皮孔和纵皱纹，可见残留根痕。内表面黄白色、浅棕色，略光滑，有细纵纹。质硬而韧，不易折断，断面显绢毛状纤维性，灰白色。气特异，味微苦而后具持久的麻舌感。

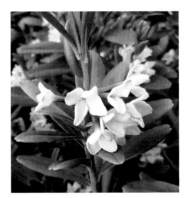

图2-6-22 唐古特瑞香原植物（天祝）

茎皮呈不规则条状，卷曲，厚0.05～0.2 cm。外表面灰褐色、灰棕色，光滑或有落皮层成剥离状，栓皮易环状剥落，剥落处呈灰黄色，细枝具圆点状皮孔，表枝多具横向皮孔。具叶或小枝脱落的圆形或椭圆形疤痕，残留芽苞痕。内表面淡灰绿色，有细纵纹。质柔韧，不易折断（图2-6-23）。

【商品规格】统货。

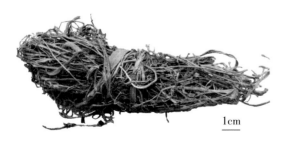

1cm

图2-6-23 祖师麻药材(康县)

【品质要求】以皮厚、质韧、麻舌感重者为佳。

【功能与主治】祛风通络，活血止痛。用于风湿痹痛，头痛，痈肿疮毒，跌打损伤，胃脘疼痛等症。

【贮藏】置阴凉干燥处。

【附注】研磨时有粉尘飞扬，对鼻及口腔粘

膜具辛辣而持久的刺激性，注意自身保护。

香加皮

【地方名称】杠柳皮、羊角蔓、羊皮条蔓。

【商品名称】北五加皮、香五加皮。

【开发利用】《甘肃中药手册》（1959年）收录的五加皮，从别名、药材特征可见，应为萝
摩科植物杠柳 *Periploca sepium* 的根皮。自20世纪50年代以来，
省内东南部普遍作为"五加皮"采集使用，商品习称北五加皮。
《中国药典》1977年版以香加皮为名收载。甘肃的香加皮资源丰
富，为国内的主产区之一。

【来源】为萝摩科植物杠柳 *Periploca sepium* Bge. 的干燥根
皮。

【原植物】蔓性灌木，具乳汁。叶对生，膜质，卵状矩圆
形，长5~9 cm，宽1.5~2.5 cm，顶端渐尖，基部楔形。聚伞花
序腋生，有花几朵；花冠紫红色，花张开直径1.5~2 cm，花冠
裂片5枚，中间加厚，反折，内面被疏柔毛；副花冠环状，顶端
5裂，裂片丝状伸长，被柔毛；花粉颗粒状，藏在直立匙形的载

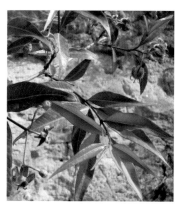

图2-6-24　杠柳原植物（华池）

粉器内。蓇葖果双生，圆柱状，长7~12 cm；种子长圆形，顶端具白绢质长3 cm的种毛。花期
5~6月，果期7~9月（图2-6-24）。

【生境与分布】生于海拔600~2800 m的低山丘林缘、沟坡、河边沙质地或地梗等处。分布
于全省各地。

【采收加工】春、秋二季采挖，剥取根皮，晒干。

【产地】产于庆阳（镇原、合水、正宁、宁县）、平凉（华亭）、天水（甘谷）、陇南（两当、
徽县、西和、武都、成县）和甘南（舟曲）等地（图2-6-25）。

【产量】2017年各地收购量，合水为2.5万kg、两当为2万kg、成县为1.6万kg、徽县为1.2
万kg、甘谷为1万kg。

【药材性状】呈卷筒状、槽状，或不规则的块片状，
长3~10 cm，直径1~2 cm，厚0.2~0.4 cm。外表面灰
棕色或黄棕色，栓皮松软，常鳞片状，易剥落。内表面
淡黄色或淡黄棕色，较平滑，有细纵纹。体轻，质脆。
断面不整齐，黄白色。有特异香气，味苦。

【商品规格】统货。

【品质要求】以体轻、质脆、皮厚、香气浓者为佳。

【功能与主治】利水消肿，祛风湿，强筋骨。用于
下肢浮肿，心悸气短，风寒湿痹，腰膝酸软。

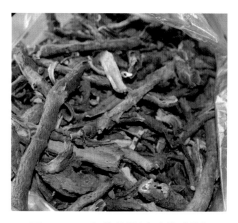

图2-6-25　杠柳药材（合水收购站）

【贮藏】置阴凉干燥处。

桑白皮

【地方名称】桑根白皮、桑皮。

【商品名称】桑根皮。

【开发利用】清·康熙《岷州志》《静宁州志》，乾隆《庄浪县志略》，光绪《文县新志》等地方志"物产·药类"收录。

【来源】为桑科植物桑 *Morus alba* L.的干燥根皮。

【原植物】【生境与分布】见桑椹条。

【采收加工】春、秋二季采挖，去净泥土及须根，趁鲜时刮去黄棕色粗皮，用刀纵向剖开皮部，以木槌轻击，使皮部与木部分离，除去木心，晒干。

【产地】产于庆阳（镇原、宁县、合水）、陇南（两当、徽县、成县、康县）（图2-6-26）。

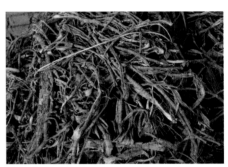

图2-6-26　桑白皮药材（成县）

【产量】2017年各地收购量，陇南为0.5万 kg、宁县为0.2万 kg。

【药材性状】呈扭曲的卷筒状、槽状或板片状，长短宽窄不一，厚1～4 mm。外表面白色或淡黄白色，较平坦，有的残留橙黄色或棕黄色鳞片状粗皮；内表面黄白色或灰黄色，有细纵纹。体轻，质韧。纤维性强，难折断，易纵向撕裂，撕裂时有粉尘飞扬。气微，味微甘。

【商品规格】统货。

【品质要求】以外皮红黄、内色白、片大肥厚、粉质多、柔韧者为佳。

【功能与主治】泻肺平喘，利水消肿。用于肺热喘咳，水肿胀满，尿少，面目肌肤浮肿。

【贮藏】置通风干燥处，防潮，防蛀。

黄　柏

【地方名称】黄檗、黄皮树。

【商品名称】黄柏、川黄柏。

【开发利用】清·光绪《文县新志》；民国《新纂康县志》等地方志"物产·药类"收录的黄柏，文县及康县与四川毗邻，历史药用习惯相似，此黄柏当指芸香科植物黄檗属（*Phellodendron*）而言。《甘肃中药手册》（1959年）收载的"黄柏"包括多种科属植物来源，而产于武都、文县的应为芸香科黄檗植物。

【来源】为芸香科植物黄檗 *Phellodendron chinense* Schneid.或秃叶黄檗 *Phellodendron chinensis* Schneid .var glabriusculum Schneid.的干燥树皮。

【原植物】（1）黄檗　落叶乔木。奇数羽状复叶对生，小叶披针形至卵状长圆形，小叶薄纸质，顶部长渐尖，叶基不等的广楔形或近圆形；背面仅基部两侧密被长柔毛，叶缘有整齐的细钝齿及缘毛。雌雄异株；圆锥状聚伞花序，花序轴较纤细，花小、黄绿色。雄花雄蕊5，花丝基部有毛；雌花的退化雄蕊呈小鳞片状，花柱头5浅裂。果序轴较纤细；浆果状核果呈球形，熟后紫黑色。花期5～6月，果期9～10月（图2-6-27）。

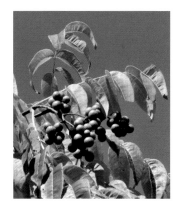

图2-6-27　黄檗原植物（武都）

（2）秃叶黄檗　叶轴及花、果序较粗壮；小叶质地较厚，顶部短尖至长渐尖，叶背无毛或沿中脉两侧、至少在中部以下被疏柔毛，叶缘浅波浪状或有浅裂齿或全缘。

【生境与分布】（1）黄檗　生于山地杂木林中或山谷溪流附近。分布于陇南（武都、康县、徽县、成县、两当）等地，并有种植。

（2）秃叶黄檗　生于海拔750～1500 m山坡或谷底。分布于陇南市。

【采收加工】在夏初的阴天，选择定植15～20年健壮无病虫害的植株，用刀在树段的上下两端分别围绕树干环割一圈，再纵割一刀，切割深度以不损伤形成层为度，然后将树皮剥下，喷10×10⁻⁶吲哚垛乙酸，再把略长于树段的小竹竿缚在树段上，以免塑料薄膜接触形成层，外面

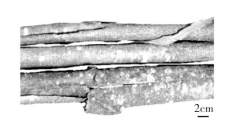

图2-6-28　黄檗药材（康县收购站）

再包塑料薄膜两层，可促使再生新树皮；第2、3年连续剥皮。剥皮后一定要加强培育管理，使树势尽快复壮，防止出现衰退现象。剥下的树干皮，趁鲜刮掉粗皮，晒至半干，再叠成堆，用石板压平，再晒至全干（图2-6-28）。

野生品采收后，刮去外粗皮，晒干。

【产地】产于陇南（两当、武都、文县、康县、徽县、成县）等地。

【产量】2018年各地收购量，两当为1.2万kg、成县为0.7万kg、康县为0.6万kg。

【药材性状】（1）黄檗　树皮呈板片状，长宽不一，厚1～7 mm。外表面黄绿或淡黄棕色，平滑，残留栓皮呈灰棕色或灰白色，稍有弹性。内表面暗黄色或浅黄棕色，有细密的纵行纹理。体轻，质硬脆，断面绿黄色或淡黄色，皮层部位颗粒状，韧皮部纤维状，呈裂片状分层。气微，味极苦，嚼之有黏性（图2-6-29）。

（2）秃叶黄檗　树皮呈板片状或浅槽状，厚2～5 mm。外表面黄褐色，较平坦，具纵沟纹，有的可见皮孔痕及残存的灰褐色粗皮，内表面暗黄色或浅黄棕色，有细密的纵棱纹（图2-6-30）。

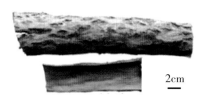

图2-6-29　黄檗药材（康县）

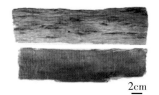

图2-6-30　秃叶黄檗药材（康县）

【商品规格】统货。

【品质要求】以皮厚、整张、断面色黄、去净粗皮者为佳。

【功能与主治】清热燥湿，泻火解毒。主治湿热痢疾，泄泻，黄疸，梦遗，淋浊，带下，骨蒸劳热，痿黄，以及口舌生疮，目赤肿痛，痈肿疮毒，皮肤湿疹。

【贮藏】置通风干燥处，防潮。

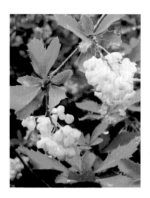

图2-6-31　甘肃小檗（榆中）

【附注】清·乾隆《伏羌县志》，道光《重修金县志》，光绪《重修皋兰县志》；民国《清水县志》"物产·药类"收录"黄柏"。据《清水县志》的"其苗为荆榛，有芒刺，俗呼之红眼伤，汉药用根、皮"描述，上述应该是小檗科小檗属（Berberis）植物。

20世纪60～70年代我国黄柏资源急缺，我省曾将小檗科小檗属（Berberis）植物以"黄柏"收购使用，商品延续到90年代，发现的原植物主要有：甘肃小檗 B. kansuensis Schneid［定西、陇南等，习称黄柏、刺黄柏，亦有称三颗针（图2-6-31）］、假蠔猪刺 B.Soulieana Schneid（文县称三颗针、舟曲，又称土黄柏）、少脉假蠔猪刺 B. soulieana var. paucinervata. Ahrendt（文县碧口称三颗针、刺黄柏）、黄花刺 B. diaphana Maxim.（山丹称刺黄柏，天水称黄柏）、大黄檗 B.francisci-ferdinandii Schneid（武都、康县习称刺黄连、黄连刺、刺黄柏）、匙叶小檗 B.vernae Schneid［渭源、和政、康乐俗称刺黄柏、黄柏（图2-6-32）］、细脉小檗 B. dictyaneura Schneid（甘南称黄柏）、短柄小檗 B.brachypoda Maxim.（临夏俗名黄刺、黄柏，榆中称刺黄柏）。

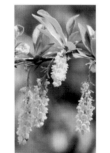

图2-6-32　匙叶小檗（渭源）

椿　皮

【地方名称】臭椿、椿树、虎目树。

【商品名称】椿根皮、椿白皮。

【开发利用】清·乾隆《伏羌县志》，民国《成县要览》等许多地方志"物产·经济树类"收录。《甘肃中药手册》（1959年）收录。

【来源】【原植物】【生境与分布】见凤眼草。

【采收加工】全年均可剥取，晒干，或刮去粗皮晒干。

【产地】产于平凉（庄浪、泾川）、庆阳（正宁、宁县、合水、镇原）等地。

【产量】2017年庆阳收购量0.7万kg。

【药材性状】（1）根皮　呈不整齐的片状或卷片状，大小不一，厚0.3～1 cm。外表面灰黄色或黄褐色，粗糙，有多数纵向皮孔样突起和不规则纵、横裂纹，除去粗皮者显黄白色内表面淡黄色，较平坦，密布梭形小孔或小点。质硬而脆，断面外层颗粒性，内层纤维性。气微，味苦（图2-6-33）。

（2）干皮　呈不规则板片状，大小不一，厚0.5～2 cm。外表面灰黑色，极粗糙，有深裂。

【商品规格】统货。

【品质要求】以肉厚、片大、色黄白，无粗皮者为佳。

【功能与主治】清热燥湿，收涩止带，止泻，止血。用于赤白带下，湿热泻痢，久泻久痢，便血，崩漏。

【贮藏】置通风干燥处，防蛀。

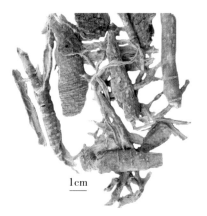

图2-6-33　椿皮药材（正宁）

七、藤木类

大血藤

【地方名称】血藤、过山龙、红藤。

【商品名称】大血藤。

【开发利用】清·康熙《文县志》"物产·药类"以"血藤"为名收录。《甘肃中草药手册（第三册）》（1973年）以红藤为名收录。

【来源】为木通科植物大血藤 Sargentodoxa cuneata（OLiv.）Rehd. et Wils.的干燥藤茎。

【原植物】落叶木质藤本。茎褐色扭曲，砍断时有红色液汁渗出。三出复叶互生；有长柄；中间小叶倒卵形，长7~12 cm，宽3~7 cm，侧生小叶较大，斜卵形，先端尖，基部两侧不对称。花单性，雌雄异株，总状花序长达12 cm，下垂；萼片6；花瓣6，黄色；雄花有雄蕊6个，花瓣对生；雌花有退化雌蕊6个，心皮多数，离生，螺旋排列，胚珠1粒。浆果肉质，具果柄，多数着生于一球形花托上。种子卵形，黑色，有光泽。花期3~5月，果期8~10月（图2-7-1）。

【生境与分布】生于深山疏林、沟谷灌木丛中。分布于陇南。

【采收加工】8~9月采收，除去枝叶，洗净，切段或切片晒干。

【产地】产于陇南（文县、成县、康县）等地。

【产量】陇南年产量约0.4万 kg。

【药材性状】呈圆柱形，略弯曲，长30~60 cm，直径1~3 cm。表面灰棕色，粗糙，外皮常呈鳞片状剥落，剥落处显

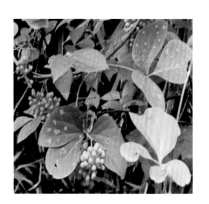

图2-7-1 大血藤原植物（文县）

暗红棕色，有的可见膨大的节及略凹陷的枝痕或叶痕。质硬，断面皮部红棕色，有数处向内嵌入木部，木部黄白色，有多数细孔状导管，散孔型排列，射线呈放射状。气微，味微涩（图2-7-2）。

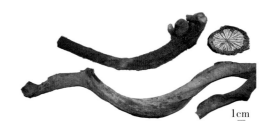

图2-7-2　大血藤药材（文县）

【商品规格】统货。

【品质要求】以质坚韧、粗大、色棕红、断面纹理明显者为佳。

【功能与主治】解毒消肿，活血止痛，祛风除湿，杀虫。用于肠痈腹痛，痢疾，乳痈，经闭，跌打损伤，风湿痹痛。

【贮藏】置通风干燥处。

【附注】（1）大血藤在产地习惯以"鸡血藤"为名收购。（2）木兰科植物华中五味子 *Schisandra sphenanthera* Rehd. et Wils.、铁箍散 *S.propinqua*（wall）Baill. *var sinensis* Oliv. 的藤茎（陇南）民间作"大血藤"或小血藤入药。

小通草

【地方名称】通花秆、通草；叶上花（青荚叶）。

【商品名称】小通草。

【开发利用】《甘肃中药手册》（1959年）以通草收录。《甘肃中草药手册（第二册）》（1971年）收录的通草为中国旌节花 *Stachyurus chinensis*。青荚叶 *Helwingia japonica*（Thunb.）Dietr 在20世纪70年代亦作为小通草收购。

【来源】为旌节花科植物喜马山旌节花 *Stachyurus himalaicus* Hook.f.et Thoms.、中国旌节花 *Stachyurus chinensis* Franch. 或山茱萸科植物青荚叶 *Helwingia japonica*（Thunb.）Dietr 的干燥茎髓。

【原植物】（1）中国旌节花　灌木。叶互生，纸质，卵形至卵状长圆形，长6～12 cm，宽3～6 cm，先端尾状渐尖，基部圆形或心形，边缘有锯齿或圆齿状疏锯齿，侧脉微凹，沿中脉被疏毛。腋生穗状花序长4～8 cm；花黄色，先叶开放；苞片三角形；萼片黄绿色，三角形；花瓣倒卵形，雄蕊纤细，花药黄色；子房上位，花柱单一，无毛。浆果球形，有短柄。种子多数。果期8～9月（图2-7-3）。

（2）青荚叶　落叶灌木。叶互生，卵形、卵状椭圆形长3～13 cm，宽1.5～10 cm，顶端渐尖，基部近圆形或宽楔形，边缘为细锯齿。花雌雄异株。雄花5～12朵形成密聚伞花序；雌花单生或2～3朵簇生于叶上面中脉的中部或近基部；花瓣3～5，三角状卵形。核果近球形，黑色，具3～5棱（图2-7-4）。

【生境与分布】（1）中国旌节花　生于海拔800～2000 m山谷、沟边、林中或林缘。分布于陇南、天水、定西等地。

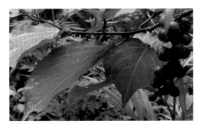

图2-7-3　中国旌节花原植物（康县）

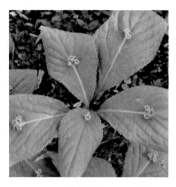

图2-7-4 青荚叶原植物（康县）

（2）青荚叶 生于海拔1000～2000 m的林下。分布于天水、陇南、甘南等地。

【采收加工】秋季割取茎枝，截成段，趁鲜取出髓部，理直，晒干。

【产地】产于陇南（文县、两当、康县）等地。

【产量】2017年收购量，两当为500 kg、康县为300 kg。

【药材性状】（1）旌节花 呈圆柱形，长30～50 cm，直径0.5～1 cm。表面白色或淡黄色，无纹理。体轻，质松软，捏之能变形，有弹性，易折断，断面平坦，无空心，显银白色光泽。水浸后有黏滑感。气微，味淡（图2-7-5）。

（2）青荚叶 表面有浅纵条纹。质较硬，捏之不易变形。水浸后无黏滑感（图2-7-6）。

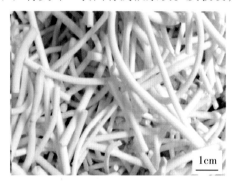

图2-7-5 旌节花通草（两当）

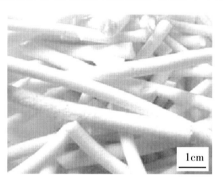

图2-7-6 青荚叶通草（康县）

【商品规格】统货。

【品质要求】以银白色、条粗者为佳。

【功能与主治】清热，利尿，下乳。用于小便不利，淋证，乳汁不下。

【贮藏】置干燥处。

【附注】20世纪60年代以来，蔷薇科植物棣棠花 Kerria japonica（L）DC.的茎髓在天水、陇南等地使用，曾以小通草收购外调，90年代文县、武都民间仍然使用，未见商品。蔷薇科植物光叶珍珠梅 Sorbaria arborea Schneid var. glabrata Rehd 茎叶（定西）曾误做通草，罂粟壳植物小果博落回 Macleaya microcarpa Maxim Fedde 全草（文县）民间有称通草情况。

川木通

【地方名称】油木通、球藤。

【商品名称】山木通、木通。

【开发利用】《甘肃中草药手册（第三册）》（1973年）收录的"山木通"，为毛茛科植物铁线莲属（Clematis）的毛蕊铁线莲 C. lasiandra Maxim.、短尾铁线莲 C. brevicaudata DC.和山铁线莲 C. montana Buch.-Ham.三种植物。国内普遍将铁线莲属植物归入川木通类。

【来源】为毛茛科植物小木通 Clematis armandii Franch. 或绣球藤 Clematis montana Buch.-

Ham.的干燥藤茎。

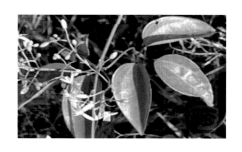

图2-7-7　小木通植物(武都)

【原植物】（1）小木通　常绿攀援性灌木。3出复叶，对生；小叶片革质，卵状披针形或卵状长方形，长6～14 cm，宽3～7 cm，先端长尖，基部圆或心形，全缘，主脉3出。圆锥花序腋生、顶生，花序每节上有1对小苞片；花直径约3 cm；花萼4，白色，长方形或倒卵状长方形，先端钝；花瓣缺如；子房及花柱均有向上的直生毛。瘦果扁卵形，有羽状毛，宿存花柱长达5 cm。花期4～6月，果期7～9月（图2-7-7）。

（2）绣球藤　木质藤本。叶对生，或数叶与花簇生；三出复叶，小叶片卵形、宽卵形或椭圆形，长2～7 cm，宽1～5 cm，先端急尖或渐尖，3浅裂，边缘有锯齿，两面疏生短柔毛。两性花，1～6朵与叶簇生，直径3～5 cm；萼片4，长圆状倒卵形或倒卵形，外面疏生短柔毛，内面无毛。瘦果扁，卵形或卵圆形，宿存花柱羽毛状，长约2.2 cm。

【生境与分布】（1）小木通　生于海拔600～2400 m的山坡、山谷、沟旁、林边或灌木丛中。分布于陇南。

（2）绣球藤　生于海拔1200～4000 m的山坡，山谷、灌木丛中、林边或沟旁。省内大部分地方有分布。

【采收加工】春、秋二季采收，除去粗皮，晒干，或趁鲜切薄片，晒干。

【产地】产于陇南（文县、康县、成县）等地。

【产量】2017年陇南年产量约0.3万kg。

【药材性状】呈长圆柱形，略担曲，长50～100 cm，直径2～3.5 cm。表面黄棕色或黄褐色，有纵向凹沟及棱线；节处多膨大，有叶痕及侧枝痕。残存皮部易撕裂。质坚硬，不易折断。断面木部浅黄棕色或浅黄色，有黄白色放射状纹理及裂隙，其间布满导管孔，髓部较小，类白色或黄棕色，偶有髓腔。气微，味淡（图2-7-8）。

【商品规格】统货。

【品质要求】以条均、色黄，无黑心、无残留外皮者为佳。

【功能与主治】利尿通淋，清心除烦，通经下乳。用于淋证，水肿，心烦尿赤，口舌生疮，经闭乳少，湿热痹痛。

【贮藏】置通风干燥处，防潮。

【附注】历史上，省内"木通"药用的毛茛科铁线莲属（*Clematis*）植物，尚有毛蕊铁线莲 *C. lasiandra* Maxm.（天水、陇南民间称木通）、短尾铁线莲 *C.brevicaudata* DC（庆阳民间称木通入药）、薄叶铁线莲 *C.gracilifolia* Rehd. et wils var. *pentaphylla*（Maxim）W.T. Wang.（岷县、陇南民间以其茎作花木通，并入药）、粗齿铁线莲 *C.argentilucida*（Levl.et.Vant）.W.T.Wang（陇南民间称大木通并入药）。

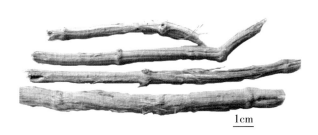

1cm

图2-7-8　收购站川木通(康县)

木 通

【地方名称】马木通。

【商品名称】白木通、木通。

【开发利用】清·乾隆《成县新志》，道光《两当县新志》，光绪《文县新志》；民国《徽县新志》等地方志"物产·药类"均收录。

据《甘肃中草药手册（第二册）》（1971年），甘肃地产木通来源于马兜铃科木通马兜铃 *Aristolochia manshuriensis* Kom.、木通科木通 *Akebia quinata*（Thunb.）Decne. 和三叶木通 *Akebia trifoliata*（Thunb.）Koidz. 三种植物。

【来源】为木通科植物木通 *Akebia quinata*（Thunb.）Decne.、三叶木通 *Akebia trifoliata*（Thunb.）Koidz. 或白木通 *Akebitrifoliata*（Thlmb.）Koidz. var. *austalis*（Diels）Rehd. 的干燥藤茎。

【原植物】【生境与分布】见预知子。

【采收加工】秋季采收，截取茎部，除去细枝，阴干。

【产地】产于陇南（康县、成县、武都、两当、文县）、甘南（舟曲）等地。

【产量】2017年陇南年产量约0.2 kg。

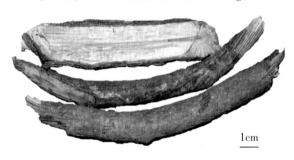

图 2-7-9　木通药材（文县）

【药材性状】呈圆柱形，长短不等，直径0.5～2 cm。表面灰棕色至灰褐色，外皮粗糙，有不规则的裂纹或纵沟纹，具突起的皮孔。节部膨大或不明显，具侧枝断痕。质坚实。断面皮部较厚，黄棕色，可见淡黄色颗粒状小点，木部黄白色，射线呈放射状排列，髓小或有时中空，黄白色或黄棕色。气微，味微苦而涩（图2-7-9）。

【商品规格】统货。

【品质要求】以条均、皮厚、木心色黄者为佳。

【功能与主治】利尿通淋，清心除烦，通经下乳。用于淋证，水肿，心烦尿赤，口舌生疮，经闭乳少，湿热痹痛。

【贮藏】置通风干燥处。

【附注】马兜铃科植物木通马兜铃 *Aristolochia manshuriensis* Kom. 的干燥藤茎，为《甘肃中草药手册（第二册）》（1971年）收录的木通之一，商品名称"关木通"，陇南（武都、两当、徽县、西和）过去收购，国家已取消标准，不应再生产销售。

20世纪60年代省内将三叶木通 *Akebia trifoliata*（Thunb.）Koidz.（天水、陇南称白木通收购）、多叶木通 *A.quinata* Decne var.Polyphylla Nakai（武都、文县、徽县等地称小木通），以藤基作木通入药。

甘肃刺五加

【地方名称】五加皮。

【商品名称】甘肃刺五加、刺五加。

【开发利用】清·康熙《静宁州志》《岷州志》，乾隆《成县新志》《西和县新志》，道光《两当县新志》，光绪《礼县新志》《通渭县新志》；民国《新纂康县县志》《天水县志》等地方志"物产·药类"均有"五加皮"收录。

民国《甘肃经济丛书》已收录五加科五加属（Acanthopanax）植物在甘肃省民间作为"五加皮"使用。《甘肃中药手册》（1959年）收录的五加皮，实际为萝摩科植物；而从"五叶木、乌龙头"别名分析，尚包括五加科植物。《甘肃中草药手册（第二册）》（1971年）五加皮项下收录了4种五加属（Acanthopanax）植物。

20世纪80年代之前，甘肃分布的五加属（Acanthopanax）植物多数地方称为"五加皮"药用，80年代后部分地方以"刺五加"购销，在2015年陇南还以后者收购外销。

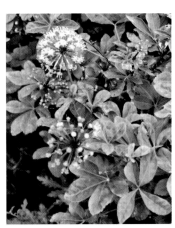

图2-7-10　倒卵叶五加原植物（临洮）

【来源】为五加科植物倒卵叶五加 Acanthopanax obovatus Hoo、藤五加 Acanthopanax leucorrhizus（Oliv.）Harms 或短柄五加 Acanthopanax brachypus Harms 等同属植物的干燥根皮。

【原植物】（1）倒卵叶五加　直立灌木；小枝无毛，节上有刺1～2个；刺细长，下弯。叶有5小叶，在长枝上互生，在短枝上簇生；叶柄细长，长2.5～5 cm，有时枝上部的近于无柄；小叶片纸质，倒卵形，先端尖，基部楔形，长2.5～5 cm，宽1.5～2 cm，边缘近全缘或先端有数个锯齿，侧脉约4对，不甚明显，网脉上面下陷，明显；无小叶柄或几无小叶柄。伞形花序有花多数；萼边缘有5小齿；花瓣5，三角状卵形，开花时反曲；雄蕊5；子房5室；花柱全部合生成柱状。果实椭圆状卵球形；宿存花柱长1.5 mm。花期7～8月，果期9～10月（图2-7-10）。

（2）藤五加　节上有刺一至数个或无刺，刺细长，平直。小叶片纸质，长圆形至披针形，或倒披针形，先端渐尖，稀尾尖，基部楔形，长6～14 cm，宽2.5～5 cm，边缘有锐利重锯齿；小叶柄长3～15 mm。伞形花序单个顶生，或数个组成短圆锥花序；花绿黄色；花瓣5，长卵形。果实卵球形，有5棱；宿存花柱长约1 mm（图2-7-11）。

【生境与分布】生于海拔1000～2800 m的山谷、沟坡及林缘。分布于庆阳、平凉、天水、定西、陇南、甘南等地。

【采收加工】春、秋二季采挖根皮，除去杂质，晒干；采挖

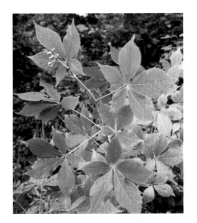

图2-7-11　藤五加原植物（临洮）

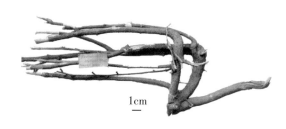

图2-7-12　甘肃刺五加(灵台)

根、根茎或茎做刺五加。

【产地】主产于平凉（灵台、华亭）、庆阳（华池）、陇南（成县、徽县）等地。

【产量】近年，平凉等地年收购量为3万kg。

【药材性状】根茎粗短，呈不规则圆锥状。根呈圆柱形，稍弯曲，直径0.5～2 cm，长短不等；表面灰黄色或灰棕色，有细密的纵纹及侧根痕，并有微突起的椭圆形皮孔；质硬，断面黄白色，纤维性。茎呈长圆柱形，常弯曲，灰褐色或灰棕色，具微突起的椭圆形皮孔，无刺或有疏短的皮刺。气微香，味淡后微辛（图2-7-12）。

【商品规格】统货。

【品质要求】以条粗、香气明显者为佳。

【功能与主治】健脾益气，补肾安神，祛风湿，强筋骨。用于肾阳虚，体弱乏力，食欲不振，腰膝酸痛，失眠多梦，心悸健忘，头晕，头痛，风湿疼痛，筋骨痿软，四肢拘挛。

【贮藏】置干燥通风处。

忍冬藤

【地方名称】金银藤。

【商品名称】忍冬藤。

【开发利用】民国《徽县新志》"物产·药类"收录。

【来源】为忍冬科植物忍冬 *Lonicera japonica* Thunb. 的干燥茎枝。

【原植物】【生境与分布】见金银花条。

【采收加工】秋、冬二季采割，晒干。

【产地】产于陇南（文县、两当、康县）、庆阳（宁县）等地（图2-7-13）。

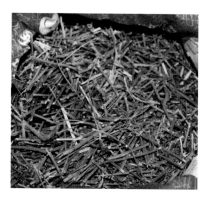

图2-7-13　收购站忍冬藤药材(宁县)

【产量】2017年各地收购量，两当为0.2万kg、成县为0.2万kg。

【药材性状】呈长圆柱形，多分枝，常缠绕成束，直径1.5～6 mm。表面棕红色至暗棕色，有的灰绿色，光滑或被茸毛；外皮易剥落。枝上多节，节间长6～9 cm，有残叶及叶痕。质脆，易折断，断面黄白色，中空。气微，老枝味微苦，嫩枝味淡（图2-7-14）。

【商品规格】统货。

【品质要求】以色红棕、质较嫩，不带藤叶者为佳。

【功能与主治】清热解毒，疏风通络。用于温病发热，热毒血痢，痈肿疮疡，风湿热痹，关节红肿热痛。

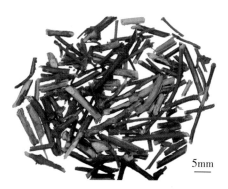

图2-7-14　忍冬藤药材(两当)

【贮藏】置干燥处。

皂角刺

【地方名称】天丁。

【商品名称】皂角刺。

【开发利用】清·乾隆《秦州直隶州新志》，民国《新纂康县志》等地方志"物产·树木类"收录皂荚树。《甘肃中药手册》（1959年）收录皂刺。

【来源】为豆科植物皂荚 *Gleditsia sinensis* Lam. 的干燥棘刺。

【原植物】【生境与分布】见猪牙皂条（图2-7-15）。

【采收加工】全年均可采收，或趁鲜切片，干燥。

【产地】产于陇南（徽县、成县、文县、西和）、甘南（舟曲）、平凉（泾川）等地（图2-7-16）。

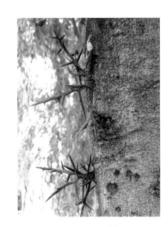

图2-7-15　皂角刺原植物
（文县）

【产量】2018年各地收购量，徽县为0.2万kg、成县为0.1万kg；其余产地零星收购。

【药材性状】为主刺和1～2次分枝的棘刺。主刺长圆锥形，长3～15 cm或更长，直径0.3～1 cm；分枝刺长1～6 cm，刺端锐尖。表面紫棕色或棕褐色。体轻，质坚硬，不易折断。切片厚0.1～0.3 cm，常带有尖细的刺端；木部黄白色，髓部疏松，淡红棕色；质硬，难折断。气微，味淡（图2-7-17）。

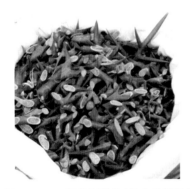

图2-7-16　皂角刺饮片（舟曲收购站）

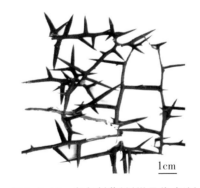

图2-7-17　皂角刺药材（徽县收购站）

【商品规格】统货。

【品质要求】以体大、肥胖、外皮色紫棕、髓棕红色，无枝梗、无慷心者为佳。

【功能与主治】消肿托毒，排脓，杀虫。用于痈疽初起或脓成不溃；外治疥癣麻风。

【贮藏】置干燥处。

【附注】前几年，有关部门在正宁推广种植几十亩皂

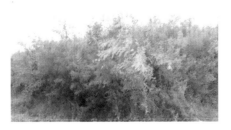

图2-7-18　人工野皂荚树林（正宁）

刺林，原植物为豆科植物野皂荚Gleditsia microphylla Gordon ex Y. T. Lee，本品原生产于华北、华东（图2-7-18）。

首乌藤

【地方名称】夜交藤、棋藤。

【商品名称】首乌藤。

【开发利用】20世纪70年代省内收购。

【来源】为蓼科植物何首乌 *Polygonum multflorum* Thunb. 的干燥藤茎。

【原植物】【生境与分布】见何首乌条。

【采收加工】秋、冬二季采割，除去残叶，捆成把或趁鲜切段，干燥。

【产地】主产于陇南（成县、徽县、两当、康县）、天水（甘谷）等地。

【产量】2017年收购量，两当为2万kg。

【药材性状】呈细长圆柱形，稍扭曲，直径4～7 cm。表面紫红色或紫褐色，有突起的皮孔小点，具扭曲的纵皱纹，栓皮易成片脱落，节部略膨大，有侧枝痕。质脆，易折断。断面皮部紫红色，木部黄白色或淡棕色，具多数小孔（导管），中央髓部类白色。气微，味微苦、涩（图2-7-19）。

【商品规格】统货。

【品质要求】以粗壮、均匀、外表紫褐色者为佳。

【功能与主治】养心安神，祛风通络。用于失眠多梦，血虚身痛，风湿痹痛，皮肤瘙痒。

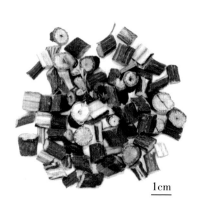

图2-7-19　首乌藤饮片（两当）

【贮藏】置通风干燥处。

【附注】1992年前后，蓼科植物木藤蓼 *Fallopia aubertii*（L. Henry）Holub 的藤茎（天水）误作"首乌藤"入药。

鬼箭羽

【地方名称】鬼见愁、有翅卫矛。

【商品名称】鬼箭羽

【开发利用】20世纪70年代省内收购。

【来源】为卫矛科植物卫矛 *Euonymus alatus*（Thunb.）Sieb. 的具翅状物枝条或翅状附属物。

【原植物】落叶灌木。小枝通常四棱形，棱上常具木栓质扁条状翅，翅宽约1 cm或更宽。单叶对生，叶柄极短；叶片倒卵形、椭圆形至宽披针形，长2～6 cm，宽1.5～3.5 cm，先端短渐尖或渐尖，边缘有细锯齿，基部楔形或宽楔形。聚伞花序腋生，有花3～9朵，花两性，淡黄绿色；萼4浅裂，裂片半圆形，边缘有不整齐的毛状齿；花瓣4，近圆形，边缘有时呈微波状；雄蕊4，花丝短，花盘与子房合生。蒴果椭圆形，绿色或紫色。种子椭圆形或卵形，外被橘红色假种皮。花期5～6月，果期7～10月（图2-7-20）。

【生境与分布】生于沟谷灌丛和疏林中。分布于陇南、天水、庆阳、定西、甘南、兰州等地（图2-7-21）。

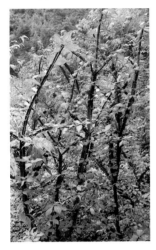
图2-7-20　卫矛原植物(武都)

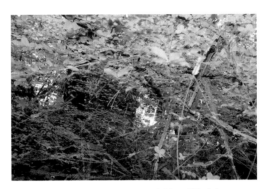
图2-7-21　卫矛生境图(榆中)

【采收加工】全年均可采，割取枝条后，取其嫩枝，晒干，或收集其翅状物，晒干。

【产地】产于陇南（武都、康县、文县、成县、徽县）等地。

【产量】2017年陇南年产量约0.2万kg。

【药材性状】茎枝呈圆柱形或四棱形，多分枝，直径0.3～1 cm。外表灰绿色或黄绿色，有纵皱纹；枝坚硬，难折断。四面生有灰褐色片状羽翼（翅），似箭羽。翅为扁平形薄片，或着生于枝条上，靠近茎部较厚，向外渐薄似刀片；有细微致密纵直或微波状弯曲纹理；轻而脆，易折断，断面较平坦，棕黄色。气微，味微苦、涩（图2-7-22、23）。

不带翅的枝不得药用。

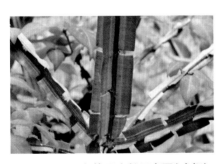
图2-7-22　鬼箭羽生长示意图(武都)

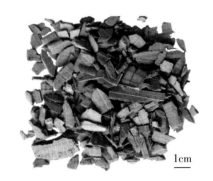
图2-7-23　鬼箭羽药材(武都)

【商品规格】统货。

【品质要求】以枝条均一、色灰棕、箭羽齐全，无杂质者为佳。

【功能与主治】破血通经，解毒消肿，杀虫。主治结块，心腹疼痛，闭经痛经，崩中漏下，产后瘀滞腹痛，恶露不下，疝气，历节痹痛，疮肿，跌打伤痛，虫积腹痛，烫火伤，毒蛇蚊伤。

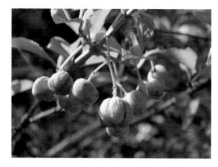

图 2-7-24　栓翅卫矛果实图(武都)

【贮藏】置干燥阴凉处。

【附注】栓翅卫矛 *Euonymus phellomana* Loes. 具翅状物枝条，同等入药，分布陇南、甘南等地（图 2-7-24）。

早年，我省陇南民间有将榆科植物大果榆 *Ulmus macrocarpa* Hance 的木栓质突起做"鬼箭羽"使用。有将鳞毛蕨科植物贯众属（Cyrtomium）多种植物的残茎误以"鬼箭羽"。

桑　枝

【地方名称】桑条。

【商品名称】桑枝。

【开发利用】20 世纪 80 年代省内收购。

【来源】为桑科植物桑 *Morus alba* L. 的干燥嫩枝。

【原植物】【生境与分布】见桑椹条。

【采收加工】春末夏初采收，去叶，晒干，或趁鲜切片，晒干。

【产地】产于陇南（文县、两当、西和）等地。

【产量】2017 年收购量，两当为 0.3 万 kg。

【药材性状】呈长圆柱形，长短不一，直径 0.5～1.5 cm，或切片。表面灰黄色或黄褐色，有多数黄褐色点状皮孔及细纵纹，并有灰白色略呈半圆形的叶痕和黄棕色的腋芽。质坚韧，不易折断，断面纤维性。切片厚 0.2～0.5 cm，皮部较薄，木部黄白色，射线放射状，髓部白色或黄白色。气微，味淡（图 2-7-25）。

【商品规格】统货。

【品质要求】以质嫩、断面色黄白者为佳。

【功能与主治】祛风湿，利关节。用于肩臂、关节酸痛麻木。

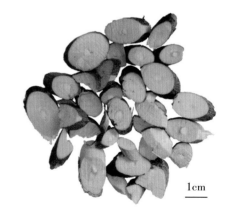

1cm

图 2-7-25　桑枝饮片(两当)

紫苏梗

【地方名称】赤苏。

【商品名称】苏梗。

【开发利用】地方志记载的紫苏是果实、叶、茎或是全草，不甚明确。从民国《重修古浪县志》描述的"温中散风寒，下气安胎，消痰定喘"，具叶、茎和果实的功效。乾隆《平番县志》称"紫苏，秋日采"，采期符合紫苏子、紫苏梗。据《甘肃中药手册》（1959年）、《甘肃中草药手册（第四册）》（1974年）记载的紫苏包括全草，叶、茎和果实亦分别入药，至今省内一些医疗单位使用的紫苏为其全草。

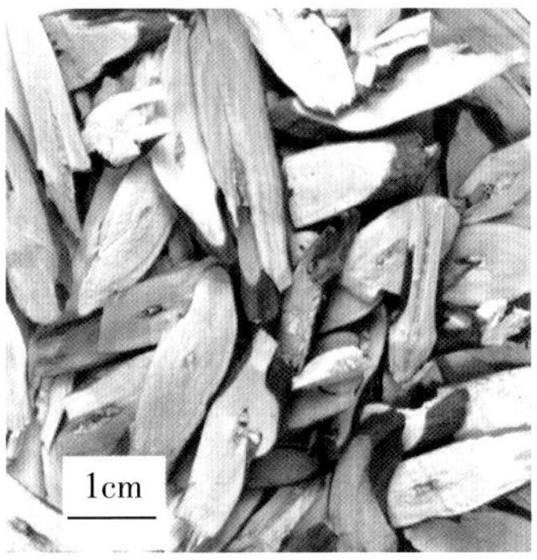

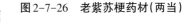

【来源】 为唇形科植物紫苏 *Perilla frutescens*（L.）Britt. 的干燥茎。

【原植物】【生境与分布】 参见紫苏子。

图2-7-26　老紫苏梗药材（两当）

【采收加工】 夏季或秋季果实成熟后采割，除去杂质，晒干，或趁鲜切片，晒干。

【产地】 产于庆阳（镇原、正宁、宁县）、平凉（灵台、泾川）、陇南（两当）等地。

【产量】 2017年收购量，两当为500 kg、镇原为800 kg。

【药材性状】 呈方柱形，四棱钝圆，长短不一，直径0.5～1.5 cm；表面紫棕色或暗紫色，四面有纵沟和细纵纹，节部稍膨大，有对生的枝痕和叶痕；体轻，较疏松，断面髓腔较大。老枝常切呈斜长方形，片大，木部黄白色，射线细密，呈放射状，中央髓部细小白色，质坚实。气微香，味淡（图2-7-26、27）。

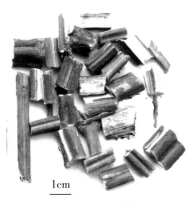

图2-7-27　嫩紫苏梗药材（正宁）

【商品规格】 夏季茎叶茂盛开花时采收者，习称"嫩苏梗"，秋季苏子成熟时采收者，习称"老苏梗"，商品以后者多见。

【品质要求】 以条粗、色淡紫、气香明显者为佳。

【功能与主治】 理气宽中，止痛，安胎。用于胸膈痞闷，胃脘疼痛，嗳气呕吐，胎动不安。

【贮藏】 置阴凉干燥处。

【附注】 庆阳等地栽培荏子的地上部分，外地药商常以紫苏收购，市场也常发现作为紫苏叶、紫苏梗销售。

槲寄生

【地方名称】 寄生、杂寄生、桑寄子。

【商品名称】 槲寄生。

【开发利用】 民国《新纂康县县志》"物产·药类"收录。

【来源】 为桑寄生科植物槲寄生 *Viscum coloratum*（Komar.）Nakai 的干燥带叶茎枝。

【原植物】 常绿半寄生小灌木。茎圆柱形，黄绿色，常成2～3回叉状分枝，节间长5～10 cm。叶对生，生于枝顶，肥厚，倒披针形，长3～7 cm，宽7～15 mm，通常具3脉，无柄。花单性，雌雄异株，生于枝顶或分叉处，绿黄色，无柄；雄花花被4裂，雄蕊4。无花丝，花药多室；雌花1～3朵生于粗短的总花梗上；花被钟形，与子房合生，4裂；子房下位，1室。浆果球

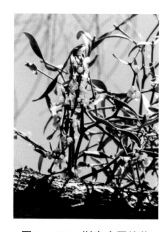

图2-7-28　槲寄生原植物
（康县）

形，直径6～7 mm，熟时橙红色。花期4～5月，果期9～11月（图2-7-28）。

【生境与分布】生于海拔600～2000 m的阔叶林中，常寄生于杨、柳、桦、榆、栎等树上。分布于本省东南部。

【采收加工】冬季至次春采割，除去粗茎，切段，干燥。

【产地】产于陇南（武都、康县、成县、西和）、定西（岷县）、天水（清水）、庆阳（合水、正宁）、平凉（泾川、华亭）等地。

【产量】2017年收购量，合水为6万kg、康县为2.5万kg、崆峒区为0.5万kg。

【药材性状】茎枝呈圆柱形，2～5叉状分枝，长短不等，直径0.3～1 cm。表面黄绿色、金黄色或黄棕色，有纵皱纹；节膨大，节上有分枝或枝痕；体轻，质脆；断面皮部黄色，木部色较浅，射线放射状，髓部常偏向一边。叶对生于枝梢，易脱落，无柄；叶片呈长椭圆状披针形，长2～7 cm，宽0.5～1.5 cm；先端钝圆，基部楔形，全缘；表面黄绿色，有细皱纹，主脉5出；革质。气微，味微苦，嚼之有黏性（图2-7-29）。

【商品规格】统货。

【品质要求】以枝嫩、色黄绿、叶多者为佳。

【功能与主治】祛风湿，补肝肾，强筋骨，安胎。用于风湿痹痛，腰膝酸软，筋骨无力，崩漏经多，妊娠漏血，胎动不安，头晕目眩。

【贮藏】置干燥处，防蛀。

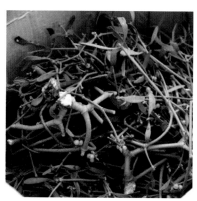

图2-7-29　槲寄生鲜药材（合水）

八、菌藻类

黑木耳

【地方名称】黑木耳、光木耳。

【商品名称】木耳。

【开发利用】民国《新纂康县县志》"物产·野生珍贵类"收录，谓"每年运至外省不少。实康县出产之大宗也"。

【来源】为木耳科真菌木耳*Auricularia auricula*（L.ex Hook.）Underw.的子实体。

【原植物】子实体丛生，常覆瓦状叠生。耳状、叶状或近杯状，边缘波状，薄，宽2～6 cm，最大者可达12 cm，厚2 mm左右，以侧生的短柄或狭细的基部固着于基质上。初期为柔软的胶质，黏而富弹性，以后稍带软骨质，干后强烈收缩，变为黑色硬而脆的角质至近革质。背面外面呈弧形，紫褐色至暗青灰色，疏生短绒毛。绒毛基部褐色，向上渐尖，尖端几无色，平滑或稍有脉状皱纹，黑褐色至褐色。担子横隔明显。孢子肾形，无色；分生孢子近球形至卵形，无色，常生于子实层表面（图2-8-1、2）。

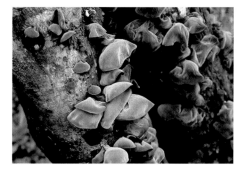

图2-8-1　人工培育木耳图（康县）

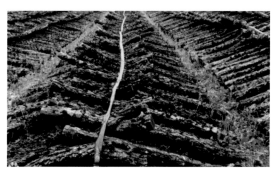

图2-8-2　人工培育木耳图（康县）

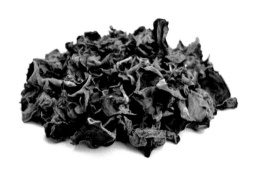

图2-8-3　人工培育木耳药材(康县)

【生境与分布】生于栎、榆、杨、槐等阔叶树腐木上。分布于陇南、天水、平凉、庆阳等地;主要栽培在栓皮栎*Quercus variabilis*、麻栎*Quercus acutissima*、柞栎*Quercus dentata*等壳斗科树木的段木上。历史上康县为传统产地,近年陇南(两当、武都、徽县和成县)陆续培育成功,天水、陇东个别地方亦有培育。

【采收加工】夏、秋二季采收。待耳片充分展开,边缘开始起皱变薄时采收,采摘时一手把住菌袋一手捏住耳片,把耳片连根拔出;采收后剪净基部的培养料,用清水洗净后及时干晒。现在有的采摘后放到烘房中烘干,温度由35℃逐渐升高到60℃,烘干。

【产地】主产于陇南(康县、武都、文县、成县、徽县、两当),庆阳(合水、华池)、甘南(舟曲)等地亦产。

【产量】2010年、2011年、2015年和2016年全省年产量分别为28.7万kg、43.4万kg、78.8万kg和76.3万kg。

【药材性状】呈不规则块片,多皱缩,大小不等。不孕面黑褐色或紫褐色,疏生极短绒毛,子实层面色较淡。用水浸泡后则膨胀,形似耳状,厚约2mm,棕褐色,柔润,微透明,有滑润的粘液。气微香,味淡(图2-8-3)。

【商品规格】黑木耳(GB6192-86)分为三级。一级:耳片黑褐色,有光感,背面灰色;不允许有拳耳、流耳、流失耳、蛀虫耳和霉烂耳。朵片完整,不能通过直径2cm的筛眼;含水量不能超过14%,干湿比为1:15以上,耳片厚度1mm以上,杂质不能超过0.3%。二级:耳片黑褐色,背暗灰色;不允许有拳耳、流耳、流失耳、虫蛀耳和霉烂耳;朵片完整,不能通过直径1cm的筛眼;含水量不超过14%,干湿比为1:14以上,耳片厚度为0.7mm以上,杂质不能超过0.5%。三级:耳片光泽多为黑褐色或浅棕色;拳耳不超过1%,流耳不超过0.5%;不允许有流失耳、虫蛀耳和霉烂耳;朵小或成碎片,不能通过直径0.4cm的筛眼;含水量不超过14%,干湿比为1:12以上,杂质不超过1%。

甘肃产地尚以采收时间不同,分为头潮耳、二潮耳和三潮耳。

【品质要求】以耳片乌黑光润、背面呈灰白色、片大均匀、耳瓣舒展、体轻干燥、半透明、胀性好、有清香气,无杂质者为佳。

康县是全国黑木耳生产基地县之一,以"肉厚、朵大、色泽好、营养丰富、味道鲜美"被确定为国家黑木耳优质生产基地。2015年康县黑木耳入选中国食用菌行业"实施品牌战略,推创行业品牌"的上榜品牌。

【功能与主治】补气养血,润肺止咳,止血,抗癌。主治气虚血亏,肺虚久咳,咳血,衄血,血痢,痔疮出血,妇女崩漏,眼底出血,子宫颈癌,跌打损伤。

【贮藏】置阴凉干燥处,防潮。

冬虫夏草

【地方名称】虫草。

【商品名称】冬虫夏草。

【开发利用】《甘肃中药手册》（1959年）收录。

【来源】为麦角菌科真菌冬虫夏草菌 *Cordyceps sinensis*（BerK.）Sacc. 寄生在蝙蝠蛾科昆虫幼虫上的子座和幼虫尸体的干燥复合体。

【原植物】子座棒状，生于鳞翅目幼虫体上，一般只长一个子座，少数2～3个，从寄主头部、胸中生出至地面，长5～12 cm，基部粗0.2～0.4 cm，头部圆柱形，褐色，中空。子囊壳椭圆形至卵圆形，基部埋于子座中，（330～500）μm×（138～240）μm。子囊长圆筒形，（240～480）μm×（12～16）μm。子囊孢子2～3个，无色，线形，横隔多且不断，（160～470）μm×（4.5～6）μm（图2-8-4）。

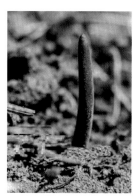

图2-8-4　冬虫夏草
（天祝）

【生境与分布】生于海拔3000～5000 m间的高山草甸和高山灌丛带，寄生于虫草蝙蝠蛾（*Hepialus armoricanus*）的幼虫体上。分布于陇南、甘南、武威等地。

【采收加工】夏至前后，子座刚露出土面或高寒草原积雪尚未融化时，孢子未发散时挖取，除去似纤维状的附着物及杂质，晒干或低温干燥。

【产地】产于甘南（玛曲、夏河、迭部、舟曲）、定西（岷县、漳县）、临夏（积石山）、陇南（文县、武都）和武威（天祝）等地。

【产量】20世纪80年代，甘肃总产量达0.18万kg，近年各地零星收购。

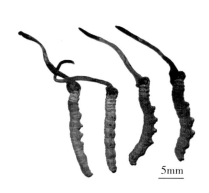

图2-8-5　冬虫夏草药材(天祝)

【药材性状】由虫体与从虫头部长出的真菌子座相连而成。虫体似蚕，长3～5 cm，直径0.3～0.8 cm；表面深黄色至黄棕色，有环纹20～30个，近头部的环纹较细；头部红棕色。足8对，中部4对较明显；质脆，易折断。断面略平坦，淡黄白。子座细长圆柱形，长4～7 cm，直径约0.3 cm；表面深棕色至棕褐色，有细纵皱纹，上部稍膨大；质柔，断面类白色。气微腥，味微苦（图2-8-5）。

【商品规格】冬虫夏草的等级主要依据500g所含的条数，兼顾货色，产地等因素。特级草1000～1400条、一级草1500～1900条、二级草2000～2400条、三级草2500～2900条、四级草3000～3400条、五级草3500～3900条、等外草4000条以上。

【品质要求】以虫体条大、饱满肥壮、完整、洁净、身干、色金黄、子座短者为佳。

【功能与主治】补肾益肺，止血化痰。用于肾虚精亏，阳痿遗精，腰膝酸痛，久咳虚喘，劳嗽咯血。

【贮藏】置阴凉干燥处，防蛀。

灵 芝

【地方名称】赤芝、丹芝、紫芝。

【商品名称】灵芝。

【开发利用】《甘肃中草药手册（第三册）》（1973年）收录。

【来源】为多孔菌科真菌赤芝 *Ganoderma lucidum*（Leyss.ex Fr.）Karst.或紫芝 *Ganoderma sinense* Zhao，XuetZhang.的干燥子实体。

【原植物】（1）赤芝 担子果一年生。菌盖半圆形或肾形，直径10～20 cm，盖肉厚1.5～2 cm，盖表褐黄色或红褐色，盖边渐趋淡黄，有同心环纹，微皱或平滑，有亮漆状光泽，边缘微钝。菌肉乳白色，近管处淡褐色；菌管长达1 cm，每1 mm间4～5个。管口近圆形，初白色，后呈淡黄色或黄褐色；菌柄圆柱形，侧生，少有偏生，偶中生，长10～19 cm，与菌盖色泽相似。菌丝系统三体型，生殖菌丝透明，薄壁；骨架菌丝黄褐色，厚壁，近乎实心；缠绕菌丝无色，厚壁弯曲，均分枝。孢子卵形，双层壁，顶端平截，有小刺，大小（9～11）μm×（6～7）μm。担子果多在秋季成熟（图2-8-6、7）。

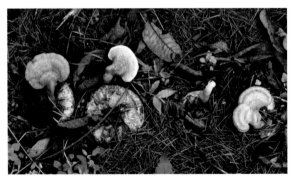

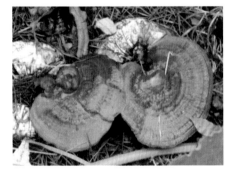

图2-8-6　人工培育不同生长期灵芝(康县)　　　图2-8-7　人工培育成熟灵芝(康县)

（2）紫芝 菌盖多呈紫黑色至近褐黑色；菌肉呈均匀的褐色、深褐色至栗褐色。孢子顶端脐突形，内壁突出的小刺明显，孢子较大，大小（9.5～13.8）μm×（6.9～8.5）μm。

【生境与分布】（1）赤芝 生于向阳的壳斗科和松科松属植物等际根或枯树桩上。分布于陇南、天水、平凉等地；陇南（康县、两当）有人工培育（图2-8-8）。

（2）紫芝 生于阔叶树或松科松属的树桩上，引起木材白色腐朽。分布于陇南、天水、平凉等地。

【采收加工】（1）赤芝 子实体开始释放孢子前可套袋子收集孢子，待菌盖外缘不再生长，菌盖下面管孔开始向外喷射担孢子，表示已成熟，即可采收，从菌柄下端拧下整个子实体，晾干或

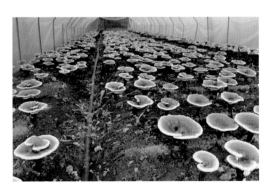

图2-8-8　人工培育灵芝基地(两当)

低温烘干收藏，并要通风，防止霉变。

（2）紫芝　子实体成熟时采收，晾干或低温烘干。

【产地】产于陇南（文县、武都、康县、成县、徽县）等地。

【产量】陇南各地野生年产量约800kg，商品以赤芝为主。

【药材性状】（1）赤芝　子实体呈伞形，菌盖（菌帽）坚硬木栓质，半圆形或肾形，宽8～20cm，厚约2cm，皮壳硬坚，初黄色，渐变为黄褐色至红褐色，有光泽，具环状棱纹及辐射状皱纹，边缘薄而平截，常稍内卷。菌肉近白色至淡褐色；菌盖下表面菌肉白色至浅棕色，由无数细密管状孔洞（菌管）构成，菌管内有担子器及担孢子。菌柄侧生，少偏生，红褐色至紫褐色，光亮，长达19cm，粗约4cm，表面红褐色至紫褐色，有漆样光泽。子细小，黄褐色。气微香，味苦涩（图2-8-9）。

（2）紫芝　菌盖与菌柄的皮壳呈紫黑色或褐黑色；菌肉与菌盖下面的菌管均为锈褐色（图2-8-10）。

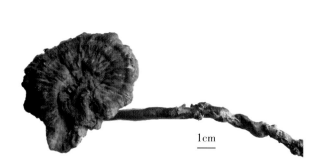

图2-8-9　野生灵芝（康县）

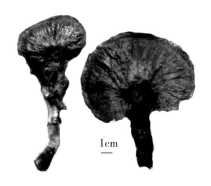

图2-8-10　野生紫芝（康县）

（3）栽培品　子实体较粗壮、肥厚，直径10～26cm，厚1.5～4cm。皮壳外常被有大量粉尘样的黄褐色孢子（图2-8-11）。

【商品规格】商品灵芝按生长环境分为野生品、栽培品，而后者按栽培方式又分为"椴木栽培""代料栽培"两种。市场有原灵芝、灵芝片、灵芝孢子粉规格。野生原灵芝一般为统货，栽培品依据菌盖形状、大小和厚度分为特级、一级和统货。

【品质要求】以完整、色紫红、肉厚、有光泽者为佳。

【功能与主治】补气安神，止咳平喘。用于心神不宁，失眠心悸，肺虚咳喘，虚劳短气，不思饮食。

【贮藏】置干燥处，防霉，防蛀。

【附注】20世纪70年代，多孔菌科真菌树舌 *Ganoderma applanatum*（Pers.ex.Grya）Pat菌盖（天水、陇南）误作为"灵芝"；木蹄层孔菌 *Fomes fomentarius*（L.ex.Fr）Kickx菌盖（武山）误作为"灵芝"。此外，个别地方民间还将中国蕨科植物银粉背蕨 *Aleuritopteris argentea*（Gmel.）Fee全草（平凉）以"灵芝草"入药。

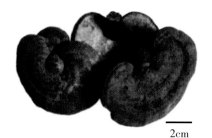

图2-8-11　人工培育灵芝（两当）

茯　苓

【地方名称】茯菟、赤苓。

【商品名称】茯苓。

【开发利用】清·康熙《岷州志》，乾隆《永昌县志》，光绪《文县新志》等地方志"物产·药类"收录茯神，《岷州志》谓"茯苓，有赤、白两种"。

【来源】为多孔菌科真菌茯苓 *Poria cocos*（Schw.）Wolf. 的干燥菌核。

【原植物】菌核球形、卵形、椭圆形至不规则形，长 10～30 cm 或者更长，重量也不等，一般重 500～5000 g。外面有厚而多皱褶的皮壳，深褐色，新鲜时软，干后变硬；内部白色或淡粉红色，粉粒状。子实体生于菌核表面，全平伏，厚 3～8 cm，白色，肉质，老后或干后变为浅褐色。菌管密，长 2～3 mm，管壁薄，管口圆形、多角形或不规则形，径 0.5～1.5 mm，口缘常裂为齿状。孢子长方形至近圆柱形，平滑，有一歪尖，大小（7.5～9）μm×（3～3.5）μm。

【生境与分布】生于松树根上。分布于陇南、天水等地。近年，陇南（两当、武都、徽县、康县和成县）相继培育成功。

【采收加工】野生品多于 7～9 月采挖，栽后 8～10 个月茯苓成熟，挖出后除去泥沙，堆在室内盖稻草"发汗"后，摊开晾至表面干燥，再"发汗"，反复数次至现皱纹，内部水分大部散失后，阴干，称为"茯苓个"；或将鲜茯苓按不同部位切制，阴干，分别称为"茯苓块"和"茯苓片"。

【产地】产于陇南（两当、文县、武都、康县）等地。

【产量】2017 年各地收购量，两当为 1.1 万 kg、成县为 0.2 万 kg。

【药材性状】完整的茯苓呈类圆形、椭圆形、扁圆形或不规则团块，大小不一。外皮薄，棕褐色或黑棕色，粗糙，具皱纹和缢缩，有时部分剥落。质坚实，破碎面颗粒状，近边缘淡红色，有细小蜂窝样孔洞，内部白色，少数淡红色。气微，味淡，嚼之粘牙（图 2-8-12）。

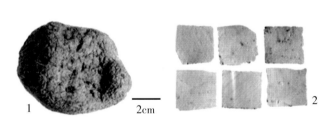

图 2-8-12　茯苓(1.药材　2.饮片)(两当)

【商品规格】按加工分为茯苓（个苓）、茯苓块、茯苓片和茯苓丁；加工茯苓又按颜色不同白茯苓（块、片、丁）、赤茯苓（块、片、丁）。

【品质要求】以体重坚实、外皮色棕褐、皮纹细、无裂隙、断面白色细腻、黏牙力强者为佳。

【功能与主治】利水渗湿，健脾和胃，宁心安神。用于小便不利，水肿胀满。痰饮咳逆，呕吐、脾虚食少。泄泻、心悸不安，失眠健忘。遗精白浊。

【贮藏】置干燥处，防潮。

【附注】真菌茯苓 *Poria cocos*（Schwl.）Wolf. 干燥菌核可按不同部位加工，系除去茯苓皮后近外部或内部的淡红色部分，习称赤茯苓（赤苓）；切去赤茯苓后的白色部分，习称白茯苓（白苓）；剥取菌核的外皮部分，习称茯苓皮（苓皮）；菌核中间抱有松根部分，习称茯神；菌核中间的松根，习称茯神木，均入药，亦见收购。

2017年两当收购茯神约0.3万kg、茯苓皮约0.1万kg。

桑　黄

【地方名称】桑耳。

【商品名称】桑黄。

【开发利用】桑黄原名"桑耳"记载于《神农本草经》，唐《药性论》始称为桑黄，其后本草对其临床进行观察，明《本草纲目》总结出完整的功效。

《甘肃中草药资源志》（2007年）收录，陇南民间有应用历史。

【来源】多孔菌科桑黄菌 *Sanghuangporus sanghuang*（Sheng H. Wu，T.Hatt.& Y.C.Dai）Sheng H.Wu.的子实体。

【原植物】子实体无柄，菌盖扁半球形或马蹄形，2（～12）×3（～21）cm，厚1.5～10 cm。木质，浅肝褐色至暗灰色或黑色，老时常龟裂，无皮壳，初期有细微绒毛，后变无毛，有同心环棱，边缘钝，深肉桂色至浅咖啡色，下侧无子实层，菌肉深咖啡色，硬木质。菌管与菌肉近同色，多层，但层次不明显，年老的菌管层充满白色菌丝，管口锈褐色至酱色，圆形；孢子近球形，光滑，无色，刚毛顶端尖锐，基部膨大；菌丝不分枝，无横隔。（图2-8-13）

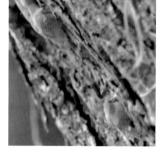

图2-8-13　桑黄(康县)

【生境与分布】生于桑（鸡桑 Morus australis Poir.或家桑 Morus alba Linn.）的树干上。分布于陇南。

【采收加工】四季均可采收，除去杂质，晒干。

【产地】产于陇南（康县、两当、徽县）。

【产量】资源稀少，每年康县产量不足400 kg，自采自用。

【药材性状】呈半球形、马蹄形或不规则形，大小不等。表面呈灰褐色、棕褐色至黑色，有光泽，有同心环棱，边缘圆钝，有的龟裂明显，有的密生短绒毛，干后脱落。菌肉硬，木质，棕黄色至棕褐色。气微，味淡（图2-8-14）。

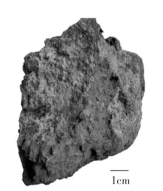

1cm

图2-8-14　桑黄药材(康县)

【商品规格】统货。

【品质要求】以个大、外皮棕褐色、断面棕黄色、充实、体重者为佳。

【功能与主治】软坚，排毒，止血，活血，和胃止泻。主治淋病，崩漏带下，症瘕积聚，癖饮，脾虚泄泻。

【贮藏】置通风干燥处。

猪 苓

【地方名称】猪苓花、猪屎苓、野猪粪、老苓、黑苓。

【商品名称】猪苓。

【开发利用】清·乾隆《岷州志》，嘉庆《徽县志》，道光《两当县新志》，光绪《文县新志》《礼县志》等地方志"物产·药类"收录。清《秦州志》称"竹苓"收录。

民国年间发展到天水、徽县和康县等东南部。20世纪60年代，武都五马药场开始家种猪苓，取得了成功。90年代以来，陇南各地相继建立一批优质高产规范化培育基地。2008年武都区两水镇三墩沟村种植户年收入达3万元以上。

【来源】为多孔菌科植物猪苓 *Polyporus umbellatus*（Pers.）Fries的干燥菌核。

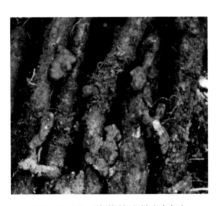

图2-8-15　猪苓的生境(武都)

【原植物】子实体从埋生于地下的菌核发出，肉质，有柄并多次分枝，形成一丛菌盖，伞形或伞状半圆形，直径可达35 cm。菌盖圆形，宽1~4 cm，白色至浅褐色，中部脐状，边缘内卷，被深色细鳞片，菌肉薄，白色。菌管与菌肉同色，下延。管口圆形，多角形或呈不规则的齿裂，每毫米2~4个。菌柄中生，共同柄上多次分枝，圆柱形，直径2~3 mm，孢子无色，光滑，圆柱形（7~10）μm×（3~4.2）μm。菌核呈长圆形或不规则块状，表面凹凸不平，有皱纹及瘤状突起，黑褐色，内部白色或淡褐色，质坚实（图2-8-15）。

【生境与分布】在海拔1000~2200 m的松林、阔叶林、混交林、次生林、竹林均有茎猪苓分布。分布于陇南、天水、平凉、庆阳、甘南、临夏、兰州及武威等地林区。近年，陇南（两当、武都、徽县、康县、成县）培育茯苓成功。

【采收加工】（1）采收　野生猪苓春、夏和秋三季均可采收，以秋季产质量最好。人工培育猪苓一般需要4~5年时间才可采收，以秋季收获为好。先挖出栽培穴中全部菌材和菌核，采收时须从侧面深翻土地，以防受伤破损。灰褐色、核体松软的菌核留作种苓，盖一层阔叶树叶及树枝后，覆一浅层富含腐殖质沙壤土，可继续生长。收获色黑变硬的老核。

（2）加工　除去猪苓菌核上的泥土，晒干。按大小分档。

【产地】主产于陇南（武都、文县、康县、徽县、成县、两当），甘南（舟曲、迭部、卓尼、临潭）、天水（秦州、北道、清水）和武威（天祝）等地亦产。为野生和人工培育商品，陇南（武都、两当、康县和文县）人工培育猪苓为主要的商品来源。

【产量】2017年各地收购量，武都为5万kg、两当为3万kg、康县为3万kg。

【药材性状】（1）野生品　呈条状、球状或不规则的扁块状，大小不等，长者多弯曲或分枝扭曲，有的分枝，长5~25 cm，直径2~8 cm。表面灰黑色或黑褐色，显油漆状的光泽，具不规则的瘤状突起和明显的皱纹。质充实而坚，体轻。断面类白色、浅黄白色，致密而细腻，略显颗粒性，捏之微软。气微，味淡（图2-8-16）。

（2）培育品　以多弯曲或扭曲的长条状为主，多有分枝（图2-8-17）。

【商品规格】甘肃历史上曾经出现混猪苓和统猪苓两种规格。①混猪苓：挖出后晒干之原货大小都有。②统猪苓：从混猪苓中拣去猪苓王及最小个以后之货。

国内商品一般为统货。出口商品要求外皮色黑褐、光亮，断面类白色、浅黄白色，身干，充实，体轻，无杂质、无虫蛀和霉变。一等：每kg不超过32个，大小均匀。二等：每kg不超过80个。三等：每kg不超过200个。四等：每kg200个以上。

【品质要求】以个大、外皮黑褐色、光亮、断面粉白色、充实、体重，无泥沙者为佳。

个头小身瘦，断面呈灰暗色，有空壳者为次品，称为"死猪苓"。如其中夹有石子或空壳多，品质最次。

【功能与主治】利水渗湿。用于小便不利，水肿，泄泻，淋浊，带下。

【贮藏】置通风干燥处。

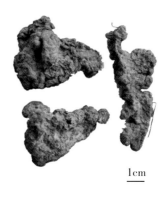

1cm

图2-8-16　野生猪苓药材
（武都）

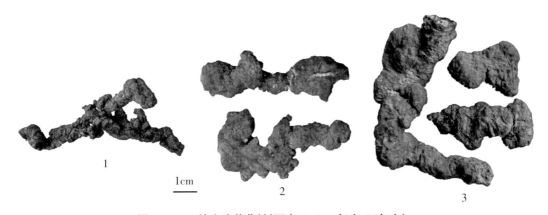

1cm

1

2

3

图2-8-17　培育猪苓药材(两当,1-3.一年生-三年生)

九、动物类

土鳖虫

【地方名称】土元、土鳖子、土鳖。

【商品名称】土鳖虫。

【开发利用】清·光绪《金县新志稿》《通渭县新志》"物产·药类"中收录。

【来源】为鳖蠊科昆虫地鳖 *Eupolyphaga sinensis* Walker的雌虫干燥体。

【原动物】雌雄异型，雄有翅而雌无翅。雌成虫身体扁平的椭圆形，背部隆起似锅盖；体长30～35 mm，体宽26～30 mm。身体背面常呈黑褐色并有灰蓝色光泽，腹面为红棕色。足的胫节多刺，跗节的末端有1对爪。两个复眼相距较近；腹部生殖板后缘直，中间有一小切缝。雄成虫有2对发达的翅膀，前翅革质，脉纹清晰，后翅膜质，身体呈浅褐色，身上无光泽，披有纤毛。体长30～35 mm，体宽15～21 mm。卵粒包在卵鞘中，呈棕褐色，卵鞘表面有数条微弯曲的纵沟。刚从卵鞘中孵化出来的幼虫为乳白色，幼虫脱开卵膜后，即能活泼地爬行，并逐渐加深成深褐色（图2-9-1）。

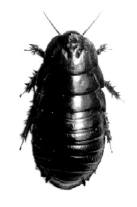

图2-9-1　土鳖虫动物（市场）

【生境与分布】2012年古浪县建立人工繁育基地，现已形成商品。

【采收加工】捕捉后，置沸水中烫死，晒干或烘干。

【产地】主产于古浪。

【产量】2017年古浪产量约0.8万kg。

【药材性状】呈扁平卵形，长1.3～3 cm，宽1.2～2.4 cm。前端较窄，后端较宽，背部紫褐色，具光泽，无翅。前胸背板较发达，盖住头部；腹背板9节，呈覆瓦状排列。腹面红棕色，头部较小，有丝状触角1对，常脱落，胸部有足3对，具细毛和刺。腹部有横环节。质松脆，易碎。气腥臭，味微咸（图2-9-2）。

【商品规格】统货。

【品质要求】以体完整、个小，无泥土者为佳。

【功效与主治】破瘀血，续筋骨。用于筋骨折伤，瘀血经闭，癥瘕痞块。

【贮藏】置通风干燥处，防蛀。

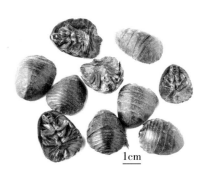

图2-9-2　土鳖虫药材（市场）

山羊角

【地方名称】羊角、羖羊角。

【商品名称】山羊角。

【开发利用】《本草经集注》曰："羊有三、四种，入药以青色羖羊为胜。"羖羊角来源于牛科动物山羊 *Capra hircus* Linnaeus 和绵羊 *Ovis aries* Linnaeus。山羊角在甘肃作为制剂原料，民间亦见配方，资源丰富。

【来源】本品为牛科动物山羊 *Capra hircus* Linnaeus 的角。

【原动物】体长0.7～1.2 m，重10～40 kg。头长，颈短，耳大，四肢强。雌雄额部均有角1对，雄性角较大，角基呈三角形，角尖常向后弯，表面有隆起环脊。上颚无门牙及大牙。雄性颚有总状胡须（俗称山羊胡子），雌性较短。毛色多为白色，有时可见白、黑、灰或黑白相间杂色毛。为饲养的家畜之一，品种较多（图2-9-3）。

【生境与分布】省内各地家养。

【采收加工】全年均可采收，锯角，干燥。

【产地】各地均产。

【产量】各地自产自销。

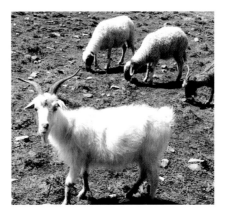

图2-9-3　山羊、绵羊动物图（靖远）

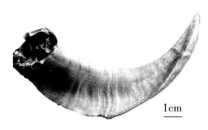

图2-9-4　山羊角药材（靖远）

【药材性状】呈扭曲的长锥形，略呈弓形，一面较平或略向内凹，一面凸起，长15～30 cm，基部直径约3～5 cm。表面棕色、棕黑色、淡棕色或黄棕色。先端具纵纹或纵裂纹。自基部向上有7～15个较密集的波状环脊，脊间距约0.5 cm。基部切面类三角形，角塞中部呈空洞状，污白色或黄白色，骨质；角鞘黑色、棕黄色或类白色，角质。质坚硬。气微腥，味淡（图2-9-4）。

【商品规格】统货。

【品质要求】以完整、无虫蛀者为佳

【功能与主治】清热，镇惊，明目，解毒。用于小儿惊痫，高热神昏，风热头痛，烦躁失眠，小儿惊痫，惊悸，青盲，痈肿疮毒。

【贮藏】置干燥处，防虫蛀。

【附注】

水　蛭

【地方名称】马蛭、蚂蟥。

【商品名称】水蛭。

【开发利用】清·光绪《金县新志稿》；民国《新纂高台县志》《天水县志》等地方志"物产·药类"收录。《甘肃中药手册》（1959年）收录。

【来源】为水蛭科动物蚂蟥 *Whitmania pigra* Whitman、水蛭 *Hirudo nipponica* Whitman 的干燥体。

【原动物】（1）蚂蟥（宽体蚂蟥）　体大型，体长60～120 mm，宽13～14 mm。背面暗绿色，有5纵纹，纵纹由黑色和淡黄色两种斑纹间杂排列组成。腹面两侧各有1条淡黄色纵纹，其余部分为灰白色，杂有茶褐色斑点。体环数107，前吸盘小。腭齿不发达，不吸血。雄、雌生殖孔各位于第33～34、第38～39环沟（图2-9-5）。

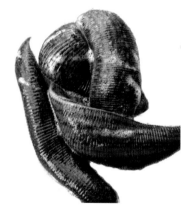

图2-9-5　宽体蚂蟥动物（网络）

（2）水蛭（日本医蛭）　体长约60 mm，宽4～6 mm。背面呈黄绿色或黄褐色，有5条黄白色的红纵纹，色泽变化很大。背中线的一条纵纹延伸至后吸盘上。腹面暗灰色，无斑纹。体环数103。

雄性和雌性的生殖孔分别在于第31～32、第36～37环沟，两孔口相间5环。阴茎露出时呈细线状。眼5对，排列成马蹄形。口内有3个腭，腭背上有1裂细齿，后吸盘呈碗状，朝向腹面（图2-9-6）。

【生境与分布】（1）蚂蟥　生于水田湖沼中，吸食浮游生物，小型昆虫，软体动物及腐殖质，冬季蛰伏土中。分布于陇南、天水等地。

（2）水蛭　栖息于水田、渠沟中，吸人、畜血液。分布于兰州以东地区。

【采收加工】一般9～10月捕捉，可用一个丝瓜络或扎一把草束，浸上动物血，晾干后放入水中诱捕，2～3时后提出，抖下水蛭用石灰或白酒将其闷死，或用沸水烫死，晒干或低温

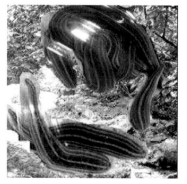

图2-9-6　日本医蛭动物（网络）

干燥。

【产地】产于陇南（文县、武都、康县）等地。

【产量】陇南年产量约110 kg。

【药材性状】（1）蚂蟥（宽体蚂蟥）　呈扁平纺锤形，由多数环节组成，长4～10 cm，宽0.5～2 cm。背部黑褐色或黑棕色，稍隆起，两侧棕黄色。前端略尖，后端钝圆，两端各具一吸盘，后吸盘大而明显。质脆易断。气腥，味咸（图2-9-7）。

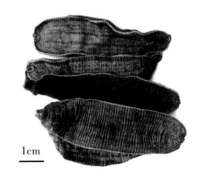

图2-9-7　宽体蚂蟥药材（市场）

（2）水蛭（日本医蛭）　扁长圆柱形，由多数环节组成，多弯曲扭转，长2～5 cm，宽0.2～0.3 cm。背部暗绿色或黑棕色，有5条黄棕色纵浅，入水易见；腹面灰绿色。前端稍尖，后端钝圆，两端各具一吸盘更显著且较大。体轻脆，断面胶质。气微腥。

【商品规格】按品种来源，水蛭分为蚂蟥、水蛭和柳叶蚂蟥三个规格；蚂蟥又分为选货和统货两个等级，水蛭和柳叶蚂蟥只有统货。

【品质要求】以体肥状、色乌黑，无杂质者为佳。

【功能与主治】破血逐瘀，通经消症，主治血瘀经闭，痞块，跌打损伤。

【贮藏】置干燥处，防蛀。

牛　鞭

【地方名称】牛茎、牛阴茎、黄牛鞭、牦牛鞭。

【商品名称】牛鞭。

【开发利用】牛鞭在甘肃省药用已久，并有商品流通，多用于制做药酒。

【来源】为牛科动物牛 *Bos taurus domesticus* Gmelin 或牦牛 *Bos grunniens* Linnaeus 的干燥阴茎。

【原动物】（1）黄牛　体长1.5～2 m，体重一般在250 kg左右。体格强壮结实，头大额广，鼻阔口大，上唇上部有两个大鼻孔，其间皮肤硬而光滑，无毛，称为鼻镜。眼、耳都较大。头上有角1对，左右分开，角之长短大小随品种而异。弯曲无分枝，中空，内有骨质角髓。四肢匀称，4趾，均有蹄甲，其后方2趾不着地，称悬蹄。尾较长，尾端具丛毛，毛色大部分为黄色，无杂毛掺混。（图2-9-8）。

（2）牦牛　体比黄牛肥大，长达3.6 m，肩高至1.6 m，体重500公斤以上。角较长，角先直升，后向外，复向上弯，角尖又有向后弯曲。头和背部的毛短而光滑，体侧、颈、腹、胸、尾部均具长毛。（图2-9-9）。

【生境与分布】黄牛在省内各地饲养；牦牛在省内甘南、天祝等地饲养。

【采收加工】宰雄牛时，割取阴茎，除去残肉和油脂，

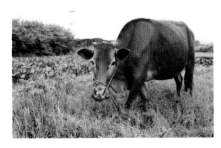

图2-9-8　黄牛（庆阳）

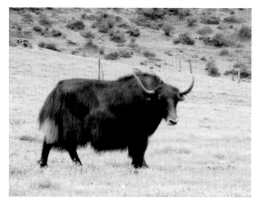

图2-9-9　牦牛(甘南)

整形后风干或低温干燥。野牦牛为国家二类保护动物，本标准所收为家养牦牛。

【产地】黄牛鞭产于定西、临夏等地；牦牛鞭产于甘南、天祝等地。

【产量】各地零星收购。

【药材性状】呈类扁圆柱形，长50～90 cm，直径1.8～3 cm。表面棕黄色至棕褐色，半透明，一侧具纵向凹槽，对应一侧多隆起，两侧面光滑，可见斜肋纹。龟头近圆锥形，先端渐尖，包皮呈环状隆起，横切面呈类圆形，海绵体黄白色，纤维性。质坚韧，不易折断。气腥，味咸。(图2-9-10、11)。

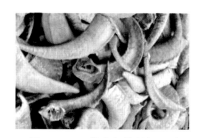

图2-9-10　黄牛角药材(环县)

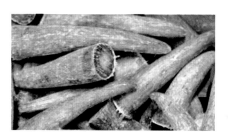

图2-9-11　牦牛角药材(甘南)

【商品规格】统货。

【品质要求】以条粗、色棕褐、质润者为佳。

【功能与主治】补肾阳益精，散寒止痛。用于肾虚阳痿，遗精，宫寒不孕，遗尿，耳鸣，腰膝酸软，疝气。

【贮藏】置阴凉干燥处，密闭，防虫蛀。

全　蝎

【地方名称】蝎子、全虫、黄蝎子、黑蝎子。

【商品名称】全蝎。

【开发利用】清·康熙《静宁州志》，乾隆《平番县志》《镇番县志》，光绪《肃州新志》《金县新志稿》《重修皋兰县志》；民国《天水县志》《徽县新志》《重修敦煌县志》《金塔县志》《安西县采访录》《靖远县新志》《新纂高台县志》《红水县志》《重修皋兰县志》等地方志"物产·药类"中收录。

【来源】为钳蝎科动物东亚钳蝎 *Buthus martensii* Karsch 的干燥体。

【原昆虫】体长约6 cm左右。头胸部和前腹部为绿褐色，尾部为土黄色。头胸7节；背甲梯形，有3条隆脊线；胸板三角形。侧眼3对。头部有附肢2对，1对为螯肢，其钳状上肢有2齿；1对为强大的触肢。步足4对，每足7节，跗节末端有钩爪2枚和1距，第3、4对步足的胫节有距。前腹部7节，第1节腹面有一生殖厣，内有生殖孔；第2节腹面有1对栉板，上有齿16～25个；第3-6节腹面各有肺书孔1对。后腹部细长，5节，尾刺1节，尾刺呈钩状，内有毒腺（图2-9-12）。

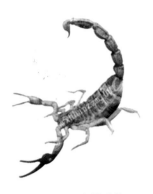

图2-9-12　全蝎动物

【生境与分布】喜栖于海拔850～2300 m的石底、石缝及沙砾滩地等阴暗潮湿处。分布于本省各地。

【采收加工】春末至秋初捕捉，除去泥沙，置沸水或沸盐水中，煮至全身僵硬，捞出，置通风处，阴干。

【产地】产于庆阳（镇原、正宁、宁县）、天水（秦安、清水）、兰州（榆中、永登）、白银（会宁）等地（图2-9-13）。

【产量】2017年镇原的收购量达20万 kg（商品来自周边产地）。

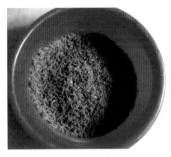

图2-9-13　收购站全蝎药材（镇原）

【药材性状】头胸部与前腹部呈扁平长椭圆形，后腹部呈尾状，皱缩弯曲，完整者体长约6 cm。头胸部呈绿褐色，前面有1对短小的螯肢及1对较长大的钳状脚须，形似蟹螯，背面覆有梯形背甲，腹面有足4对，均为7节，末端各具2爪钩；前腹部由7节组成，第7节色深，背甲上有5条隆脊线。背面绿褐色，后腹部棕黄色，6节，节上均有纵沟，末节有锐钩状毒刺，毒刺下方无距。气微腥，味咸（图2-9-14）。

【商品规格】本省历史上有咸全蝎、淡全蝎两种规格，现商品以后者为主。

【品质要求】以头身尾俱全、肥大、色黄棕、腹腔内杂物少者为佳。

【功效与主治】息风镇痉，通络止痛，攻毒散结。用于肝风内动，痉挛抽搐，小儿惊风，中风口㖞，半身不遂，破伤风，风湿顽痹，偏正头痛，疮疡，瘰疬。

【贮藏】置干燥处，防蛀。

【附注】景泰、古浪等地早年开展人工养殖。由于蝎子特殊的生活习性、成长规律及饮食习惯，繁育成活率很低，而成本高、周期较长，难以支撑生产，没有形成商品。

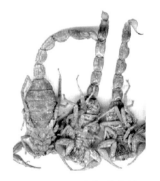

图2-9-14　全蝎动药材

陇马陆

【地方名称】百足虫、马陆、百节虫，掸子虫。

【商品名称】陇马陆。

【开发利用】明·嘉靖《秦安县志》；清·乾隆《陇西县志》，道光《两当县新志》等地方志"物产·野生动物类"收录。20世纪70代作为新药的原料开发。

【来源】为多足纲圆马陆科动物宽蚧陇马陆 *Kronopolitus svenhedini*（Verboelf）的干燥全体。

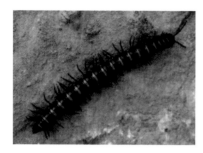

图2-9-15 宽蚶陇马陆动物(陇西)

【原动物】全体呈圆柱状，由20个体节组成雌性长约30 mm，宽约3.5 mm；雄性长约26 mm，宽约2.5 mm，各节上均具一黄色横带。全体分为头部、胸部和腹部三部分。头部：有触角一对，7节，末足先端有3～4个感觉器，无眼，有侧头器，腹面颚唇的须节仅一片。胸部：由1～4体足组成，第1节无附肢，2～4节各有步足1对。腹部：由第5～20体节组成，第5～18体节各有步足2对，雄性第7节前对步足特化为生殖肢，第19～20体节无步足（图2-9-15）。

【生境与分布】宽蚶马陆多生于背阴崖面，腐殖质草丛中或树阴下，平时阴天或夜间活动活跃，食草根或腐败植物。分布于平凉、陇南、天水、临夏、甘南等地。

【采收加工】夏、秋二季捕捉，除去杂质，低温干燥或晒干。

【产地】产于天水、临夏、定西、庆阳等地。

【产量】2017年临夏县收购量不足600kg。2018年天水（武山、甘谷、秦安）、定西（通渭、陇西）共收购量0.9万kg。

【药材性状】完整虫体呈圆柱形，常背朝外蜷曲成环状，多断裂，体长5～30 mm，直径2～3.5 mm。外表棕褐色或灰褐色，具黄色横纹，由20个体节组成；胸部由第1～4体节组成，2～4节有足各一对；腹部由5～20体节组成，第5～18各有步足2对，第20节后端为肛门。肛节呈半圆球形，并具黄色喙状突尖。质脆易碎。微有异臭，味辛（图2-9-16）。

【商品规格】统货。

【品质要求】以完整、体轻、色棕、无泥土者为佳。

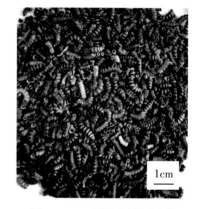

图2-9-16 马陆药材(武山)

【功效与主治】破积化滞，和胃，消肿解毒。用于癥瘕，痞满，胃痛食少，痈肿毒疮。

【贮藏】置通风干燥处，防霉变，防虫蛀。

鸡内金

【地方名称】鸡胗子。

【商品名称】鸡内金。

【开发利用】《甘肃中药材手册》（1959年）收录。

【来源】为雉科原鸡属动物家鸡 *Gallus gallus domesticus* Brison 的干燥沙囊内壁。

【原动物】一般家鸡嘴短而坚，略呈圆锥形，上嘴稍弯曲。鼻孔裂状，被有鳞状瓣。眼有瞬膜，头上有肉冠，喉部两侧有肉垂，通常为褐红色；肉冠和肉垂以雄性为高大和长，雌性者为低小。雌雄鸡的羽色各异，雄鸡较华丽，有长而鲜丽的尾羽，雌鸡者尾羽甚短。两翅短。足健壮，蚶、跖、及趾均被有鳞板；4趾，前3趾、后1趾，后趾位略高且短小，雄鸡蚶趾有距。

由于长期人工饲养和杂交，品种繁多，形态大小和羽色多种多样。

【生境与分布】全国各地均有饲养。

【采收加工】全年均可采集。杀鸡后，立即取出沙囊，剥下内壁（鸡内金），洗净，晒干。

【产地】省内各地。

【产量】零星收购。

【药材性状】为不规则卷片，厚约2 mm。表面黄色、黄绿色或黄褐色，薄而半透明，具明显的条状皱纹。质脆，易碎。断面角质样，有光泽。气微腥，味微苦（图2-9-17）。

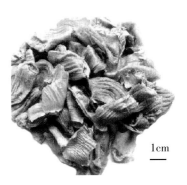

图2-9-17　鸡内金药材

【商品规格】统货。

【品质要求】以完整、个大、色黄者为佳。

【功能与主治】健胃消食，涩精止遗，通淋化石。用于食积不消，呕吐泻痢，小儿疳积，遗尿，遗精，石淋涩痛，胆胀胁痛。

【贮藏】干燥处，防蛀。

桑螵蛸

【地方名称】螳螂。

【商品名称】桑螵蛸。

【开发利用】明·嘉靖《秦安县志》；清·乾隆《陇西县志》，道光《两当县新志》等地方志"物产·野生动物类"收录。

【来源】为螳螂科昆虫大刀螂 *Tenodera sinensisi* Saussure、小刀螂 *Statilia maculata*（Thurlberg）的干燥卵鞘。

【原动物】（1）大刀螂　体形长约8 cm。黄褐色或绿色，头三角形，前胸背板、肩部较发达，后部至前肢基部稍宽。前胸细长。前翅革质，前缘带绿色，末端有较明显的褐色翅脉；后翅比前翅稍长，有深浅不等的黑褐色斑点散布其间。雌虫腹部特别膨大。足3对，前胸足粗大，镰刀状。中足和后足细长（图2-9-18）。

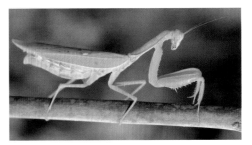

图2-9-18　昆虫大刀螂（网路）

（2）小刀螂　体形长4.8～6 cm，色灰褐色至暗褐色，有黑褐色不规则的刻点散布其间。头部稍大，呈三角形。前胸背细长，倒缘细齿排列明显。侧角部的齿稍特殊。前翅革质，末端钝圆，带黄褐色或红褐色，有污黄色斑点。后翅翅脉为暗褐色。前胸足腿节内侧基部及胫节，内侧中部各有一大形黑色斑纹。

【生境与分布】分布于陇南、天水、庆阳、平凉等地。

【采收加工】每年的秋季至翌年春季采收。采后清理杂质后，于沸水蒸30-40分钟，晒干或烘干。

【产地】产于陇南、庆阳等地。

【产量】2017年康县收购量不足800 kg。

【药材性状】团螵蛸：略呈圆柱形或半圆形，由多层膜状薄片叠成，长2.5～4 cm，宽2～3 cm。表面浅黄褐色，上面带状隆起不明显，底面平坦或有凹沟。体轻，质松而韧，横断面可见外层为海绵状，内层为许多放射状排列的小室，室内各有一细小椭圆形卵，深棕色，有光泽。气微腥，味淡或微咸（图2-9-19、20）。

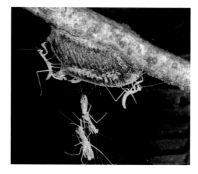

图2-9-19　螳螂与卵巢（网路）

长螵蛸：略呈长条形，一端较细，长2.5～5 cm，宽1～1.5 cm。表面灰黄色，上面带状隆起明显，带的两侧各有一条暗棕色浅沟和斜向纹理。质硬而脆。

黑螵蛸：略呈平行四边形，长2～4 cm，宽1.5～2 cm。表面灰褐色，上面带状隆起明显，两侧有斜向纹理，近尾端微向上翘。质硬而韧。

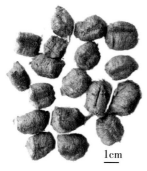

图2-9-20　团螵蛸药材
（康县）

【商品规格】按形状分别为团螵蛸、长螵蛸、黑螵蛸；这三种又分别称为大绵、二绵、铁绵；按是否蒸分为熟品、生品；又按大小、色泽分为统货、选货；又按质地分为软螵蛸（团螵蛸、黑螵蛸）、硬螵蛸（长螵蛸）。

【品质要求】以体轻、色黄、无枝条者为佳。

【功效与主治】益肾固精，缩尿，止浊。用于遗精滑精，遗尿尿频，小便白浊。补肾，固精。治遗精，白浊，小便频数，遗尿，赤白带下，阳痿，早泄。

【贮藏】置通风干燥处，防蛀。

接骨丹

【地方名称】娃娃鱼、雪鱼、白龙。

【商品名称】羌活鱼、接骨丹。

【开发利用】民国《康县要览》"物产·水产类"收录娃娃鱼。

【来源】为小鲵科动物山溪鲵 *Batrachuperus pinchonii*（David）.的干燥全体。

【原动物】体形呈圆柱形而略扁，全长12～16 cm。头部扁平，头顶较为平坦，头长、宽几相等。吻端圆阔；鼻孔近吻端；眼大，约与吻等长或略短；上、下颌有细齿；舌大，长椭圆形。四肢的指、趾扁平，末端钝圆，基部无蹼。尾长为全长之半或略长。周身皮肤光

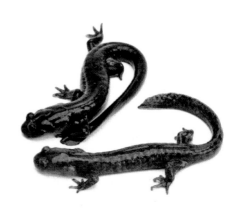

图2-9-21　接骨丹原动物（康县）

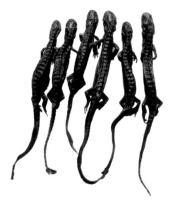

图2-9-22　接骨丹药材（市场）

滑，掌指、跖趾底部覆以棕色角质鞘，指、趾末端具棕色的角质爪状物。体侧有肋沟12条左右。体色变异较大，一般为橄榄绿色，背面有深色细点纹交织成麻斑。腹面色浅，麻斑少。雄性肛孔小而略成一短横缝；雌性的为一纵裂缝（图2-9-21）。

【生境与分布】生活于高山溪中或林下阴湿处，以昆虫，软体动物蚯蚓等为食。分布于陇南、天水、甘南、临夏等地。陇南现已人工养殖。

【采收加工】夏、秋二季捕捉，捕后用酒醉死，晒干或烘干。

【产地】产于陇南（文县、武都、康县、成县、徽县）等地。严禁捕捉野生资源，合理利用人工养殖。

【产量】早年，陇南年产量约5000条。

【药材性状】全体皮肉皱缩，长12～15 cm，头部口眼模糊不清，四肢枯瘦，趾尚明显可辨。头圆，尾扁，四肢多完整，脊部可见明显的脊柱骨棱，腹面皱缩。背部棕褐色，腹部黄棕色，气微腥（图2-9-22）。

【商品规格】统货。

【品质要求】以身长、体大、头尾俱全，无破碎、无虫蛀者为佳。

【功能与主治】行气止痛。用于肝胃气痛，跌打损伤。

【贮藏】置阴凉干燥处，防蛀。

【附注】大鲵为隐鳃鲵科动物大鲵 Megalobatrachus davidianus（Blanchard）的全体。生活在山区水流湍急，而清澈的溪流中，一般多匿居于石隙间。分布于陇南、天水等地。陇南（文县、武都、徽县、康县、两当县）等地人工饲养成功。具有补虚、健脑、截疟功效（图2-9-23）。属国家保护动物，严禁捕捉。

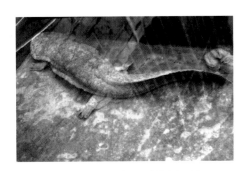

图2-9-23　大鲵原动物（文县）

鹿　茸（附：鹿系列）

【地方名称】白臀鹿（马鹿）。

【商品名称】青毛茸、西马鹿茸（马鹿茸）。

【开发利用】清·乾隆《岷州志》《狄道州志》《甘州府志》《武威县志》《永昌县志》《西和县新志》，道光《山丹县志》《重修金县志》《两当县新志》，光绪《清水县志》《金县新志稿》《肃州新志》等地方志"物产·药类"收录。

甘肃养鹿业起步于20世纪50年代，由于国内各地发展养鹿业，社会需用量有限，产量不高，价格下跌，无利可图，许多集体和国有林场将鹿放回山林，鹿场停办。甘肃省1986-2005年国有林业单位特种养殖业情况统计，七五期末养殖鹿299头，八五期末养殖鹿233头，九五期

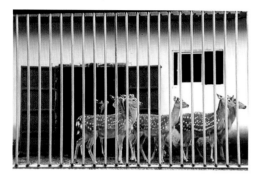

图2-9-24　人工养殖梅花鹿（积石山）

末养殖鹿224头，十五期末养殖鹿475头。

【来源】为鹿科动物梅花鹿 *Cervus nippon* Temminck 或马鹿 *Cervus elaphus* Linnaeus 的雄鹿未骨化密生茸毛的幼角。

【原植物】（1）梅花鹿　中形鹿。耳大直立，颈细长，躯干并不粗大大，四肢细长，尾长13～18 cm。臀部有明显的白色块斑。仅雄性有角，年老者角分四叉，眉叉斜向下伸，第二叉与眉叉相距较远。冬毛厚密；有绒毛，棕色，白色斑点无或不明显。鼻部及颊面毛短，毛尖灰黄色，尾背面深棕色，尾下面及臀斑白色。腹毛淡棕色；夏毛薄，无绒毛，全身红棕色，白色斑点显著，在脊背两旁及体侧下缘的白斑两行，尾上面黑色。头骨门齿孔小于眼窝直径，鼻骨细长（图2-9-24）。

中国梅花鹿有6个亚种，即华北亚种、山西亚种、华南亚种、四川亚种、东北亚种和台湾亚种，华北亚种、山西亚种已经灭绝，其他有少量的遗存。

（2）马鹿　体型较大。肩部与臀部高度近相等，耳大，圆锥形。颈较长，约占体长的1/3，颈下被较长的毛，尾长8～12 cm。四肢长，蹄大，呈卵圆形。雄性有角，眉叉斜向前伸，与主干几成直角，主干长，稍向后倾斜，并略向内弯，第二叉起点紧靠眉叉，第三叉与第二叉的距离远，有时主干末端复有分叉。冬毛厚密，有绒毛，灰棕色至棕褐色，颈部与身体背面稍带黄褐色，由颈部沿背中线到体后有一黑棕色纹，嘴、下颌深

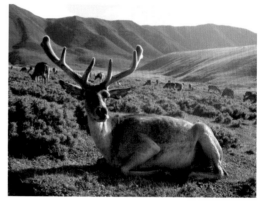

图2-9-25　人工养殖马鹿（肃南）

棕，颊面棕色，额部棕黑色。耳黄褐色，耳内毛白色。臀部具有一褐色的大斑。四肢外侧棕色，内侧较淡。夏季毛较短，一般为赤褐色（图2-9-25）。

中国马鹿有8亚种，即东北亚种、天山亚种、阿尔泰亚种、叶尔羌亚种、甘肃亚种、四川亚种、西藏亚种和贺兰山亚种，甘肃分布的为甘肃马鹿 *Cervus elaphus* Linnaeus Pocock。

【生境与分布】（1）梅花鹿　甘肃栖息于针阔混交林带的林缘，山地草地和稀疏的灌木林。1960年甘肃省农垦系统从东北引进梅花鹿，在天水因群众观看，管理不当逃走一批；其后，在张家川县、徽县、漳县、迭部各地均发现有梅花鹿东北亚种分布。现在临洮、靖远、积石山、宁县、镇源、凉州、民乐等地实现人工养殖（图2-9-26）。

（2）马鹿　甘肃栖息于海拔2100～4000 m的山地草原、草甸草原带、针叶林带和高山灌丛带，高山

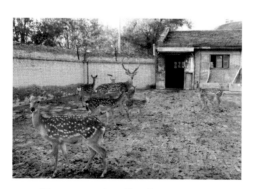

图2-9-26　人工养殖梅花鹿（宁县）

林缘或偶见高山半荒漠草原。甘肃祁连山林区（肃南、肃北）、陇南（徽县、两当、康县、武都）、甘南高原（玛曲、碌曲、迭部、卓尼）等分布。张掖、积石山、华亭等地养殖。

【采收加工】包括收茸时间、收茸方式和鹿茸加工等环节。

（1）收茸时间　鹿茸的生长速度及成熟时间受到个体差异、饮食等多种因素的影响，要根据个体产茸状况灵活确定收茸种类及收茸日期。适时收茸，既能提高和保证质量，又可以获得更大的经济效益。

梅花鹿生后第二年长出锥形角，第三年长分权角，角上的分枝随着年龄增加，最多5权。每年4月份开始脱角盘，6月份新角长出2～3个权，约在7月份开始骨化。目前3～4岁梅花鹿茸多以收取二杠茸为主，二杠茸生长时间从脱盘日起45～50天，4岁以上则收取三权茸较为理想。

肃南县养殖的马鹿每年采茸一次。1岁龄长出的为独茸，2岁龄开始分权，长出的为童子茸，3岁龄开始一般分3～4权，个别有5～6权，一般从3岁龄开始采茸。选择6月下旬～8月下旬之间的晴天，早晨6～8点之间锯茸，锯完后放归山林。养殖马鹿的生命期大约20年，一般到15岁龄以后茸严重骨质化，不再采茸（图2-9-27）。

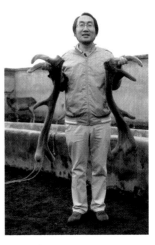

图2-9-27　马鹿锯茸（肃南）

（2）收茸方式　分锯茸和砍茸两种方法，砍茸现时少有加工。锯茸时普遍采用臀部注射麻醉药，使其麻醉后固定头部，护住鹿茸并用枕垫垫起鹿脖子，用小型钢锯，一手持锯，一手握住茸体，从角盘上2～3 cm处将茸锯下，锯时要平稳，动作迅速。锯后用"七厘散"等止血消毒药敷伤口，贴上油纸，放回鹿舍。要备好解药，如麻醉过量应及时解毒催醒。将茸锯下后，及时称重，记录重量。

（3）鹿茸加工　①传统加工方法：锯下的茸立即加工，如不及时加工会很快腐败变质。先洗去茸毛上不洁之物，挤去一部分血液。锯茸将锯口处用线绷紧，钉上小钉，缠上麻绳，防止煮炸时变形。然后固定于架上，置沸水中反复烫3～4次，每次20～30分钟，使茸内血液排出，至锯口处冒白沫，嗅之有蛋黄气味为止，时间随鹿茸老嫩粗细而定，全部过程需2～3小时，晾干。次日再烫数次，称为"回水"，如此进行数次后，使其自然风干。

②现时加工方法：一般采用新型冷冻干燥与切片方法。将锯下的鲜茸，先洗去茸毛上不洁之物，晾干。将茸头部分锯下，作为鹿茸整支销售，余下部分切成鹿茸片。将在-20 ℃冷冻保存的鹿茸直接切成饮片，置-50 ℃的冷冻机中保持真空度2.7～3.0Pa，缓慢升温，经过在24小时升至30 ℃，即可。

【产量】20世纪90年，肃南县鹿场年产鹿茸600～700 kg，2013年产鹿茸1280 kg，2019年800 kg。2011年华亭县西华镇草滩村云峰林场年产量10 kg左右。

【药材性状】（1）马鹿锯茸：鹿茸粗大，分枝较多，具一个侧枝者，习称"单门"；两个侧枝者，习称"莲花"；三个侧枝者，习称"三岔"；四个者，习称"四岔"；或更多。茸长20～30 cm。外皮红棕色或棕褐色，毛粗而稀，灰色或灰黄色。锯口外围有骨质，分岔越多，骨质越

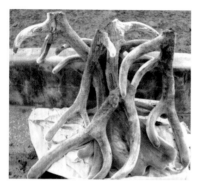

图 2-9-28　马鹿锯茸（肃南）

老，体越重，下部具纵棱（图 2-9-28）。

马鹿茸片：药材为马鹿茸切制加工后而成的薄片，商品中一般分"血片""蛋黄片"和"骨片"。

（2）梅花鹿锯茸：本品呈圆柱形分枝状，具一个分枝者习称"二杠"，其主枝称"大挺"，长 17～20 cm，离锯口约 1 cm 处分出侧枝，习称"门桩"，长 9～15 cm，直径较大挺略细。外皮红棕色或棕色，多光润，密生红黄色或棕黄色细茸毛，上端较细，下端较疏，分岔间具一条灰黑色筋脉。锯口黄白色，皮茸紧贴，有蜂窝状细孔，外围不显骨质化。具两个分枝者，习称"三岔"，大挺长 23～33 cm，直径较二杠细，略呈弓形，微扁，枝端略尖，下部有纵棱筋及突起疙瘩，皮红黄色，茸毛较稀而粗。锯口外围略显骨质化。

梅花鹿茸片：为梅花鹿茸切制加工后而成的薄片，一般分"血片""蛋黄片"和"骨片"。本品呈不规则圆形或椭圆形薄片，边缘皮茸紧贴，有残存的茸毛。内部蜂窝状小孔排列，呈红黄色或红棕色为"血片"；呈黄白色为"蛋黄片"；呈灰棕色，略显骨质化为"骨片"。

【商品规格】鹿茸在《七十六种药材商品规格标准》（1984 年）中划分"梅花鹿"四规格 10 个等级，"马鹿"两个规格 8 个等级。

（1）梅花鹿茸：分为二杠、三岔、初生茸（马鞍状者）、再生茸等规格。①二杠锯茸：一等：呈圆柱形，八字分岔一个，皮毛红棕色或棕黄色，短粗嫩状，顶头钝圆，锯口黄白色、有蜂窝状细孔，无骨化圈，不拉沟，不破皮、悬皮、乌皮，无虫蛀，单枝重 85 g 以上。二等：单枝重 65 g 以下。三等：枝杆较细，间有悬皮、乌皮，破皮不露茸，虎口以下有棱纹。四等：不合乎一、二、三等者，兼有独挺、怪角。②三岔锯茸：一等：呈圆柱形，八字分岔两个，挺圆茸质松嫩，嘴头饱满，皮毛红棕色或棕黄色，不乌皮，不拉沟，不破皮、悬皮，不存折，不怪角，下部稍有纵棱筋，骨窦不超过茸长的 30%，无虫蛀，每枝重 250 g 以上。二等：存折不超过一处，下部纵棱筋不超过 2 cm，骨窦不超过茸长的 40%，每枝重 200 g 以上。三等：条杆稍瘦，稍有破皮不露茸，纵棱筋、骨窦较多，单枝重 150 g 以上。四等：不合符一、二、三等规格者，以及不成形怪茸。③初生茸：呈圆柱形，圆头质嫩，锯口有蜂窝状细孔，不骨化、不臭、无虫蛀。④再生茸：呈圆柱形，兼有独挺，圆头质嫩，锯口有蜂窝状细孔，不骨化、不臭、无虫蛀。

（2）马鹿茸：①马鹿锯茸：一等：呈类圆柱形，皮毛灰黑色或灰黄色，枝杆粗状，嘴头饱满，质嫩的三岔、莲花、人字等茸。无骨窦，不拧嘴，不偏头，不骨折，不臭，无虫蛀，单枝重 275～450 g 以内。二等：质嫩的四岔，不足 275 g 的三岔，人字角茸。四岔茸嘴头不超过 13 cm，骨窦不超过主杆的 50%，破皮长度不超过 3.3 cm。三等：质嫩的五岔和三岔老茸，骨窦不超过主杆的 60%，破皮长度不超过 4 cm。四等：呈支岔类圆柱形或畸形，老五岔，老毛杆和嫩再生茸，破皮长度不超过 4 cm。五等：呈支岔类圆柱形或畸形，茸皮不全的老五岔，老毛杆和老再生茸。②鹿茸片：通常按照加工方法分为藏血片和排血片两类，按照部位从上端茸尖依次切片，分为腊片、血片，质最佳；中段为粉片，质居中；下端近锯口为纱片，质较差。

【品质要求】梅花鹿茸以体轻、质嫩、圆短粗壮、茸尖饱满、皮色红棕、茸毛细密柔软、油润光泽、下部无骨钉、无骨棱及破皮者为佳。马鹿茸以体轻皮厚、粗壮肥嫩、毛细光泽、毛色灰褐、下部不起筋、无骨棱者为佳。

【功能与主治】壮肾阳，益精血，强筋骨，调冲任，托疮毒。用于阳痿滑精，宫冷不孕，羸瘦，神疲，畏寒，眩晕耳鸣耳聋，腰脊冷痛，筋骨痿软，崩漏带下，阴疽不敛。

【附注】鹿全身是宝，具有很高的经济价值。除鹿茸外，鹿角、鹿鞭、鹿血、鹿肉、鹿胎、鹿脂、鹿筋、鹿尾和鹿骨等均有药用价值。

1.鹿角

【药材性状】马鹿角：角呈分枝状，三岔或四岔，每枝多为3～6岔。全长50～60 cm，直径约3～6 cm。表面灰褐色或灰黄色，骨钉不显著，基部有珍珠盘。骨质坚硬，断面外围白色层极厚，中央多灰黑色，有的微呈红色，具粗蜂窝状孔。气无，味微咸。

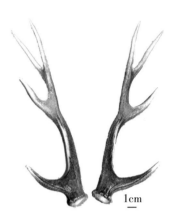

图2-9-29　梅花鹿角(甘南)

花鹿角：与马鹿角相似，长30～50 cm，左右两枝对称，主枝稍向后面弯曲，直径2.5～4.5 cm。分枝向两旁伸张，枝端渐细。基部有盘状突起，习称"珍珠盘"。表面黄棕色，枝端浅黄白色，无毛，有光泽，具疣状突起，习称"骨钉"，并有纵棱。质硬。断面周围白色，中央灰色，并有细蜂窝状小孔（图2-9-29）。

【采收加工】分砍角和退角两种。1.砍角：在10月至翌年2月间，将鹿杀死后，连脑盖骨砍下，除去残肉，洗净风干。2.退角：又称"解角""掉角"或"脱角"，系雄鹿于换角期自然脱落者，故不带脑骨。多在3～4月间采收。

【品质要求】马鹿角以粗壮坚实、无枯朽者为佳。梅花鹿角以质坚、全体有骨钉、光泽者为佳。

【功效与主治】行血，消肿，益肾。用于疮疡肿毒，瘀血作痛，虚劳内伤，腰脊疼痛。

2.鹿筋

【药材性状】马鹿筋：呈细长条状，长35～65 cm，粗1.4～3 cm。表面红棕色或棕黄色，有光泽，不透明或半透明。悬蹄较大，甲黑色，呈半圆锥状，顶部钝圆，蹄垫灰黑色。蹄毛棕黄色或棕色。籽骨4块，其中2、3籽骨似舌状，长1.6～1.8 cm，宽0.8～1.1 cm，1、4籽骨关节面均有1条棱脊，一侧斜面呈长条形，一侧斜面呈长半圆形，长1.3～1.5 cm，宽0.7～0.9 cm，质坚韧。气微腥，味淡（图2-9-30）。

梅花鹿筋：呈细长条状，长23～46 cm。粗0.8～1.2 cm。表面金黄色或棕黄色，有光泽，半透明。悬蹄小，蹄甲黑色，呈稍狭长的半圆形。籽骨4块，2、3籽骨长1.2～1.4 cm，宽0.5～0.7 cm，1、4籽骨长0.9～1.1 cm，宽0.4～0.6 cm。

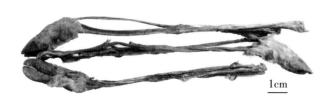

图2-9-30　马鹿筋药材(肃南)

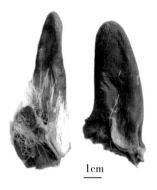

图 2-9-31　马鹿尾药材
（肃南）

【采收加工】杀鹿后，取四肢，抽出鹿筋，保留蹄部，洗净，鲜用或阴干。

【品质要求】以身干、条长、粗大、金黄色有光泽者为佳。

【功效与主治】补肝肾，强筋骨，祛风湿。用于肝肾亏虚，风湿关节痛，手足无力，腓肠肌痉挛。

3.鹿尾

【药材性状】马鹿尾：形似猪舌状。雌鹿尾体形粗短，尾头较钝圆；雄鹿尾体形较细长，尾头较尖。带毛马鹿尾长 15～20 cm，基部稍扁宽，割断面不平整，背面有棕黄色长毛，腹面为淡黄色短毛，具尾骨。不带毛马鹿尾较短，长 13～15 cm，基部稍扁宽，割断面通常缝合，边缘肥厚，背面隆起，腹面凹陷。表面紫红色呈紫黑色，光滑，油润，有光泽，可见凹点状微细毛孔及少许茸毛，间有纵沟。质坚硬。气微醒，味咸（图2-9-31）。

梅花鹿尾：较马鹿尾狭长而薄小。带毛者多数具有背线延续的黑线，黑线逐渐变宽至3.5～4.5 cm；尾的边缘有白色长毛；腹面育稀疏的白毛；少数鹿尾、不具黑线。不带毛者稍短，基部略扁宽，割断面缝合，尾尖略向下弯。

【采收加工】带毛鹿尾：将鹿尾由尾椎骨处割下，挂起阴干。

不带毛鹿尾：将带毛鹿尾，入水中浸润后，除去根部残肉、油脂、毛茸及外面卷皮，再用海浮石搓光，挂通风处阴干。

【品质要求】以粗壮、黑亮、无毛、完整者为佳。一般认为马鹿尾品质较佳。

【商品规格】商品有"带毛鹿尾"和"不带毛鹿尾"两种。

【功效与主治】补腰脊，益肾精。用于腰脊疼痛，头昏，耳鸣，滑精。

4.鹿鞭

【药材性状】马鹿鞭：阴茎粗而长，长45～60 cm，横径2～2.5 cm。阴茎扁圆形，顶部钝圆，近顶部下端稍膨大，棕红色，陈久者呈褐色。睾丸二枚，呈椭圆形，肉质、坚实。总重100～150 g（图2-9-32）。

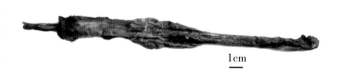

图 2-9-32　马鹿鞭药材(肃南)

梅花鹿鞭：阴茎全长 15～45 cm，横径1～2 cm，阴茎扁圆形，有纵向浅沟，棕红色，阴茎头长 5 cm 左右，露出约3 cm，横径0.9～1.1 cm，包皮上阴毛深棕色。睾丸二枚，椭圆形，长7 cm 左右，棕红色。总重50～75g。

【采收加工】宰鹿后，割取阴茎及睾丸，除净残肉及油脂，固定于木板上风干。

【品质要求】以粗大、油润、无残肉及油脂、无虫蛀、干燥者为佳。

【功效与主治】补肾精，壮肾阳，益精，强腰膝。用于肾虚劳损，腰膝酸痛，耳聋耳鸣，阳痿，遗精，早泄，宫冷不孕，带下清稀。

5.鹿胎

【药材性状】梅花鹿胎：鲜胎呈肾状或束状，大小不一。外面毛被粉色或粉红色较厚的胞衣，有韧性，内含胎鹿及羊水。妊娠1个月者，四肢呈乳突状，头部能见到眼和嘴的皱形。妊娠4～5个月者，骨骼形成，已具鹿外形。妊娠6～8个月者或失水鹿胎（包括新生死鹿），头较大呈卵圆形，嘴尖细小，眼眶较大，眼膜皮凹陷，下唇较长，微露1～2对小白牙（称"坐骨生牙"），身躯瘦短，四肢细长，蹄淡黄色至淡棕色，脊背皮毛有白色小花斑点。尾短扁圆，干燥后，质坚硬，不易折断。气微腥，味微咸。

马鹿胎：与梅花鹿胎相似，唯体形略大，眼眶较小，颈及四肢更长。

【采收加工】将妊娠母鹿剖腹，取出胎兽及胎盘，除尽残肉、油脂，置烤炉内烤至干透。

【品质要求】以幼小、无毛、胎胞完整、无臭味者为佳。

【功效与主治】益肾壮阳，补虚生精。用于治虚损劳瘵，精血不足，妇女虚寒，崩漏带下。

6.鹿心

【功效与主治】养气补血，安神。用于心昏多志，心虚作痛，惊悸热感，气血两亏。

7.鹿骨

【功效与主治】补虚羸，强筋骨，除风湿，止泻痢，生肌敛疮。用于虚劳骨弱，风湿痹痛，泻痢，瘰疬，疮毒。

8.鹿肉

【功效与主治】补脾益气，温肾壮阳。用于虚损羸瘦，气血不足，体倦乏力，腰脊酸软，畏寒肢冷，阳痿，产后缺乳。

蜂　房

【地方名称】露蜂房、马蜂窝。

【商品名称】蜂房。

【开发利用】清·康熙《岷州志》《静宁州志》，乾隆《重修肃州新志》；民国《康县要览》《新纂高台县志》等地方志"物产·药类"中收录。

【来源】为胡蜂科昆虫果马蜂 *Polistes olivaceous*（DeGeer）、日本长脚胡蜂 *Polistes japonicus* Saussure 或异腹胡蜂 *Parapolybia varia* Fabricius 的巢。秋、冬二季采收，晒干，或略蒸，除去死蜂死蛹，晒干。

【原动物】（1）果马蜂　雌虫体长约17 mm。体黄色，具黑色斑纹。头部宽略等于胸。额部黄色。前单眼周围黑色，后单眼有一弧形黑斑。上颚端部3齿黑色。唇基和上颚布有刻点。触角棕色。前胸背板前缘领状突起，黄色，两侧各有一棕色带。中胸背板中间有一纵隆线，黑色。各骨片连结线呈黑色。胸腹节中央沟黑色。翅基片橙色，翅棕色。各足基转节橙色。股、胫节色略深。跗节棕色。腹部各节暗黄色，近中部各有一凹形棕色横纹，但第1节腹板和第6节背腹板无棕色斑。雄虫似雌虫。腹部7节。

（2）日本长脚胡蜂　与果马蜂主要区别特征：体细长，黑色，颜面、后头及前胸背板红褐色；中胸背板有4条红褐色纵纹。

（3）异腹胡蜂　与果马蜂主要区别特征：腹部第一节柄状，后翅有臀叶，巢孔细，其房为

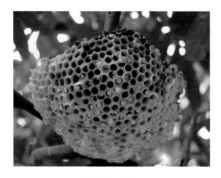

图 2-9-33

细蜂房。

【生境与分布】本省各地广泛分布（图2-9-33）。

【采收加工】夏、冬二季采收，晒干或略蒸干，除去死蜂死蛹，晒干。

【产地】产于陇南（两当、徽县、成县、西和）、庆阳（华池、镇原）、平凉（华亭）、天水（清水）、兰州（永登）和甘南（舟曲）等地（图2-9-34）。

【产量】2017年各地收购量，两当为500kg、成县为400kg、正宁为100kg。

【药材性状】常呈圆盘状、莲蓬状或不规则扁块状，直径3～20 cm。背面灰棕色，有1或数个灰棕色凸出的短柄，具漆状光泽；腹面灰白色、灰褐色，具多数整齐的六角形房孔，孔径3～4 mm或6～8 mm，有时孔口有残破的白色膜。体轻。质韧，稍有弹性。气微，味辛淡（图2-9-35）。

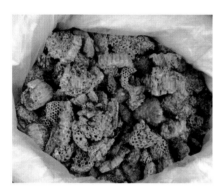

图 2-9-34　收购的蜂房药材(成县)

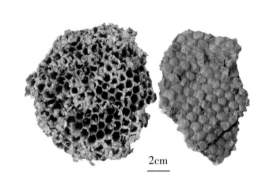

图 2-9-35　蜂房药材(两当)

【商品规格】统货。

【品质要求】以单个、整齐、色灰白，体轻而有弹性，无死蜂者为佳。质坚硬或酥脆者习惯上不销售。

【功效与主治】攻毒杀虫，祛风止痛。用于疮疡肿毒，乳痈，瘰疬，皮肤顽癣，鹅掌风，牙痛，风湿痹痛。

蝉　蜕

【地方名称】知了、金壳蝉、麻秋蝉。

【商品名称】蝉皮。

【开发利用】清·康熙《岷州志》，乾隆《成县新志》，道光《两当县新志》；民国《天水县志》等地方志"物产·药类"均收录。光绪《重修皋兰县志》称"蝉有二种：一种青绿色，俗名绿秋蝉；一种褐色有文，俗名麻秋蝉或名麻蛰。形状大小皆同，皆以翼鸣，声大而久"。

【来源】为蝉科昆虫黑蚱 *Cryototympana pustulata* Fabriciu 若虫羽化时脱落的皮壳。

【原动物】体大色黑而有光泽。雄虫长4.4~4.8 cm，翅展约12.5 cm，雌虫稍短。复眼1对，大形，两复眼间有单眼3只，触角1对。口器发达，刺吸式，唇基梳状，上唇宽短，下唇延长成管状，长达第3对足的基部。胸部发达，后胸腹板上有一显著的锥状突起，向后延伸。足3对。翅2对，膜质，黑褐色，半透明，基部染有黄绿色，翅静止时覆在背部如屋脊状。腹部分7节，雄蝉腹部第1节间有特殊的发音器官，雌蝉同一部位有听器（图2-9-36、37）。

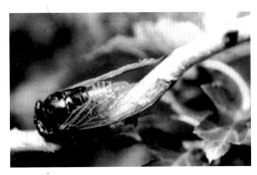

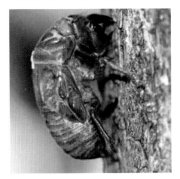

图2-9-36　蝉蜕原动物（武都）　　　　　图2-9-37　蝉蜕药材（武都）

【生境与分布】多栖于杨、柳、榆、槐枫等树上。分布于陇南、天水等地。

【采收加工】夏、秋二季收集，除去泥沙，晒干。

【产地】产于陇南（武都、康县、徽县、两当）、天水（甘谷）等地（图2-9-38）。

【产量】2017年各地收购量，武都为0.6万kg、两当为0.5万kg、徽县为0.3万kg、甘谷为0.1万kg。

【药材性状】全形似蝉而中空，稍弯曲，长3~4 cm，宽约2 cm。表面黄棕色，半透明，有光泽。头部有丝状触角1对，多已断落，复眼突出。颈部先端突出，口吻发达，上唇宽短，下唇伸长成管状。胸部背面呈十字形裂片，裂口向内卷曲，脊背两旁具小翅2对；腹面有足3对，被黄棕色细毛。腹部钝圆，共9节。体轻，中空，易碎。无臭，味淡。

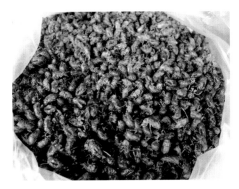

【商品规格】产地分水洗货、原装货，统货。

【品质要求】以蝉皮完整、色黄亮、身干、体轻、无杂质者为佳。

图2-9-38　收购站蝉蜕药材（武都）

【功能与主治】疏散风热，利咽，透疹，明目退翳，解痉。用于风热感冒，咽痛音哑，麻疹不透，风疹瘙痒，目赤翳障，惊风抽搐，破伤风。

【贮藏】置干燥处，防压。

【附注】蚱蝉为蝉科动物黑蚱 *Cryototympana pustulata* Fabr. 的全体。具清热、熄风、镇惊功效。

僵　蚕

【地方名称】僵虫。

【商品名称】白僵蚕。

【开发利用】甘肃东南部植桑养蚕历史悠久。清·乾隆《成县新志》，光绪《文县新志》"物产·蚕丝类"收录"蚕"。《甘肃中草药手册（第三册）》（1973年）收录僵蚕。

【来源】为蚕蛾科昆虫家蚕 *Bombyx mori* Linnaeus. 4～5龄幼虫感染白僵菌 *Beauveria bassiana* （Bals.）Vuiill.而僵死的干燥全虫。

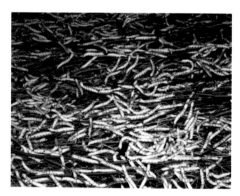

图2-9-39　人工培育昆虫家蚕（成县）

【原动物】雌、雄蛾全身均密被白色鳞片。体长1.6～2.3 cm，翅展3.9～4.3 cm。体翅黄白色至灰白色。前翅外缘顶角后方向内凹切，各横线色稍暗，不甚明显，端线与翅脉灰褐色，后翅较前翅色淡，边缘鳞毛稍长。雌蛾腹部肥硕，末端钝圆；雄蛾腹部狭窄，末端稍尖。幼虫即家蚕，体色灰白至白色，胸部第2、第3节稍见膨大，有皱纹。腹部第8节背面有一尾角（图2-9-39）。

【生境与分布】为蚕的幼虫感染白僵菌而僵死的干燥全虫。陇南人工养殖。

【采收加工】多于春、秋季收集感染白僵菌病死的蚕，干燥。

【产地】产于陇南（文县、武都、康县、成县、徽县、两当）等地。

【产量】陇南年产量约200 kg。

【药材性状】略呈圆柱形，多弯曲皱缩。长2～5 cm，直径0.5～0.7 cm。表面灰黄色，被有白色粉霜状的气生菌丝和分生孢子。头部较圆，足8对，体节明显，尾部略呈二分歧状。质硬而脆，易折断，断面平坦，外层白色，中间有亮棕色或亮黑色的丝腺环4个。气微腥，味微咸。

【商品规格】统货。

【品质要求】以条直、肥壮、色白、质坚、断面有光泽，无杂质者为佳。

【功能与主治】息风止痉，祛风止痛，化痰散结。用于肝风夹痰，惊痫抽搐，小儿急惊，破伤风，中风口喎，风热头痛，目赤咽痛，风疹瘙痒，发颐疔腮。

【贮藏】置干燥处，防蛀。

【附注】家蚕蛾 *Bombyx mori* Linnaeus. 的雄虫全体，习称原蚕蛾；幼虫的干燥粪便，习称蚕沙；家蚕蛾蛹，习称蚕蛹，均入药，少见收购。

麝　香

【地方名称】獐子、香子、香獐。

【商品名称】西麝香、川麝香、口麝香，毛壳麝香、油香、当门子香、元寸香、麝香仁。

【开发利用】清·乾隆《岷州志》《狄道州志》《甘州府志》《重修肃州新志》《武威县志》《永昌县志》，道光《山丹县志》，光绪《金县新志稿》《肃州新志》等地方志"物产·药类"收录。民国《甘肃经济丛书》记载"我国麝香产于西藏、云南、甘肃和四川，甘肃以张掖、武威和永登为主要集散地，本省产者市场俗称为陕西麝香，但因本省所产多集散于陕西，故有此名。"民国年间就有上海、天津和河南等地商人常住甘肃岷县、康县收购。

甘肃养麝业起步于20世纪70年代，1978年国营农场饲养麝6头。1990年，甘肃兴隆山建立了我国第一个马麝养殖场。1999年甘肃省小陇山林业实验局，开展野猪、林麝、梅花鹿、小鹿等特种驯养繁殖。2003年天水市北道区利桥乡开展野猪、梅花鹿、林麝等特种驯养繁殖。2004年榆中兴隆山马麝养殖场人工饲养300多头马麝种群。

近年，庆阳和祁连山区已有养殖，活体取麝香已获成功。

【来源】为鹿科动物马麝 *Moschus sifanicus* Büchnen 或林麝 *Moschus berezovskii* Flerov 成熟雄体香囊中的干燥分泌物。

【原动物】（1）马麝　体型中等，体长80～90 cm。吻较长而裸露，耳长而直立，上部圆形，眼大，无眶下腺及蹄腺。仅雄兽上颌犬齿发达，长而稍向下弯曲，露出唇外呈獠牙状。四肢细，后肢比前肢长，致使臀部明显高于肩部。主蹄窄小，侧蹄位高而显著。尾短。雄性下腹部有麝香腺，腺体呈囊状。通体毛呈沙黄褐色，后部棕橘色。耳上部毛为淡棕黄色。颌、颈下为黄白色，仅颈背具一茶褐色至深褐色大形斑块，其上有模糊的土黄色毛丛形成4～6个小斑点，排成两行。体背面毛基铅灰色，向上渐转为淡褐色，近尖部有橘色或黄色的环，毛尖褐色。尾淡棕灰色。四肢前面沙黄褐色。幼仔毛色深棕，其上6纵行黄色斑点（图2-9-40）。

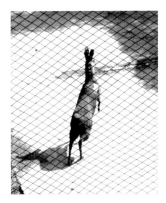

图2-9-40　人工种植马麝（榆中）

（2）林麝　个体较小，体长70～80 cm。体色较暗，通体毛色棕褐，成兽背无斑点，颈部不具茶褐或深褐色大型斑块，臀部毛色几近黑色。下颌、喉及颈下至前胸呈白色，沾淡黄或桔黄色。由喉中央到前胸中央为一棕褐色纹。吻长短于颅全长之半。

【生境与分布】（1）马麝　甘肃栖息于海拔1800 m以上的针叶林、落叶阔叶林和落叶阔叶灌丛中，常绿阔叶灌丛和高山草甸少见。甘肃张掖（民乐、肃南、阿克塞）、武威（天祝）、兰州（榆中）、甘南（玛曲、碌曲、夏河、舟曲、临潭、迭部及卓尼）、临夏（和政、临夏、康乐）、陇南（文县、武都）、定西（漳县）、天水（武山）等地有分布（图2-9-41）。

（2）林麝　甘肃栖息于海拔2000 m以上的针叶林、阔叶林、针阔混交林及高山草甸、灌丛、高山岩石等生境。甘肃甘南（舟曲、迭部、卓尼、碌曲、玛曲、夏河、临潭）、陇南（礼

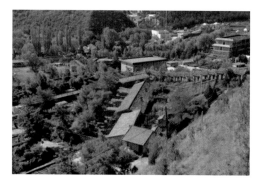

图2-9-41　人工种植马麝基地(榆中)

县、康县、文县、武都、徽县)、兰州 (榆中)、定西 (岷县、漳县)、天水 (麦积区)、平凉 (崇信、庄浪) 和陇东子午岭等地有分布。

【采收加工】麝属国家二级保护动物,禁止捕猎。按历史习惯,产地加工分为野麝取香、家麝活体取香。

(1) 野麝取香　过去多在冬季至次春猎取,猎获后,割取香囊,阴干,习称"毛壳麝香";去囊壳,习称"麝香仁"。死后的雄麝割取香囊后,去掉残余的皮肉及油脂,将毛剪短,由囊孔放入纸捻吸干水分,或将含水较多的麝香放入干燥器内干燥;也可放入竹笼内,外罩纱布,悬于温凉通风处干燥,避免日晒,以防变质。

(2) 家麝活体取香　雄麝2岁左右时麝香腺开始分泌麝香。麝的泌香期是5～7月份,因个体的差异,泌香最早5月下旬,最迟在7月下旬,全部历程均为4周,但麝香的分泌形成过程是全年性的。

【产量】历史上商品产于河西、兰州、定西、临夏、甘南、陇南和天水的约27个县,20世纪80年代后产地大幅度减少,我们1995年调查,能够收到麝香已不足10个县,省内商品主要来自西藏、青海等毗邻省 (区)。

1944年全省收购329500g,居全国第二位。1957年全省收购量62500g。20世纪50～80年代,甘肃省收购麝香出现四次高峰,1958年收购119800 g,1959年收购124500g,1965年收购125400g,1983年收购265900g,每次高峰收购期后都出现数年低收期。1978年国营农场饲养麝产香5g。90年代初,甘南州年收购麝香在5000g左右。2013年榆中兴隆山自然保护区麝场平均每头产香30～35g,全年约产麝香27800 g。

榆中兴隆山是马麝分布密度最大的区域之一,种群总数量1996年为5624头、1997年为4678头、1998年为2550头、1999年为1088头。由于加强保护管理,野生种群数量恢复明显,2004年调查约2600多头。2012年调查约3000余头。

【药材性状】(1) 毛壳麝香　呈球形、扁圆形或柿子形,直径3～9 cm,厚2～4 cm。开口面略扁平,残存或密生灰白色或棕褐色而细毛,呈漩涡状排列,中央有径2～3 mm的小孔,即囊口,小孔四周的毛较细短,去毛后可见一层棕褐色的革质皮,腹面淡褐色或棕红色,微皱缩,质软,手捏略具弹性。剖开可见中层皮膜,呈棕褐色或灰褐色,半透明。内层皮膜呈棕色,内含有颗粒状及粉状的麝香。有强烈而特异的香气,并经久不散,味微苦而稍辣 (图2-9-42)。

(2) 麝香仁　野香呈细颗粒或粉末状,黄棕色或棕褐色,质柔,油润,疏松;其中颗粒状者习称"当门子",呈不规则圆球形或扁圆形,表面紫黑色,油润光亮,断面深棕色或黄棕色。家香多呈短条形或不规则的团块,表面不平,紫黑色或深棕色。杂有少量麝毛和脱落的内层皮膜。

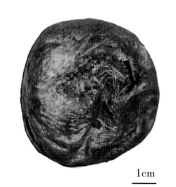

1cm

图2-9-42　毛壳麝香药材(市场)

【商品规格】历史上麝香的商品规格甚多，按产地、性状、部位和采收不同分类，介绍如下。

（1）按产地　分西麝香（陕西、甘肃、青海等地）、川麝香（四川、云南等地）、口麝香（主产内蒙古及东北）。

（2）按采收部位和性状不同　分毛货和净货两种。毛货按外皮又分为蛋皮麝香（外仅一层薄银皮）、柿蒂麝香（外有一层后银皮）、毛壳麝香（银皮之外有坚硬的毛壳）。甘肃分别称之为云皮、柿蒂和毛壳；甘肃按形状分蛇头、猪头和草头。净货又分为粒香（又称当门子香，为麝香中颗粒状物，大小不一，油黑而光亮，品质佳）、元寸香（为加工后去皮去毛之净货，粉末状）、油香（为油质泥状物，气浓烈），硬结香（多呈一块或数个团块，质地坚实）。

（3）按采集时间　分泥香（为夏春货，含水较多，色深）、末香（为秋冬货，含水较少，色淡）。或存放较久的称为脱油香。

（4）按麝年龄　老龄或体强的雄麝多产豆香（颗粒状），质优量多，或产粉末状面香或称花香，质量稍次于豆香，全部呈褐色。年幼雄麝多产"水香"，呈糜乳状或"面香"，质量较差。

（5）其他　过去尚有遗香（为麝自行遗出）、死香（为麝老死或天敌食后遗留者）。

目前，野生商品分毛壳麝香（整麝香）和麝香仁两种。而人工饲养不分等级。（图2-9-43）

图2-9-43　人工培育麝香
（榆中）

【品质要求】净货以当门子多、色紫黑、油黑而光亮、香气浓烈者为佳；毛货以饱满、皮薄、捏之有弹性、香气浓烈者为佳。

在麝香检查验货时经验鉴别非常实用，甘肃老药工总结的常用方法：质量软而发润，颜色呈褐黄色有光泽，仁子（当门子）多，香味强烈，用手指来回搓揉，有弹力，松手能够恢复原状；以手指搓磨或把棉花用嘴嚼时，溶化无形为真货；亦有用舌头尝试，如初接触时稍具苦味，很快转变为淡辣味，且香味较长，直透喉部即为真货。如颜色较暗淡，味较轻，质量差为中等货。如颜色为黑红而暗，质硬且成砂形，香味较淡的为下等货。如其质捻之不放搓之不化而成片，嚼之如泥，有臭味者为假货。

【功能与功效】开窍醒神，活血通经，消肿止痛。用于热病神昏，中风痰厥，气郁暴厥，中恶昏迷，经闭，癥瘕，难产死胎，心腹暴痛，痈肿瘰疬，咽喉肿痛，跌扑伤痛，痹痛麻木。

【贮藏】密闭，置阴凉干燥处，遮光，防潮，防蛀。

十、矿物类

石　膏

【地方名称】玉大石。

【商品名称】石膏。

【开发利用】清·康熙《岷州志》《靖远县志》《静宁县志》《巩昌府志》，乾隆《狄道州志》，光绪《重修皋兰县志》《金县新志稿》《通渭县新志》《肃州新志》等地方志"物产·药类"收录。民国年间有13个县志收录。《甘肃中药手册》（1959年）收录。

长期以来，甘肃生产石膏量大质优，畅销省内外，为医药工业的重要原料。

【来源】石膏 *Gypsum* 为硫酸盐类石膏族矿物石膏。

石膏为单斜系，晶体常作板状，集合体常呈致密粒状、纤维状或叶片状。颜色通常呈白色，结晶体无色透明，当混有其它杂质时可呈灰色、灰黄色、肉红色至黑色等。具玻璃光泽，解理面呈珍珠光泽，纤维状集合体呈绢丝光泽。硬度1.5～2，用指甲即可得到划痕。相对密度2.3～2.37（图2-10-1）。

药用石膏来源于盐湖沉积或不同地质时沉积层中的石膏，很少用热液作用（多金属矿脉等）中形成的石膏。纤维状集合体称纤维石膏，多作药用石膏，无色透明的晶体习称透明石膏，雪白色细晶粒状块体者习称雪花石膏。

【生境与分布】山西、陕西、甘肃、青海、新疆、山东、安徽、河南、湖北、四川、贵州、云南和西藏等有石膏矿分布。主产于湖北、河南、甘肃和四川。

石膏在甘肃省分布广泛，尤以河西走廊最为丰富，敦煌、玉门、

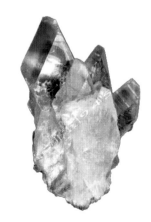

图2-10-1　石膏矿物

肃南、临泽、张掖、民勤、古浪的蕴藏量大约在2500亿kg；永登、永靖、靖远等蕴藏量10亿kg；甘谷、漳县、文县、西和、陇西等地蕴藏量不足0.1亿kg。

【采收加工】一般于冬季采挖，去净泥土及杂石。

【商品生产】药用石膏主产于武威（民勤、古浪、景秦）、白银（靖远）、兰州（永登）、陇南（西和、文县）、庆阳（环县）等地。

【药材性状】本品为纤维状的集合体，呈长块状、板块状或不规则块状。白色、灰白色或淡黄色，有的半透明。体重，质软，纵面通常呈纵向纤维状纹理，具绢丝样光泽。体重，质软，指甲可刻划成痕。气微，味淡（图2-10-2）。

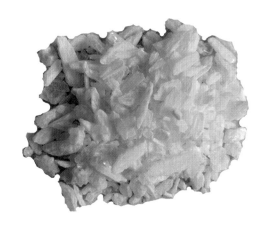

图2-10-2　石膏药材

【商品规格】统货。

【品质要求】以块大、色白、质松、有光泽、纵面纤维状、无杂石者为佳。

【功能与功效】清热泻火，除烦止渴。用于外感热病，高热烦渴，肺热喘咳，胃火亢盛，头痛，牙痛。

【贮藏】置干燥处。

十一、其他类

五倍子

【地方名称】百虫仓、百药煎、倍子。

【商品名称】五倍子。

【开发利用】清·康熙《宁远县志》《岷州志》，道光《两当县新志》；民国《天水县志》等地方志"物产·药类"收录。

【来源】为漆树科植物盐肤木 *Rhus chinensis* Mill.、青麸杨 *Rhus potaninii* Maxim. 或红麸杨 *Rhus punjabensis* Stew.var.sinica（Diels）Rehd.et Wils. 叶上的虫瘿，主要由五倍子蚜 *Melaphis chinensis*（Bell）Baker. 寄生而形成。

【原植物】（1）盐肤木　灌木或小乔木，高2～8 m；小枝、叶柄及花序均密生柔毛。单数羽状复叶互生，叶轴及叶柄无翅或有狭翅；小叶7～13，卵形至椭圆形，长5～12 cm，宽2～5 cm，边缘有锯齿，上面近无毛，下面密生灰色或灰褐色柔毛。圆锥花序大，长20～30 cm，花序柄粗壮；花杂性，白色；萼片5～6，卵形，有柔毛；花瓣5～6，有缘毛；子房1室，花柱3。核果近圆形，扁平，直径约5 mm，红色，有灰白色短柔毛。花期8～9月，果期10月（图2-11-1）。

（2）青麸杨　小叶3～5对，长圆形或长圆状披针形。小枝无毛。

（3）红麸杨　小叶3～6对，叶卵状长圆形或长圆形。小枝被微柔毛。

【生境与分布】生于海拔750～2000 m间的阳地疏林及灌丛中。分布于陇南、天水、甘南等地。

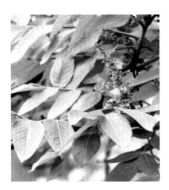

图 2-11-1　原植物

【采收加工】秋季采摘，置沸水中略煮或蒸至表面呈灰黄色，杀死蚜虫，取出，晒干。

【产地】产于陇南（康县、成县、徽县、武都、文县）、天水（清水）、甘南（舟曲）等地。

【产量】2017年各地收购量，康县为0.6万kg、合水为0.1万kg。

【药材性状】（1）角倍　呈菱形、卵圆形或纺锤形，长3～8cm，直径2～5cm，具有不规则的角状分枝。表面灰黄色或淡黄棕色，被灰白色软滑短柔毛。质硬脆，破碎后中空，断面角质状，有光泽，倍壁厚1～2mm，内壁平滑，有多数黑褐色死蚜虫、黑色粉末状蚜虫卵及排泄物附着于内壁上，并时有1～2对游离于角倍中的白色丝团，丝团表面又附有多数蚜虫尸体，内壁上附有白色粉霜状或结晶状的蜡样物。气特异，味涩（图2-11-2）。

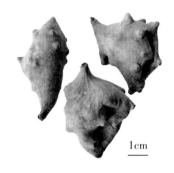

图2-11-2　五倍子药材（合水）

（2）肚倍　呈圆形或纺锤形，略扁，无角状分枝；表面暗灰黄绿色，有多数浅纵纹，柔毛较少；倍壁厚约3mm。

【商品规格】统货。按外形不同，分为"肚倍"和"角倍"。

【品质要求】以个大、完整、壁厚、色灰褐、纯净者为佳。经验认为内壁布满蚜虫者为优。

【功能与主治】敛肺降火，涩肠止泻，敛汗，止血，收湿敛疮。用于肺虚久咳，肺热痰嗽，久泻久痢，自汗盗汗，消渴，便血痔血，外伤出血，痈肿疮毒，皮肤湿烂。

【贮藏】置通风干燥处，防压。

【附注】（1）盐肤木 *Rhus chinensis* Mill. 的果实（盐肤子）、叶（盐倍叶）、花（盐肤木花）、根（盐肤木根）和树皮（盐肤木皮）均入药。

龙　齿

【地方名称】青龙齿、白龙齿。

【商品名称】龙齿。

【开发利用】《甘肃中药手册》（1959年）。

【来源】为古代哺乳动物如三趾马、犀类、鹿类、牛类、象类等的牙齿化石。

【生境与分布】分布于庆阳、平凉、天水、陇南、定西、甘南、临夏及兰州等地。

【采收加工】全年皆可采挖，采得后从龙骨中拣出，敲去牙床即可。

龙齿在考古方面有主要的研究与学术价值，应加强保护，严禁随意采挖。

【产地】主产于庆阳、临夏，庄浪、秦安、西和等县亦产。

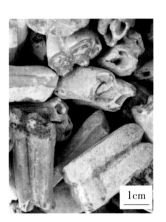

图2-11-3　龙齿药材（和政）

【产量】临夏州约5~8千kg。

【药材性状】本品完整的呈齿状或破碎成不规则的块状。多为臼齿，呈类方柱形、圆柱形或长方形。一端为牙冠，直径3~8 cm，具深浅不等的沟棱和牙槽。表面呈白色、青灰色、黄棕色，光滑或粗糙，可见具光泽的釉质层（珐琅质）；一端为牙根，长3~5 cm或更长，抽沟明显，多粗糙常被锈色，基部中心具空洞，断面凹凸不平。犬齿较少见，完整犬齿呈圆锥形或纺锤形，略弯曲，直径0.8~3.5 cm，表面灰白色、棕灰色，多数较光滑。质坚硬，断面平整，常具蓝色或红棕色放射状纹理和斑点。具吸湿性。气微，味淡。

【商品规格】根据形状、颜色及大小分为：青龙齿（青条牙、小青齿）、白龙齿（白条牙、白墩牙）、盘齿（大盘齿）及土龙齿（混牙、碎龙牙）等，一般认为青龙齿质量好。

【功能与主治】清热除烦，镇惊安神。用于烦热不安，心悸怔忡，惊痫，失眠多梦等症。

【贮藏】置干燥处，防潮。

龙 骨

【地方名称】土龙骨、粉龙骨。

【商品名称】龙骨、五花龙骨。

【开发利用】民国《康县要览》"物产·药类"收录龙骨。《甘肃中药手册》（1959年）。

【来源】为古代哺乳动物如三趾马、犀类、牛类、象类等的骨骼化石或象类门齿的化石，前者习称"龙骨"或"土龙骨"，后者习称"五花龙骨"。

【采收加工】全年可采挖，挖出后除去泥沙及杂质，"五花龙骨"极易破碎，常用毛边纸粘贴。应加强保护，合理利用。

【产地】主产于庆阳、临夏，庄浪、秦安、西和等县亦产。

【产量】2018年庆城收购量为0.2万kg

【药材性状】（1）龙骨　呈骨骼状或破碎呈不规则块状及枯骨状，大小不一。表面灰白色、灰黄色或棕黄色，多较平滑，有的具纵向纹理或杂色条纹及斑点。质硬，断面不平坦，黄白色或青灰色，以手抚之，有粉质细腻感。骨关节断面处有多数蜂窝状小孔。吸湿性强，舐之黏舌。气微，味淡（图2-11-4）。

（2）五花龙骨　呈不规则块状或片状，亦见半圆柱状或圆锥状者，大小不一。全体呈类白色或淡棕黄色，常夹有淡黄色、花青色、红棕色花纹。表面平滑，多具纽纵向小裂隙。质硬而脆。破断面同心性层纹明显，易成片状剥落。吸湿性强，舐之黏舌。气微，味淡（图2-11-5）。

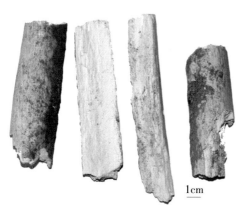

1cm

图2-11-4　龙骨药材（宁县）

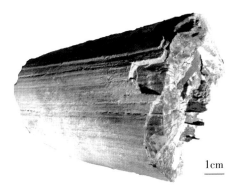

图2-11-5　五花龙骨药材(临夏)

【商品规格】分为五花龙骨和土龙骨两大类。五花龙骨依其花纹、颜色又有青化龙骨、五化龙骨、黄化龙骨以及白龙骨，质量最好；土龙骨中色白者称粉龙骨，质量较好，其他色较深，黏舌力较弱，质次。

【功能与主治】镇惊安神，平肝潜阳，收敛固脱，生肌敛疮，止血。用于心悸易惊，失眠多梦，自汗盗汗，遗精带下，泻痢不止；外治疮疡不敛，外伤出血。

【贮藏】置干燥处，防潮。

主要参考文献

[1] 甘肃省卫生厅.甘肃中药手册(及续编)[M].兰州:甘肃人民出版社,1959.

[2] 甘肃省卫生局.甘肃中草药手册(第一册)[M].甘肃:甘肃人民出版社,1970.

[3] 甘肃省卫生局.甘肃中草药手册(第二册)[M].甘肃:甘肃人民出版社,1971.

[4] 甘肃省卫生局.甘肃中草药手册(第三册)[M].甘肃:甘肃人民出版社,1973.

[5] 甘肃省卫生局.甘肃中草药手册(第四册)[M].甘肃:甘肃人民出版社,1974.

[6] 甘肃省食品药品监督管理局.甘肃省中药材标准(2020年版)[S].兰州:兰州大学出版社,2021.

[7] 赵汝能,等.甘肃中草药资源志(上册)[M].兰州:甘肃科学技术出版社,2004.

[8] 赵汝能,等.甘肃中草药资源志(下册)[M].兰州:甘肃科学技术出版社,2007.

[9] 宋平顺,丁永辉,杨平荣.甘肃道地药材志[S].兰州:甘肃科技出版社,2016.

[10] 宋平顺,丁永辉,卫玉玲,等.甘肃地区习用药材品种调查[J].中国中药杂志,1996,21(2):717-719.

[11] 刘效栓,宋平顺,张伯崇,等.甘肃习用药材名实及历史沿革初考[J].中国中药杂志,2001,26(11):751.

[12] 宋平顺,朱俊儒,卫玉玲,等.甘肃柴胡属植物资源及中药柴胡的商品调查[J].中草药,2002,33(11):1036-1038.

[13] 宋平顺,赵建邦.甘肃省中药资源开发利用状况与发展对策[J].甘肃科技,2010,(4):49-51.

[14] 宋平顺,张伯崇,卫玉玲.甘肃省中药材品种及质量调查研究−混乱品种的调查与鉴定[J].西北药学杂志,1998,13(5):202-204.

[15] 宋平顺,夏华.甘肃省民间"风药"资源调查与整理[J].中国民族医药杂志,2009,(6):30-31.

[16] 宋平顺,杨树声,卫玉玲,等.甘肃药用植物补遗(Ⅰ)[J].中药材,2001,24(2):86-89.

[17] 宋平顺,杨树声,卫玉玲,等.甘肃药用植物补遗(Ⅱ)[J].中药材,2001,24(3):163-165.

后　记

　　经过数年的努力，《甘肃中药材商品志》终于付梓出版了，若本书能对甘肃中药事业有所裨益的话，我和全体编委深感荣幸，幸福感也随之姗姗而至。

　　《甘肃中药材商品志》是《甘肃道地药材志》的姐妹篇。本书围绕"突出时代性、资料性、可读性、指导性和实用性"的编写定位，在结构编排上，我们把传统与创新相结合、理论与生产实践相结合、社会各界与产业相结合，着实反映中药材行业发展的历史、现实和未来需要。本书编委会汇聚了"政、产、学、研、用、检"部门、行业的学者专家，他们参与了前期调研、搜集素材、编写初稿、图片拍摄等一系列工作，并以高度的责任感、使命感进行了数年的辛勤耕耘。

　　本书受到甘肃省药品监督管理局领导的高度重视和肯定，成立了编写委员会。省药监局党组书记王胜局长、省药监局副局长兼省药品检验研究院原院长杨平荣正高级工程师从酝酿策划、编写方案、框架制定、素材征集等方面进行了周密的设计；中检院中药民族药检定所主任魏锋博士对全书章节结构进行了推敲增订、文献资料梳理和统稿；甘肃中医药大学药学院院长晋玲教授对文字内容进行了修改、凝练和资料补充；甘肃农业大学陈垣教授、晋小军教授、郭晔红教授和邱黛玉教授、甘肃省药品检验研究院原副所长欧阳晓玫主任药师等编委会成员承担了具体的组稿与编写任务；甘肃省药品检验所原所长张伯崇主任药师、原所长赵建邦主任药师提出了有益的建议。就本书的整个编写过程而言可以说这是一部"原生态"的创作著作。

　　回顾本人35年中药检验和科研的职业生涯、以及对中药事业的投入所体验到的艰辛，坚持一路走过来，是被"雄关漫道真如铁，而今迈步从头越"的豪迈所鼓舞、被"天若有情天亦老，人间正道是沧桑"的胸怀所激励。完成本书最大的收获当然不是物质财富，而是对工作执著的追求和所坚持的"中国药检"精神，是着眼于现实生活、着眼于现在所做的工作，在细微中显现出来的真情，在小事中体现出来的精神。真切体会到秉持"检验工作认真做，科研工作创新做"，才能够达到学以致用，不断超越自我，在短暂的人生旅程中做出有益的事业。

　　除潜心研究中药专业技术外，本人也喜欢阅读，纵览历史、环顾当下世界，深刻感悟到毛主席是中华文明历史长河中最伟大的人，他的崇高品格与人格力量永远激励着中华儿女。坚定的信仰是毛主席时代的最鲜明的特征，毛主席说过："人是要有一点精神的，人无信仰，便无理想，人无信仰，便无方向，人无信仰，瞎忙一场。"对毛主席的敬仰和崇拜是我坚定不移的人生理念。

长期以来，给予我工作支持和事业帮助的人很多，虽不能一一列举，但铭记在心，在此向你们表达衷心感谢。特别一提的是甘肃农业大学博士生导师蔺海明研究员百忙之中为本书作序并给予高度的评价；兰州大学出版社陈红升责任编辑为本书的编写和修订提出了宝贵意见。还有，一直默默站在身后鼓励我的家人，他们温馨的亲情给予我信心和力量。

参与本书资料收集、整理和编写的人员中，杨英完成13万字、柴国林完成15万字、赵端玮完成15万字、顾健沛完成15万字，以及周春红完成了12万字的整理工作。

至此，书稿已告完成并出版，随感而来，幸喜之余赋"无名异""忘忧"两首以壮形色，感悟人生。

其一

水调歌头·无名异

人参已半，

夏至秋石看冬葵，

细辛厚朴苦杏仁，乃苁蓉。

黄精一味，

莲子贝母千年健，

金银益智白头翁，终芜荑。

远志淡泊，

荷花当药百两金，

常山重楼望南星，须空青。

（含有27味中药名称）

其二

如梦令·忘忧

天仙奏乐牧童回，全家乐；

举国欢庆思故乡，起宏图。

（上句寓意家庭美满幸福，谜底是六神曲、牵牛子、合欢花；下句寓意国家富强统一，谜底是当归、熟地、远志）

2021年春节